Freyberger/Dilling (Hrsg.)
Fallbuch Psychiatrie

Verlag Hans Huber
Programmbereich Psychiatrie

HUBER

Harald J. Freyberger
Horst Dilling
Herausgeber

Fallbuch Psychiatrie

Kasuistiken zum Kapitel V(F) der ICD-10

2., überarbeitete und erweiterte Auflage

Unter Mitarbeit von Margot Albus, Michaela Amering, Alfred Behnisch, Burkhard Brosig, Manuela Burgmeier-Lohse, Volker Dittmann, Elmar Etzersdorfer, Joachim Grefe, Hans Gutzmann, Gereon Heuft, Gabriele Hiller, Wolfgang Hiller, Paul Hoff, Katrin Imbierowicz, Burkard Jäger, Monika Janinhoff, Günter Jantschek, Rolf-Dieter Kanitz, Silke Kleinschmidt, Michaela Klemm, Ulrich Knölker, Michael Krausz, Philipp Kuwert, Wolfgang Lempa, Reinhard Liedtke, Reinhard Maß, Kurt Meszaros, Werner Mombour, Aribert Muhs, Tomas Müller-Thomsen, Irmgard Reimer, Annette Richert, Michael Rösler, Rainer Schaub, Henning Schauenburg, Wolfgang Schneider, Elisabeth Schulte-Markwort, Michael Schulte-Markwort, Gerhard Schüßler, Ute Siebel, Carsten Spitzer, Rolf-Dieter Stieglitz, Bernhard Strauß, Manfred Tetzlaff, Andreas Thiel, Wolfgang Trabert, Clemens Veltrup, Thomas Wenzel, Tilman Wetterling, Jörn von Wietersheim und Regina Woidera

Verlag Hans Huber

Lektorat: Dr. Klaus Reinhardt
Herstellung: Daniel Berger
Bearbeitung: Ulrike Boos, Freiburg
Umschlaggestaltung: Claude Borer, Basel
Druckvorstufe: punktgenau gmbh, Bühl
Druck und buchbinderische Verarbeitung: Hubert & Co., Göttingen
Printed in Germany

Bibliografische Information der Deutschen Nationalbibliothek
Die Deutsche Nationalbibliothek verzeichnet diese Publikation in der Deutschen Nationalbibliografie; detaillierte bibliografische Daten sind im Internet über http://dnb.d-nb.de abrufbar.

Anregungen und Zuschriften bitte an:
Verlag Hans Huber
Lektorat Medizin/Gesundheit
Länggass-Strasse 76
CH-3000 Bern 9
Tel: 0041 (0)31 300 4500
verlag@hanshuber.com
www.verlag-hanshuber.com

2. Auflage 2014

(E-Book-ISBN [PDF] 978-3-456-95304-5)
(E-Book-ISBN [EPUB] 978-3-456-75304-1)
ISBN 978-3-456-85304-8

Inhaltsverzeichnis

Vorwort der Herausgeber

1993 erschien dieses Fallbuch in der ersten Auflage. Wir waren als Herausgeber damals mit empirischen Untersuchungen zur Einführung des Kapitels V der ICD-10 befasst und führten gemeinsam mit vielen in diesem Band repräsentierten Autoren verschiedene Feldstudien durch. Die hierzu erarbeiteten Fallgeschichten erschienen uns so interessant und spannend, dass wir mit dem Verlag Hans Huber eine Veröffentlichung als «Fallbuch Psychiatrie – Kasuistiken zum Kapitel V (F) der ICD-10» realisierten. Unser damaliges Anliegen war es, den Lesern dabei zu helfen, sich mit den neuen diagnostischen Prinzipien der ICD-10 vertraut zu machen. Der für uns überraschende Erfolg dieses Bandes hat uns ermutigt, jetzt eine zweite Auflage nach dem Nachdruck 1999 vorzulegen, in der neben den alten überarbeiteten Fallgeschichten auch neue Kasuistiken enthalten sind.

Hierzu bedarf es eines kurzen Rückblicks: Die Einführung der ICD-10 erfolgte nach dem Beschluss der Weltgesundheitsversammlung von 1995 in der Bundesrepublik im Jahre 2000. Damit war zugleich die Einführung der operationalen Diagnostik mit psychopathologischen sowie Zeit- und Verlaufskriterien verbunden, so dass zahlreiche diagnostische Umstellungen erforderlich wurden. Das mit der ICD-10 verbundene Ziel, die psychiatrische Diagnostik reliabler und letztlich auch valider als früher zu machen, lässt sich aber nur verwirklichen, wenn die Diagnostiker systematisch mit den Grundlagen vertraut gemacht werden und sich hinsichtlich der diagnostischen Regeln trainieren. Dies war einer der Gründe, dass die Weltgesundheitsorganisation (WHO) die Entwicklung von Begleitinstrumenten und Materialien unterstützte, welche die verschiedenen Fassungen der ICD-10 ergänzen. Hierzu gehören u. a. strukturierte bzw. standardisierte diagnostische Interviews, ein «Lexikon zur ICD-10-Klassifikation psychischer Störungen» (Dilling, 2009) sowie Referenztabellen zwischen ICD-9 und ICD-10 wie auch solche zwischen ICD-10 und DSM-IV-TR im «Taschenführer zur ICD-10-Klassifikation psychischer Störungen» (Dilling und Freyberger, 2014).

In diesen Falldarstellungen werden also die Prinzipien operationaler Diagnostik nach dem Kapitel V (F) der ICD-10 in didaktisch aufbereiteter Form dargestellt in vergleichbarer Weise wie die von der American Psychiatric Association (APA) herausgegebenen Fallbücher zum Diagnostic Statistical Manual (DSM; Spitzer et al., 1989; Perry et al., 1990). Alle diagnoserelevanten Merkmale werden in den Fallgeschichten berücksichtigt, so dass eine Zuordnung der Symptome zu den diagnostischen Kriterien in den klinisch-diagnostischen Leitlinien und den Forschungskriterien der ICD-10 möglich ist.

Alle Falldarstelllungen beziehen sich auf reale klinisch oder poliklinisch behandelte Patienten. Zur notwendigen Anonymisierung wurden Namen oder Initialen, Ortsangaben oder Ähnliches geändert, was eine Identifizierung von Patienten hätte ermöglichen können. Eine Ausnahme bilden die «klassischen» Fälle Alzheimers und Kraepelins, die so übernommen wurden, wie sie von den Autoren publiziert wurden.

Um die Lebendigkeit dieses Bandes nicht einzuschränken, wurde für die Autoren der Falldarstellungen keine starre Gliederung vorgegeben, so dass die Darstellungen die einzelnen diagnoserelevanten Bausteine in unterschiedlicher Reihenfolge enthalten. Jeder Darstellung eines Falles soll eine Diskussion der Diagnosen und Differenzialdiagnosen nach ICD-10 folgen mit Begründung und Hinweisen auf die entsprechenden Kriterien und unter Angabe der Kodierungsziffern. Je nach Möglichkeit werden vergleichend auch aktuelle Diagnosen nach DSM-IV-TR und, wo es sich anbot, nach DSM-5 erwähnt (die Diskussion um DSM-5 möchten wir hier nicht führen, deshalb führen wir beide Versionen auf). Nach der im einzelnen Fall erfolgten Diagnostik können behandlungsrelevante oder prognostisch wichtige Erörterungen folgen, die durch deskriptive Diagnosesysteme oft nur unzureichend erfasst werden. Nach Möglichkeit sollten auch psychodynamische Aspekte der Lebensgeschichte und der aktuellen Problematik des Einzelnen dargestellt werden.

Die Folge der Fallgeschichten entspricht keiner systematischen Ordnung, um beim Leser eine gewisse Spannung zu erzeugen, denn so kann er sich vor dem Diskussionsteil bereits ein gewisses Urteil bilden, und dieses mit dem der Autoren vergleichen. Will man sich dagegen über Fälle bestimmter ICD-10-Kategorien gezielt informieren, so kann man hierüber im Anhang eine systematische Darstellung finden, wie auch über weitere bestimmte Aspekte – so vor allem Komorbidität- und Altersgruppen-spezifische Fälle.

Wir möchten allen Autoren dieses Bandes für ihre bereitwillige Kooperation sehr danken, hiermit auch denen, die für die jetzige zweite Auflage des Buches neue typische Fallgeschichten beigesteuert haben. Wertvolle Anregungen gaben uns auch die Mitglieder verschiedener Arbeitsgruppen, mit denen wir in diagnostischen und klassifikatorischen Fragen zusammen arbeiteten und arbeiten.

Harald J. Freyberger
Horst Dilling

1. Survival-Training

Henning Schauenburg

Falldarstellung

Frau P., eine 22-jährige Studentin, schien in höchster Not, als sie zum ersten Mal in die psychotherapeutische Ambulanz kam und ihre Situation schilderte. Trotz der Dramatik in ihrer Stimme fiel es allerdings leicht, ihr zuzuhören und Kontakt aufzunehmen. Mit ihrem strahlenden Lächeln wirkte sie warmherzig und sympathisch, und es war unübersehbar, dass sie im Gespräch aktiv darum bemüht war, eine entspannte Atmosphäre zu schaffen. Weder Schweigen noch Andeutungen von Vorwürfen, sei es gegenüber dem Therapeuten, sei es gegenüber abwesenden Dritten, sollten aufkommen.

«Man hat mir vor ein paar Monaten während einer Party irgendwelche Drogen ins Getränk gemischt. Ich war völlig außer mir und kann mich an einige Tage danach, in denen ich in der Klinik war, kaum erinnern. Seitdem bin ich sehr nervös und habe zwei Prüfungen im Rahmen des Grundstudiums nicht bestanden bzw. abgebrochen, weil ich es vor Angst nicht mehr ausgehalten habe. Auch die noch ausstehenden Prüfungen, traue ich mir jetzt nicht mehr zu, weil ich fürchte, mitten in der mündlichen Befragung ins Stottern zu kommen und nicht mehr weiter zu wissen bzw. einen völligen Block zu bekommen.»

Auch im Alltag kreisten ihre Gedanken überwiegend um die anstehenden Prüfungen. Schon diese brachten sie ins Schwitzen, und sie hatte tatsächlich mehrfach anstehende Termine abgesagt und sich immer weiter aus der Uni zurückgezogen.

Prüfungsangst ist an sich ein häufiges und eindeutiges Symptom. In unserem Fall blieb jedoch die initiale Situation einige Zeit unklar und damit die Diagnose offen. Die genaue Befragung ergab, dass die Patientin erstmals während einer Party unter etwas Alkohol von plötzlicher Todesangst überfallen worden war. Diese war einerseits mit visuellem Derealisationserleben (die Menschen im Raum wirkten wie durch Nebel), andererseits mit fraglichen Erinnerungslücken einhergegangen. Sie konnte sich diesen Zustand nur durch eine toxische Einwirkung von außen erklären. Aus psychiatrischer Sicht gab es aber keine Hinweise auf eine Drogenintoxikation. Auch die im Anschluss über mehrere Tage geschilderte Benommenheit war zunächst nur schwer einzuordnen. Eine stationäre Beobachtung hatte keine Befunde ergeben, so dass eine Art dissoziativer

Dämmerzustand angenommen werden muss. Nicht auszuschließen ist allerdings, dass die Benommenheit wie auch die unklare Amnesie Folge einer hohen Benzodiazepin-Medikation durch die behandelnden Ärzte war.

Frau P. schildert sich als eine ursprünglich sehr lebensfrohe und kontaktfreudige Frau. Probleme in der Schule hatte es nicht gegeben, ihr Abitur bestand sie ohne Schwierigkeiten. Ängstlichkeit kannte sie kaum, wohl aber hatte sie vom 16. bis zum 18. Lebensjahr eine milde bulimische Symptomatik bei Normalgewichtigkeit, die sie jedoch ohne fremde Hilfe vor dem Abitur aufgeben konnte.

Das zweite diagnostische Gespräch begann sehr aufschlussreich. Die Patientin berichtete, nach dem Erstinterview mehrere Stunden bitterlich geweint und sich gefragt zu haben, ob sie etwas Unrechtes über ihren Vater gesagt hätte. Erst noch später, im fünften Gespräch kommt die völlig verdrängte auslösende Situation der phobischen Symptomatik dann ans Licht. Das erwähnte Fest hatte am Vorabend einer Prüfung stattgefunden und die Patientin hatte am selben Tag beschlossen, diese nicht anzutreten. Sie wollte sich aber auf «krummen Wegen» eine Bescheinigung besorgen, die sie ihrem Vater zum Leistungsnachweis vorlegen könnte.

Angaben zur Biografie

Frau P. ist die einzige Tochter eines leitenden Angestellten und seiner Frau. Vier Brüder, zwei, vier, sieben und zehn Jahre älter, sind alle beruflich erfolgreich (Rechtsanwälte, promovierter Chemiker, Manager). Voller Bitterkeit erzählt sie, wie sie in der intellektuellen Familienatmosphäre immer ein bisschen als das hübsche kleine Dummchen behandelt worden sei, das nicht mitreden könne. Gleichzeitig erlebt sie aber ihren Vater als einen Menschen, bei dem alleine Leistung zählt. Eine Mischung aus Faszination und hilfloser Wut gegenüber «starken Männern» wird dabei deutlich. Sie erinnert sich an einen Ferienjob, währenddessen sie in einem Landhotel Manager mitbetreute, die dort ohne ihre Frauen hingekommen waren, um ein «neues Verhältnis zur Natur» zu bekommen. Sie träumt seitdem davon, später Survival-Trainings für solche Manager zu organisieren: «Das sind faszinierende Arschlöcher.»

Die Mutter, die nach einer Lehre nie gearbeitet hat, wird von der Patientin als hilfloses «Hausmütterchen» mit Minderwertigkeitsgefühlen gegenüber den als überlegen erlebten Kindern dargestellt. Schließlich kommt der Patientin die Erinnerung, dass in ihrem fünften Lebensjahr der Vater die Familie wegen einer Geliebten für mehrere Monate verlassen hatte. Als die Mutter in ihrer Verzweiflung (sie drohte mit fünf Kindern alleine dazustehen) dem Mann die Tochter entgegenhält, die er doch nicht verlassen könne, erinnert sich die Patientin, wie der Vater gleichgültig reagierte und «mich an sich runterrutschen lässt». Der Patientin fallen dabei die aktuellen Ohnmachtsgefühle in Prüfungssituationen ein.

Im Verlaufe einer nur insgesamt zehn Stunden währenden Kurztherapie gelang es der Patientin rasch, ihre untergründige Rebellion gegen die väterliche Autorität zu verstehen. Gleichzeitig erlebte sie die Sehnsucht nach seiner Nähe, die wiederum wegen ihres verführerischen Charakters bedrohlich war. Sie versuchte, sich vom «männlichen Leistungsklima» der Familie zu distanzieren und dachte laut über berufliche Alternativen nach.

Den ausstehenden Prüfungen konnte sie mit zunehmend mehr Gelassenheit entgegensehen und bestand sie schließlich ohne Schwierigkeiten. Eine Weiterführung der Therapie wünschte die Patientin nicht, da sie ihr sonstiges Leben sowie ihre Partnerbeziehung als zufriedenstellend und glücklich erlebte.

Diskussion

Bei dem dargestellten Fall handelt es sich, trotz der etwas unklaren Umstände zum Zeitpunkt des Symptombeginns, aufgrund der typisch auslösenden Situation und des weiteren Verlaufs um eine isolierte Phobie, in diesem Fall eine Examensangst (F40.2; vgl. **Tab. 1**).

Tabelle 1: Zusammenfassende Darstellung der diagnostischen Kriterien der einfachen (spezifischen) Phobie (*Fortsetzung n. S.*)

ICD-10	DSM-5	Frau P.
psychische und vegetative Symptome als Angstmanifestation, nicht auf Wahn oder Zwängen beruhend	ausgeprägte Furcht oder Angst vor einem spezifischen Objekt oder einer spezifischen Situation	massive Angstsymptome ohne Hinweis auf Psychose oder Intoxikation
Begrenzung der Angst auf die Anwesenheit eines spezifischen phobischen Objekts oder eine spezielle Situation	Konfrontation mit phobischem Reiz ruft fast immer eine unmittelbare Furcht oder Angstreaktion hervor	Angstanfälle in mündlichen Prüfungen
Die phobische Situation wird – wann immer möglich – gemieden	Objekt oder Situation wird aktiv gemieden bzw. nur unter starker Furcht oder Angst ertragen	Vermeiden der Prüfungen

Tabelle 1: Zusammenfassende Darstellung der diagnostischen Kriterien der einfachen (spezifischen) Phobie (*Fortsetzung)*

ICD-10	DSM-5	Frau P.
Angst bzw. Vermeidungsverhalten beeinträchtigt übliche soziale Aktivitäten oder Beziehungen	Die Furcht oder Angst geht über das Ausmaß der tatsächlichen Gefahr durch das spezifische Objekt oder die spezifische Situation hinaus und ist im soziokulturellen Kontext unverhältnismäßig.	Gefährdung des Studienerfolgs – Rückzugsverhalten
	keine Beziehung zu Zwangsstörung oder posttraumatischer Belastungsstörung	

Differenzialdiagnose

Prüfungsangst bzw. Lampenfieber sind ubiquitäre Phänomene. Dennoch gibt es immer wieder Fälle, bei denen sich in typischer Weise die übliche Nervosität zu einem gravierenden Störungsbild steigert, dessen fatalste Folge das Vermeiden weiterer Prüfungen und damit die Gefährdung der beruflichen Lebensplanung ist. Ob derartige Ängste die Kriterien einer psychiatrischen Diagnose gemäß der ICD-10 erfüllen, hängt im Wesentlichen vom Ausmaß dieser Vermeidung des phobischen Stimulus ab. Dabei kann das Ausmaß der Vermeidung als Gradmesser der Schwere angesehen werden.

Differenzialdiagnostisch ist in unserem Falle wegen des überfallartigen Charakters der initialen Symptomatik auch an eine Panikstörung zu denken. Die Ängste haben sich aber in der Folge um eine eindeutige Situation (mündliche Prüfung) organisiert. Außerdem wirft der Verlauf der Gespräche, der schließlich die Begleitumstände des Angstanfalls aufdeckt, ein Licht darauf, dass in diesem Fall die Angabe, es gäbe keinen äußeren Anlass für die aufgetretene Angst, nicht ausreicht. Aus psychoanalytischer Sicht erscheint es im Übrigen qua definitionem naheliegend, dass die auslösende Situation einer neurotischen Symptomatik mittels verschiedenster Abwehrmechanismen (hier z.B. Verdrängung) «vernebelt» wird.

Bei der Prüfungsangst muss, mehr als bei den verbreiteten Tier-, Höhen-, Brücken- oder Klaustrophobien, auch die Verbindung zur sozialen Phobie beachtet werden. Patienten mit dieser Störung haben häufig ausgeprägte Examensängste.

Unsere Patientin schildert sich jedoch als einen offenen und kontaktfreudigen Menschen. Allerdings ist zu vermuten, dass sie einige konflikthafte und angstbesetzte Erlebensbereiche zunächst verschweigt. Eine spätere Erweiterung der Diagnose ist deshalb – wie bei neurotischen Erkrankungen häufig – nicht auszuschließen.

Die anamnestisch geschilderte Essproblematik, die dissoziativ anmutenden Derealisationserlebnisse nach dem ersten Angstanfall sowie das Auftreten der Patientin weisen auf eine Akzentuierung hysterischer Persönlichkeitsanteile hin, ohne dass die deskriptiv formulierten Kriterien der dissoziativen Störung (F44) oder der histrionischen Persönlichkeitsstörung (F60.4) erfüllt sind. Differenzialdiagnostisch ist zusätzlich ein Vergiftungswahn zu diskutieren, der sich auf den Eindruck der Patientin bezieht, dass ihr bei einer Party Drogen ins Getränk gemischt worden seien. Da es sich hierbei jedoch um ein isoliertes Symptom handelt und keine weiteren psychotischen Symptome vorliegen, muss dieser Aspekt nicht weiter verfolgt werden.

Ätiologie und Verlaufscharakteristika

Im Fallbericht zur generalisierten Angststörung werden die verschiedenen Grundängste des Menschen dargestellt (z.B. Scham-, Straf-, Kastrationsangst) und insbesondere die Trennungsangst als Grundbedingung vieler phobischer Entwicklungen betont (vgl. Kap. 25: «Hinaus ins feindliche Leben»). Unser hier geschildertes Beispiel ermöglicht uns die Betrachtung einer weiteren Ebene der Unterscheidung. Wie kommt es, dass manche Menschen, von Angst überwältigt, völlig unfähig werden, ein eigenständiges Leben zu führen, während andere nur isolierte Phobien entwickeln, die zwar oft schwerwiegend sind, aber insgesamt mit einer guten Lebensanpassung einhergehen?

Mentzos (1984) spricht in Anlehnung an Gertrud und Robin Blanck (1978) von unterschiedlichen Angstniveaus. Dabei liegt auf der einen Seite die umfassende psychotische Angst vor dem Persönlichkeitszerfall, auf der anderen die «reife Phobie», eine mittels komplexer Verschiebungen entstandene hoch symbolisierte Symptombildung. In der «Mitte» des Kontinuums sind die generalisierte Angststörung (-neurose) oder schwere narzisstische Ängste (vor Demütigung und Selbstverlust) anzusiedeln.

«Reif» heißt in diesem Fall, dass es sich nicht um, der Situation des Kleinkindes entsprechende, Verlustängste handelt. Man findet dementsprechend auch nicht so eindeutig familiäre Konstellationen, wie sie für agoraphobe, soziophobe oder «generalisiert» ängstliche Menschen typisch sind. Bei vielen Phobien spielen komplexe innerpsychische Strukturen wie Gewissensbildung, Angst vor Strafe und Schuld eine Rolle.

In diesem Sinn können phobische Stimuli zum einen für archaische menschliche Befürchtungen (z. B. Dunkelheit als Zeichen von Ungeschütztheit gegenüber Feinden), aber auch für verschiedenste Verlockungen stehen. Höhenangst wurde als Ausdruck des Impulses, sich im Flug mit der Natur zu vereinen bzw. der Angst vor der Strafe angesichts dieses vermessenen Wunsches gesehen (Baumeyer, 1954). Die häufige Flugangst steht hierzu wahrscheinlich in enger Verbindung. Bei ihr kommen die Angst vor der Erfahrung des ohnmächtigen Eingeschlossenseins und die Furcht vor der ungesteuerten, aggressiven Rebellion gegen diese Einengung hinzu.

Tierphobien, die überwiegend aus der Kindheit persistieren, vereinen häufig in «entmenschlichter» Form bestimmte Aspekte der ursprünglich gefürchteten Beziehungspersonen (z. B. die Spinne als aggressiv-verschlingendes Symbol). Natürlich können sie auch Reste einer real-bedrohlichen Erfahrung darstellen (Hundephobie). Prüfungen wiederum können, neben der bewussten Angst vor dem Versagen, exhibitionistische Wünsche, Konkurrenzimpulse oder Strebungen nach identifikatorischer Nähe (zum Prüfer) als Hintergrund haben.

Alle diese Ängste zeichnen sich dadurch aus, dass sie die Betroffenen nur situativ, nicht aber im gesamten Lebensvollzug einengen. Die Tendenz der Phobie, sich «auszubreiten», kann aber im Verlauf dennoch zu erheblichen Beeinträchtigungen führen.

Schwere Phobien sind mit einer Prävalenz von ca. 8 % (Wittchen et. al., 1989) relativ häufige Erkrankungen. Sie beginnen in der Kindheit und frühen Jugend, und ihr Spontanverlauf ist keineswegs so günstig, wie lange angenommen. In der Münchner Follow-up-Studie fand man, dass über einen Zeitraum von sieben Jahren nur in 18 % der einfachen Phobien eine sowohl symptomatische als auch psychosoziale Spontanremission erfolgt war (Wittchen, 1991).

Als ungünstig für den Spontanverlauf, wie auch für den Behandlungserfolg von Phobien, erwiesen sich begleitende depressive Erkrankungen (Übersicht bei Bronisch, 1990). In der erwähnten Studie konnte gezeigt werden, dass 50 % aller Patienten mit Angststörungen noch eine weitere psychiatrische Diagnose aufweisen. Neben den depressiven Störungen sind hier besonders Medikamenten- und Alkoholmissbrauch als «Selbstheilungsversuch» zu nennen.

Psychodynamische Überlegungen zum dargestellten Fall

Unsere Kasuistik ist trotz der notwendigen Kürze reich an Hinweisen auf die innere Phantasiewelt der Patientin. Sie ermöglichen uns Schlüsse auf die Zusammenhänge zwischen dem Auftreten der akuten Symptombildung und möglichen vor- bzw. unbewussten Strebungen, die zu diesem Zeitpunkt besonders drängend werden (Versuchungs- oder Versagungssituation). Dabei haben unsere Überlegungen hypothetischen Charakter und müssen sich daran messen lassen, ob sie zum gegebenen Zeitpunkt von der Patientin angenommen werden können. Dabei sollten sie ihr Verständnis von sich selbst verändern sowie erweiterte Handlungsspielräume im Sinne einer alternativen Wirklichkeitssicht ermöglichen.

Nach König (1981) fürchtet der Phobiker «die Realisierung von Phantasien, die als gefährlich erlebt werden». Das Ausmaß der von der Patientin beschriebenen Prüfungsängste lässt sich nicht alleine durch die Furcht vor dem Versagen erklären. Der Prüfungserfolg muss für sie auf eine individuell besondere Weise besetzt sein. In ihren Worten geht es um «Leben und Tod».

Die zentrale Phantasie der Patientin, in der intellektuellen Männerwelt der Familie nicht wirklich akzeptiert zu sein, enthüllt sich u. a. in der Kindheitsphantasie vom die Familie verlassenden Vater. «Ich war nicht gut genug, um die Eltern zusammenzuhalten bzw. den Vater zu binden.» Aus dieser Zeit mag die starke Identifizierung mit den väterlichen Idealen von Leistung resultieren («Er akzeptiert einen nur, wenn man so viel leistet wie er.»).

Dass der Wunsch nach Nähe zur väterlichen Person aber auch hochgradig ambivalent ist, zeigt der Wunsch, eine Art Löwenbändigerin zu werden. «Survival-Trainings» für Manager leiten, das bedeutet, ihnen nahe zu sein, aber sie gleichzeitig auch zu kontrollieren, sie in ihren eigenen Idealen von Autonomie und Leistungsfähigkeit zu übertreffen. In dieser Phantasie ist ihr eigenes Ohnmachtserleben gegenüber väterlichen Ansprüchen quasi umgedreht.

Die auslösende Situation, wie sie sich nach den Gesprächen enthüllte, war geprägt durch einen Akt der Distanzierung von diesen väterlichen Ansprüchen (vorgetäuschte Prüfung), mit der sie aber auch die Grenzen ihrer eigenen Gewissensbildung überschritt. In den folgenden Prüfungen drehten sich ihre Ängste typischerweise um männliche Prüfer, die sie in einer mündlichen Prüfung jederzeit «fertigmachen» konnten. Vermutlich sind es auch die aggressiven Gegenwehrimpulse, die als bedrohlich erlebt werden und den eigentlichen Hintergrund der phobischen Anfälle darstellen. Diese eskalieren dann in typischer Weise in einem Teufelskreis aus Erwartungsangst und Vermeidungsverhalten.

Das Ansprechen ihres ohnmächtigen Zorns auf die Ansprüche des Vaters ermöglichte ihr schließlich in der Therapie eine gewisse Distanzierung und das Erwägen beruflicher Alternativen. Unter deutlich reduziertem Erwartungsdruck gelingen die anstehenden Prüfungen problemlos. Im Verlauf der Therapie erlebt sich der Arzt als freundlich-liebevoller Begleiter, was sicher auch den raschen Erfolg im Sinne einer Symptomheilung bei der insgesamt relativ leicht ausgeprägten Störung erklärt.

ICD-10-Diagnose

F40.2 spezifische Phobie

2. Der Mann ohne Gedächtnis

Silke Kleinschmidt und Tilman Wetterling

Falldarstellung und Angaben zur Biografie

Im Frühling 1990 kam der 66-jährige Herr A. in Begleitung seiner Ehefrau nach Voranmeldung durch den Hausarzt auf die geschlossene Aufnahmestation. Seine Frau ging voran und zog den langsam und etwas widerwillig folgenden Mann hinter sich her. Mit einiger Mühe brachte sie ihn dazu, sich auf eine bereitstehende Bank zu setzen. Während der Wartezeit bis zum Gespräch blieb Herr A. dicht bei seiner Frau und blickte ratlos und irritiert um sich. Durch seine wenig ausgeprägten Gesichtszüge und das wortlose Staunen sah er wesentlich jünger aus als seine Frau und wirkte fast kindlich.

Als beide zum Aufnahmegespräch ins Zimmer gebeten wurden, sträubte sich Herr A. zunächst, wurde dann von seiner Frau bei der Hand genommen und in das Zimmer geführt, wo er sich unter ihrer Mithilfe umständlich und unbeholfen auf den Stuhl setzte. Auf die Begrüßung reagierte er nicht, lächelte jedoch freundlich, wenn auch unsicher. Mit der dargebotenen Hand konnte er nichts anfangen und nahm am folgenden Gespräch nur in Form von gelegentlichem Kopfnicken teil.

Die Ehefrau berichtet, dass ihr 1924 in Königsberg geborener Mann nach dem Volksschulbesuch eine Ausbildung als Silberschmied abschloss und im Krieg Pilot gewesen sei. Sie habe ihn auf der Flucht in Dresden kennengelernt und 1946 geheiratet. 1947 hätten sie sich in Schleswig-Holstein angesiedelt und lebten seither in gemeinsamer Wohnung. Die Ehe blieb kinderlos. Herr A. arbeitete zunächst in seinem Beruf und seit 1970 als Postverteiler in einer Behörde. 1984 sei er, damals 60-jährig, in den Vorruhestand versetzt worden, er habe in den letzten fünf Jahren die Arbeit in der Behörde nicht mehr recht geschafft und vermehrt Fehler bei der Zuteilung der Post gemacht. Man habe ihm daher nahegelegt, sich vorzeitig berenten zu lassen. Die drei Geschwister ihres Mannes seien ihres Wissens körperlich und geistig gesund, auch ihr Mann habe niemals an einer schwerwiegenden Erkrankung gelitten.

Bereits seit einigen Jahren sei ihr bei ihm eine immer rascher zunehmende Veränderung aufgefallen: Er habe schon während der letzten Jahre seiner Berufstätigkeit, etwa ab dem 55. Lebensjahr, seine Hobbys (Wandern, Kunsthandwerk, Vereinstätigkeit) nach und nach aufgegeben und sei immer stiller geworden. Seine zunehmende Vergesslichkeit sei im häuslichen Umfeld nicht so sehr aufgefallen. Vor vier Jahren habe er (damals 62-jährig) bei einer von ihm geführten Wanderung in einem Gebiet, das ihm eigentlich gut bekannt gewesen sei, den Rückweg nicht mehr gefunden. Insbesondere seit dieser Zeit seien ihr seine ausgeprägten Merkfähigkeitsschwächen immer deutlicher geworden. Er habe Dinge verlegt, Verabredungen vergessen und sich schon bald nicht mehr in der vertrauten Wohngegend, in der beide seit über 40 Jahren lebten, zurechtgefunden. Selbst gute Bekannte habe er nicht mehr erkannt und das Interesse an Zeitungen und Fernsehen verloren. Er sei dabei immer freundlich und anhänglich gewesen. In letzter Zeit spüre sie jedoch, dass er gelegentlich unglücklich und verunsichert sei. Seit drei Jahren müsse sie ihn waschen und anziehen, da er selbst nicht mehr wisse, wie er die Kleidungsstücke zu verwenden habe. Zudem benutze er sein Besteck beim Essen sehr unbeholfen. Sie könne die Wohnung nur noch verlassen, wenn sie hinter sich abschlösse, da er sonst auf die Straße laufe. Ihre Abwesenheit mache ihn unruhig und widerspenstig, so dass nur eine sehr gute gemeinsame Bekannte ihn dann betreuen könne. Seit ca. eineinhalb Jahren seien, mit einer Frequenz von ein- bis dreimal pro Woche, «Anfälle» vorgekommen, bei denen er urplötzlich zusammensacke, nicht ansprechbar sei und synchron die Arme bewege. Unter nervenärztlich verordneter, regelmäßiger antikonvulsiver Medikation habe sich dies jedoch gebessert. Aufnahmeanlass sei nun, dass ihr Mann zunehmend umtriebig werde und keine Sekunde ohne Aufsicht sein könne.

Psychopathologische Befunderhebung und Untersuchungen

In der psychopathologischen Befunderhebung erschien der Patient zeitlich und örtlich desorientiert. Herr A. konnte sich nur noch an seinen Namen und seinen Geburtsort erinnern und war somit zur Person eingeschränkt, zur Situation nicht orientiert.

Eine geordnete Exploration war nicht möglich, da der Patient, unabhängig von der gestellten Frage, nur Wortbrocken hervorbrachte wie z. B. «jaha!», «so so!» und ein gelegentlich vorgebrachtes «na, na, na!». Während der Befragung wirkte Herr A. ratlos, antwortete nicht und zuckte häufig hilflos mit den Schultern. Er erwies sich als psychomotorisch gehemmt und reagierte auf die Aufforderung, Gegenstände zu benennen oder sich Worte bzw. Zahlen zu merken, deutlich gequält. Der Affekt war dabei gedrückt und der Patient wirkte irritiert. Im allgemeinen Kontaktverhalten erwies er sich jedoch als freundlich und zugewandt sowie um Kooperativität bemüht. Weder in den Angaben der Ehefrau noch während der Explorationen ließen sich Hinweise für psychotische Erlebnisweisen finden.

In der **körperlichen Untersuchung** konnte Herr A. den Aufforderungen nicht folgen. Es gelang ihm nicht, sich selbstständig an- und auszukleiden. Die einzelnen Untersuchungsschritte schienen ihm lästig zu sein, so dass er zunehmend abwehrend und widerwillig wurde. Bei gutem Ernährungs- und Allgemeinzustand waren die internistische Untersuchung von Lunge, Herz und der palpatorische Abdominalbefund einschließlich des Gefäßstatus unauffällig.

In der **neurologischen Untersuchung** zeigten sich seitengleich schwer auslösbare Muskeleigenreflexe. Es ergab sich kein Anhalt für Pyramidenbahnzeichen oder pathologische Reflexe. Der Hirnnervenbefund sowie die Sensibilitätsprüfung waren, soweit beurteilbar, unauffällig.

Es fanden sich Hinweise für eine räumliche Koordinationsstörung (Patient konnte sich nicht anziehen).

Die erhobenen **Laborparameter** (Differenzialblutbild, Elektrolyte, Leberwerte, Nierenparameter, Urinstatus und Schilddrüsenwerte) waren ohne pathologischen Befund. Der Blutdruck, das **EKG** sowie die **Dopplersonographie** der hirnzuführenden Gefäße sowie eine transkranielle Dopplersonographie waren unauffällig. Auch die erweiterte Ausschlussdiagnostik mit Liquorpunktion, Untersuchungen von Vitamin B1, B6, B12 und Folat, TPHA-Test, HIV-Test, Lipidelektrophorese und Blutzuckertagesprofil ergaben normale Befunde.

Im **EEG** zeigte sich eine leichte bis über Strecken mittelschwere Allgemeinveränderung als Hinweis auf eine diffuse Hirnfunktionsstörung. Es fand sich kein Anhalt für einen Herdbefund oder epilepsiespezifische Potenziale. Das aktuelle **Kontrastmittel-CCT** konnte mit einer Untersuchung von 1986 verglichen werden, die vom Nervenarzt wegen der zunehmenden Vergesslichkeit des Patienten veranlasst worden war. Bereits 1986 zeigte sich eine, die Altersnorm weit überschreitende, kortikale und subkortikale Hirnatrophie ohne Nachweis von Hypo- oder Hyperdensitäten. Dieser Befund erwies sich in der aktuellen Untersuchung als progredient und war besonders temporoparietal aber auch frontal betont.

Stationäre Behandlung

Im Verlauf der stationären Behandlung erwies sich Herr A. als freundlich und meist gut integrierbar. Er schloss sich schnell einer Mitpatientin sowie einer Krankenschwester an und folgte beiden, sobald er sie sah, über die ganze Station. Auffällig war, dass Herr A. auf Aufforderungen ratlos reagierte und auch unter Anleitung geschriebene Worte nicht ablesen konnte. Der Versuch, ihn

Worte schreiben bzw. abschreiben zu lassen, scheiterte ebenfalls. Er musste von dem Pflegepersonal an- und ausgekleidet werden und wich, obwohl seine Sehkraft erhalten war, Gegenständen oder Menschen, die sich ihm in den Weg stellten, nicht rechtzeitig aus. Schon leichte Veränderungen im Tagesablauf irritierten ihn stark. So war die Ehefrau stets bemüht, zu ganz bestimmten Zeiten regelmäßig auf der Station zu erscheinen. Das Verhältnis zu ihr sowie auch zur gemeinsamen Bekannten war ausgesprochen herzlich und liebevoll. Wollte die Frau die Station verlassen, musste Herr A. zwischenzeitlich abgelenkt werden, da er sonst hinter ihr herlief und verzweifelt versuchte, ihr zu folgen.

Die **therapeutischen Möglichkeiten** unserer stationären Behandlung waren erwartungsgemäß begrenzt. Die nächtlichen Unruhezustände des Patienten konnten jedoch durch sedierende Medikamente gebessert werden. Da die Ehefrau sich zu einer Heimunterbringung ihres Mannes nicht entschließen konnte, wurde der Patient nach Einstellung der Anfallsprophylaxe, der Einrichtung einer Pflegschaft (Aufenthalt, Vermögen und Behandlung) nach damaligem Recht sowie der Anordnung häuslicher Krankenpflege unter der **Diagnose** «Demenz bei Alzheimer'scher Erkrankung, mit frühem Beginn» wieder nach Hause entlassen.

Diskussion der Falldarstellung

Anhand des Vergleiches der Verschlüsselungen der Alzheimer'schen Erkrankung in den einzelnen klassifikatorischen Systemen lassen sich die Veränderungen im Verständnis der Störung und die Entwicklung der Forschungsergebnisse in diesem Bereich gut nachvollziehen. Wurde die Demenz ursprünglich unter organischen Psychosen klassifiziert, so bildet sie heute eine eigene diagnostische Entität. Die unterschiedlichen Formen der Demenz können u. a. anhand verfeinerter apparativer Methoden besser voneinander unterschieden und z. T. neuropathologischen Korrelaten zugeordnet werden.

In der **ICD-9** wurde die präsenile Demenz vom Alzheimer Typ noch unter «senile und präsenile organische Psychosen» abgebildet und als «präsenile Demenz» (ICD-9: 290.1) verschlüsselt. Hier sind die Pick'sche Erkrankung und der Morbus Alzheimer in seiner ursprünglichen Bedeutung (Erkrankungsbeginn vor dem 65. Lebensjahr) zusammengefasst. Die mit diesen Demenzen verbundenen neurologischen Ausfälle werden in weiteren Kodierungen erfasst. Die vaskuläre Demenz (290.4) sowie Demenzen aufgrund anderer hirnorganischer Veränderungen (294.1) sollten vor Diagnosestellung ausgeschlossen sein.

Im **DSM-IV-TR** und DSM-5 erscheint die präsenile Demenz vom Alzheimer-Typ zusammen mit Delir und anderen (organisch bedingten) kognitiven

Störungen. Der Begriff Psychose wird hier nicht mehr verwendet. Der Katalog der auszuschließenden hirnorganischen Erkrankungen ist weiter gefasst als in der ICD-10. Als diagnostische Kriterien für das Bestehen einer «Demenz vom Alzheimer-Typ» (294.xx) sind

- das Vorhandensein einer Demenz
- ein schleichender Beginn mit progredientem Verlauf und allmählicher Verschlechterung und
- ein Ausschluss aller anderen spezifischen Ursachen einer Demenz durch Anamnese, körperlichen Befund und technische Zusatz-Untersuchungen

gefordert. Für das erste Kriterium, die Demenz, ist ein umfangreicher Kriterienkatalog vorangestellt, der zudem eine Schweregradeinteilung ermöglicht. Die «Demenz vom Alzheimer-Typ, früher Beginn» ist auch hier an ein Auftreten vor dem 65. Lebensjahr gebunden. Im **DSM-5** ist der Begriff «Demenz» ersetzt durch «neurokognitive Störung». Das DSM-5 verlangt für eine «wahrscheinliche» Störung vom Alzheimer-Typ zusätzlich die plausible Annahme einer genetischen Störung, sei es durch einen Gentest oder aus der Familienanamnese.

Auch in der **ICD-10** ist eine detaillierte Schilderung der Demenzkriterien dem Abschnitt «F00 Demenz bei Alzheimer'scher Erkrankung» vorangestellt. In der Einführung zu diesem Kapitel, das die präsenile, senile, atypische oder gemischte Form sowie eine nicht näher bezeichnete Form umfasst, sind die psycho- und neuropathologischen Symptome ausführlich geschildert und die diagnostischen Leitlinien umfassen (neben der zunächst zu diagnostizierenden Demenz) Verlaufs- sowie Ausschlusskriterien. In einem Kommentarabschnitt wird zudem auf die Differenzierung bzw. die Koinzidenz der vaskulären Demenz eingegangen. Zudem wird auf epidemiologische Forschungsergebnisse hingewiesen, die eine Kombination beider Erkrankungen bei 10 bis 15 % aller Sektionsfälle gefunden haben. Im Unterschied zum DSM werden die Alzheimer'sche Erkrankung mit senilem und präsenilem Beginn als getrennte Formen aufgefasst. Die Beschreibungskriterien und Kommentare sind ausführlicher.

Die **«Demenz bei Alzheimer'scher Erkrankung, mit frühem Beginn (Typ 2)»** **(F00.0)** ist, ebenso wie in den o. g. Klassifikationssystemen, an den Erkrankungsausbruch vor dem 65. Lebensjahr gebunden. Es folgt hier zusätzlich eine Verlaufsbeschreibung (rasche Verschlechterung) und eine Spezifizierung der neuropsychologischen Ausfälle (Aphasie, Agraphie, Alexie und Apraxie) in der einleitenden Beschreibung (Huff, 1987). In den kürzer gefassten diagnostischen Leitlinien wird zudem auf den möglichen Zusammenhang mit familiärer Belastung, Down-Syndrom und Lymphomen in der Familienanamnese hingewiesen.

Bezogen auf den geschilderten Fall, sind die in den diagnostischen Leitlinien geforderten **allgemeinen Kriterien der Demenz** bei Herrn A. erfüllt (s. auch **Tab. 2**):

1. Das Gedächtnis und das Denkvermögen nehmen ab mit einer beträchtlichen Beeinträchtigung der Aktivitäten des täglichen Lebens ebenso die Informationsaufnahme, die Speicherung und die Wiedergabe.
2. Auch früher gelerntes und vertrautes Material ist zum größten Teil verlorengegangen.
3. Das Denkvermögen, die Fähigkeit zu vernünftigem Urteilen und der Ideenfluss sind schon vor der Ersthospitalisierung des Patienten, fremdanamnesischen Angaben zufolge, stark beeinträchtigt gewesen und waren zum Untersuchungszeitpunkt praktisch aufgehoben bzw. nur noch indirekt beurteilbar.
4. Wechselnden Stimuli konnte sich Herr A. trotz klaren quantitativen Bewusstseins (das hier ausdrücklich gefordert ist) nicht mehr zuwenden.
5. Dieses komplexe Störungsmuster bestand zum Aufnahmezeitpunkt bereits über weit mehr als sechs Monate.

Tabelle 2: Diagnostische Eingangskriterien für die Kategorie F00 (Demenz bei Alzheimer'scher Erkrankung) und die Symptomatik des Patienten

Kriterien	Symptome des Patienten
1. Vorliegen einer Demenz	seit mehr als sechs Monaten bestehende, weitgehende Störung von Gedächtnis, Orientierung, Denkvermögen, Aufmerksamkeit und Antrieb
2. schleichender Beginn mit langsamer Verschlechterung	• berufliche Schwierigkeiten seit dem 55. Lebensjahr • ausgeprägte Merkfähigkeitsstörungen seit dem 60. Lebensjahr mit rascher Progredienz
3. Fehlen von Hinweisen auf das Vorliegen einer System- oder sonstigen Hirnerkrankung, die eine Demenz verursachen können.	anamnestisch keine Systemerkrankung, keine hinweisenden laborchemischen Befunde in der aktuellen Untersuchung
4. Fehlen von apoplektischem Beginn und Herdsymptomen in der Frühphase der Erkrankung	kein Insult, keine Herdsymptome zur Zeit des Erkrankungsbeginns sowie im Verlauf

Die in der Einführung zum Abschnitt F00 beschriebenen Symptome liegen bei Herrn A. ebenfalls vor. Bereits ab dem 55. Lebensjahr wies der Patient in der rückblickenden Beurteilung erste Krankheitssymptome auf. Der Verlauf war zunächst langsam, dann immer rascher progredient, und Zeichen der temporoparietalen und frontalen Hirnschädigung standen im Vordergrund. Erstere führte schließlich zu einem komplex-fokalen Anfallsleiden. Diese hirnorganischen Veränderungen ließen sich anhand von CCT-Untersuchungen nachweisen (temporoparietal betonte und frontale, die Altersnorm weit überschreitende Hirnatrophie, kein Hinweis auf eine subcorticale arteriosklerotische Enzephalopathie; Wetterling et al., 1990) und verliefen, parallel zum psychopathologischen Bild, fortschreitend.

Zur besseren Übersicht sind die Kriterien der diagnostischen Leitlinien der ICD-10 zur Alzheimer Demenz (allgemein und zur präsenilen Form) und der Befunde des Patienten in tabellarischer Form gegenübergestellt (s. Tab. 2; präsenile Form s. **Tab. 3**).

Der für die Alzheimer'sche Demenz mit spätem Beginn (Typ 1) geforderte, schleichende Beginn bzw. der Erkrankungsausbruch nach dem 65. Lebensjahr liegt bei dem geschilderten Patienten nicht vor. Manifeste Krankheitszeichen fanden sich bereits seit dem 55. Lebensjahr.

Tabelle 3: Diagnostische Kriterien für die Kategorie F00.0 (Demenz bei Alzheimer'scher Erkrankung mit frühem Beginn) und die Symptomatik des Patienten

Kriterien	Symptome des Patienten
Beginn vor dem 65. Lebensjahr	• berufliche Schwierigkeiten im Alter von 55 Jahren • Berentung im Alter von 60 Jahren aufgrund von Merkfähigkeitsstörungen
Störungen höherer kortikaler Funktionen: Symptome temporaler, parietaler und frontaler Schädigung	• ideatorische Apraxie (Bewegungskoordination und Gebrauch von Objekten sind gestört) • räumliche Orientierungsstörung und Apraxie (kann sich nicht alleine anziehen, weicht Gegenständen im Raum nicht aus) • globale Aphasie (Sprachproduktion und • Verständnis stark eingeschränkt, Sprachautomatismen) • Alexie und Agraphie • Antriebsstörung (Adyamie, Interessenverlust, jetzt auch Umtriebigkeit)
familiäre Häufung, Down-Syndrom, Lymphome	keine familiären Belastungen, keine Trisomie, keine Lymphome

Die zunehmenden Merkfähigkeitsschwächen ließen ihn bei seiner Tätigkeit als Postverteiler scheitern. Im häuslichen Umfeld waren sie nach der Berentung durch die Hilfe der Ehefrau über einige Zeit kompensiert, erwiesen sich jedoch als rasch progredient.

Die differenzialdiagnostisch zu erwägenden Erkrankungen schließen sich bereits anhand ihrer Verlaufskriterien und der psychopathologischen Leitsymptome im Falle des Patienten, soweit sie systemischer oder toxischer Genese sind, aus. Ähnlich verlaufende Erkrankungen wie Hydrozephalus, Lues oder die zerebrale Form der Multiplen Sklerose konnten anhand laborchemischer und apparativer Diagnostik mit hinlänglicher Sicherheit ausgeschlossen werden.

Eine depressive Störung (F30–39) lag allenfalls als zusätzliches Symptom vor, das mit der fünften Stelle der Demenz-Kodierung erfasst werden kann. Eine durchgehende depressive Störung, wie von der Ehefrau berichtet, konnte im stationären Rahmen jedoch nicht beobachtet werden. Gegen ein Delir (F05), ein organisches amnestisches Syndrom (F04) sowie andere primäre Demenzen (F02) sprechen der stetige und progrediente Verlauf, das komplexe psycho- und neuropathologische Bild sowie das Fehlen von Hinweisen für eine toxische Genese. Insbesondere der für den Morbus Pick typische Verlust sozialer Fähigkeiten, die euphorische Stimmungslage bei vergröbertem Affekt, fehlen bei diesem Patienten. Das Gleiche gilt für die Symptom-Trias der Creutzfeldt-Jakob'schen Erkrankung (rasch fortschreitende ausgeprägte Demenz, Erkrankung des pyramidalen und extrapyramidalen Systems mit Myoklonus und triphasische Wellen im EEG), die zudem innerhalb von ein bis zwei Jahren zum Tod führt. Für sekundäre Demenzen, Intelligenzminderungen bzw. eine vaskuläre Genese fanden sich keinerlei anamnestische Angaben oder Untersuchungsbefunde.

Zusammenfassung und Schlussfolgerungen

Trotz der neuen Erkenntnisse, die die Forschungsbemühungen zur Alzheimer'schen Demenz in den vergangenen Jahren hervorgebracht haben (Definition typischer neuropathologischer und neuropsychologischer Störungen, differenzialdiagnostische Abgrenzung von anderen Demenzformen u. a.; Wetterling 1989) und die auch Eingang in die unterschiedlichen klassifikatorischen Systeme gefunden haben, zeigt der beschriebene Fall, dass die Diagnosestellung nach wie vor am klinischen Bild erfolgt. Insbesondere der Erkrankungsbeginn vor dem 65. Lebensjahr, entscheidendes Kriterium für die Alzheimer'sche Erkrankung mit frühem Beginn, kann in diesem Fall nur anhand fremdanamnestischer Angaben zurückverfolgt werden. Der «rasche Verlauf» ist bei Herrn A.

zu relativieren: Immerhin sind seit dem mutmaßlichen Ausbruch der Erkrankung bis zur Ersthospitalisierung elf Jahre vergangen. Stellt man jedoch das psychosoziale Ausgangsniveau des Patienten in Rechnung, der sich von einem vielseitig interessierten, handwerklich arbeitenden, geselligen Erwachsenen zu einem gänzlich abhängigen Menschen entwickelte, der umfassend versorgt werden muss und buchstäblich «sprachlos» wurde, so ist die Veränderung allerdings rasant. Zudem wurde die rasche Progredienz von der Ehefrau mindestens seit dem 60. Lebensjahr beobachtet. Ihr ist es auch zu verdanken, dass die Erkrankung des Ehemannes so lange im häuslichen Umfeld kompensiert blieb. Seine zunehmenden Defizite glich sie aus und tolerierte seine ständig wachsende Versorgungsbedürftigkeit. In der Diagnostik, die während des stationären Aufenthaltes erfolgte, ließ sich kein Anhalt für eine systemisch bedingte Störung im Sinne einer vaskulären Genese der Demenz finden, so dass wir bei dem Patienten eine «**Demenz bei Alzheimer'scher Erkrankung mit frühem Beginn (Typ 2)**» (**F00.0**) diagnostizierten.

Es bleibt zu erwähnen, dass dieser Patient nicht nur wegen seiner eher seltenen und ausgeprägten Störung eindrucksvoll war, sondern auch wegen der ungewöhnlich engen und liebevollen Beziehung, die er und seine Ehefrau trotz seiner schwerwiegenden Symptome pflegten. Die klinische Erfahrung zeigt (wie auch in diesem Fall), dass häufig gerade bei dementen Patienten die Inanspruchnahme institutioneller Hilfe, etwa Heimunterbringung, durch ein intaktes soziales Netz für lange Zeit aufgeschoben wird.

ICD-10-Diagnose

F00.0 Demenz bei Alzheimer-Krankheit mit frühem Beginn

3. La Bella

Gereon Heuft und Monika Janinhoff

Falldarstellung

Die hübsche 42-jährige Frau C, mit einem leichten Rotschimmer in ihren dunklen, halblangen Haaren, humpelte bei der Begrüßung schwerfällig am Arm eines etwa gleichaltrigen kräftigen Mannes auf den Erstautor zu. Sie war in der Klinikambulanz durch eine niedergelassene Psychotherapeutin angemeldet worden. Bei dieser Therapeutin war die Patientin während eines ersten Vorgespräches kollabiert – die dramatische Symptomatik ließ eine stationäre psychosomatisch-psychotherapeutische Behandlung unumgänglich erscheinen.

Sie schien wie selbstverständlich zusammen mit ihrem Begleiter ins Sprechzimmer gehen zu wollen, zumal offensichtlich jederzeit ihre Beine den Dienst zu versagen drohten. Als der Untersucher einen Moment vor Betreten des Zimmers Frau C. fragend ansah, ließ sie plötzlich den sie stützenden Arm los. Nachdem die Sprechzimmertür geschlossen war, machte sie überraschend unmissverständlich deutlich, dass sie auf jeden Fall allein mit dem Untersucher habe sprechen wollen.

In einwandfreiem Deutsch schilderte die gebürtige Italienerin den Beginn ihrer Symptomatik vier Wochen zuvor. Als Schauspielerin sei sie in ihrem Heimatland auf der Autofahrt zu einem Zwischenstopp bei den Eltern vor einem Galaauftritt «wie von einem Stromschlag» gerührt worden, habe dann so was wie Nadelstiche am ganzen Körper gefühlt und habe sich dann (vor allem die Beine) nicht mehr bewegen können. Über Autotelefon sei ein Krankenwagen herbeigerufen worden. Sie habe an ihr Ende gedacht. Passanten hätten sie auf der Straße erkannt und um sie geweint. Da in der väterlichen Linie eine Häufung von Herzinfarkten vorgekommen sei, habe sie Ähnliches befürchtet. – Nach einer gründlichen somatischen Durchuntersuchung in einer nahegelegenen Universitätsklinik habe zuletzt ein Nervenarzt drei Stunden mit ihr gesprochen – danach habe sie sich (schwerfällig) wieder aus dem Rollstuhl erheben können. Dieser Arzt hätte ihr auch zur raschen Rückkehr nach Deutschland geraten, damit sie sich hier in psychotherapeutische Behandlung begebe. 14 Tage vor dem Erstgespräch hatte sie mit der Einnahme von Amitriptylin (75 mg) und einer viertel Tablette Bromazepam begonnen.

Mit ihren Schilderungen zieht Frau C. den Untersucher in ihren Bann. Er fühlt sich gefordert, aufmerksam zu sein, und phantasiert einen drohenden Eklat («Anfall»), wenn er den ihm noch gar nicht genau bekannten Erwartungen nicht entsprechen würde. Der Eindruck eines massiven Leidensdrucks bei Frau C. verstärkt sich durch Episoden heftigen Weinens. Insgesamt entsteht im Sprechzimmer neben der Atmosphäre von Verführung ein Druck durch die szenisch gestellte Frage: «Ich leide massiv, und nachdem ich mit dieser ambulanten Therapeutin nicht zurechtgekommen bin, sind Sie meine letzte Rettung! Nun zeigen Sie Ihr Können.» – Insgesamt dauerte es vier ambulante Vorgespräche im Wochenabstand, bis ein stabiles Arbeitsbündnis soweit installiert schien, dass die Belastung einer stationären Aufnahme gewagt werden konnte.

Stets kam die Patientin zu diesen Vorgesprächen in Begleitung ihres Lebenspartners, der sie bis zum Sprechzimmer zu stützen hatte. Während am Ende des ersten Gespräches das Gefühl vorzuherrschen schien, Frau C. habe sich mit ihrer Symptomatik ernst genommen gefühlt, stellte sie den Untersucher in den weiteren Vorgesprächen unablässig wieder auf die Probe. So lancierte sie zum Beispiel in der dritten Stunde die Empfehlung ihres Hausarztes, doch eher in eine Privatklinik zu gehen, und fragte beispielsweise nach Garantien, wann ihre Beine sie wieder bei öffentlichen Auftritten tragen würden.

Biografische Exploration

Die parallel laufende biografische Exploration lässt sich an dieser Stelle mit den für das vertiefte Verständnis notwendigen Aspekten kurz skizzieren. Frau C. stammte aus begütertem Hause, der Vater war selbst ein hervorragender Künstler. Sie wurde als Mittlere von drei Geschwistern überwiegend von der Großmutter mütterlicherseits und einer Tante erzogen. In der Familie habe sich alles um den drei Jahre älteren Bruder gedreht, und die sieben Jahre jüngere Schwester sei das Nesthäkchen, der Engel gewesen. Sie selbst habe in ihren Entwicklungsjahren die Großmutter viel geärgert, so dass diese ihr gedroht habe, sie nach ihrem Tode noch heimzusuchen (daher schlafe sie oft mit Licht ein). Dagegen blieb die Schilderung der Mutter auffallend blass. Die Eltern sind beide gleichaltrig (26 Jahre älter als Frau C.) und feierten kürzlich das Fest der goldenen Hochzeit zusammen.

Ihre Gangstörung mit dem synkopalen Hinstürzen brachte im zweiten Gespräch die Assoziation, die Mutter leide seit zwei Jahren unter einer Parkinson'schen Erkrankung, und sie befürchte, unter der gleichen Krankheit zu leiden. Diese Äußerung leitet über zu ihrer tiefen Verunsicherung angesichts des Älterwerdens. Ihren 40. Geburtstag vor zwei Jahren habe sie schon nicht mehr feiern können. Sie könne sich manchmal nicht mehr im Spiegel ansehen. Sie denke, ihr Lebenspartner, der als Geschäftsführer die ihr gehörende florierende Handelsfirma hier in Deutschland leite, bleibe nur noch ihres wirtschaftlichen Erfolges wegen bei ihr. Während die 21-jährige Tochter im Heimatland verheiratet sei, liege sie mit der 17-jährigen Tochter in einem lautstarken Dauerstreit. Diese Tochter sei ihr Ebenbild, trage ihre Kleidung, imitiere sie in Make-up und in allem anderen. Dies mache sie rasend. Am Ende solcher Auseinandersetzungen trete zum Beispiel dann plötzlich die beschriebene Symptomatik auf.

Auf ihren Lebenspartner sei sie extrem eifersüchtig, obwohl dies unbegründet sei. Dies resultiere aus ihren schlechten Erfahrungen mit Männern. Mit knapp 20 Jahren habe sie überstürzt und gegen den Willen der Eltern einen hier in Deutschland lebenden Landsmann geheiratet, den sie praktisch nicht gekannt habe. Unmittelbar nach der Hochzeit sei ihr sein niedriges soziales Niveau bewusst geworden, das sie nur um der beiden dann geborenen Töchter willen bis zum 25. Lebensjahr ertragen habe. Danach sei sie geflüchtet und habe ihre Kinder mit dem Gerichtsvollzieher «herausgeholt». Bis zu diesem Zeitpunkt habe sie aus Stolz ihren Eltern nie etwas Negatives aus dieser Mesalliance berichtet. – Ein Jahr später habe sie einen deutschen Unternehmer kennengelernt. Erst nach der Heirat zwei Jahre später habe sie gemerkt, wie er sie dauernd betrogen habe, während sie seine Firma organisiert habe. Nach sechs quälenden Ehejahren betrieb sie erneut die Trennung, baute sich das erwähnte eigene Unternehmen auf und machte zugleich eine künstlerische Karriere.

Die gesamte **somatische Abklärung** (Laborparameter, internistische und neurologische Untersuchungen) sowohl vor als auch während der stationären Behandlung ergab zu keinem Zeitpunkt einen pathologischen Befund, der die Symptomatik hätte erklären können.

Psychodynamische Gesichtspunkte

Bis zum Ende der diagnostisch-therapeutischen Phase von vier Vorgesprächen ließ sich etwa folgendes Verständnis der Symptomatik von Frau C. erarbeiten: Als ungeliebtes «Sandwich»-Kind fühlte sich Frau C. bereits in ihrer frühkindlichen Entwicklung vor allem auch als Mädchen benachteiligt. Den Bruder beneidend, mit der jüngeren Schwester in einem Rivalitätskampf verwickelt, hatte sie stets die Beziehung zur Mutter und zu den weiteren Mutter-Objekten

(Großmutter, Tante) konflikthaft erlebt. Vor dem Hintergrund dieser Ambivalenz gegenüber der Weiblichkeit erschien die enge Bindung an den Vater, mit dem sie Begabung und Interessen verband, ihre Rettung – und diese wurde ihr gleichzeitig zum neurotischen Verhängnis in einem persistierenden ödipalen Konflikt.

Die vor allem dem Vater gegenüber «abgetrotzte» Heirat blieb nur eine scheinbare Lösung des ödipalen Konfliktes, da der Ehemann sofort nach der Hochzeit völlig entwertet wurde. Frau C. war jedoch in der Lage, gegen den Impuls einer Regression, etwa zu den Eltern zurückzukehren, wohl auch aus Gründen der Regulation ihrer Selbstachtung, anzukämpfen. Sie blieb auch in den folgenden Jahren der zweiten Verbindung und Ehe die phallische Frau, die ihre Töchter ohne Vater großzog wie eine Löwin, die zugleich dem zweiten Ehemann den Betrieb organisierte, während dieser sich in zahllosen Liebschaften «bestätigte». Beide Ehen trugen in ihrer Dauer und brutalen Emotionalität Züge eines sadomasochistischen Clinches.

Zur aktuellen Dekompensation kam es in der dritten Verbindung, in der ihr ein männlicher Partner begegnete, der in vielem dem Vater glich. Er war strebsam, zuverlässig, erfolgreich, gutaussehend und treu. Sie liebte ihn und musste zu ihrer Verzweiflung miterleben, wie sie ihn mit ihrer unbegründeten Eifersucht von sich weg stieß – um im nächsten Moment ihm vor die Füße zu fallen (Symptomatik!). Die bisher uneingeschränkt fortbestehende Problematik in der Beziehung zu anderen Frauen verhindert jeden solidarisierenden identifikatorischen Kontakt. Die ältere Tochter hatte sich rasch dieser emotionalen Belastung durch Heirat entzogen, während das «Ebenbild» der Patientin, die jüngere Tochter, das Rivalitätsangebot uneingeschränkt aufnahm. Frau C. fühlte sich durch ihre aufblühende Tochter gekränkt und sah ihren eigenen Alterungsprozess gespiegelt. Darüber hinaus zeigte die Symptomatik auch einen identifikatorischen Aspekt mit der Alterskrankheit der Mutter (M. Parkinson). Der Konflikt gipfelte auf der Reise zu den Eltern vor der Gala in der unbewussten Phantasie, sie würde vom Publikum abgelehnt werden («sterben»), weil man ihre Unzulänglichkeit als jetzt auch alternde Frau sehen würde. Im Symptom sind die ödipalen Hingebungswünsche ebenso wie die regressive Flucht aus der Konfliktsituation und die Symbolisierung ihres als unzureichend erlebten Körperbildes auf das engste miteinander verbunden. Die Patientin war spürbar verzweifelt und drängte auf eine rasche Hilfe, nachdem sie es in der Praxis der niedergelassenen Therapeutin zunächst unbewusst erreicht hatte, als primär unbehandelbar weggeschickt zu werden (Wiederholung der Ablehnung durch die Mutter).

Übertragungs-Gegenübertragungs-Dynamik und Behandlungsverlauf

Die Beziehung zu dem männlichen Diagnostiker war geprägt durch eine idealisierende positive ödipale Übertragung. Allerdings attackierte sie mehrfach das «Stehvermögen» des Therapeuten, forderte ihn zu phallischem Imponiergehabe heraus. Wäre dieser darauf eingegangen, hätte sie ihn mit Sicherheit verlassen, um zum Beispiel in die andere Klinik zu gehen, die der von ihr aufgebaute Rivale empfohlen hatte. – Nachdem bereits die Entscheidung zu einer baldigen stationären Aufnahme vereinbart war, wurde der vorstationäre Kontakt mit der Einzeltherapeutin initiiert. Der Diagnostiker war während der stationären Behandlung der Gruppentherapeut der Patientin. Zusätzlich zur Einzeltherapie (drei Stunden/Woche) und Gruppentherapie (zwei Stunden/Woche) erhielt die Patientin zwei Stunden in der Woche Gestalttherapie in derselben Gruppenzusammensetzung sowie tägliche Visitengespräche und eine somatische Betreuung. Die Therapie wurde als fokaltherapeutische Behandlung über einen fest vereinbarten Sechs-Wochen-Zeitraum geführt. Im Fokus wurde vor allem die narzisstische Dimension ihres ödipalen Konfliktes formuliert mit dem Ziel, ihr auf diesem Wege die Akzeptanz einer ambulanten Psychotherapie (bei der genannten weiblichen Therapeutin) für sich selbst zu ermöglichen.

Während die Beziehung zur Einzeltherapeutin in den ersten Tagen und Wochen voller Angst und abtastendem Misstrauen war, lebte die Patientin ihre Symptomatik auf der Station voll aus. Ständig fiel sie wie ohnmächtig zu Boden, ließ sich dann von den anderen Frauen nach aufgezwungenen Riten am Rücken massieren, bis sich die Beine wieder bewegten. Nach einigen Tagen begannen sich nach und nach alle Mitpatientinnen, die sich zunächst engagiert hatten, von ihr zu distanzieren. Vor diesem Hintergrund kam es in der dritten Woche zu einer Krise, in deren Verlauf Frau C. verstand, dass sie immer dann «umfiel», wenn sie sich verletzt fühlte oder im Rivalitätskampf zu unterliegen drohte. Sie bekam auch ein Gefühl für ihre Aggressivität, die sie im Symptom zu Ausdruck brachte. – Nach einem intensiven stationären Durcharbeitungsprozess mit konsequenter konfrontierend-spiegelnder Haltung der Stationsmitarbeiter sowie einer am Fokus orientierten Deutungsarbeit vor allem in der Einzeltherapie konnte die Patientin vollständig von ihrer Symptomatik lassen. Sie konnte eine basale Solidarität mit der Einzeltherapeutin erleben, von der sie sich im Verlauf sehr verstanden fühlte. Auf dieser Beziehungserfahrung aufbauend glückte dann der Wechsel in die ambulante Weiterbehandlung.

Fallbezogene Diskussion des beschriebenen Erkrankungsbildes

Psychodynamische Konzeption der Behandlung

Die geschilderten **Beziehungsepisoden** (**Achse II** der Operationalisierten Psychodynamischen Diagnostik [OPD-2, 2006]) belegen durchgängig das repetitiv-dysfunktionale Konfliktmuster eines ödipalen Konfliktes im gemischten, überwiegend aktiven Modus (**Achse III** der OPD-2). Die Patientin sexualisiert Beziehungen zu Männern (Leitaffekt: Sexualisierung vs. Desexualisierung von Beziehungen), die sich entweder rasch als enttäuschend herausstellen oder sie, wenn sie standhalten, als Frau verunsichern. Gleichzeitig sind solidarische Beziehungen zu anderen Frauen durch das andauernde Rivalisieren-Müssen gestört, einschließlich der Beziehung der Patientin zu sich selber als Frau.

Prüft man die anderen Konfliktmuster der Achse III anhand des Materials, käme u. U. auch der Selbstwertkonflikt (*Selbst- vs. Objektwert*) in den Blick. Abgrenzend ist jedoch festzuhalten, dass Frau C. in allen anderen der sieben auf der Achse III beschriebenen Lebensbereichen keine Selbstwertunsicherheit zeigte. Das Selbstwertthema kommt lediglich konfliktbezogen beim ödipalen Konflikt mit «in Resonanz». Dieses Mitreagieren der Selbstwertregulation ist grundsätzlich bei allen repetitiv-dysfunktionalen Konfliktmustern möglich. Der Selbstwertkonflikt ist nur dann als führend anzunehmen, wenn er über mehrere Lebensbereiche hinweg die zentrale motivationale Triebfeder ist – im aktiven oder passiven Modus.

In Betracht käme alternativ auch der *Abhängigkeits- vs. Individuationskonflikt.* Dessen Leitaffekt ist jedoch die Angst, die nahezu «wahllos» in der passiven Ausprägung an Objekte anklammern lässt, in der aktiven Ausprägung zu einer stark forcierten, kontraphobischen «Eigenständigkeit» führt. Dieses motivationale Muster war ebenso wenig zu belegen wie die Dynamik eines Kontroll- vs. Unterwerfungskonfliktes, der führend gekennzeichnet ist durch das Motiv der Machtausübung (oder der Unterwerfung). Bei den «sadomasochistisch» anmutenden Interaktionen von Frau C. ist das führende Motiv jedoch nicht das Dominanzstreben, sondern die sie «quälende» Unsicherheit hinsichtlich ihrer (attraktiven) Weiblichkeit.

Das Niveau der **strukturellen Integration** (**Achse IV** der OPD-2) konnte als durchgängig gut bis mäßig integriert beschrieben werden. Abgesehen von der beschriebenen Konfliktdynamik war Frau C. in wesentlichen Belangen des Lebens sehr gut funktionsfähig und erfolgreich. Hinsichtlich der acht Strukturdimensionen *Selbst- und Objektwahrnehmung*, *Selbstregulierung* und *Regulierung* *des Objektbezuges*, der *Kommunikation nach innen* und *nach außen* sowie der *Bindung an innere und äußere Objekte* waren kein wesentlich erhöhte strukturelle Vulnerabilität erkennbar.

Syndromale Konzeption der Behandlung

Während DSM-IV-TR und DSM-5 das auf Freud (1895b) zurückgehende Konversionskonzept (300.11) zumindest deskriptiv noch verwenden, versucht die ICD-10 ganz auf eine neurosenpsychologische Krankheitslehre zu verzichten. Zwar wird der Überschrift der Kategorie F44 der Zusatz «Konversionsstörungen» in Klammern quasi erläuternd dazugesetzt, der weitere Text erscheint dann jedoch wie ein konzeptionelles Verwirrspiel. Es wird von «unerträglichen Konflikten» gesprochen, ohne dass erläutert werden kann, wie der Diagnostiker zu einem solchen (theoriegeleiteten) Befund kommen könnte. Die dargestellte OPD-2-gestützte Diagnostik stellt solch einen reliablen und validen Weg dar.

Wie **Tabelle 4** in der Gegenüberstellung der expliziten und impliziten diagnostischen Leitlinien der dissoziativen Störungen in der ICD-10 und der Symptomatik von Frau C. verdeutlicht, ist die diagnostische Zuordnung in diesem Fall eindeutig zu treffen. Lediglich der führende Abwehrmechanismus der Verdrängung (Punkt 6) differiert von der Vorgabe. Allerdings wird die hier demonstrierte diagnostische Eindeutigkeit u. a. gerade dadurch erreicht, dass der Diagnostiker mit einem psychoanalytischen Konversionskonzept der Patientin begegnete und so ihre Symptomatik während des diagnostisch-therapeutischen Prozesses einzuordnen und die Übertragungs-Gegenübertragungs-Dynamik zu handhaben wusste.

Abgesehen davon, dass erst auf diesem Wege die Weichen für einen erfolgreiche stationäre Fokaltherapie gestellt werden konnten, kann die Diagnostik eines so «bunten Bildes» mit Ängsten ohne jedes nosologische Konzept doch kaum valide gelingen. Mögliche Differenzialdiagnosen wären F40 (phobische Störung), F41.0 (Panikstörung), F45.3 (somatoforme autonome Funktionsstörung des kardiovaskulären Systems, zum Beispiel Herzneurose), F45 (somatoforme Störungen) wegen mehrerer einzelner Körpersymptome (paroxysmale Anfälle mit Wegsacken der Beine, Bewusstseinsengung, Kribbelgefühlen etc.). Hinzu kommen wenig gesteuerte Gefühlsausbrüche (z. B. Eifersuchtsausbrüche gegen den Ehemann, persistierender Beziehungsclinch mit der jüngeren Tochter), die vielleicht auch noch eine Persönlichkeitsstörung (F60ff) diskutieren ließe. Die «Modernität» eines Konzeptverzichtes ist in den diagnostischen Kriterien der Konversionsstörung eher ein Rückschritt.

Tabelle 4: Zusammenfassende Darstellung der diagnostischen Leitlinien zur Kategorie F44 (dissoziative Störungen) und der Symptomatik der Patientin

Kriterien	Symptomatik der Patientin
1. Verlust der normalen Integration (z. B. Kontrolle von Körperbewegungen)	plötzliche «Anfälle» mit Wegsacken der Beine, Hinfallen und Bewusstseinseinengung
2. Symptomatik wird nicht durch eine körperliche Erkrankung ausgelöst.	Die organische Abklärung erbrachte keinen pathologischen Befund.
3. nahe zeitliche Verbindung zu Konflikten und psychischer Verursachung	Angst vor Ablehnung: Eifersuchtskonflikte im eigenen Alterungsprozess; Rivalitätskonflikte mit der Tochter
fakultativ:	
4. plötzlicher Beginn (und Ende) der Symptomatik	genau bestimmbarer Beginn vier Wochen vor dem Erstinterview, Ende der Symptomatik in der fünften Woche der stationären Behandlung
5. häufige Therapieresistenz bei Symptomdauer von mehr als ein bis zwei Jahren	gute Prognose und Verlauf bei kurzer Symptomdauer
6. Patienten mit dissoziativen Störungen verleugnen oft offensichtliche Probleme und Schwierigkeiten.	In diesem Falle überwiegt der führende Abwehrmechanismus der Verdrängung.

Zusammenfassung und Schlussfolgerungen

Frau C. litt unter einer akuten schweren konversionsneurotischen Symptomatik, die ihr zunächst eine ambulante Psychotherapie unmöglich machte. Im diagnostischen Prozess begegnete sie einem männlichen Therapeuten, der ihr ein konstantes Interesse entgegenbrachte, ohne sich in ihren Rivalitätsangeboten zu verstricken oder sie im Gegenteil seinerseits zu depotenzieren (etwa als die «arme Kranke»). Die stationäre Fokaltherapie konstellierte durch die Hinzuziehung der Einzeltherapeutin von Anfang an eine trianguläre Situation, die die Patientin nutzte, um ihren ödipalen Konflikt auf der Station zu reinszenieren. Nach der Aufnahme geriet sie erwartungsgemäß zunächst unter einen enormen regressiven Druck, der sie mehrfach am Tag umfallen ließ, wodurch sie erst viel Solidarität unter den MitpatientInnen und dann heftige Ablehnung auslöste. Diese Krise konnte auf den breiten Schultern eines qualifizierten psychotherapeutischen Stationsteams getragen werden. Damit gelang es der Patientin relativ rasch, die von ihr selbst in Szene gesetzte Konfliktproblematik anzusehen und zu verstehen. Der Partner, der mehrfach von Frau C. bedrängt wurde, sie aus der Station «herauszuholen», bewies viel Umsicht und ließ sich glücklicherweise nicht provozieren, ihr diesen «Liebesbeweis» zu liefern. Im diagnostischen Prozess hatten wir die strukturelle Integration (Ich-Stärke) der Patientin zu Recht als ausreichend hoch eingeschätzt. Sie war den enormen psychischen Belastungen eines derart intensiven aufdeckenden psychotherapeutischen Prozesses gewachsen. Es ist hier (leider) nicht der Raum, die auch im Detail spannend nachzuvollziehende Wendung vor allem in der Beziehung zur Einzeltherapeutin (und damit im narzisstischen Selbsterleben zu sich als Frau) zu dokumentieren. Als Beleg mag gelten, dass sie auf ihre akute Symptomatik verzichten konnte und die erneute Vermittlung an die niedergelassene Psychotherapeutin nach der stationären Behandlung unproblematisch verlief. Die Patientin konnte dann von der ambulanten psychotherapeutischen Behandlung, die wegen des noch unbewussten ödipalen Konfliktes notwendig blieb, profitieren.

ICD-10-Diagnose

F44.4 dissoziative Bewegungsstörung

4. Der Junge, der nicht aufhören kann, sich zu waschen

Ulrich Knölker

Falldarstellung

Der Gymnasiast Jens, der von klein auf als braves, folgsames, ordentliches Kind und Musterschüler galt, fiel im Alter von fast 15 Jahren den Eltern dadurch auf, dass er nach dem nachmittäglichen Austragen von Zeitungen sich immer häufiger und länger die Hände wusch und schließlich bis zu Stunden unter der Dusche verbrachte. Auf die Fragen der Eltern sagte er, dass er das Gefühl habe, er könnte durch die Zeitschriften (die man der sogenannten «Regenbogenpresse» zuordnen konnte) und mehr noch durch die Kunden, die er für geistig minderwertig ansah, verseucht werden. Jens befürchtete, dass er durch den Kontakt zu Haupt-und Sonderschülern selbst so werden könnte wie sie, nämlich «ordinär, schleimig, triebhaft, aggressiv und dumm». Aus Angst, er könnte im Bus von Sonder- oder Hauptschülern berührt werden, verlangte er, dass ihn die Mutter täglich in die Schule brachte, was diese auch tat.

Seine Verseuchungsangst konzentrierte sich bald fast ausschließlich auf einen Klassenkameraden, der zwar Gymnasiast war, dessen Eltern aber «nur» den Hauptschulabschluss hatten. Er war überzeugt, dass diese Tatsache auf den Jungen abgefärbt hätte, zumal er an ihm die verachteten Charaktereigenschaften angeblich sehr ausgeprägt wiederfand. Da dieser Junge in der Nachbarschaft wohnte und gerne auch in das Haus von Jens' Familie kam, hielt er bald alle Gegenstände, Möbel, Wände usw. im Elternhaus für verseucht, lediglich sein eigenes Zimmer, das niemand mehr betreten durfte, erschien ihm noch unverseucht. Bald waren für ihn auch ganze Straßen, Gebäude, Geschäfte und Sportplätze verseucht, so dass er zum Teil riesige Umwege machen musste, nur um an diesen Orten nicht vorbei zu müssen. Er gab seinen geliebten Tennissport auf, ebenso wie seine Fußballmannschaft, da dieser Junge dort auch verkehrte. Während er in der Schule eine ganze Weile relativ unauffällig erschien, verbrachte er seine Freizeit fast ausschließlich in seinem Zimmer, in dem er die Rollläden herunterließ und stundenlang völlig untätig auf seinem Stuhl saß.

Der Tagesablauf war in den folgenden Monaten nach Auskunft der Eltern ein «reines Martyrium». Es begann bereits morgens nach dem Aufwachen: Als Erstes drängten sich ihm die Namen von sogenannten «verseuchten Personen» auf, die er durch Gedanken an «gute Menschen» (Vater, Mutter, Freunde) «auslöschen» musste, indem er deren Namen immer wiederholte, später auch mehrfach laut aussprechen musste. Da er schließlich unsicher wurde, ob er die schlechten Namen durch ausreichend gute Namen ausgelöscht hatte, musste er sich Erinnerungszeichen machen, zum Beispiel durch Punkte von der Zahnpasta am Spiegel, oder indem er einzelne Finger ausgestreckt vor sich hielt, die ihn jeweils daran erinnern sollten, dass er an einen «guten Menschen» gedacht hatte. Er war mit diesen Gedanken so beschäftigt, dass er nicht in der Lage war, sich anzuziehen und zu waschen, so dass dies schließlich die Mutter übernahm, damit er rechtzeitig in die Schule kam. Auch weigerte er sich, die frisch gewaschene und gebügelte Wäsche anzuziehen, da er sie für verseucht hielt, so dass die Mutter unter seiner Aufsicht diese neu waschen und bügeln musste. Er konnte schließlich keine Zeitungen und Bücher mehr lesen, weil darin ja verseuchte Menschen vorkommen könnten, und auch seine Schulbücher konnte er nicht mehr berühren, so dass es bald zu einem völligen Leistungsversagen in der Schule kam, da er dem Unterricht nicht mehr folgen konnte und keine Schularbeiten mehr machte. Am schlimmsten für ihn und die Familie waren seine abendlichen Rituale unter der Dusche, bei denen er in bis zu mehreren Stunden bis zu zehn Flaschen Duschgel verbrauchte, sich die Fingernägel säuberte, bis sie bluteten, und seine Haut spröde, rissig und wund wurde. Nicht zuletzt wegen der zunehmend hohen Wasserrechnungen versuchten die Eltern, ihn an dem exzessiven Duschen zu hindern, worauf er jedoch ausgesprochen aggressiv wurde und Eltern und Geschwister sogar tätlich angriff. Schließlich war die gesamte Familie in die Symptomatik involviert bzw. stellte sich darauf ein, schon um seine aggressiven Durchbrüche zu verhindern. Besonders mit der Mutter, der es sehr schwer fiel, Grenzen zu setzen, die dabei nachgiebig und inkonsequent war, den Jungen sehr bedauerte und sehr mit ihm litt, fanden endlose Diskussionen über Sinn und Unsinn seiner Gedanken und Handlungen statt. Jens verlangte von ihr immer wieder zahllose Rückversicherungen, wenn er im Zweifel war, ob er zum Beispiel einen verseuchten Gegenstand berührt hatte oder nicht. So versuchte die Mutter zum Beispiel, den Nachweis zu erbringen, dass Jens, der in tief gebückter Haltung durch eine breite Wohnzimmertür gegangen war, tatsächlich nicht mit seinem Kopf den Türrahmen berührt hatte, indem sie mit einem Metermaß den Abstand zwischen Türrahmen und Kopf maß und ihm diesen vor Augen führte. Auf ihre verzweifelten Versuche, ihm klarzumachen, dass seine Verseuchungsangst und die daraus resultierenden Handlungen doch jeder realistischen Grundlage entbehrten, antwortete er immer wieder: «Ich weiß, dass es Unsinn ist, aber ich muss es einfach tun, ich kann nichts dafür. Ich habe so oft versucht, dagegen anzugehen, aber ich schaffe es einfach nicht.» Er war oft ganz verzweifelt und unglücklich über seine Situation und musste anhaltend darüber weinen.

Entwicklung und Familie

Jens wuchs als zweites von vier Kindern (ein älterer Bruder, Gymnasiast, lebenslustig und kontaktfreudig, ihm falle alles zu, ein jüngerer Bruder, unbekümmert, «ein richtiger Lausbub», und die jüngste Schwester, «völlig problemlos») nach unauffälliger Schwangerschaft, Geburt und frühkindlicher Entwicklung, in einer gut situierten Akademiker-Familie auf. Da seine Mutter halbtags berufstätig war, wurden die Kinder teilweise von der Großmutter versorgt, die alle sehr verwöhnt und umsorgt habe. Jens sei von klein auf immer sehr brav, ordentlich, sparsam und hilfsbereit gewesen. Wegen dieser Verhaltensweisen wurde er in der Familie immer als Vorbild dargestellt. In der Schule war er sehr ehrgeizig und fleißig, sein Verhalten war stets einwandfrei, und seine Leistungen waren über dem Klassenniveau. In seinem Zimmer sei er stets auf große Ordnung und Sauberkeit bedacht gewesen, er habe es stets vermieden, sich schmutzig zu machen, und ließ auch seine Spielkameraden nicht in sein Zimmer aus Angst, sie könnten dort Unordnung machen. Im Haushalt habe er von sich aus gerne Pflichten übernommen (Frühstück machen, abwaschen, abtrocknen, aufräumen, Besorgungen machen). Im 13. Lebensjahr sei er sehr rasch gewachsen und mit 14 Jahren bereits über 1,80 m groß und habe körperlich schon wie ein junger Mann ausgesehen. Über pubertäre Schwierigkeiten habe er nie geredet, auch nie Fragen gestellt zur sexuellen Aufklärung, obwohl man mit diesen Themen in der Familie recht freizügig umgehe. In Bezug auf seinen Körper sei er sehr genant und prüde, bei Liebesszenen im Fernsehen wende er sich immer demonstrativ ab. Zu Mädchen habe er bisher keinen Kontakt gehabt, er habe aber einige feste Freunde, mit denen er sehr viel zusammen sei, er stelle jedoch an sie immer sehr hohe moralische Ansprüche. Zeitweise habe er sowohl links- als auch rechtsradikale politische Anschauungen vertreten, die seiner allgemeinen Neigung zu Extrem- bzw. Entweder-Oder-Haltungen entspreche. Seine Einstellung zu Religion und Kirche sei eher indifferent. Als Hobby habe er vor seiner Erkrankung mit Begeisterung Sport betrieben (Tennis, Fußball, Radfahren).

Der 49-jährige Vater stammt aus einer Berufssoldatenfamilie, in der er sehr streng und leistungsorientiert erzogen worden sei. Er schildert sich als Verstandesmensch, der ordnungsliebend, zum Teil vielleicht pedantisch und zwanghaft sei und der sich nur schlecht über Gefühle äußern könne. Die 50-jährige Mutter stammt ebenfalls aus einer Berufssoldatenfamilie, wuchs dort aber vaterlos auf und stelle auch sehr hohe Leistungsansprüche an sich selbst. Sie schildert sich eher als ängstlich, vorsichtig, überbehütend, aber auch spontan, «das Herz auf der Zunge tragend», weswegen sie vom Vater öfter gemaßregelt werde. In der Familie leide ein Cousin des Vaters an einer schweren Zwangsneurose, sonst seien keine psychiatrisch relevanten Erkrankungen bei Angehörigen und Verwandten bekannt.

Da sich Jens beharrlich weigerte, stationär aufgenommen zu werden, wurde zunächst über etwa ein Jahr eine ambulante Einzelpsychotherapie und Familientherapie durchgeführt, die nur vorübergehend eine leichte Besserung erbrachte. Im Alter von 16 Jahren willigte er schließlich in eine stationäre Behandlung ein, nachdem es in den Sommerferien zu einer massiven Verstärkung der geschilderten Symptomatik kam und die Familie nicht mehr bereit war, dies zu ertragen.

Untersuchungsbefunde

Bei der **psychopathologischen Befunderhebung** war der Jugendliche stets in allen Qualitäten voll orientiert. Hinweise für inhaltliche oder formale Denkstörungen ergaben sich nicht. Er konnte sich verbal gut ausdrücken, war dabei aber stark verstandesorientiert und hatte große Mühe, über sein Gefühlsleben zu sprechen. Dem Untersucher gegenüber war er anfangs eher devot und scheinbar kooperativ, zeitweise aber auch sehr abweisend, negativistisch und abwertend. Affektiv wirkte er gedrückt bis gleichgültig oder resignierend. Bezüglich seiner Zwangsgedanken und -handlungen gab der Patient an, dass er wohl wisse, dass es sich dabei um eigene Gedanken bzw. Impulse handele und dass diese eigentlich unsinnig seien. Besonders anfangs habe er immer wieder versucht, dagegen Widerstand zu leisten, habe jedoch feststellen müssen, dass er es einfach nicht schaffe. Anfangs habe er die Waschrituale als erleichternd bzw. spannungslösend empfunden, doch dann seien sie eher zu einer Tortur für ihn geworden, unter der er sehr zu leiden habe. Er sei durchgehend täglich mit wachsender Intensität mit seiner Zwangssymptomatik beschäftigt bis hin zur völligen sozialen Desintegration. Psychotische Gedankeninhalte einschließlich Halluzinationen und Wahn waren zu keiner Zeit zu eruieren. Er konnte sich jedoch manchmal derart in seine Verseuchungsängste hineinsteigern, dass sich der Verdacht auf einen umschriebenen Wahn aufdrängte. Es gelang ihm jedoch immer wieder, den Realitätsbezug herzustellen. Im Antriebsverhalten war der Patient wechselnd, zum Teil wirkte er unruhig getrieben, dann wieder psychomotorisch gehemmt.

Die **körperliche Untersuchung** ergab einen somatisch akzelerierten Jugendlichen mit einer Körpergröße auf der 97er-Percentile und einem Gewicht auf der 75er-Percentile. Der Organbefund war bei kräftigem Allgemeinzustand unauffällig. Ebenso war die **neurologische Untersuchung** bei der Überprüfung von Hirnnerven, Reflexstatus, Koordination und Grob-und Feinmotorik unauffällig.

Die **Laborparameter** (Differenzialblutbild, Elektrolyte, Leber- und Nierenwerte, Urinstatus, Schilddrüsenwerte) waren ohne pathologischen Befund ebenso wie Blutdruck, EKG, EEG, AEP und VEP.

Die **testpsychologischen Befunde** deuteten auf eine gut durchschnittliche Intelligenz hin, es ergaben sich keine Hinweise für Teilleistungsschwächen oder hirnorganisch bedingte Störungen.

Therapie und Verlauf

Während der ersten neunmonatigen stationären Behandlung wurden zweimal wöchentlich Einzel- und regelmäßige Familiensitzungen durchgeführt. Von Seiten der Betreuer auf der Station wurde ein verhaltenstherapeutisches Setting praktiziert, das konsequente Strukturvorgaben und Kontrollen vorsah. So hatte der Patient festgesetzte Zeiten für Waschen, Anziehen und andere tägliche Verrichtungen, die nicht überschritten werden durften. Zeitweise musst ihm jede Handlung schrittweise vorgeschrieben werden, da er nicht in der Lage war, von sich aus seine Zwangshandlungen zu unterbrechen. Er versuchte jedoch immer wieder, die vereinbarten Regeln zu unterlaufen, indem er sich zum Beispiel heimlich die Hände wusch. In der Einzelpsychotherapie und Familientherapie wurden besonders seine aggressiven und sexuellen Hemmungen, seine tief verwurzelte Selbstunsicherheit und Minderwertigkeitsproblematik, seine starke Neigung zum Rationalisieren und Abspalten seiner Gefühlswelt bearbeitet, was sich aufgrund seiner Unflexibilität, seines rigiden wie asketischen Ich-Ideals und einer starren Entweder-Oder-Haltung als schwierig erwies. Unterstützend wurde eine Medikation mit bis zu 150 mg Clomipramin pro die angesetzt. Der Patient wurde weitgehend symptomfrei nach Hause entlassen. Im weiteren Verlauf kam es jedoch mehrfach zu einer Exazerbation der Zwangssymptomatik, die einen weiteren längerfristigen stationären Aufenthalt erforderlich machte.

Diskussion der Falldarstellung

In der ICD-10 wurde der klassische Neurosenbegriff aufgegeben und durch «neurotische Störung» (Disorder) ersetzt (Dilling et al., 2011). Die Zwangsstörung (F42) ist in dem Abschnitt F4 (neurotische, Belastungs- und somatoforme Störungen) aufgenommen worden, indem auch phobische und andere Angststörungen, Reaktionen auf schwere Belastungs- und Anpassungsstörungen, dissoziative und Konversionsstörungen, somatoforme Störungen und andere neurotische Störungen zu finden sind. Unter der Ziffer F42 wird differenziert zwischen «vorwiegend Zwangsgedanken oder Grübelzwang» (F42.0), vorwiegend «Zwangshandlungen, Zwangsrituale» (F42.1), «Zwangsgedanken und -handlungen gemischt» (F42.2) sowie sonstige (F42.8) oder nicht näher bezeichnete Zwangsstörungen (F42.9). Die diagnostischen Leitlinien sehen «für eine eindeutige Diagnose» vor, dass **«wenigstens zwei Wochen lang an den meisten Tagen Zwangssymptome oder -handlungen oder beides nachweisbar sein»** müssen: **«Sie müssen quälend sein oder die normalen Aktivitäten stören.»** Die Zwangssymptome sind durch Folgendes charakterisiert:

1. Sie müssen als eigene Gedanken oder Impulse für den Patienten erkennbar sein.
2. Wenigstens einem Gedanken oder einer Handlung muss noch erfolglos Widerstand geleistet werden, selbst wenn sich der Patient gegen andere nicht länger wehrt.
3. Der Gedanke oder die Handlungsausführung dürfen nicht an sich angenehm sein (einfache Erleichterung von Spannung und Angst wird nicht als angenehm in diesem Sinne betrachtet).
4. Die Gedanken, Vorstellungen oder Impulse müssen sich in unangenehmer Weise wiederholen.

Bei unserem Patienten treffen die Kriterien der Ziffer F42.2 (Zwangsgedanken und -handlungen gemischt) zu. Insgesamt können wir feststellen, dass unser Fallbeispiel einer Zwangsstörung sowohl im DSM-IV-TR und DSM-5 (300.3) als auch in der ICD-10 gleichermaßen gut abgebildet wird.

Differenzialdiagnostisch müssen die Diagnosen rezidivierende depressive Störung (F33), anankastische (zwanghafte) Persönlichkeitsstörung (F60.5) und wahnhafte Störung (F22.0) diskutiert werden.

In der ICD-10 wird unter der Ziffer F42.0 auf die besonders enge Beziehung zwischen Grübelzwang und Depression hingewiesen. Der früher gebräuchliche Begriff einer anankastischen Depression wird in den genannten drei Klassifikationssystemen nicht mehr verwendet. Bei unserem Patienten waren ausgeprägte Grübelzwänge nicht vorhanden, wohl aber zumindest zeitweise eine massive depressive Verstimmung im Sinne der Kriterien für eine depressive Episode (F32 der ICD-10). Folgende dieser Kriterien trafen bei unserem Patienten zu:

1. verminderte Konzentration und Aufmerksamkeit
2. vermindertes Selbstwertgefühl und Selbstvertrauen
3. Schuldgefühle und Gefühle von Wertlosigkeit
4. negative und pessimistische Zukunftsperspektiven
5. Interessenverlust oder Verlust der Freude an normalerweise angenehmen Aktivitäten
6. mangelnde Fähigkeit, auf eine freundliche Umgebung oder günstige Ereignisse emotional zu reagieren
7. der durch andere objektivierte Befund einer psychomotorischen Hemmung oder Agitiertheit.

Dagegen waren die Kriterien Suizidgedanken oder -handlungen, Schlafstörungen, verminderter Appetit, Morgentief und Gewichtsverlust bei unserem Patienten nicht vorhanden. Aus der Anamnese und dem Verlauf lässt sich ziemlich deutlich ableiten, dass die depressive Verstimmung als reaktiv auf die Zwangssymptomatik und die sich daraus ergebenden Schwierigkeiten anzusehen und nicht als primäre Diagnose heranzuziehen ist. Hieraus ergibt sich das Vorliegen einer leichten bis mittelgradigen depressiven Episode (F32.0 bzw. F32.1).

Für das Vorliegen einer anankastischen (zwanghaften) Persönlichkeitsstörung (F60.5) sprechen aufgrund der Vorgeschichte und des Verlaufs bei unserem Patienten folgende Kriterien:

1. Unentschlossenheit, Zweifel und übermäßige Vorsicht als Ausdruck einer tiefen persönlichen Unsicherheit
2. übermäßige Gewissenhaftigkeit, Skrupelhaftigkeit und unverhältnismäßige Leistungsbezogenheit unter Vernachlässigung von Vergnügen und zwischenmenschlichen Beziehungen
3. Pedanterie und Konventionalität mit eingeschränkter Fähigkeit zum Ausdruck wahrer Gefühle
4. Rigidität und Eigensinn, wobei anderen gegenüber auf einer Unterordnung eigener Gewohnheiten bestanden wird
5. Bedürfnis zu frühzeitigem detailliertem und unveränderbarem Vorausplanen aller Aktivitäten.

Die genannten Merkmale bestanden bei unserem Patienten in wechselnder Ausprägung bereits seit dem Kindesalter, so dass hier von einer anankastischen Primärpersönlichkeit bei familiärer Belastung (siehe oben) gesprochen werden kann. Es ist sinnvoll, die Diagnose F60.5 als Zweitdiagnose zu verwenden, da Patienten mit einer Zwangsstörung bei anankastischer Persönlichkeitsstruktur eine eher ungünstige Prognose haben.

Schließlich ist differenzialdiagnostisch noch zu diskutieren, ob bei unserem Patienten eine wahnhafte Störung (F22.0) vorliegen könnte. Wie oben ausgeführt, nahm die Verseuchungsangst unseres Patienten zeitweise durchaus wahnhafte Züge an, jedoch konnte er immer wieder den Realitätsbezug herstellen und sich davon verstandesmäßig distanzieren. Aufgrund der jahrelangen Persistenz dieses Symptoms, das psychotherapeutisch sehr schwer angehbar ist, kann dennoch das Vorliegen einer wahnhaften Störung nicht völlig ausgeschlossen werden.

Die Kriterien einer Schizophrenie, eines Gilles-de-la-Tourette-Syndroms oder einer organisch bedingten psychischen Störung sind bei unserem Patienten aufgrund der oben genannten Befunde nicht erfüllt.

Zusammenfassung

Das hier geschilderte Fallbeispiel schildert einen Jugendlichen, der seit seinem 15. Lebensjahr an einer schweren chronifizierten Zwangsstörung leidet bei einer von klein auf bestehenden anankastischen Persönlichkeitsstörung. Die diagnostischen Kriterien der ICD-10 und des DSM erwiesen sich bei unserem Patienten als weitgehend erfüllt und bilden das Krankheitsbild anschaulich ab. Zusätzlich waren zumindest zeitweise Symptome einer reaktiven depressiven Störung zu beobachten, die bei Zwangsstörungen relativ häufig sind.

ICD-10-Diagnosen

F42.2 Zwangsstörung, Zwangsgedanken und -handlungen, gemischt

F60.5 anankastische (zwanghafte) Persönlichkeitsstörung

5. Die Amputation

Elisabeth Schulte-Markwort und Harald J. Freyberger

Falldarstellung

Die 34-jährige selbständige Versicherungskauffrau aus der chirurgischen Ambulanz in die psychiatrische Klinik übernommen. Sie hatte sich in der chirurgischen Klinik mit der Forderung nach einer Unterschenkelamputation links wegen eines anhaltenden Schmerzsyndroms vorgestellt und für den Fall der Ablehnung mit Suizid gedroht.

Sie berichtete, dass sie seit fast einem Jahr Probleme mit dem Knie habe. Während eines Berufsfortbildungsseminars sei das Bein angeschwollen, es sei bläulich verfärbt und kühl gewesen. In der Klinik, in die sie sich damals begeben hatte, wurde die Diagnose einer Thrombose gestellt. Nach der Erstbehandlung habe sie zuhause selbst Fraxiparin gespritzt. In der Folgezeit sei das Bein aber immer wieder – ca. 30-mal – angeschwollen. Es werde dann auch gefühllos, es treten kleine rote Punkte auf, die auch nach Abschwellen des Beines nach einigen Tagen noch bestehen bleiben. Auch zwischen diesen akuten Veränderungen sei der linke Unterschenkel gräulich-rötlich verfärbt. Die Umfangsdifferenz zum rechten Unterschenkel betrage 2 bis 4 cm. Inzwischen sei ein unerträglicher, bohrender Dauerschmerz hinzugekommen, der auch durch eine mehrmonatige Einnahme von Valoron (150–180 Tropfen am Tag) nicht völlig zu beseitigen gewesen sei. Sie sei bei verschiedenen Internisten, Orthopäden und Chirurgen zur diagnostischen Abklärung gewesen; man habe aber trotz wiederholter röntgenologischer Untersuchungen, trotz Phlebographie und Arthroskopie keine erklärende Ursache und keine Behandlungsmöglichkeit gefunden.

Zur **Biografie** gab die Patientin zu diesem Zeitpunkt an, dass sie bei Stuttgart als viertes von vier Kindern eines Kaufmannes und einer Schneiderin geboren sei. Nach dem Abitur studierte sie vier Semester Jura, brach das Studium wegen fehlender finanzieller Unterstützung durch die Eltern ab und arbeitete als selbstständige Versicherungskauffrau.

Zur **psychosexuellen Entwicklung** berichtete sie, dass sie sich nicht an Besonderheiten in ihrer Kindheit erinnern könne. Die Pubertät habe mit der Menarche im 14. Lebensjahr begonnen. Sie habe sich niemals zu Jungen oder Männern hingezogen gefühlt, sondern nur sexuelle Beziehungen zu Frauen gehabt und ihre Homosexualität nie als problematisch angesehen. Zurzeit lebe sie seit einem 3/4 Jahr mit ihrer jetzigen Freundin, einer 23-jährigen Krankenschwester, zusammen. Vor zwei Jahren sei eine zehnjährige Beziehung zu einer zehn Jahre älteren Frau zu Ende gegangen.

Untersuchungsbefunde

Psychischer Befund: Bei der Aufnahme in unserer Klinik berichtete die sehr gepflegt und attraktiv wirkende Patientin scheinbar unbeteiligt von ihrem Amputationswunsch. Sie erschien dabei insgesamt affektiv kühl und distanziert. Die heftigen Schmerzen und der Leidensdruck waren wenig nachvollziehbar. Abgesehen von einer Einengung auf die körperlichen Beschwerden und den Amputationswünsch erschien das formale Denken unauffällig, Anhaltspunkte für inhaltliche Denkstörungen, Wahrnehmungsstörungen und mnestische Defizite fanden sich nicht. Suizidalität war nicht fassbar.

Bei der **körperlichen Untersuchung** der 187 cm großen und 81,3 kg schweren Patientin fielen der athletische Körperbau und der prominente Kehlkopf auf. Unter beiden Mammae fanden sich sichelförmige Narben. Die linke Wade war druckschmerzempfindlich, es fand sich eine Hypästhesie der gesamten Zirkumferenz des linken Unterschenkels von der Patella abwärts. Die übrige körperliche Untersuchung, erbrachte keinen pathologischen Befund. Die **Routinelaborparameter** und die zusätzlichen **apparativen Befunde** (EKG, EEG, Röntgen-Thorax und CCT) waren ohne pathologischen Befund.

Verlauf: Aus den uns vorliegenden Unterlagen ging hervor, dass kein organisches Korrelat gefunden werden konnte, das die geschilderte Symptomatik am linken Unterschenkel erklären konnte. Es fiel außerdem auf, dass sich die Patientin aus allen stationären Behandlungen in verschiedenen Städten nach kurzer Zeit gegen ärztlichen Rat hatte entlassen lassen, und dass sie die ambulanten Ärzte häufig gewechselt hatte. In unseren Gesprächen mit der Patientin wurde zunächst die Verdachtsdiagnose der Transsexualität thematisiert. Sie bestätigte die Geschlechtsumwandlung, lehnte aber weitere Angaben dazu ab. Sie war einem Gespräch über mögliche Ursachen und Zusammenhänge ihrer Beschwerden im Bereich des linken Beines nicht zugänglich, sondern fühlte sich vor allem als homosexuelle Frau abgelehnt und missverstanden. Nachdem die Besuchszeiten für die Freundin, die sich bis dahin über Stunden auf der Station, zusammen mit der Patientin auf dem Bett liegend aufgehalten hatte, begrenzt wurden, ließ sich die Patientin zwei Tage nach der Aufnahme wieder entlassen.

Vier Wochen später wurde Frau B. erneut aus der Chirurgie in die psychiatrische Klinik, allerdings auf eine andere Station, übernommen. Sie hatte versucht, sich mit drei Axthieben das linke Bein in Kniehöhe abzutrennen. Dabei war es zu einer vollständigen Durchtrennung der Quadrizepssehne mit Eröffnung des Gelenkes ohne knöcherne Verletzungen gekommen, die zunächst operativ versorgt wurde.

Psychischer Befund: Bei der Übernahme in die psychiatrische Klinik nach der operativen Versorgung war Frau B. noch sehr schläfrig. Sie lag zunächst fast ausdruckslos im Bett und konnte kaum Kontakt aufnehmen. Affektiv wirkte sie fast leer, wie in einem Trancezustand. Im weiteren Verlauf des Gespräches wurde deutlich, dass das Bewusstsein klar und die Orientierung erhalten war. Es fanden sich keine Auffassungs-, Konzentrations-, Merkfähigkeits- oder Gedächtnisstörungen. Die Stimmung war leicht depressiv, der Antrieb vermindert. Das Denken war formal geordnet, allerdings auf die Beinsymptomatik und den Amputationswunsch eingeengt. Oberflächlich erschien sie zunächst von weiterem autodestruktiven Verhalten distanziert. Es waren aber eine weiter bestehende Neigung zu Selbstbeschädigung und eine latente Suizidalität nicht auszuschließen. Frau B. war nicht krankheitseinsichtig in Bezug auf die psychiatrische Problematik und auch nur bedingt behandlungsbereit.

Verlauf: Nach der ersten postoperativen Phase, mit Abklingen der Schmerzen und nach Mobilisation war Frau B. viel zugänglicher und kontaktbereiter als beim Erstaufenthalt. Sie berichtete, dass sie den ersten Aufenthalt als sehr kränkend erlebt habe. Sie wolle endlich ein neues Leben beginnen und dazu gehöre, dass niemand von ihrer Transsexualität wisse. Nach der Entlassung seien die Schmerzen im Bein unerträglich geworden, nachdem sie dann noch zusätzlich mit diesem Bein «umgeknickt» war, sei ihr das Bein kaum noch gebrauchsfähig, ja geradezu überflüssig vorgekommen. Da niemand sie ernstgenommen und niemand ihr geholfen habe, habe sie schließlich selbst Vorbereitungen für das Abtrennen des Beines getroffen. Sie habe die Axt gereinigt und desinfiziert und vor der Tat sehr viel Schmerzmittel eingenommen. Schließlich sei sie in einem massiven Spannungszustand geraten und habe dann impulshaft den Entschluss auch wirklich in die Tat umgesetzt. Ihre Hoffnung sei gewesen, die Verletzung werde so schwerwiegend sein, dass das Bein amputiert werden müsse. Leider sei es dazu nun nicht gekommen. Mit dem Aufenthalt in der Psychiatrie sei sie eigentlich nicht einverstanden, sie sei nicht psychisch krank und sie habe den Eindruck, hier verstehe niemand etwas von Transsexualität.

Angaben zur Biografie

Zur Biografie gab Frau B. jetzt an, dass sie in der Nähe von Stuttgart als viertes von vier Kindern nach einer ungewollten Schwangerschaft ihrer Mutter geboren wurde. Ihre Geschwister seien bereits mehr als zehn Jahre früher geboren worden. Ihre Mutter, die zum Zeitpunkt ihrer Geburt bereits 36 Jahre alt gewesen sei, sei gefühlskalt gewesen, habe sich aber immer bemüht, die Kinder materiell gut zu versorgen. Der zum Zeitpunkt ihrer Geburt 40-jährige Vater sei roh, unsensibel und oft grausam gewesen.

Schon als kleiner Junge sei sie eher weich und «mädchenhaft» gewesen. Sie habe nur ungern Hosen getragen und habe von den Familienmitgliedern oft gehört «an dir ist ein Mädchen verloren gegangen». Im Traum habe sie sich schon früh selbst als Mädchen gesehen.

Als die Mutter in ihrem Alter von sechs Jahren mit dem jüngsten Sohn wegen anhaltender Ehestreitigkeiten zu ihren Eltern zog, tauchte bei Frau B. erstmals das Gefühl auf, eigentlich selbst ein Mädchen zu sein. In der folgenden Zeit war sie sehr an Mädchen und an allem, womit Mädchen sich beschäftigen, interessiert.

Ein Jahr später kehrte die Mutter mit dem Sohn zum Vater zurück, sechs Jahre später erfolgte die Scheidung der Eltern, Frau B. war inzwischen 13 Jahre alt. Sie blieb beim Vater und begann mit dem heimlichen Tragen von weiblicher Kleidung, ohne dass sich dabei sexuelle Erregung eingestellt hätte.

Wegen heftiger Auseinandersetzungen mit dem Vater, in deren Verlauf der Vater den Sohn immer wieder heftig schlug und misshandelte, riss Frau B. nach zwei Jahren von zu Hause aus. Sie wurde zum Herumtreiber, lebte teilweise im Wald, verdingte sich bei Bauern und bei einem Zirkus. Diese Zeit sei ein Überlebenstraining gewesen. Sie habe alles an sich hässlich gefunden und sei sehr hart gegen sich selbst geworden.

Nach vier Jahren traf sie ihre Schwester, zog zu ihr und besuchte wieder die Schule. Wegen der Betonung von Zärtlichkeit und dem Gefühl des Aufgehoben- und Geborgenseins ohne Erwartungen und Forderungen nach Geschlechtsverkehr habe sie die Zeit der ersten Liebe zu einem etwa gleichaltrigen Mädchen als sehr schön in Erinnerung.

Sie verließ dann die Schule nach dem Abitur und wurde zum Wehrdienst eingezogen. Frau B. verpflichtete sich für zwei Jahre, in der Hoffnung durch die männliche Umgebung und betont männliches Verhalten zu einer sichereren männlichen Identität zu gelangen und absolvierte bei der Bundeswehr eine Flugsicherungs- und Einzelkämpferausbildung. Sexuelle Erregung gewann in dieser Zeit einerseits an Bedeutung, andererseits wurde eine Erektion weitgehend vermieden und nur zum Beziehungserhalt toleriert.

Danach begann sie in Frankfurt Jura zu studieren und verdiente sich ihren Lebensunterhalt durch Versicherungsgeschäfte. In dieser Zeit kam es wieder zu häufigem heimlichem Cross-Dressing, und Frau B. erfuhr erstmals durch eine Zeitschrift von dem Phänomen der Transsexualität.

Trotz des fortgesetzten Gefühls, eigentlich eine Frau zu sein, und trotz des beginnenden Umwandlungswunsches, heiratete Frau B. zwei Jahre später eine zehn Jahre ältere Frau unter der Vorstellung, dann endlich zur Ruhe zu kommen. Im gleichen Jahr wurde der gemeinsame Sohn geboren. Das Jurastudium hatte Frau B. inzwischen abgebrochen.

Kurz danach fand die Ehefrau die weibliche Kleidung, die Frau B. weiter heimlich trug und unterstützte den inzwischen drängend gewordenen Wunsch nach Geschlechtsangleichung. Nach dem vom Transsexuellengesetz geforderten Psychotherapieversuch in Heidelberg begann Frau B. dann mit einer Hormonbehandlung. Sie verkaufte sie das Versicherungsgeschäft, lebte weitgehend als Frau und arbeitete als Sekretärin. Nach der Begutachtung wurde sie an den primären und sekundären Genitalien geschlechtsangleichend operiert, und es kam zur Namensänderung.

Bereits zuvor kam es nach der Trennung von der Ehefrau zur Scheidung und zur Personenstandsänderung. Frau B. zog in eine andere Stadt und lebte auf ihrem zum Hausboot umgebauten Motorsegelschiff. Im gleichen Jahr begann die Beziehung zu einer zehn Jahre jüngeren Krankenschwester und zeitgleich die Beinsymptomatik.

Behandlungsverlauf

Mit dem Behandlungsziel, ein psychologisches Krankheitskonzept für das chronische Schmerzsyndrom im Bereich des linken Beines zu erarbeiten und eine geeignete Schmerztherapie einzuleiten, mit der gleichzeitigen Vereinbarung, die Transsexualität nicht zum Gesprächsmittelpunkt zu machen, war Frau B. zu einer stationären psychiatrischen Behandlung bereit. Diese Entscheidung blieb aber ambivalent, sie wurde immer wieder in Frage gestellt, da sich Frau B. eine Lösung ihres Problems nur durch operative Maßnahmen vorstellen konnte. Als eine neue Schwesternschülerin, die zum Bekanntenkreis ihrer Freundin gehörte, auf die Station kam, verließ sie fluchtartig die Klinik, aus Angst, ihre Transsexualität könnte bekannt werden.

Katamnestische Notiz: Mehrere Wochen nach der stationären Behandlung stellte sich Frau B. erneut mit massiven Kniebeschwerden in einer chirurgischen Ambulanz vor. Dort berichtete sie, dass sie – assistiert von der Freundin – zu Hause Bakterien gezüchtet und diese in das linke Kniegelenk injiziert hatte.

Sechs Monate später wurde die Freundin der Patientin von einer psychiatrischen Konsiliarärztin auf der Intensivstation eines städtischen Krankenhauses mit einem hypoxischen Hirnschaden gesehen, nachdem sie im Rahmen einer

Trennungskrise versucht hatte, sich durch Injektion einer Überdosis Insulin das Leben zu nehmen.

Diagnostische Einordnung

Dem Komorbiditätsprinzip entsprechend, das auch für die operationale Diagnostik nach dem Kapitel V der ICD-10 die Stellung von so vielen deskriptiven Diagnosen vorschreibt, bis die gesamte Symptomatik der Patientin abgebildet ist, müssen für Frau B. zumindest die folgenden Diagnosen verschlüsselt werden:

- Transsexualismus (F64.0)
- artifizielle Störung (F68.1)
- vorsätzliche Selbstbeschädigung (X4.89)
- V.a. eine differenzialdiagnostisch zu diskutierende anhaltende somatoforme Schmerzstörung(F45.4) und
- schädlicher Gebrauch von Opioiden (F11.1)

Mit dem geschlechtsangleichenden operativen Eingriff 1986 nach einer entsprechenden psychosexuellen Entwicklung und dem mehrjährig bestehenden Wunsch, dem anderen Geschlecht anzugehören, sowie dem Fehlen anderer psychischer Erkrankungen, als deren Symptom der Transsexualismus erscheinen könnte, erfüllt Frau B. zunächst die diagnostischen Kriterien für Transsexualismus (F64.0; vgl. **Tab. 5**).

Das in erster Linie auf das linke Bein der Patientin bezogene selbstschädigende Verhalten ist demgegenüber – entsprechend unterschiedlicher Phasen der Erkrankung – zunächst als artifizielle Störung (F68.1; vgl. **Tab. 6**) zu klassifizieren, wobei die «heimliche» Selbstbeschädigung im Verlauf in eine vorsätzliche Selbstbeschädigung (X84) umschlägt.

Tabelle 5: Zusammenfassende Darstellung der ICD-10-Kriterien für Transsexualismus (F64.0)

A.	Es besteht der Wunsch, als Angehöriger des anderen Geschlechts zu leben und anerkannt zu werden. Es besteht der Wunsch, den eigenen Körper durch chirurgische oder hormonelle Behandlung dem bevorzugten Geschlecht anzugleichen.
B.	Die transsexuelle Identität besteht mindestens zwei Jahre durchgehend.
C.	Der Transsexualismus ist nicht Symptom einer anderen psychischen Erkrankung, wie z.B. einer Schizophrenie, und geht nicht mit einer Chromosomenaberration einher.

Täuschte die Patientin initial ihre Beschwerden in selbst- und fremdmanipulierender Weise vor und ließ die Behandler über den eigenen Anteil daran im Unklaren, so lässt sie nach der massiven Selbstbeschädigung durch den Axthieb ins Knie keinen Zweifel mehr an dem eigenen selbstdestruktiven Verhalten (Injektion toxischer Substanzen in das linke Kniegelenk). Nicht völlig geklärt werden kann in diesem Zusammenhang, ob das von der Patientin präsentierte Schmerzsyndrom tatsächlich die Kriterien einer anhaltenden somatoformen Schmerzstörung (F45.4; vgl. **Tab. 7**) erfüllt oder ob die Symptomatik im Rahmen des artifiziellen Agierens als «vorgetäuscht» zu verstehen ist. Aus diesem Grund sollte diese Diagnose lediglich als differenzialdiagnostisch erwogen werden.

Darüber hinaus ist die mehrmonatige Valoron-Einnahme der Patientin, mit der sie ihre Schmerzen im linken Bein selbst zu behandeln versuchte, als schädlicher Gebrauch von Opioiden (F11.1) zu verschlüsseln (vgl. **Tab. 8**).

Tabelle 6: Zusammenfassende Darstellung der ICD-10-Kriterien für die artifizielle Störung (F68.1)

A.	Bei Fehlen einer gesicherten körperlichen oder psychischen Störung, Krankheit oder Behinderung täuscht der Patient wiederholt und beständig Symptome vor (z. B. Schnittverletzungen oder Schürfwunden, um Blutungen zu erzeugen oder Injektion toxischer Substanzen). Die Nachahmung von Schmerzen und das Bestehen auf dem Vorhandensein von Blutungen können so überzeugend sein, dass wiederholt Untersuchungen und Operationen durchgeführt werden, trotz wiederholt negativer Befunde (Hospital-Hopper-Syndrom, Münchhausen-Syndrom).
B.	Die Motivation für dieses Verhalten ist fast immer unklar und wahrscheinlich durch innerseelische Gründe bedingt. Am besten wird das Zustandsbild als eine Störung im Umgang mit Krankheit und der Krankenrolle interpretiert. Personen mit diesen Verhaltensstörungen zeigen meist deutliche Symptome einer ganzen Reihe anderer Störungen ihrer Persönlichkeit und ihrer Beziehungen.

Dazugehörige Begriffe:
- Hospital-Hopper-Syndrom
- nicht näher bezeichnetes Münchhausen-Syndrom
- durch Institutionen wandernder Patient

Ausschluss:
- Dermatitis factitia (L98.1)
- Simulation (Z76.5)
- Münchhausen-by-proxy (Kindesmisshandlung; F74.8)
- Battered-Child-Syndrom

Tabelle 7: Zusammenfassende Darstellung der ICD-10-Kriterien für die anhaltende somatoforme Schmerzstörung (F45.4)

A.	Die vorherrschende Beschwerde ist ein andauernder, schwerer und quälender Schmerz, der durch eine körperliche Störung nicht vollständig erklärt werden kann. Er tritt in Verbindung mit emotionalen Konflikten oder psychosozialen Problemen auf und stellt anhaltend den Hauptfokus für die Aufmerksamkeit des Patienten dar.
B.	Die Störung tritt nicht während einer Schizophrenie oder einer verwandten Störung (F20–F29), einer affektiven Störung (F30–F39), einer Somatisierungsstörung (F45.0), einer undifferenzierten somatoformen Störung (F45.1) oder einer hypochondrischen Störung (F45.2) auf.

Tabelle 8: Zusammenfassende Darstellung der ICD-10-Kriterien für den schädlichen Gebrauch von Opioiden (F11.1)

A.	Nachweis, dass der Gebrauch einer oder mehrerer Substanzen zu einer Schädigung der psychischen oder physischen Gesundheit des Konsumenten führt. Die Schädigung kann ein direkter Substanzdefekt sein oder ist Folge von indirekten Effekten.
B.	Schädliches Konsumverhalten wird häufig von anderen kritisiert und hat auch häufig unterschiedliche negative soziale Folgen.

Artifizielle Störungen, Transsexualität und andere autodestruktive Symptomäquivalente – ätiopathogenetische Beziehungen

Die diskutierten deskriptiven Diagnosen stellen nur eine Dimension oder Achse in der diagnostischen Beurteilung dieser Falldarstellung dar. Besonders die Frage, in welcher u. U. hierarchischen Beziehung die verschiedenen, bei der Patientin diagnostizierten Störungen stehen und welche therapeutischen und prognostischen Folgerungen resultieren, ist auf einer deskriptiv-klassifikatorischen Ebene prinzipiell nicht zu beantworten (Stieglitz und Freyberger, 2012). Unter Rückgriff auf die in operationalisierten Systemen weitgehend eliminierten neurosenpsychologischen Konzepte lassen sich zunächst vor allem im Hinblick auf die artifizielle Störung einige pathogenetische Aspekte diskutieren, welche die multiplen Symptome der Patientin verständlicher erscheinen lassen.

Angesichts der in der Literatur inzwischen vorliegenden Einzelfalldarstellungen zu artifiziellen Störungen und der Versuche, die bisherigen diagnostischen und therapeutischen Erfahrungen zu systematisieren (vgl. u. a. Eckhardt-Henn, 1999; Freyberger und Stieglitz, 2003), lassen sich idealtypisch drei diagnostische Subgruppen unterscheiden, deren Differenzierung in den operationalen Diagnosesystemen nicht enthalten ist (vgl. **Tab. 9**). Die Koinzidenz einzelner Merkmale dieser drei Syndrome dürfte bei Patienten mit artifiziellen Störungen hoch sein, wobei diese charakteristischerweise Symptomwechsel zwischen diesen Syndromen und weiteren autodestruktiven Symptomäquivalenten wie Essstörungen, Suchterkrankungen und offener Selbstbeschädigung zeigen.

Für die in unserer Kasuistik beschriebene Patientin trifft dies wahrscheinlich auch zu: Es ist zu vermuten, dass Frau B. die initial aufgetretenen thromboseähnlichen Symptome am linken Bein durch Beklopfen und Abschnüren

Tabelle 9: Klassifikation artizieller Störungen

A. Münchhausen-Syndrom, «Hospital-Hopper-Syndrom»

1. Phantasieren oder Manipulieren körperlicher oder psychischer Symptomatik
2. Erfinden von medizinischen und sozialen Identitäten mit falschen Namen, Biografien und mit der Tendenz zum Hochstapeln (sog. Pseudologia phantastica)
3. Behandlungswandern von Klinik zu Klinik

B. Artifizielle Störungen im engeren Sinne

1. Heimliche invasive Selbstbeschädigung in einem hochangespannten, dissoziierten Bewusstseinszustand
2. Verleugnung selbstbeschädigenden Verhaltens

C. Erweitertes Münchhausen-Syndrom (Münchhausen-by-proxy-Syndrom)

1. Kindliche Körper oder deren Substrate werden von Müttern stellvertretend für den eigenen Körper manipuliert bzw. beschädigt und vorgestellt.
2. Bei den Müttern bestehen häufig selbst artifizielle Störungen oder können sich nach Konfrontation mit dem fremdschädigenden Verhalten ausbilden.

Dazugehörige Begriffe:
- Operationssucht
- pathologische Unfallbereitschaft (vorbewusste oder unbewusste Unfallinszenierung)

Ausschluss:
- Simulation
- offene Selbstbeschädigung bei anderen psychischen Störungen (selbstschädigendes Verhalten etwa schizophrener oder persönlichkeitsgestörter Patienten)
- Suizidversuche

selbst erzeugte, um dann über ein Behandlungswandern von Arzt zu Arzt mit unbewusst motiviertem Vortäuschen dieser körperlichen Symptomatik zu einer offen thematisierbaren Selbstbeschädigung zu kommen, die sie impulshaft durch den Versuch, das linke Bein vom Körper zu trennen, und die Injektion toxischer Substanzen realisierte. Auch die wahrscheinlich zu konstatierende Komorbidität mit dem von der Patientin selbst in den Vordergrund gestellten Schmerzsyndroms ist für diese Patientengruppe durchaus typisch. Wenn aber diese Patienten, einem Chämeleon nicht unähnlich, zwischen verschiedenen Symptomen wechseln, und wenn es häufig zu einem plötzlichen Umschlagen von einer Störung in die andere kommt – wie ist dann die zugrunde liegende Dynamik zu verstehen?

Der Zugang zu dieser Frage öffnet sich, wenn drei weitere Struktureigentümlichkeiten dieser Patienten berücksichtigt werden: Das häufige Auftreten kurzer und flüchtiger psychotischer Episoden bei diesen Patienten, die tiefgreifende Störung der Geschlechtsidentität, die sich bei unserer Patientin im Transsexualismus zeigt, und die besondere Qualität der Objektbeziehungen dieser Patienten. Dabei ist es keineswegs die homosexuelle Orientierung der Patientin in ihrer Partnerschaft allein von Bedeutung, sondern die fast aufgelösten Grenzen zwischen Frau B. und ihrer Partnerin, die in der gemeinsamen Beschädigung des Beines durch Züchtung und Injektion infektiösen Materials zum Ausdruck kommt. Konzeptionell werden hierfür gerade von psychoanalytischen Autoren zwei Erklärungsmodelle angeboten, die die artifizielle Störung im Sinne einer Perversion oder einer Borderline-Persönlichkeitsstörung verstanden wissen wollen. In beiden Erklärungsmodellen wird der Körper zum Objekt, die selbstbeschädigenden Handlungen dienen entweder einer sexuellen Bedürfnisbefriedigung oder sie schützen vor psychotischer Desintegration.

Im vorliegenden Fall stellt sich die Frage, ob die artifizielle Störung eine Komplikation der transsexuellen Entwicklung darstellt, oder ob es sich bei der transsexuellen Störung um eine Sonderform einer artifiziellen Störung handelt. Zwar scheint die uns bekannte Anamnese von Frau B. typisch für viele transsexuelle Patienten (vgl. Strauß, 2011). Es fällt aber das intensive Ringen um Männlichkeit bei gleichzeitiger Verachtung für Männer und Männliches auf. Auch im Kontakt mit der Patientin fehlt das sonst übliche «typisch Feminin-Weibliche» vieler Mann-zu-Frau-Transsexueller. Es entsteht vielmehr der Eindruck einer sehr männlich identifizierten, dominierenden Frau, die zur weiblichen Untersucherin eine erotisierte Beziehung herzustellen versucht. Auffällig bei dieser Patientin ist zudem der Zeitpunkt des Auftretens der selbstschädigenden Handlungen. Nach der als kosmetisch gelungen empfundenen geschlechtsangleichenden Operation beginnt etwa zeitgleich mit der Trennung von der zehn Jahre älteren Ehefrau, dem Ortswechsel und dem Beginn der Beziehung zu einer nun zehn Jahre jüngeren Krankenschwester die Beinsymptomatik. Denkbar ist, dass durch diese Lebensveränderungen männliche Anteile wieder verstärkt mobilisiert wurden und durch die fortgesetzte Selbstbeschädigung abgewehrt werden mussten. Damit stellt sich die Frage, ob es sich bei Frau B. nicht um eine fehlindizierte geschlechtsangleichende Operation handelt und ob die zugrunde liegende Störung nicht eher eine tiefgreifende Störung der Geschlechtsidentität mit extrem abgewehrter Männlichkeit auf dem Boden einer Borderline-Persönlichkeitsstörung als eine echte transsexuelle Entwicklung ist.

Wie an diesen Erklärungsansätzen, die weit über den deskriptiven diagnostischen Ansatz hinausgehen, deutlich wird, verzichtet die operationale Diagnostik auf ätiopathogentische Annahmen. Der Vorteil dieses Verzichts besteht zweifellos in einer Verbesserung der Anwendungsübereinstimmung (Reliabilität) und Erfassbarkeit auch artifizieller Störungen sowohl auf der Symptom- als auch der Syndromebene. Für die therapeutische Indikationsstellung bei diesen Patienten und die prognostische Einschätzung gehen jedoch wesentliche Variablen verloren. So werden der Malignitätsgrad des artifiziellen Agierens und die darin inszenierte Todesnähe als wichtige prognostische Merkmale hervorgehoben. Die Introspektionsfähigkeit dieser Patienten, ihre Abwehrstruktur und ihre Fähigkeit, überhaupt therapeutische Beziehungen eingehen zu können, stellen, wie die Fallgeschichte zeigt, weitere prognostisch relevante Faktoren dar. In jedem Fall ist bei diesem Patienten, die nicht zuletzt aufgrund der mit artifiziellen Störungen verbundenen Chronizität und der fragilen Persönlichkeitsorganisation eine eher schlechte Prognose zu haben scheinen, ein mehrjähriger psychiatrisch-psychotherapeutischer Behandlungsansatz mit wechselnden ambulanten und stationären Therapiephasen indiziert.

ICD-10-Diagnosen

F64.0 Transsexualismus

F68.1 artifizielle Störung

X84 vorsätzliche Selbstbeschädigung

F45.5 anhaltende somatoforme Schmerzstörung (Verdacht auf)

F11.1 schädlicher Gebrauch von Opioiden

6. Vom Leid mit Lust und Liebe

Bernhard Strauß und Manuela Burgmeier-Lohse

Sexuelle Funktionsstörungen, die nicht durch eine organische Störung oder Erkrankung verursacht sind, stellen nicht nur in der nervenärztlichen Praxis ein sehr häufiges Problem dar, dem zu begegnen sich viele Ärzte für ungenügend ausgebildet halten (vgl. Buddeberg, 1988). Eine differentielle Diagnostik, insbesondere auch im Hinblick auf mögliche Persönlichkeitsstörungen und Partnerprobleme als Basis der sexuellen Dysfunktion, ist für eine angemessene Behandlungsindikation unerlässlich, wie die folgende Fallbeschreibung zeigen wird.

Falldarstellung

Der Patient, nennen wir ihn Herrn L., 46 Jahre alt, Akademiker, berichtet, dass er sein Problem «schon immer habe», er meint damit, beginnend mit den ersten sexuellen Erfahrungen mit Frauen. Das Problem des körperlich gesunden Mannes, der keinerlei Anzeichen für einen Alkohol- oder Medikamentenmissbrauch zeigte, besteht darin, dass sich Lust und sexuelle Reaktionsfähigkeit offenbar ausschließen. Bei Beginn einer Beziehung habe er häufig sexuelle Lust verspürt, sei dann aber nicht erektionsfähig gewesen. Im Laufe von Beziehungen habe sich die sexuelle Appetenz zunehmend vermindert. Momentan verspüre er gegenüber seiner Ehefrau, die er seit etwa 15 Jahren kennt, keinerlei Bedürfnis mehr nach sexuellen Kontakten. Seit mehr als einem Jahr sei es zu keinem sexuellen Verkehr mehr gekommen. Prinzipiell beschreibt sich der Patient als sexuell «ansprechbar», wenn er attraktive Frauen sieht, wobei er sicher ist, sexuelle Schwierigkeiten zu entwickeln, wenn es «ernst würde».

Herr L. berichtet, dass er erst relativ spät Kontakt mit Frauen aufgenommen hätte (mit etwa 25 Jahren) und erklärt dies mit äußeren Umständen: Er habe während der Jugend in enger Verbindung zu einer Jugendgruppe gestanden und dort eine sehr starke Gemeinschaft erlebt. Auch während des Studiums hielt er noch Kontakt zu dieser Gruppe. Ebenso wie in dieser Gruppe gab es auch in seiner Schule keine Mädchen. Eine weitere Erklärung für die späten heterosexuellen Erfahrungen sei aus Sicht des Patienten die Unsicherheit, die er dem weiblichen Geschlecht gegenüber immer schon verspürte. Bedingt durch die negative Vermittlung von Sexualität durch die Eltern, habe er körperliche Kontakte immer als etwas Unanständiges verstanden. Innerhalb der Familie kamen Zärtlichkeiten nicht vor. Auch heute sei es dem Patienten noch extrem unangenehm, seiner Mutter körperlich näher zu kommen, er verspüre geradezu Ekel und Widerwillen, wenn diese Situation «droht». Der Vater habe über Sexualität häufig abfällige Bemerkungen gemacht, Frauen pauschal als «Huren» bezeichnet. Erst im späteren Verlauf der Behandlung machte der Patient deutlich, dass er während der Zeit seiner Verbindung zu der erwähnten Jugendgruppe mehrfach sexuelle Kontakte zu männlichen Gruppenmitgliedern gehabt hätte, die einige Jahre jünger als er gewesen seien. Vor seiner jetzigen Beziehung hatte Herr L. nur kurzfristige Kontakte mit Frauen. In der Sexualität habe sich wiederholt gezeigt, was Herr L. auch jetzt erlebt, dass sich nämlich mit zunehmender Nähe die Intensität des Gefühls und die sexuelle Appetenz reduzierten.

Entwicklung der jetzigen Partnerbeziehung

Die jetzige Ehefrau, 14 Jahre jünger als Herr L., lernte der Patient vor etwa 15 Jahren kennen im Zusammenhang mit seiner beruflichen Tätigkeit. Seiner Schilderung zufolge war der Patient zu Beginn der Beziehung besonders fasziniert dadurch, dass die Partnerin Vorlieben und bestimmte Hobbys mit ihm teilte, ferner durch ihr «knabenhaftes Aussehen». Kurze Zeit nach dem Kennenlernen heirateten die Partner, um die Beziehung zu legitimieren. Nach Festigung der Beziehung trat das oben erwähnte sexuelle Problem in den Vordergrund und führte u. a. dazu, dass sich die Partner vorübergehend trennten und unabhängig voneinander an einer gruppentherapeutischen Behandlung teilnahmen. Nach einer kurzen Besserung der Beziehung trat das Problem wieder in Erscheinung, wenngleich sich beide Partner zeitweise besser damit arrangieren konnten. Die nunmehr lange sexuelle Abstinenz führte zu heftigen Streitigkeiten, in deren Zusammenhang Herr L. Schuldgefühle und ausgeprägte Selbstunsicherheit erlebte. Letztendlich war der Kontakt mit einer psychotherapeutischen Einrichtung motiviert durch die konflikthafte Partnersituation und eine drohende Trennung. In den Vorgesprächen schilderte der Patient, dass Auseinandersetzungen in der Partnerbeziehung auch im Zusammenhang mit nicht-sexuellen Aspekten entstünden. Als Beispiel nennt er, dass seine Frau heftigst reagiere, wenn er negativ über andere Menschen spricht. Die Reaktionen der Ehefrau wären dann sehr dramatisch. Die Auseinandersetzungen und Streitigkeiten könnten sich bis zur «totalen Erschöpfung» entwickeln.

Angaben zur Biografie

Herr L., ein Einzelkind, wuchs bis zum vierten Lebensjahr mit seiner Mutter alleine auf. Nach der Rückkehr des Vaters aus der Kriegsgefangenschaft, die u. a. eine «Vertreibung» des Patienten aus dem elterlichen Schlafzimmer zur Folge hatte, folgte eine zunehmende Distanzierung von den Eltern. Von diesem Zeitpunkt an vermied Herr L. jegliche körperliche Nähe zu seiner Mutter fast phobisch und ging anfänglich aggressiven Auseinandersetzungen mit dem sehr dominant und cholerisch geschilderten Vater mehr und mehr aus dem Weg. Trotz der Beeinträchtigung durch vorübergehendes Stottern verlief die schulische Entwicklung von Herrn L. weitgehend unproblematisch. Er fand noch vor der Pubertät Geborgenheit in der erwähnten Jugendgruppe, beschreibt sich insgesamt aber als Einzelgänger mit einer Vorliebe für die schönen Künste und für romantische Literatur. Als typisch beschreibt Herr L. für die Zeit seiner Jugend, dass er sich mit Gedichtbänden romantischer Lyriker «in die Natur zurückzog». Von Seiten des Vaters wurden Ansprüche an Herrn L. gestellt, dass er sich wie ein «echter Junge» zu verhalten habe. Die nationalsozialistische Vergangenheit des Vaters sei für dessen Ansichten prägend gewesen, was zu heftigen Auseinandersetzungen führte.

Trotz lange bestehender emotionaler Distanzierung, vermochte sich der Patient erst am Ende seines Studiums vom Elternhaus real loszulösen. Zu diesem Zeitpunkt war er mit dem Vater weitgehend versöhnt, der Mutter gegenüber hatte sich das Gefühl der Verachtung (u. a. wegen deren geringer Bildung) aufgebaut, eine mögliche Reaktion auf das mütterliche Desinteresse an der Person von Herrn L.

Angaben der Ehefrau

Frau L. berichtet, sich seinerzeit in die unkonventionelle und sehr selbstbewusste Art ihres Ehemannes verliebt zu haben, sie war fasziniert von seinem «künstlerisch verschrobenen» Wesen und habe daher seinen sexuellen Schwierigkeiten, die sie von Anfang an in Form von Hemmungen und peinlicher Berührtheit bemerkt habe, keine große Bedeutung beigemessen. Vielmehr habe sie sich – sie beschreibt sich bis dahin als sexuell sehr aktiv – körperlich zurückgenommen, um ihrem Partner nicht bedrohlich zu erscheinen. Da sich die sexuellen Unstimmigkeiten aber mit der Zeit verschlimmerten, sei für sie die Frage der Normalität ihrer eigenen sexuellen Bedürfnisse in den Vordergrund getreten, weswegen sie sich zu einer gruppentherapeutischen Behandlung entschlossen habe. Auf ihre Initiative hin habe ihr Ehemann ebenfalls an einer (anderen) Gruppentherapie teilgenommen. Dennoch kam es zu einer dreijährigen Trennung der Ehepartner, die jedoch teilweise mit beruflichen Gründen rationalisiert wurde. Während dieser Zeit hatte Frau L. eine «rein sexuelle Affäre» zu einem anderen Mann, auf die ihr Ehemann sehr erschüttert reagiert habe. Nach der erneuten Annäherung der Ehepartner vor nunmehr drei Jahren konnten sie sich zwar phasenweise besser mit den sexuellen Schwierigkeiten arrangieren, andererseits wurden diesbezügliche Auseinandersetzungen zunehmend härter und existenzieller. Inzwischen sind erotisierende Berührungen gänzlich tabuisiert, Frau L. glaubt sogar, dass ihr Ehemann sich vor ihr ekle. Hinsichtlich ihrer Biografie ist zu erwähnen, dass Frau L. als letztes von drei Kindern geboren wurde. In ihrem Elternhaus, das sie als sehr beengt und ärmlich beschreibt, habe oft eine Art «Katastrophenstimmung» geherrscht. Frau L. habe sich stimmungsmäßig stets auf ihre Eltern einstimmen müssen, von denen eine subtile Ablehnung gegenüber ihren Kindern ausgegangen sei. Der krasse Gegensatz zwischen ihrer überängstlichen Mutter und ihrer kämpferischen, selbständigen Großmutter mütterlicherseits sei für sie bis heute sehr prägend. So wünscht sich Frau L. für sich selbst eine selbstbewusste und eigenständige Haltung (vor allem ihrem Ehemann gegenüber), die sie aber nur unzureichend erreicht habe. Sie erlebt sich derzeit sehr ambivalent hinsichtlich ihrer Weiblichkeit, was sie u. a. auch an ihrem knabenhaften Erscheinungsbild festmacht.

Ihre vorehelichen sexuellen Erfahrungen betreffend berichtet Frau L., dass sie mit 14 Jahren erstmals sexuellen Kontakt hatte, den sie als sehr unbefriedigend beschreibt. Sie habe sich auch in folgenden Beziehungen nur benutzt gefühlt und als Lustbefriedigungsobjekt der Männer erlebt. Mit dem letzten Freund vor ihrem Ehemann habe sie eine sehr leidenschaftliche und befriedigende Beziehung gehabt, die sich aber ausschließlich auf den sexuellen Kontakt beschränkte. Insofern habe sie die menschliche Nähe und Übereinstimmung in der Beziehung zu ihrem späteren Ehemann als etwas Neues und Wohltuendes erlebt.

Zur Psycho- und Paardynamik der sexuellen Beziehungsstörung

Zwar ist Herr L. der hier interessierende Patient, Angaben zur Person der Partnerin erscheinen uns aber wichtig zum Verständnis der Funktion der sexuellen Symptomatik, speziell innerhalb der Beziehung der Patienten. Wenn man davon ausgeht, dass gerade im Hinblick auf die Erklärung sexueller Funktionsstörungen immer zwei Fragen zu stellen sind, nämlich die nach der Funktion des Symptoms im psychischen Gleichgewicht des Betroffenen oder «Symptomträgers» und die Frage nach der Funktion des Symptoms innerhalb der Beziehung, würde sich im Falle von Herrn L. folgendes Bild ergeben: Psychodynamisch ist davon auszugehen, dass die sexuelle Dysfunktion des Patienten das Resultat eines ödipalen Konfliktes ist, der u. a. aus der schuldhaft verarbeiteten Nähe zur (übergreifenden?) Mutter in den ersten Lebensjahren und durch die traumatische «Vertreibung» durch den vom Krieg heimkehrenden Vater aus dem elterlichen Schlafzimmer resultieren dürfte. Das Verhältnis zum Vater blieb weiterhin ambivalent, somit boten sich dem Patienten auch kein Vorbild und keine befriedigende Möglichkeit zur männlichen Identifikation. Enttäuscht von der Mutter (und von Frauen) wandte sich der Patient jüngeren gleichgeschlechtlichen Partnern aus seiner Jugendgruppe zu. Somit wären auch die perversen Verhaltensweisen und Phantasien in der Vergangenheit als Folge des ödipalen Konfliktes zu verstehen (etwa im Sinne von Selbstvertauschungsagieren). Bis zum Kontakt mit der psychotherapeutischen Institution war die Haltung des Herrn L. gegenüber Frauen gekennzeichnet durch eine Idealisierung und durch die Vermeidung jeglicher intimer Nähe. Ferner fiel auf, dass er dazu neigte, Triebimpulse in künstlerischen Interessen zu sublimieren, die Rivalität mit Männern weitgehend zu meiden, bzw. dass er große Angst vor einer derartigen Rivalität verspürte. Der geschilderte neurotische Konflikt entstand – und dies ist zur Einordnung der Störung sicher wichtig – auf der Basis einer eher narzisstischen Problematik, die sich in einem sehr geringen Selbstwertgefühl ausdrückte. Der Patient benutzte Ideale und Träume, um das beschädigte Selbst zu kompensieren, ein Mechanismus, der auch im Hinblick auf die Partnerbeziehung überaus deutlich wurde.

Die geschilderte Rollenunsicherheit auf Seiten der Ehepartnerin von Herrn L. trägt nicht zuletzt zu einer neurotischen Partnerkollusion bei, in der allerdings unterschiedliche Motive vorherrschend sind: Durch die Wahl einer erheblich jüngeren, sehr unsicheren Partnerin, vermochte Herr L. zumindest innerhalb der Beziehung scheinbar die Rolle des starken Mannes zu übernehmen. Im alltäglichen Leben fielen ihm die wichtigen Aufgaben zu, während sich seine Partnerin ängstlich zurückzog, was im Sinne von Willi (1975) als Komponenten einer phallisch-ödipalen Kollusion zu verstehen wäre. Durch die Herstellung dieses Ungleichgewichtes war sich der Patient, der Gefallen bei seiner Partnerin durch seine «unkonventionelle und sehr selbstbewusste Art» (s. o.) erweckte, von Anfang an der Bewunderung durch seine Frau sicher, was vor allem in bestimmten Situationen zur Stärkung des Selbstwertgefühles bei Herrn L. beitrug und an Komponenten einer narzisstischen Partnerkollusion denken lässt. Insbesondere in jenen Situationen, in denen Konflikte in zum Teil heftige Streitigkeiten mündeten, wurde ein weiteres Motiv deutlich, das die Paarbeziehung bestimmte, nämlich der Kampf um die Herrschaft in der Beziehung. Insbesondere in dieser Hinsicht erwies sich die ansonsten sehr schwach scheinende Partnerin als übermächtig und den Partner anal-sadistisch quälend.

Die sexuelle Symptomatik erfüllte in dieser Partnerkonstellation unterschiedliche Funktionen. Sie trug dazu bei, dass Herr L. sich seiner männlichen Rolle nie sicher sein konnte und damit auch nicht der komplementär-narzisstischen Bewunderung. Für die Partnerin war die sexuelle Funktionsstörung ihres Mannes immer ein Druckmittel gewesen, was sie u. a. bei Beginn der Behandlung in die Bemerkung kleidete, dass sie im Falle eines Scheiterns der Therapie sich wohl einen Liebhaber nehmen müsse. Insbesondere angesichts der oben geschilderten sexuellen Unsicherheit von Frau L. ist auch daran zu denken, dass der Mechanismus der Delegation (vgl. Arentewicz und Schmidt, 1986) im Zusammenhang mit dem sexuellen Symptom zum Tragen kommt. Durch die Störung des Mannes blieben eigene sexuelle und Rollenunsicherheiten der Frau weitgehend unentdeckt, beide Partner hatten mit der Symptomatik ein Mittel, das erträgliche Maß an Nähe zueinander, die – wenn sie zu groß wurde – von beiden als sehr beängstigend und bedrohend erlebt wurde, zu regulieren.

Diagnostische Einordnung

In der 9. Version der Internationalen Klassifikation Psychischer Störungen war eine genaue Differenzierung von Störungen der sexuellen Funktion nicht möglich. In den heute auch aufgrund ihrer negativen Wertung verpönten Begriffen «Frigidität und Impotenz» (302.7) erschöpfte sich in der alten Version des Manuals das Spektrum der diagnostischen Kategorien. In der ICD-10 ist dagegen eine Differenzierung erreicht, die im Wesentlichen der des DSM-IV-TR und DSM-5 entspricht. Dort wird von einer sexuellen Funktionsstörung im Falle einer Hemmung appetetiver oder psychophysiologischer Veränderungen gesprochen, die den vollständigen sexuellen Reaktionszyklus (bestehend aus Appetenz-, Erregungs-, Orgasmus- und Entspannungsphase) charakterisieren, wobei Hemmungen dieses Reaktionszyklus in einer oder mehreren dieser Phasen auftreten können. Hier wird auch dem – im Fall unseres Patienten gültigen – Umstand Rechnung getragen, dass eine sexuelle Störung in den meisten Fällen sowohl im subjektiven Gefühl der Lust oder des Verlangens als auch in der tatsächlichen Funktion besteht. Im Hinblick auf die im DSM-IV-TR und DSM-5 (302.71) genannten diagnostischen Merkmale ist für den Fall von

Herrn L. anzumerken, dass sehr wohl Nebenmerkmale der Störung festzustellen sind, die beispielsweise auf das Vorliegen einer narzisstischen Persönlichkeitsstörung hinweisen (s. u.). Das Auftreten der Störung, die sich primär auf die Phase der sexuellen Appetenz bezieht, ist mit dem Beginn heterosexueller Kontakte festzusetzen. Die Problematik hat offensichtlich in allen von dem Patienten erlebten Beziehungen einen ähnlichen Verlauf genommen, wenngleich die jetzige Beziehung die mit Abstand längste in der Lebensgeschichte des Patienten ist. Die von den Autoren des DSM-IV-TR genannten Beeinträchtigungen bzw. Komplikationen, die im Falle sexueller Funktionsstörungen vor allem auf die Beziehung gerichtet sind, treffen auch auf den Fall des hier beschriebenen Patienten zu. Aus der Anamnese geht hervor, dass offensichtlich keine körperliche Störung für die sexuelle Dysfunktion verantwortlich sein dürfte. Auf der Basis der diagnostischen Leitlinien wäre die Problematik des Herrn L. also als ausschließlich psychogene, weitgehend generalisierte Störung der sexuellen Appetenz (302.71) zu klassifizieren, die sich in einem anhaltenden oder wiederkehrenden Mangel bzw. Fehlen sexueller Phantasien und sexuellen Verlangens zeigt, und die nicht ausschließlich während des Verlaufs einer anderen Achse-I-Störung vorkommt.

In ähnlicher Weise lässt sich die sexuelle Dysfunktion auf der Basis der ICD-10 folgendermaßen einschätzen: Generell spricht das Manual der ICD-10 von einer sexuellen Funktionsstörung, wenn durch die Problematik die von der betroffenen Person gewünschte sexuelle Beziehung verhindert wird. Dabei können sowohl ein Mangel an sexuellem Verlangen oder Befriedigung oder ein Ausfall der für den Geschlechtsakt notwendigen physiologischen Reaktionen oder eine Unfähigkeit, den Orgasmus zu steuern oder zu erleben, auftreten. Nach den Forschungskriterien muss bei einer sexuellen Funktionsstörung, die nicht durch eine organische Störung oder Krankheit verursacht ist, der Betroffene nicht in der Lage sein, so an einer sexuellen Beziehung teilzunehmen, wie er möchte. Die Störung muss in mehr als 50 % der Möglichkeiten zum Geschlechtsverkehr auftreten und die Störung muss darüber hinaus seit mindestens sechs Monaten bestehen. Schließlich darf das Symptom nicht völlig auf eine depressive Störung, auf einen Alkoholkonsum oder Substanzgebrauch, eine organisch-psychische Störung, eine endokrine Störung, auf medikamentöse Behandlung oder andere organische Faktoren zurückführbar sein. All diese Bedingungen sind im Falle von Herrn L. erfüllt. Als Hauptdiagnose würde man im Falle dieses Patienten den Mangel oder Verlust von sexuellem Verlangen (F52.0) zuordnen, da letztlich der Verlust des sexuellen Verlangens das Grundproblem ist und nicht andere sexuelle Schwierigkeiten wie Erektionsstörungen oder Dyspareunie. Der Mangel an sexuellem Verlangen schließt – auch das zeigt sich im Falle des Patienten – sexuelle Befriedigung oder Erregung nicht unbedingt aus, sondern bedeutet, dass sexuelle Aktivitäten seltener initiiert werden. Ein «Versagen genitaler Reaktionen» (F52.2) ließe sich im Falle des Herrn L. als Nebenproblem konstatieren, welches aber ausschließlich auf die Anfangszeit seiner Beziehungen anwendbar gewesen wäre, wo sich – wie eingangs erwähnt – Lust und sexuelle Reaktionsfähigkeit offenbar ausschlossen. In diesem Fall war das Hauptproblem bei vorhandener Appetenz die Schwierigkeit, die für einen befriedigenden Geschlechtsverkehr notwendige Erektion zu erlangen oder aufrecht zu erhalten.

Ein auffälliges Merkmal der Vorgeschichte des Herrn L. besteht in der zeitweise – vor allem im Jugendalter – vorliegenden Paraphilie bzw. homosexuellen Tendenz, die allerdings zum gegenwärtigen Zeitpunkt nicht mehr bestand. Zum damaligen Zeitpunkt hätte sie die Kriterien einer Pädophilie (F65.4) nur bedingt erfüllt. Das Manual der ICD-10 definiert die Pädophilie als sexuelle Präferenz für Kinder, die sich zumeist in der Vorpubertät oder im frühen Stadium der Pubertät befinden. Ob das in den Forschungskriterien der ICD-10 festgelegte Merkmal zu diesem Zeitpunkt zutraf, dass der Betroffene mindestens 16 Jahre alt und mindestens fünf Jahre älter ist als das Kind, mit denen sexuelle Handlungen gewünscht werden, lässt sich retrospektiv nicht genau rekonstruieren.

Im Hinblick auf eine mögliche Komorbidität wäre im Falle des hier beschriebenen Patienten wie oben erwähnt am ehesten an eine vorliegende Persönlichkeitsstörung zu denken, speziell an eine Persönlichkeitsstörung narzisstischer Art (F60.8). Dieser Aspekt wurde vor allem im Verlauf der psychotherapeutischen Behandlung von Herrn L. und dessen Partnerin (im Rahmen einer 50 Stunden dauernden, psychoanalytisch orientierten, aber Verhaltensanleitung benutzenden Paartherapie) deutlich, in der fokussiert das oben beschriebene Partnerschaftsproblem bearbeitet wurde. Einige Monate nach Ende der Behandlung geriet der Patient in eine schwere narzisstische Krise, die einen erneuten Kontakt mit der psychotherapeutischen Institution erforderte. In diesem katamnestischen Gespräch wurde dem Patienten deutlich, dass er zur Stabilisierung seines beeinträchtigten Selbstwertgefühls auf Idealvorstellungen im Zusammenhang mit seinen Fertigkeiten rekurrierte. Die Behandlung, die erwartungsgemäß weder zu der völligen Beseitigung der sexuellen Problematik noch zu einem überaus befriedigenden Zusammenleben führte, konfrontierte Herrn L. geradezu prototypisch mit der Enttäuschung über die nicht erfüllten Erwartungen, die nun auch andere Bereiche seines Lebens – speziell den Beruf und andere Möglichkeiten seiner Selbstverwirklichung – betrafen. Als Reaktion auf diese Kränkung entwickelte Herr L. temporär eine depressive Symptomatik, die zu überwinden ihm aber dank der Unterstützung durch seine Partnerin möglich war. Im Hinblick auf die Zukunft erkannte Herr L., dass die hier im Blickpunkt stehende sexuelle Funktionsstörung nur das Symptom eines massiveren Grundkonfliktes war, den (mit oder ohne fremde Hilfe) zu bewältigen ein wichtiges Ziel für die Zukunft werden sollte.

ICD-10-Diagnosen

F52.0 Mangel oder Verlust von sexuellem Verlangen

F52.2 Versagen genitaler Reaktionen

F60.80 narzisstische Persönlichkeitsstörung

7. Zerstörung als Ausweg

Wolfgang Schneider

Falldarstellung

Der 22-jährige Patient kam an einem Novemberabend gegen 18.00 Uhr in Begleitung einer Freundin ohne Voranmeldung auf unsere Psychotherapiestation. Er bat dringend um ein Gespräch mit einem Arzt oder Psychologen und berichtete dann, dass er in den letzten Tagen wieder voller aggressiver Impulse, Suizidgedanken und Wut sei. Er stehe derart unter Druck, dass er die Situation nicht länger ertragen könne, befürchte, dass er erneut einen Suizidversuch begehen könnte oder irgendetwas zerschlagen bzw. jemanden angreifen könnte. In diesem Zustand könne er nicht einfach «sich selbst überlassen» werden und überfordere seine Bekannte auch völlig. Er lebe jetzt in den letzten zwei Wochen in deren Wohnung, nachdem er die Wohnung seiner Eltern wieder im Streit mit diesen verlassen hätte.

Beim Bericht über seine Schwierigkeiten wirkte der Patient massiv belastet und hilflos. Er könne so nicht mehr weiter, brauche Hilfe. Er spürte wohl auch deutlich die Zurückhaltung des Psychologen, der angesichts der Dringlichkeit der vorgetragenen Probleme und der Aussage des Patienten, dass er seit vielen Jahren immer wieder in stationärer psychiatrischer Behandlung gewesen sei, zweifelte, inwieweit nicht erst einmal eine Aufnahme des Patienten auf einer psychiatrischen Aufnahmestation zur Abklärung der Problemstellung und Therapieindikation angezeigt wäre.

Psychopathologische Befunderhebung und Krankheitsanamnese

In der weiteren psychopathologischen Befunderhebung erschienen Antrieb und Psychomotorik unauffällig; es zeigen sich in der Aufnahmesituation keine Hinweise für das Vorliegen von inhaltlichen oder formalen Denkstörungen bzw. halluzinatorischen Erlebensweisen. Der Patient berichtet jedoch, dass er auch im Aufnahmegespräch fremdaggressive Impulse verspüre.

Nach einem längeren Gespräch wurde dem Patienten angeboten, erst einmal zur Entlastung der aktuell schwierigen Situation und zur Klärung der zukünftigen Behandlungsperspektive auf der Station zu bleiben. Die Aufnahme entlastete den Patienten deutlich, dennoch bat er im Laufe des Abends wiederholt um beruhigende Medikamente, da er sich innerlich zu gespannt fühle.

Der Patient berichtet, dass er bereits als Kind immer wieder große Probleme mit den Eltern, mit der Schule und mit Gleichaltrigen gehabt hätte. Er habe sich oft nicht verstanden und angegriffen gefühlt und hätte immer wieder mit Wut, Trotz und dann wieder Rückzug reagiert. Für ihn sei der Tod seines um zwei Jahre älteren Bruders, der mit sechs Jahren an einem Gehirntumor verstarb, sehr schlimm gewesen. Damit hätten seine ganzen Probleme begonnen. Mit elf Jahren hatte er erstmals einen Suizidversuch (Pulsaderschnitt mit einer Schere) durchgeführt, nachdem es in der Schule wieder einmal zu massiven Problemen und in der Folge zu Streitigkeiten mit den Eltern gekommen war. Danach hätten seine Schwierigkeiten weiter zugenommen, er habe sich immer sehr einsam oder leer gefühlt und hätte ab seinem 15. Lebensjahr wiederholt Suizidversuche durchgeführt. Etwa seit seinem 14. Lebensjahr habe er regelmäßig begonnen, Haschisch zu rauchen und auch immer wieder andere Drogen oder Medikamente eingenommen. Wegen dieser Schwierigkeiten und seines häufigen Schulschwänzens sei er mit 16 Jahren, nach dem Hauptschulabschluss, erstmals für 1/4 Jahr in einer stationären kinder- und jugendpsychiatrischen Behandlung gewesen. Eine Ausbildung zum Kfz-Mechaniker brach er mit 17 Jahren nach etwa zehn Monaten Ausbildungszeit ab. Seitdem ist der Patient keiner geregelten Arbeit mehr nachgegangen. Er habe sich eigentlich durchgehend sehr labil gefühlt, hätte häufig unter seinen aggressiven Phantasien und seinem inneren Druck gelitten. Deshalb habe er oft Haschisch oder andere Drogen eingesetzt, um sich selbst zu beruhigen. Aber immer wieder sei es im Zusammenhang mit diesen Spannungsgefühlen oder auch Gefühlen der «inneren Leere» zu Suizidversuchen oder anderen selbstaggressiven Handlungen (z.B. oberflächlichen Hautschnitten) gekommen. Bis zur Aufnahme auf unserer Psychotherapiestation war der Patient ca. fünf- bis sechsmal in längerfristiger psychiatrischer stationärer oder teilstationärer Behandlung.

Familienanamnese und weitere Vorgeschichte

Der Vater ist ein beruflich erfolgreicher, selbstständiger Ingenieur, die Mutter ist Hausfrau. Der Patient hatte einen zwei Jahre älteren Bruder, der an einem Gehirntumor verstarb. Als er zehn Jahre alt war, wurde sein jüngerer Bruder geboren, zu dem er bislang immer ein sehr problematisches Verhältnis gehabt habe. Er hat vor allem das Gefühl, dass die Mutter diesen Bruder ihm gegenüber vorziehen würde. Deshalb resultieren für ihn erhebliche Eifersuchtsgefühle gegenüber dem Bruder und Wut oder Ärger gegenüber der Mutter. Es sei wiederholt wegen dieser Konflikte auch zu Spannungen mit dem Vater gekommen, der häufig versuche, zwischen der Mutter und den Söhnen zu vermitteln.

Der Patient verließ das Gymnasium nach drei Jahren wegen schlechter Leistungen und Anpassungsproblemen. Nach dem Hauptschulabschluss legte er auf der Handelsschule die Mittlere Reife ab und begann dann eine Ausbildung zum Kfz-Mechaniker, die er – siebzehnjährig – aufgrund seiner Anpassungsprobleme und seiner wiederholten Suizidversuche abbrach. Danach hat er keine längerfristige Anstellung mehr gehabt.

Sein Verhältnis zu Mädchen sei immer gut gewesen; mit 15 habe er den ersten sexuellen Kontakt gehabt, den er als sehr befriedigend erlebte. Auch in der Folge hat es eine Reihe von Partnerschaften gegeben, die jedoch meist nach wenigen Monaten beendet worden sind. In diesen Beziehungen habe es immer wieder massive Streitigkeiten gegeben, die oft durch seine Drogen- oder Alkoholprobleme bzw. seine anderen Schwierigkeiten veranlasst waren. Eine große Belastung für diese Partnerschaften hätten auch die Suizidversuche und die wiederholten Klinikaufenthalte bedeutet.

Somatischer Untersuchungsbefund

Der Patient hat vor zwei Jahren, während er nach einem Suizidversuch auf einer Intensivstation lag, eine tiefe Bein- und Beckenvenenthrombose entwickelt. Nach einer Thrombektomie kam es zu rezidivierenden tiefen Beinvenenthrombosen und zu einer arteriovenösen Fistelanastomose. Trotz engmaschiger gefäßchirurgischer Behandlung kam es zu schwersten Komplikationen, so dass noch während der stationären psychotherapeutischen Behandlung in unserer Klinik eine Oberschenkelamputation vorgenommen werden musste. Neben den hier dargestellten somatischen Befunden wies der Patient sowohl im internistischen als auch im neurologischen Bereich keine Auffälligkeiten auf.

Herr A. wurde im **Verlauf der stationären Behandlung** auf unserer Psychotherapiestation behandelt. Allerdings wurde diese Therapie von einem zweimonatigen Aufenthalt in einer chirurgischen Klinik wegen der Amputation unterbrochen. Die erste Behandlungsphase war durch die heftigen organischen Beschwerden des Patienten charakterisiert. Er thematisierte sowohl in der Einzel- als auch in der Gruppenbehandlung die Frage der etwaigen Amputation. Es stellten sich massive depressive Stimmungsakzentuierungen ein, die wir als Folge des bevorstehenden Eingriffs verstanden. Dazu kam es aufgrund der Schmerzen im Bein zu einem erheblichen Schmerzmittelabusus und wiederholten fremd- und selbstaggressiven Einbrüchen, die insbesondere im Rahmen von Wochenendbeurlaubungen zu den Eltern auftraten. In dieser Phase musste der Patient von uns engmaschig betreut werden.

In «Krisenzeiten» erhielt er zweimal täglich ein Gespräch von ca. 15 Minuten; immer wieder musste er jedoch entweder vom Pflegepersonal oder einem Therapeuten in Gesprächen «aufgefangen» werden. Daneben erhielt der Patient auch ein Depotneuroleptikum; in Krisensituationen (inneren Spannungszuständen) medizierten wir zusätzlich ein niedrigpotentes Neuroleptikum.

Nach der Amputation in der chirurgischen Klinik wurde er erneut, dieses Mal sieben Monate lang, auf unserer Psychotherapiestation behandelt. Einen großen Stellenwert nahm in dieser Therapiephase die Auseinandersetzung mit den Folgen der Beinamputation ein. Der Patient erlebte diese als kränkend, reagierte phasenweise mit depressivem Rückzug, dann wieder impulsiv und aggressiv; andererseits entstand wiederholt der Eindruck, dass der Verlust des Beines auch eine entlastende und seelisch stabilisierende Funktion hatte.

Im Mittelpunkt der Behandlung stand über geraume Zeit die Aggressivität des Patienten. Er erlebte seine fremdagressiven Impulse, z. B. die sich zwanghaft aufdrängenden Gedanken oder Wünsche, jemanden zu schlagen oder zu erwürgen, als sehr belastend. Herr A. schämte sich dafür und machte sich Vorwürfe, er berichtete wiederholt, dass er glaube, dass diese «abartigen Wünsche vom Teufel beeinflusst» seien. Anders könne er sich dies nicht vorstellen.

Immer wieder kam es während des Behandlungsverlaufs zu eigenaggressiven Handlungen wie z. B. oberflächlichen Messerschnitten, oder er schlug so massiv mit der Faust gegen die Wand, dass er sich erheblich verletzte. Meist traten diese Selbstbeschädigungen nach kränkenden Auseinandersetzungen mit Mitpatienten oder mit den Eltern auf. Im Verlauf der Therapie gelang es Herrn A. dann zunehmend besser, den Zusammenhang zwischen seiner mächtigen Wut und Aggressivität und seinen Gefühlen der Ablehnung, Kränkung und Hilflosigkeit zu verstehen. Immer wieder jedoch kam es zu starken emotionalen Schwankungen, die noch einmal gegen Ende der stationären Behandlung in der Phase der Loslösung von seinem Therapeuten und den Mitpatienten besonders ausgeprägt waren. Während dieser Zeit war der Patient sehr depressiv und zog sich auf der Station zurück.

Während der Therapie gelang es Herrn A. mithilfe seines Therapeuten jedoch, das Verhältnis zu seiner Familie weniger konfliktreich zu gestalten. Die Hoffnung, auch nach der Entlassung diese öfter besuchen zu können, entlastete ihn deutlich. Herr A. wurde von unserer Abteilung in ein primär rehabilitativ ausgerichtetes Wohnheim entlassen, von dem aus er in einer rehabilitativen Werkstatt für psychisch Kranke arbeiten wollte, um dann eine Berufsausbildung zu beginnen.

Zum Entlassungszeitpunkt hatte sich der Patient erstaunlich gut an seine körperliche Behinderung angepasst. Er war nach dem Besuch einer Gehschule ohne Gehhilfen mobil und schien sich emotional mit dem Verlust des Beines abfinden zu können. Bezüglich seiner inneren Spannungszustände, seiner aggressiven Gedanken und Impulse berichtete er ebenfalls über eine deutliche Linderung. Zum Entlassungszeitpunkt erhielt er noch ein hochpotentes Depotneuroleptikum in niedriger Dosierung

Diskussion der diagnostischen Zuordnung

Im nächsten Abschnitt wird die diagnostische Einordnung der Störung des Patienten vor dem Hintergrund des DSM und der ICD-10 diskutiert. Wir haben bei dem Patienten eine Persönlichkeitsstörung des Borderline-Typs diagnostiziert, wobei wir uns bei der klinischen Diagnosestellung an Kriterien orientiert haben, die über die diagnostischen Kriterien der operationalisierten Klassifikationssysteme, die sich auf Verlaufscharakteristika und Symptome bzw. Symptomausprägungen begrenzen, hinausgehen. Zuerst möchten wir jedoch die diagnostischen Kriterien der Borderline-Störung der genannten diagnostischen Systeme darstellen und überprüfen, inwieweit diese bei unserem Patienten zutreffen.

Sowohl im DSM-IV als auch in der ICD-10 werden Persönlichkeitsstörungen durch das Vorliegen von unflexiblen und unangepassten Persönlichkeitszügen (DSM-IV-TR) beschrieben.

In der ICD-10 wird von tief verwurzelten, anhaltenden Verhaltensmustern gesprochen, die sich in starren Reaktionen auf unterschiedliche persönliche und soziale Lebenslagen zeigen. Als Verlaufscharakteristikum wird in beiden diagnostischen Systemen beschrieben, dass die Störung in der Adoleszenz oder früher zu erkennen ist und sich bis in das Erwachsenenalter fortsetzt. Im mittleren oder höheren Lebensalter gibt es nach DSM-IV häufiger eine Abschwächung der Symptomatik; in der ICD-10 wird diese Veränderung im höheren Alter nicht berichtet. Die diagnostischen Beschreibungen und Kriterien des DSM-IV-TR wie der ICD-10 (klinische Beschreibungen und Forschungskriterien) zielen so vor allem auf Verhaltensweisen oder Charakterzüge der Patienten ab, die langfristiger Natur sind. Sowohl im DSM-IV-TR als auch in der ICD-10 wird davon ausgegangen, dass aus der Persönlichkeitsstörung eine Fehlanpassung, eine Einschränkung der Leistungsfähigkeit und/oder subjektive Beschwerden resultieren.

Im DSM-IV-TR wie in der ICD-10 wird betont, dass viele für die Persönlichkeitsstörung charakteristischen Merkmale auch passager bei anderen psychiatrischen Erkrankungen auftreten können. Beim lediglich episodischen Vorliegen derartiger Symptome sollen nach DSM-IV diese Störungen unter den entsprechenden diagnostischen Kategorien klassifiziert werden.

Im Folgenden werden die diagnostischen Kriterien des DSM-IV-TR und der ICD-10-Forschungskriterien gegenüber gestellt und die relevanten Symptome und Verlaufsmerkmale des Patienten mit diesen verglichen (s. **Tab. 10**). Sowohl im DSM wie in der ICD werden als Hauptmerkmal der Borderline-Störung ein durchgängiges Muster von Instabilität im Bereich der Stimmung, der zwischenmenschlichen Beziehungen und des Selbstbildes beschrieben. Mindestens fünf der acht Kriterien des DSM müssen erfüllt sein, damit die Diagnose einer Borderline-Störung gestellt werden kann.

In der ICD-10 wird die Borderline-Störung als emotional instabile Persönlichkeitsstörung des Borderline-Typs bezeichnet. In den Forschungskriterien der ICD-10 werden für beide Gruppen der emotional instabilen Persönlichkeitsstörung (der impulsive Typ und der Borderlinetyp) sechs gemeinsame diagnostische Kriterien (1–6) formuliert.

Tabelle 10: Zusammenfassende Darstellung der diagnostischen Kriterien der Borderline-Störung im DSM-IV und den ICD-10-Forschungskriterien

DSM-IV	ICD-10
1. intensive, aber instabile Beziehungen	1. Handeln ohne Berücksichtigung der Konsequenzen
2. Substanzmissbrauch, Impulsivität im Bereich der Sexualität	2. Tendenz zu streitsüchtigem Verhalten
3. affektive Instabilität, starke Stimmungsänderungen	3. Ärger- oder Wutausbrüche
4. nicht kontrollierbare Wut (Wutausbrüche)	4. Unfähigkeit zur Vorausplanung oder Situationen vorauszusehen
5. wiederholte Suiziddrohungen, Suizidversuche, Selbstverstümmelungen	5. Schwierigkeiten, Handlungen, die keine unmittelbare Belohnung versprechen, durchzuhalten.
6. ausgeprägte Identitätsstörung (Selbstbild, Sexualität)	6. instabile, unberechenbare Stimmung
7. chronisches Gefühl der Langeweile und Leere	7. Störungen des Selbstbildes, der Ziele, der inneren Präferenzen und der Sexualität
8. verzweifeltes Bemühen, Alleinsein zu verhindern	8. intensive, aber instabile Beziehungen
	9. wiederholte drohende oder vollzogene Selbstbeschädigung

Zumindest zwei dieser Symptome oder Symptombereiche müssen erfüllt sein, damit die Diagnose einer Borderline-Störung vergeben werden kann. Darüber hinaus muss aus der Gruppe der Symptome 7–9 mindestens eines erfüllt sein, damit die Diagnose einer «emotional instabilen Persönlichkeitsstörung des Borderline-Typs» (Nomenklatur der ICD-10-Forschungskriterien) gerechtfertigt ist.

Im Folgenden werden die Symptome des Patienten unter Berücksichtigung ihrer Verlaufsparameter dargestellt:

1. hohes Ausmaß an Aggressivität; Fremdaggressivität im Sinne von Sachbeschädigungen; Selbstverletzungen, Suizidalität
2. damit in engem Zusammenhang stehende mangelnde Impulskontrolle
3. Missbrauch von Drogen, Medikamenten, Alkohol
4. Affektschwankungen; vor allem Wechsel von Aggressivität und Depressivität
5. Gefühle der Leere, massive innere Spannungen
6. starker Wunsch nach Beziehungen zu Frauen; wiederholte enge, aber problematische Beziehungen; hohes Ausmaß an Abhängigkeit
7. ausgeprägte Anpassungsprobleme, vor allem auch im Bereich der Leistung.

Die emotional labile Befindlichkeit des Patienten, seine aggressiven – hier vor allem die selbstaggressiven – Impulse bestehen seit ca. dem elften Lebensjahr. Das kritische Verhalten des Patienten wie auch seine Labilität im emotionalen Bereich sind also, mit der Ausnahme diskreter Schwankungen, anhaltend. Damit sind die Verlaufskriterien des DSM-IV wie der ICD-10 für Persönlichkeitsstörungen erfüllt. Die zentralen diagnostischen Kriterien der Borderline-Störung in den Bereichen

1. der emotionalen Labilität
2. der Aggressivität
3. des Missbrauchs von Substanzen
4. der Selbstverletzung bzw. Suizidalität
5. der instabilen Beziehungen
6. der inneren Leere sind

sind bei unserem Patient erfüllt.

Das Vorliegen einer Störung der Identität ist jedoch nicht so eindeutig zu beantworten. Auch im näheren therapeutischen Dialog zeigte sich keine Unsicherheit der Geschlechtsidentität oder seiner Sexualität. Das Selbstbild des

Patienten war insgesamt eher negativ. Der Patient war oft voller Selbsthass, sah sich als schlechten Menschen wegen seiner aggressiven Anteile. Mehrfach sprach er an, dass er manchmal glaube, dass der «Teufel ihn befallen habe», anders könne er sich seine «Schlechtigkeit» nicht erklären.

Die bei unserem Patienten vorliegende Erkrankung lässt sich so auf der Grundlage des DSM-IV-TR bzw. der ICD-10-Forschungskriterien als Borderline-Störung diagnostizieren. Als Zweitdiagnose ist noch zumindest der schädliche Gebrauch von psychotropen Substanzen (F1.x1) oder gar die Abhängigkeit (F1.x2) zu diagnostizieren. Eine weitere psychiatrische Diagnose ist nicht zu vergeben. Auf der Ebene der psychopathologischen Merkmale wurden im Verlauf der Behandlung immer wieder zwei Fragen diskutiert:

1. Stellen die vom Patienten wiederholt beklagten, sich zwanghaft aufdrängenden Gedanken, einen anderen schlagen oder beschimpfen zu müssen, Zwangssymptome im engeren Sinne dar?
2. Rechtfertigen die über länger andauernden depressiven Einbrüche des Patienten nicht die zusätzliche Diagnose einer depressiven Störung?

Es erscheint mir jedoch insbesondere vor dem Hintergrund einer Borderline-Störung, für die hinlänglich bekannt ist, dass im Verlauf dieser Erkrankung die vielfältigsten psychopathologischen Symptome im Wechsel auftreten können, nicht sinnvoll, zu viele Zweitdiagnosen zu geben, es sei denn im Sinne einer mehrdimensionalen psychodynamischen und psychiatrischen Diagnosestellung, wie sie z.B. von Kernberg gerade für Patienten mit einer Borderline-Störung empfohlen worden ist. Danach könnte eine umfassende Diagnose des Patienten in einer spezifischen Phase des Behandlungsprozesses beispielsweise lauten: depressive Reaktion mit Suizidalität bei einem Borderline-Syndrom mit zwanghaften Anteilen.

Hier wird bereits deutlich, dass für unser klinisches Verständnis diagnostische Prozesse mehr als nur Symptome, Symptomgruppen und Verlaufscharakteristika zu berücksichtigen haben. Bei unserem Patienten waren z.B. Aspekte der Ich-Stärke, wie die Frustrations-, die Angsttoleranz oder die Impulskontrolle, für die Indikationsstellung zur Psychotherapie, aber auch für die ergänzende pharmakologische Behandlung wichtig. Dieser Patient wies während unserer Behandlung gerade in diesen Bereichen erhebliche Schwächen auf, die dazu führten, in der psychotherapeutischen Arbeit mit ihm ausschließlich stützend oder grenzsetzend – auch im Sinne der Übernahme von Ich-Funktionen – und medikamentös zu arbeiten. Gerade bezüglich der Ich-Funktionen, wie z.B. auch der Realitätsprüfung und der Qualität der Beziehungsfähigkeit, unterscheiden sich die hier diskutierten Patienten stark; eine auch behandlungstechnisch relevante Frage ist so in einer Reihe von Fällen immer auch die Beurteilung der Psychose-Gefährdung. Dasselbe gilt natürlich auch für die Art der Abwehrmechanismen. Diese Gesichtspunkte wie auch die Frage nach ätiologisch relevanten Faktoren sind in der ICD-10 nicht berücksichtigt. Auch in der geplanten multiaxialen Form sind keine Achsen für die Art der Persönlichkeitsstruktur oder die Ich-Funktionen berücksichtigt, was sowohl unter wissenschaftlichen als auch klinischen Gesichtspunkten bedauerlich ist.

Eine für unseren Patienten wichtige Dimension stellte auch die Krankheitsverarbeitung dar. Der Patient bilanzierte immer wieder im Verlauf seiner Erkrankung sein Leben ausgesprochen negativ, war voller Selbstvorwürfe und Selbsthass und wurde infolge dieser Krankheitsverarbeitung wiederholt suizidal. Infolge eines Suizidversuches stellten sich massive organische Komplikationen ein, die letztlich zu einer Amputation eines Beines mit allen psychosozialen Konsequenzen führten, die aus der Behinderung resultieren. Soweit Diagnostik den Anspruch einer handlungsleitenden Funktion einlösen will, ist so gerade an unserem Patienten zu sehen, dass die diagnostischen Dimensionen der Anpassung an die Störung und etwaiger Folgen als gemeinsame oder separate Achsen eine wichtige Rolle bei der Behandlungsplanung einnehmen.

Dennoch gibt es eine Reihe von Problemen, die sowohl für die Diagnosestellung als auch für die Behandlungsindikation von Bedeutung sind. Leitsymptom (Aggressivität) ist die ausgeprägte Wut kombiniert mit aggressivem Durchbruch. Die Fremdaggressivität tritt impulshaft und unkontrolliert auf und dient häufig der Abfuhr von inneren Spannungszuständen. Auch die Selbstaggressivität soll die Spannungsreduktion ermöglichen; der Patient berichtet wiederholt, dass er sich in Situationen, in denen er unter einem starken inneren Druck fühle, quasi zwanghaft, impulsungesteuert, selbst verletzen müsse (z.B. durch oberflächliche Pulsaderschnitte) und sich in der Regel danach erleichtert fühle. Die Suizidversuche sind unterschiedlich motiviert. Sie können einerseits eine Folge der unmittelbaren inneren Spannung oder auch des Gefühls der «inneren Leere» des Patienten darstellen.

In anderen Fällen stellen sie das Resultat seiner Krankheitsverarbeitung dar. Der Patient bilanziert nach diesem Verständnis sein Leben und seine Probleme und gerät vor diesem Hintergrund in depressive Verstimmungen, die durchaus auch mit Schuldgefühlen und massiven Selbstvorwürfen (im Sinne von: So wie du mit deinen aggressiven Impulsen bist, darf man nicht sein) gekoppelt sind.

Die Diagnose eines Borderline-Syndroms gibt Auskunft über das Ausmaß und die Qualität der Ich-Störung eines Patienten, jedoch nicht über die Art der Verarbeitung der Störung und über die Art der Charakterstruktur einer Störung; prinzipiell kann sich die Borderline-Störung mit jeder Charakterstruktur verbinden. Insofern ist auch eine Beurteilung der Charakterstruktur des Patienten von Bedeutung, um Aussagen bezüglich seines Verhaltens oder seiner Persönlichkeit machen zu können. Diagnostisch ist neben der Beschreibung der akuten Symptomatik und der auslösenden Situation eine möglichst präzise Erfassung der Charakterstruktur des Patienten von Bedeutung. Nach Kernberg sollte die Diagnose – neben der Beschreibung des Krankheitsbildes – Informationen über seine strukturellen und dynamisch-genetischen Aspekte beinhalten. Aussagen über die Art der habituellen Charakterabwehr und den Grad der Persönlichkeitsstörung geben Informationen über die Triebentwicklung, die spezifische Pathologie von Ich und Über-Ich sowie über die internalisierten Objektbeziehungen. Die Diagnose beinhaltet Konsequenzen für die Behandlung. Borderline-Patienten sind grundsätzlich in der Lage, Beziehungen aufrechtzuerhalten; diese sind jedoch in der Regel problematisch. Anzeichen von Ich-Schwäche, wie z. B.

- mangelnde Angsttoleranz
- mangelnde Impulskontrolle
- mangelnde Sublimierungsfähigkeit
- Nähe des Denkens zu Primärprozessen
- fluktuierende Symptomatik
- Verlust der Impulskontrolle

kann der Befriedigung eines inneren Impulses dienen oder der Abfuhr einer massiven inneren Spannung, Wechsel von Ich-Syntonizität innerhalb derartiger Zustände und Dystonizität außerhalb. Um die Psychose-Gefährdung eines Patienten zu beurteilen, sind seine Realitätsprüfung und die Qualität seiner Objektbeziehungen heranzuziehen.

ICD-10-Diagnosen

F60.31 Borderline-Persönlichkeitsstörung

F19.2 Abhängigkeitssyndrom durch multiplen Substanzgebrauch

8. Der alte Mann und die große Eisenbahn

Andreas Thiel und Joachim Grefe

Falldarstellung

Die Internisten der Medizinischen Klinik wandten sich an den zuständigen psychiatrischen Konsiliarius mit der Bitte, den 87-jährigen Herrn A. zu untersuchen, der schon seit mehr als einer Woche stationär behandelt werde und jetzt seit mehreren Tagen «so eigenartige Dinge» erzähle.

Zur **Vorgeschichte** wurde berichtet, Herr A. sei vor etwa drei Wochen zu seinem Hausarzt gegangen und habe über eine Schwellung und Schmerzen im rechten Bein geklagt. Unter dem Verdacht einer tiefen Unterschenkelthrombose habe der Hausarzt ihn daraufhin ins Krankenhaus überwiesen, wo die untersuchenden Ärzte die diagnostische Einschätzung des Hausarztes teilten. In Anbetracht des hohen Alters von Herrn A. wurde wegen fehlender längerfristiger therapeutischer Konsequenzen auf eine Phlebographie verzichtet. Er wurde jedoch stationär aufgenommen und lebte sich gut auf Station ein, wo er die aufmerksame Betreuung der Schwestern und Pfleger sichtlich genoss. Unter einer Behandlung mit Heparin und Hochlagerung des Beines entwickelte sich die Schwellung im Verlauf der nächsten Tage deutlich rückläufig, nach sieben Tagen konnte Herr A. wieder aufstehen und langsam mobilisiert werden.

Herr A. war schon eine Woche im Krankenhaus, als er den erstaunten Mitarbeitern gegenüber zum ersten Mal «die große Eisenbahn» erwähnte. Er erzählte, er sehe in seinem Zimmer wenige Meter vor sich eine riesige Eisenbahn. Die Lokomotive und die Waggons seien ganz realistisch und detailgetreu, und er wisse nicht, was eigentlich los sei. Als Herr A. dann am folgenden Tag weitere Einzelheiten berichtete und angab, durch sein Zimmerfenster auf der Wiese vor der Klinik «riesige Soldaten» und «tanzende Mädchen» zu sehen, waren die Mitarbeiter der Station zunehmend beunruhigt und riefen nach dem Psychiater um ein Konsil; wenig später wurde Herr A. dann in die Psychiatrie verlegt.

In der psychiatrischen Klinik traf der zuständige Arzt im Erstgespräch einen 87-jährigen, korrekt gekleideten, noch sehr rüstig wirkenden Patienten, der freundlich und zugewandt zur Vorgeschichte und Symptomatik berichtet. Der Patient hatte etwas Mühe, thematisch unterschiedlichen Gesprächsangeboten zu folgen. Bei der **psychopathologischen Befunderhebung** erschien Herr A. bewusstseinsvermindert und zeitweise leicht somnolent, jedoch in allen Qualitäten voll orientiert. Er bemühte sich, differenziert auf alle Fragen zu antworten, wobei sich keine sicheren Hinweise für eine Störung der Auffassungsfähigkeit oder des Gedächtnisses fanden. Im Gespräch war die Modulation seiner Mimik und Gestik diskret reduziert, jedoch nicht wesentlich eingeengt.

Herr A. wirkte psychomotorisch unruhig und spielte mit seinen Händen. Es kostete ihn offensichtlich einige Mühe, sich zu konzentrieren. Er bestätigte auf Nachfrage, es falle ihm schwer, seine Gedanken zu sammeln und sich zu konzentrieren. Er sehe fast den ganzen Tag über Eisenbahnen, Menschen und Tiere. Ganze Szenen müsse er mit ansehen, wobei alle Dinge viel größer als in der Realität seien. Diese optischen Halluzinationen standen in seinem Erleben deutlich im Vordergrund, Herr A. berichtete jedoch auch von taktilen Halluzinationen: So spüre er etwa manchmal «ganz deutlich» Berührungen von einer der «großen Personen». Fragen nach akustischen Halluzinationen und weiteren Sinnestäuschungen verneinte Herr A. glaubhaft. Hinweise auf wahnhafte Gedanken oder Beeinflussungserlebnisse fanden sich in der gezielten Exploration nicht. Über leichte Konzentrationsstörungen hinaus zeigte Herr A. einen unauffälligen Gedankengang. Er sagte, er sei «schon ganz durcheinander» und fühle sich durch diese Dinge sehr gestört. Vom Affekt her erschien Herr A. etwas ängstlich und verunsichert. Er gab an, seit einigen Tagen so unruhig zu sein. Er schlafe schlecht ein und wache in der Nacht häufig auf. Außerdem schwitze er mehr als sonst und fühle sich «ganz anders als sonst». Affektstarre und Affektleere oder typische Tagesschwankungen lagen ebenso wenig vor wie suizidale Symptome.

Familienanamnese und Befunde

Zu seiner **Lebensgeschichte** berichtete Herr A., als einziges Kind seiner Eltern in Ostpreußen geboren worden zu sein. Er habe beide Eltern im Krieg verloren. Später habe es ihn dann nach Niedersachsen verschlagen, wo er bei der Post gearbeitet habe. Vor dem Zweiten Weltkrieg habe er geheiratet, der heute 50-jährige Sohn sei sein einziges Kind. Nach Erreichen der Altersgrenze sei er pensioniert worden. Seine Ehefrau sei vor einem Jahr an einem Vaginal-Karzinom verstorben; nach mehrfachen Operationen und zahlreichen Bestrahlungen habe er sie zuletzt weitgehend alleine zu Hause gepflegt, was ihn sehr belastet habe. Nach ihrem Tod habe er sich an die Einsamkeit zunächst nur schwer gewöhnen können.

Zur eigenen **somatischen Anamnese** nannte Herr A. lediglich eine Nierenbeckenentzündung und eine Bandscheibenoperation, von denen er sich gut erholt habe. Vor 20 Jahren habe er schon einmal eine tiefe Beinvenenthrombose gehabt. Seit zwei Jahren leide er verstärkt unter zunehmenden «Gelenkverschleiß» in beiden Knien. Wegen dieser schmerzhaften Beschwerden sei er schon länger und seit dem Tod seiner Frau sogar regelmäßig bei seinem Hausarzt in Behandlung. Dieser habe ihm dann schließlich Tabletten verschrieben. Diese seien gut für ihn; wenn er längere Zeit vergesse, die Medikamente einzunehmen, werde er unruhig und bekomme regelrecht Verlangen danach. Mit diesen Tabletten, an deren genauen Namen er sich im Moment nicht erinnern könne, gehe es ihm dann wieder besser. Alkohol trinke er wenig, «gelegentlich ein Gläschen Wein», seit dem Tod der Ehefrau jedoch fast überhaupt nicht mehr. Genauere Nachfragen beim Hausarzt und beim ambulant behandelnden Orthopäden ergaben, dass Herr A. seit mindestens zwei Jahren verschiedene Benzodiazepinpräparate unterschiedlicher Art in nicht genau bekannter Menge verschrieben bekommen hatte.

Im weiteren Gespräch zur Familienanamnese ergaben sich keine relevanten neurologischen oder psychiatrischen Vorbelastungen.

Bei der **körperlichen Untersuchung** nach Aufnahme in der Psychiatrie befand sich der leicht adipöse Patient in einem guten Allgemeinzustand, schwitzte jedoch vermehrt. Der Puls war beschleunigt (Frequenz = 105/min) und der Blutdruck hyperton (RR = 165/100 mmHg). Von diskreten Unterschenkelödemen abgesehen, war der internistische Befund regelrecht.

Der **neurologische Befund** zeigte einen unauffälligen Hirnnervenstatus. Es fanden sich keine Sensibilitätsstörungen, keine Paresen, keine Pyramidenbahnzeichen und keine wesentlichen Hirnwerkzeugstörungen. Die Muskeleigenreflexe waren seitengleich bei lebhaftem Reflexniveau. Bei der Prüfung von Motorik und Koordination war der Patient etwas unsicher und zeigte eine angedeutete Fallneigung im Romberg-Versuch und einen deutlichen, mittelfrequenten Tremor.

In der weiteren **Diagnostik** fielen leicht erhöhte Transaminasen (GOT, GPT) und eine ebenfalls erhöhte Gamma-GT (74 U/1) auf. Die Bestimmung der übrigen Routinelaborparameter und die Liquordiagnostik ergaben keine pathologischen Befunde. Ebenfalls unauffällig waren die Ergebnisse von EKG, EEG, CCT und NMR von Schädel und Gehirn sowie die dopplersonographische Untersuchung der hirnversorgenden Gefäße.

Stationäre Behandlung

Im weiteren Verlauf der stationären Behandlung hielten die ausgeprägten optischen Halluzinationen unverändert an; Unruhe und Schlafstörungen nahmen weiter zu. Die Einzelheiten über den vorangegangenen Benzodiazepinkonsum waren den behandelnden Ärzten erst vergleichsweise spät bekannt geworden. Da Herr A. nach Aufnahme in der Klinik keine Benzodiazepine bekommen hatte, lag die Vermutung nahe, die Symptomatik als Entzugssyndrom mit Delir zu verstehen. Unter einer erneuten Benzodiazepingabe und der Gabe eines niedrig dosierten Neuroleptikums ging es Herrn A. dann schnell besser; Schlafstörungen, Unruhe und Tremor verschwanden innerhalb eines Tages ebenso wie die optischen Halluzinationen, was Herr A. als sehr entlastend erlebte. Die Problematik eines längerfristigen Benzodiazepingebrauchs und die damit zusammenhängende Abhängigkeitsgefahr wurden mit Herrn A. in mehreren Gesprächen ausführlich besprochen. Es gelang, ihn zu einer schrittweisen und vorsichtigen Dosisreduktion zu motivieren.

Nach der Überweisung in die Tagesklinik, wo die weitere psychiatrische Betreuung bis zum vollständigen Absetzen aller Medikamente erfolgte, konnte auch über die schwere Krankheit und den Tod der Ehefrau noch einmal in Ruhe gesprochen werden. Herr A. erhielt Anregung, Kontakte zu Gruppen mit anderen älteren Menschen zu knüpfen. Er begann vorsichtig, neue soziale Aktivitäten zu entfalten, um so die seit dem Tod der Ehefrau entstandene Einsamkeit ein wenig zu überwinden.

Bei der Entlassung aus der Tagesklinik nahm Herr A. keine Medikamente mehr ein und war psychopathologisch völlig unauffällig.

Diskussion der Falldarstellung

Anlass für die Vorstellung von Herrn A. beim Psychiater waren seine optischen Halluzinationen, d. h. seine Berichte über die große Eisenbahn. Der psychopathologische Befund war über diese auffälligen Halluzinationen hinaus durch Konzentrationsstörungen, Ängstlichkeit, Schlafstörungen und psychomotorische Unruhe geprägt; es handelt sich also um ein Delir. Zum Zeitpunkt der Aufnahme in der Klinik hatte Herr A. seit mindestens zwei Jahren regelmäßig Benzodiazepine eingenommen. Nachdem diese Medikation in der Klinik plötzlich unterbrochen worden war, entwickelte Herr A. eine Entzugssymptomatik, die sich schließlich bis zu einem Delir ausweitete. Die Latenz zwischen dem Absetzen der Benzodiazepine und dem Einsetzen einer Entzugssymptomatik kann wegen der langen Halbwertszeit bis zu 14 Tagen betragen; insofern war der klinische Verlauf im Falle von Herrn A. typisch. Die **allgemeinen Delir-Kriterien** werden in den diagnostischen Leitlinien der ICD-10 im Abschnitt F05 aufgelistet und sind im vorliegenden Fall erfüllt (vgl. **Tab. 11**). Da sich das Delir in Folge des Gebrauchs von Benzodiazepinen entwickelte, wird es in der ICD-10 im Abschnitt F1 (Störungen durch psychotrope Substanzen) abgebildet. Die genaue Art der Substanz wird mit der dritten Stelle kodiert; Benzodiazepine sind dabei den Sedativa und Hypnotika zugeordnet und werden somit als F13 verschlüsselt. Prinzipiell wurden die Delir-Kriterien in der ICD-10 weiter gefasst, als in der bisher gewohnten Diagnostik: Halluzinationen und die qualitative Bewusstseinstrübung werden jetzt nicht mehr obligatorisch gefordert, bereits eine Aufmerksamkeitsstörung reicht aus, um das Kriterium 1 der Kategorie F05 der ICD-10 zu erfüllen (vgl. **Tab. 11**).

Das Entzugssyndrom wird im Abschnitt F1 nur vergleichsweise unscharf und ohne Nennung von operationalisierten Diagnosekriterien beschrieben. Die Diagnose eines Entzugssyndroms soll vorrangig dann gestellt werden, wenn sich ein Patient wegen irgendwelcher Entzugssymptome körperlicher oder psychischer Art in ärztliche Behandlung begibt, und wenn diese Symptome eine besondere medizinische Behandlung erfordern. Als mögliche Beispiele für solche Symptome werden Angst, Depressionen und Schlafstörungen genannt. Differenziert wird jedoch danach, ob ein Entzugssyndrom ohne Delir (F1x.3) oder mit Delir (F1x.4) auftritt. Eventuell als Komplikation auftretende Krampfanfälle werden mit der fünften Stelle verschlüsselt. Bei Herrn A. kann somit die Diagnose einer Benzodiazepinabhängigkeit mit Delir ohne Krampfanfälle (F13.40) gestellt werden.

Da das Entzugssyndrom in der ICD-10 als ein möglicher Indikator für ein **Abhängigkeitssyndrom** gilt, sollte diese Diagnose ebenfalls erwogen werden. Herr A. hat einen starken Wunsch nach Benzodiazepinen, er nimmt diese zur Milderung von Entzugssymptomen ein und hat ein körperliches Entzugssyn-

Tabelle 11: Diagnostische Kriterien für ein Delir (Kategorie F05; nach den klinisch-diagnostischen Leitlinien der ICD-10 müssen für die Diagnose «Delir» mindestens leichte Symptome in jedem der genannten fünf Bereiche vorliegen.)

Kriterien	Symptome des Patienten
1. Störung des Bewusstseins und der Aufmerksamkeit	leichte Bewusstseinsminderung und Konzentrationsstörungen
2. globale Störung von Kognition, Wahrnehmung, Gedächtnis und Orientierung	optische und taktile Halluzinationen
3. psychomotorische Störung	Unruhe
4. Störung des Schlaf-Wach-Rhythmus	Ein- und Durchschlafstörungen
5. affektive Störung	Ängstlichkeit

drom entwickelt. Die notwendige Zahl von drei Kriterien, die nach Abschnitt F1x.2 für die Diagnose eines Abhängigkeitssyndroms erfüllt sein müssen, wird also im vorliegenden Fall gerade erreicht (vgl. **Tab. 12**). Als weitere Diagnose kann somit ein Benzodiazepinabhängigkeitssyndrom (F13.2) festgestellt werden.

Durch die Aufstellung vergleichsweise strenger Kriterien wird die Diagnose eines Abhängigkeitssyndroms (F1x.2) in der ICD-10 eingeengt. Die in Tabelle 12 aufgelisteten Kriterien werden häufig bei Patienten mit schweren Abhängigkeitserkrankungen von Alkohol oder Opiaten erfüllt sein; Patienten mit einer leichteren, möglicherweise jedoch chronischen Benzodiazepinabhängigkeit

Tabelle 12: Diagnostische Leitlinien für F13.2 (Benzodiazepinabhängigkeitssyndrom; nach den klinisch-diagnostischen Leitlinien der ICD-10 müssen für die Diagnose «Abhängigkeit» zu einem Zeitpunkt innerhalb des letzten Jahres drei oder mehr der genannten acht Kriterien vorhanden gewesen sein.)

Kriterien	Symptome des Patienten
1. starker Wunsch oder Zwang, die Substanz zu konsumieren	Seit mehr als einem halben Jahr habe er häufig ein Verlangen nach den Tabletten.
2. verminderte Fähigkeit, den Konsum zu kontrollieren	(nicht vorhanden)
3. Erfahrung, dass ein erneuter Substanzgebrauch die Entzugssyndrome mildert.	Ohne Tabletten werde er unruhig und könne nicht schlafen, nach Tabletteneinnahme gehe es ihm dann wieder besser.
4. ein körperliches Entzugssyndrom	Schlafstörungen, Schwitzen, Tachykardie, Bewusstseinsminderung, Halluzinationen
5. Nachweis einer Toleranz	(nicht vorhanden)
6. eingeengtes Verhaltensmuster im Umgang mit Benzodiazepinen	(nicht vorhanden)
7. fortschreitende Vernachlässigung anderer Vergnügen oder Interessen zugunsten des Substanzkonsums	(nicht vorhanden)
8. anhaltender Substanzgebrauch trotz des Nachweises eindeutiger schädlicher Folgen	(nicht vorhanden)

ohne Toleranzentwicklung und ohne vorangegangenes Entzugssyndrom werden diese Kriterien häufig nicht erfüllen.

Legt man die Kriterien des **DSM-IV-TR** zugrunde, so ergeben sich gegenüber der ICD-10 keine nennenswerten Unterschiede. Die diagnostische Einordnung erfolgt in ähnlicher Weise als «Delir nach Benzodiazepinentzug (292.81)» sowie als «Benzodiazepinabhängigkeit (304.10)». Abschließend sei noch auf zwei Gesichtspunkte hingewiesen: Nur in wenigen Fällen ist ein Benzodiazepinentzugsdelir bzw. -entzugssyndrom von derartig beeindruckenden Halluzinationen geprägt. In der Mehrzahl der Fälle sind die Wahrnehmungsstörungen weniger spektakulär, und die vegetativen Symptome bestimmen das klinische Bild. Im gelegentlich hektischen Alltag einer internistischen oder chirurgischen Station werden unspezifische Entzugssymptome den Mitarbeitern nicht immer sofort auffallen. Eine enge und regelmäßige Betreuung der Station durch den psychiatrischen Konsiliarius könnte jedoch anregen, ängstlich-unruhige Patienten besonders aufmerksam zu beobachten. Ziel sollte sein, durch einen frühzeitigen Behandlungsbeginn mögliche Komplikationen der Entzugssyndrome zu vermeiden. Das Auftreten solcher Benzodiazepinentzugssyndrome macht aber auch noch einmal das Problem der Abhängigkeitsentwicklung deutlich und unterstreicht die Notwendigkeit einer zurückhaltenden Verschreibungspraxis.

ICD-10-Diagnosen

F13.40 Sedativa-Entzugssyndrom mit Delir, ohne Krampfanfälle

F13.2 Sedativa-Abhängigkeitssyndrom

9. Hilfe Anfälle, bitte kommen Sie sofort!

Gabriele Hiller

Falldarstellung

«Bitte kommen Sie sofort!» – Dieser Hilferuf für den nervenärztlichen Konsiliardienst kommt von der internistischen Station eines Allgemeinkrankenhauses. Im Überwachungs- und Aktutbehandlungsraum der Station bietet sich ein dramatisches Bild: Alle Schwestern, Pfleger und Ärzte der Station sind um ein Krankenbett versammelt. Erst beim Nähertreten ist zu erkennen, dass die darin liegende Patientin rhythmisch mit den hoch in der Luft erhobenen Armen zuckt. An einem Arm wird sie von einem Krankenpfleger, am anderen Arm von einem Arzt festgehalten. Diese erklären, dass sie sonst auf das Bettgitter schlagen würde.

Die Patientin, eine 21-jährige Krankenschwester, reagiert nicht auf Ansprache. Als jedoch versucht wird, ihr ein Augenlid passiv zu öffnen, kneift sie kräftig die Augen zu. Die Pupillen sind weit und reagieren prompt auf Licht. Nachdem nur noch der behandelnde Arzt und die Nervenärztin im Patientenzimmer bleiben, hält die Patientin die Arme mit gekrümmten Fingern hoch in der Luft. Unter beruhigendem Zuspruch lässt sie die Arme dann nach unten führen, wo diese zwar ruhig liegen bleiben, nicht aber die Patientin. Das rhythmische Zucken hat jetzt die Beine und auch das Becken erfasst. Der Atem geht rasch und heftig, teilweise stöhnend. Erst nachdem man ihr eine Plastiktüte vors Gesicht gehalten hat, normalisiert sich die Atmung allmählich, auch die Zuckungen lassen nach. Als die Patientin sich unbeobachtet glaubt, beginnt sie vorsichtig und geschickt das Pflaster der im Arm liegenden Infusionskanüle zu lockern. Auf Ansprache zeigt sie aber nach wie vor keine Reaktion, so dass ein Gespräch mit ihr zunächst nicht möglich ist.

Sie war am Vortag unter dem Verdacht auf epileptische Anfälle auf die Station aufgenommen worden. Bei diesen Anfällen habe sie minutenlang mit Armen und Beinen gezuckt, sei nicht ansprechbar gewesen. Dabei habe kein Urinabgang stattgefunden, und es habe kein Zungenbiss vorgelegen. Vom Notarzt hatte sie Diazepam-Injektionen bekommen, die erst nach mehrfacher Wiederholung zum Sistieren der Anfälle geführt hätten.

Auf dem Flur wartet ein junger Mann, der sich als ihr Freund vorstellt. Bei ihr seien jetzt erstmals derartige Symptome aufgetreten, soweit er wisse. Allerdings kenne er sie erst seit einigen Monaten. Der Vater der Patientin sei Grieche. Er sei streng und missbillige es, dass seine Tochter Männerfreundschaften habe. Die Mutter, eine Deutsche, sei «hysterisch» und überbehütend. Wegen der Haltung des Vaters lebe die Patientin seit fast zwei Jahren bei der Großmutter mütterlicherseits. Auch diese lehne allerdings die Partnerschaften der Patientin ab. Zu den Eltern habe sie den Kontakt abgebrochen, bereits bevor er sie kennenlernte. Er selbst habe sie zusammen mit anderen am Vortag im Krankenhaus besucht. Als sie begonnen habe, heftig zu atmen und mit den Armen zu zucken, hätten ihr die Besucher gesagt, wenn sie nicht sofort damit aufhöre, würden sie gehen. Daraufhin sei sie wieder unauffällig gewesen. Akute Probleme der Patientin seien ihm nicht bekannt. Man habe zusammen ein Fest anlässlich eines Feiertages besucht und nur wenig Alkohol getrunken. Drogen seien nicht im Spiel gewesen. Der junge Mann, der ebenfalls in einem medizinischen Beruf arbeitet, gibt auf der Station an, dass er arbeiten müsse und in den nächsten Tagen deshalb nicht wieder zu Besuch komme könne.

«Bitte kommen Sie sofort!» Einige Stunden später ist es die EEG-Abteilung, von der dieser Hilferuf kommt. Zwei EEG-Assistentinnen stehen um die Patientin, die heftig mit den Armen zuckt und gegen das Bettgitter schlägt, wenn man sie nicht festhält. In der EEG-Ableitung finden sie dabei keine Veränderungen der Hirnstromkurve. Diese zeigt zwar medikamentös induzierte Veränderungen, jedoch keinen pathologischen Befund, insbesondere keine epilepsietypischen Potenziale. Die Patientin reagiert wieder nicht auf Ansprache. Nachdem die Elektroden abmontiert wurden und die Station gebeten wurde, die Patientin abzuholen, liegt sie ruhig im Bett; lediglich als zufällig ein bis dahin unbeteiligter Arzt vorbeikommt, sind die Arme wieder hoch in der Luft erhoben, die Finger gekrümmt, und sie fängt wieder an zu zucken.

Am folgenden Tag ist es möglich, mit ihr ein Gespräch zu führen. Sie gibt auf Fragen nach ihren Lebensumständen nur äußerst knappe Auskünfte, die nicht wesentlich über die bereits fremdanamnestisch bekannten Fakten hinausgehen. Sie wohne in einer ca. 50 Kilometer entfernten Großstadt ebenso wie ihr Freund und arbeite dort in einer chirurgischen Klinik. Sie sei nie ernstlich krank gewesen, auch nie psychotherapeutisch oder psychiatrisch behandelt worden. Sie spüre vor den Anfällen eine kurze Übelkeit. Dann könne sie sich an nichts mehr erinnern. Mit Freunden habe sie ein Fest anlässlich eines Feiertages besucht. Sie negiert jeglichen Drogenkonsum. Der Alkoholkonsum bei der Feier sei mäßig gewesen. Sie nehme keinerlei Medikamente ein. Probleme habe sie keine, und es sei in den vergangenen Tagen nichts Besonderes vorgefallen. Um aus dem Krankenhaus entlassen zu werden, wolle sie von ihrem Freund abgeholt werden. Der neurologische Untersuchungsbefund ist völlig unauffällig.

Noch vor der geplanten Entlassung treten gleichartige Anfälle wieder gehäuft auf, besonders nachdem der Vater der Patientin überraschend zu Besuch gekommen ist. Dieser, ein 47 Jahre alter Kaufmann, lebt seit Jahrzehnten in Deutschland und spricht sehr gut Deutsch. Er habe von der Großmutter der Patientin erfahren, dass sie im Krankenhaus sei. Soweit er wisse, habe sie erst vor einigen Wochen ihr Examen als Krankenschwester abgelegt. Über ihre konkrete Lebenssituation weiß er kaum etwas; sie habe den Kontakt zu den Eltern abgebrochen. Er habe nur erfahren, dass es mit der Großmutter viel Streit gegeben habe. Er argwöhnt, der Freund der Tochter müsse ihr ein Leid zugefügt haben. Er kenne den jungen Mann selbst nicht und habe auch erst zwei Tage zuvor, anlässlich der Krankenhausaufnahme von dieser Beziehung erfahren. Er wolle seine Tochter unbedingt mit «nach Hause» nehmen. Darunter versteht er die elterliche Wohnung. Er sei überzeugt, dass dann alles wieder gut werde. Auf den vorsichtigen Einwand, dass dies nicht unbedingt dem Willen seiner Tochter entsprechen müsse, geht er nicht ein. Er scheint sie nicht zur Kenntnis zu nehmen.

Kurz darauf geht er ins Krankenzimmer seiner Tochter und teilt ihr mit, dass er sie mit nach Hause nehmen wolle. Die Patientin stimmt ihm zu. Nachdem er kurz das Zimmer verlassen hat, wird sie auf dem Boden liegend zuckend aufgefunden, obwohl an beiden Seiten ihres Bettes Gitter befestigt waren. Verletzungen hat sie sich bei dem Sturz nicht zugezogen. Nachdem der Vater unverrichteter Dinge das Krankenhaus wieder verlassen hat, ist die Patientin wieder ansprechbar und wünscht nun, wie schon zuvor, von ihrem Freund abgeholt zu werden.

«Bitte kommen Sie sofort!» – Dieser telefonische Hilferuf erreicht den jungen Mann nicht. Entgegen seinen Angaben vom Vortag wird von der ihn beschäftigenden Klinik mitgeteilt, er sei in Urlaub. Nachdem die Patientin das erfahren hat, reiht sich ein Anfall an den anderen, so dass die vorgesehene Entlassung nicht möglich ist und sie in eine psychiatrische Fachklinik verlegt wird.

Zur Diagnose

Die Anfälle der Patientin führten zunächst zur Aufnahme in ein Allgemeinkrankenhaus, da bei der Notfallversorgung primär an eine Epilepsie gedacht wurde. Mit einem großen epileptischen Anfall (Grand mal) hatten ihre Anfälle den plötzlichen Verlust der Ansprechbarkeit und das rhythmische Zucken der Gliedmaßen gemeinsam. Diese Zuckungen hielten jedoch etwa eine halbe Stunde lang, also weit länger an als für einen epileptischen Anfall typisch. Meist dauert ein epileptischer Anfall weniger als zwei, selten fünf Minuten, und die Augen sind dabei meist offen – bei der Patientin waren sie stets geschlossen. Auch bei der klinischen Untersuchung fanden sich Unterschiede: Es lag keine Bewusstlosigkeit vor – also eine Unfähigkeit, äußere Reize wahrzunehmen und darauf zu reagieren –, sondern die Patientin zeigte aktive Abwehr beim Versuch, ihr die Augenlider zu öffnen, und führte zielgerichtete Handlungen aus, sobald sie vermeintlich unbeobachtet war. Die Lichtreaktion der Pupillen ist im tonisch-klonischen generalisierten epileptischen Anfall aufgehoben – bei der Patientin erfolgte sie prompt. Verletzungen hatte sie sich auch bei einem Sturz aus einem Meter Höhe nicht zugezogen. Es handelt sich also um Anfälle, die epileptische Anfälle in ihren Bewegungen sehr stark nachahmen, die jedoch klinische Charakteristika dissoziativer Anfälle zeigen: Die Augen waren im Anfall geschlossen, die Anfälle dauerten länger als fünf Minuten, Zungenbiss, Verletzungen, Urininkontinenz und Bewusstseinsverlust sind nicht aufgetreten.

Während eines ihrer Anfälle gelang es, ein EEG abzuleiten. Das EEG ist während eines generalisierten epileptischen Anfalles immer in charakteristischer Weise verändert – bei der Patientin fand sich jedoch im Anfall das gleiche Kurvenbild wie in entspannter Ruhe. Auch der körperliche Untersuchungsbefund und die Laborbefunde waren unauffällig. Somit lag keine körperliche Erkrankung vor, welche die Symptome erklären könnte.

Gibt es aber einen Beleg für eine psychische Verursachung? Die Patientin selbst ist wenig auskunftsbereit, versichert aber, es gebe keine Probleme. Was wir von ihren Bezugspersonen erfahren, lässt die konkreten Lebensumstände nicht recht deutlich werden. Es finden sich aber doch deutliche Hinweise auf Belastungen, Probleme und gestörte Beziehungen. Sie stammt aus einer griechisch-deutschen Ehe und steht im Konfliktfeld kulturell unterschiedlicher Moralvorstellungen. Sie trat erst wenige Wochen zuvor ins Berufsleben. Das Elternhaus hat sie nach wiederholten Auseinandersetzungen verlassen und schließlich den Kontakt zu den Eltern abgebrochen; sie lebt bei der Großmutter. Auch hier erfahren wir durch Dritte von Auseinandersetzungen. Details kann oder will aber niemand schildern. Den Vater lernen wir als einen Menschen kennen, der ungeachtet des Kontaktabbruchs als einzige Lösung der aktuellen Situation die Rückkehr der Tochter ins Elternhaus ansieht und entsprechend über sie verfügen will, ohne empathisch Interesse für ihre eigenen Nöte und Autonomiebestrebungen zu zeigen. Weiter werden wir Zeugen einer problematischen Partnerbeziehung: Der Freund der Patientin schützt berufliche

Verpflichtungen vor, um sich von ihr zu distanzieren. Für ihre Bitte um Hilfe ist er unerreichbar. Ebenso wie in diesem Fall sind sich die Patienten selbst ihrer Probleme und Konflikte häufig nicht bewusst.

Ob es ein auslösendes Ereignis mit unmittelbarem zeitlichem Zusammenhang zum ersten Auftreten der Symptomatik gegeben hat, wissen wir nicht. Auf Station wird aber eine Häufung der Anfälle in dem Moment deutlich, als die Patientin im Konflikt zwischen Vater und Freund steht; sie teilt dem Vater ihren Wunsch, nicht mit ihm ins Elternhaus zurückzukehren, nicht mit. Sein Vorhaben, sie dorthin mitzunehmen, wird aber durch einen neuen Anfall vereitelt. Diese Informationen reichen, auch wenn nicht alle Einzelheiten eruiert werden konnten, doch dazu aus, eine psychische Verursachung anzunehmen.

Die vorliegenden Informationen reichen nicht aus, um die OPD anzuwenden.

Nach **ICD-10** kann somit eine **dissoziative Störung** diagnostiziert werden, nämlich **dissoziative Krampfanfälle** (F44.5). Als diagnostische Eingangskriterien für die dissoziativen Störungen (F44) in der ICD-10 werden dabei gefordert:

A. Ausschluss einer körperlichen Erkrankung als Ursache für die vorliegende Störung und
B. eine ausreichende Information über den psychologischen und sozialen Hintergrund und die Beziehungen des Patienten, so dass eine überzeugende Erklärung für das Auftreten der Erkrankung gegeben werden kann.

Diese Eingangskriterien sind bei den Patienten ebenso erfüllt, wie die spezifischen diagnostischen Kriterien für die dissoziativen Krampfanfälle (F44.5): «Dissoziative Krampfanfälle (Pseudoanfälle) können epileptische Anfälle in ihren Bewegungen sehr stark nachahmen, bei psychogenen Krampfanfällen sind jedoch Zungenbiss, schwere Verletzungen beim Sturz oder Urininkontinenz selten, und statt des Bewusstseinsverlust findet sich ein Stupor- oder tranceähnlicher Zustand.»

Nach **DSM-IV-TR** und **DSM-5** wird diese Störung nicht zu den dissoziativen Störungen, sondern als **Konversionsstörung (300.11)** zu den somatoformen Störungen gerechnet. Die diagnostischen Kriterien umfassen hier neben einer Veränderung einer körperlichen Funktion, die nicht durch eine bekannte körperliche Funktionsstörung erklärt werden kann und nicht einem kulturell sanktionierten Reaktionsmuster entspricht, den Nachweis eines zeitlichen Zusammenhanges zwischen einer psychosozialen Belastung und dem Beginn oder der Exazerbation der Symptome sowie das Fehlen bewusster willentlicher

Kontrolle über die Symptome. Das letzte Kriterium dient der Abgrenzung von Simulation und von einer vorgetäuschten Störung, für die sich bei der Patientin keine sicheren Hinweise finden, wenngleich ihr Verhalten relativ bewusstseinsnahe ist, auch ihre auf Widerstand weisenden Reaktionen während der Gespräche in der Klinik.

ICD-10-Diagnosen

F44.5 dissoziative Krampfanfälle

10. Mein Arm, mein Herz, mein Verstand

Ute Siebel und Horst Dilling

Falldarstellung

Herr Z. kam nach einem Anruf seines Hausarztes zur stationären Aufnahme, wobei der Kollege betonte, dass er dem aktuellen Druck des Patienten nicht standhalten könne und dem Ausmaß der Beschwerden und Hilflosigkeit ambulant nicht mehr zu begegnen sei.

Der 70-jährige verwitwete, kinderlose, berentete ehemalige kaufmännische Angestellte kam ohne Begleitung in die Klinik. Er wirkte hager, blass und deutlich vorgealtert. In seinem riesig erscheinenden, schweren, mit Fell gefütterten Wildledermantel verschwand er fast, betonte jedoch, diesen Mantel tragen zu müssen, da er dauernd friere. Er befürchte auch, hier im Krankenhaus ständig frieren zu müssen und mit den harten Betten überhaupt nicht zurechtzukommen. Dann sei er ja auch durch die Kriegsverletzung des linken Armes – der Unterarm wurde amputiert – viel stärker als alle anderen Patienten der Station gehandicapt.

Herr Z. berichtete, dass er in dem Altenheim, in dem er seit einem Jahr lebt, nach den anfänglichen Schwierigkeiten einigermaßen zurechtkomme. Nach seinem letzten Klinikaufenthalt vor einem halben Jahr sei es ihm zunächst gut gegangen: Er habe, was er sich heute kaum vorstellen könne, ausreichend geschlafen, einige Kontakte im Heim geknüpft, auch an Veranstaltungen dort teilgenommen und sei täglich spazieren gegangen. Sein langjähriges Hobby, die Beschäftigung mit Insekten, habe er jedoch noch nicht wiederaufgenommen. Zwei Wochen zuvor habe sich dann sein Zustand innerhalb einer Woche drastisch verschlechtert. Er sei plötzlich unruhig geworden, habe überhaupt nicht mehr schlafen können und könne auch nichts mehr essen. Sein 9 qm kleines Zimmer habe er kaum noch verlassen, er sei dort ständig hin und her gelaufen, da er keiner Beschäftigung habe nachgehen können. Nun seien auch seine mannigfaltigen körperlichen Beschwerden ganz in den Vordergrund gerückt, er zitiert aus seiner mitgebrachten handgeschriebenen Liste elf Beschwerdepunkte: Der teilamputierte Arm behindere ihn, er habe rheumatische Beschwerden in beiden Schulter-und Kniegelenken, das ohnehin stark vorgeschädigte Herz («Nie wieder würde ich eine solche Bypass-Operation durchführen lassen!») stolpere und rase, er habe eine entsetzlich trockene Nase, auch eine Mundtrockenheit, wobei wohl alle seine Körperdrüsen die Funktion eingestellt hätten, da er auch unter einer hartnäckigen Verstopfung leide. Das Dilemma sei noch verstärkt dadurch, dass sein Gebiss nicht in Ordnung sei. Der Zahnarzt könne keine gut sitzende Prothese aufgrund der Unterkieferverletzung aus dem Krieg herstellen, so dass er allenfalls Breikost zu sich nehmen könne. Weiterhin friere er in letzter Zeit ständig, manchmal schwitze er auch kurzzeitig stark und seine Stimme sei ganz heiser geworden. Nun hätten auch die Augen nachgelassen, mit der kurz zuvor neu angeschafften Brille komme er gar nicht zurecht. Es sei ihm auch aufgefallen, dass seine Merkfähigkeit stark nachgelassen habe und er sich überhaupt nicht mehr konzentrieren könne. Alles deute darauf hin, dass er den Verstand verliere, wenn er ihn nicht schon verloren habe.

Aus der Biografie von Herrn Z.

1923 sei er in Frankfurt als jüngster von insgesamt fünf Brüdern geboren. Die Mutter sei alleinerziehend gewesen, da der Vater, ein Kaufmann, starb, als der Patient drei Jahre alt war. Die Mutter sei eine tüchtige, sehr lebensbejahende Frau gewesen, auch die beiden noch lebenden Brüder seien patent und ihm überlegen. Er sei immer ein ängstlicher, zaudernder Mensch gewesen mit Angst vor Krankheit und Unwägbarkeiten. Als Soldat habe er stets die Rheinländer mit ihrem sanguinischen Temperament bewundert, die selbst in schwierigsten Situationen nicht verzagt hätten. Nach dem Besuch des Gymnasiums legte er während des Krieges das Notabitur ab. Anschließend sei er als Soldat an der Ostfront gewesen bis 1945, wo ihm in letzter Minute die Flucht über Danzig gelungen sei. In den letzten Kriegstagen habe ihn noch eine Granate erwischt, die zu der Teilamputation des linken Armes und der Unterkieferverletzung führte. Nach seiner Rückkehr aus dem Krieg habe es keine Möglichkeit zum Studium für ihn gegeben, so dass er eine kaufmännische Ausbildung in einer Firma in Frankfurt absolvierte. Er wechselte zu einer Zweigstelle des Unternehmens in Bremen und lernte hier seine spätere Ehefrau kennen. Diese sei, wie er selbst, schwerbehindert gewesen aufgrund einer Endokarditis mit nachfolgendem Herzklappenfehler. Die Ärzte hätten seiner Ehefrau wegen der Erkrankung dringend von einer Schwangerschaft abgeraten, so dass die Ehe kinderlos blieb. Beide seien miteinander sehr glücklich gewesen, auch das gemeinsame Interesse an der Natur habe sie verbunden. So kenne er niemanden außer seiner Frau, der als Erwachsener noch die Vogelstimmen kennengelernt habe. Im Laufe der Jahre habe er sich aber auch zunehmend mit der Erforschung von Insekten befasst, hier habe er sich einen nationalen und internationalen Ruf als Entomologe erworben, der jetzt aber nichtig sei. Mit 58 Jahren sei er berentet worden, nachdem ihn zuvor bereits verschiedene körperliche Beschwerden ohne eigentlichen Krankheitswert quälten. Seine Frau habe morgens zu ihm gesagt, wenn er die Treppe hinuntergekommen sei: «Von der Höh', von der Höh', wo tut es dir denn heut wöh?» Nach der Berentung sei er aktiv im Naturschutz tätig gewesen. Sehr belastend war für ihn der Tod der Ehefrau, die mit 67 Jahren auf der Intensivstation verstarb. Nachdem er alleine in seiner Wohnung nur schlecht zurechtkam, lebt Herr Z. seit seinem 68. Lebensjahr in einem Altenheim. Beim Umzug in das kleine Zimmer des Altenheimes habe er den größten Teil seiner umfangreichen Büchersammlung und seine Insektensammlung, vor allem Bockkäfer und Kurzflügler, zunächst bei Bekannten untergestellt.

Untersuchungsbefunde

Im **Aufnahmegespräch** war Herr Z. wach, bewusstseinsklar und in allen Qualitäten ausreichend orientiert. Mimik und Gestik waren spärlich. Im Kontakt verhielt er sich zugewandt, war dabei jedoch sehr klagsam, unruhig und gequält. Er erlebte seine Situation als aussichtslos, drängte auf aktive Maßnahmen des Behandlers und erwartete Hilfe, um die dann folgenden Angebote gleich wieder zu entwerten. Die subjektiven mnestischen Funktionsstörungen in Form von Konzentrationsschwäche und Merkfähigkeitsstörung waren nicht objektivierbar. Das formale Denken war auf die körperliche Beschwerdesymptomatik eingeengt. Inhaltlich deutete Herr Z. seine Symptomatik als Strafe, äußerte das Gefühl, nichts wert zu sein, ohne dass dies klar wahnhaften Charakter hatte. Im Affekt war der Patient deutlich niedergedrückt, dabei kaum schwingungsfähig. Tagesschwankungen lagen nicht vor. Es bestanden keine Wahrnehmungsstörungen oder Ich-Störungen. Herr Z. berichtete von Todeswünschen, jedoch ohne suizidale Phantasien oder Impulse.

Die **körperliche Untersuchung** zeigte einen Patienten in reduziertem Allgemeinzustand und ausreichendem Ernährungszustand nach linksseitiger Unterarmamputation. Weiterhin bei der Herzauskultation systolisches Geräusch über der Herzspitze ohne Fortleitung. Bewegungsunabhängige Schmerzhaftigkeit in beiden Schulter- und Kniegelenken ohne erkennbare Deformität oder Schwellung. Die **Laboruntersuchungen** zeigten keine relevanten pathologischen Parameter. In der **somatischen Anamnese** sind eine koronare Herzkrankheit mit Myokardinfarkt seit seinem 60. Lebensjahr und eine Bypass-Operation zwei Jahre später von relevanter Bedeutung. Aus der Familienanamnese ist bekannt, dass mehrere männliche Mitglieder der Familie an Depressionen litten. Auch ein Bruder des Patienten neige zu Depressionen.

Psychiatrische Vorgeschichte und Behandlungsverlauf

Die psychiatrische Vorgeschichte beginnt etwa mit dem Zeitpunkt der Berentung, als Schlafstörungen und gelegentliche depressive Verstimmungen aufgetreten waren. Seit diesem Zeitpunkt bestand ein erheblicher Tranquilizer-Missbrauch. Bald nach dem Tod der Ehefrau war es zu einem maniformen Zustandsbild mit Antriebsteigerung, Schlaflosigkeit und distanzlosem Verhalten gekommen, das während eines stationären Aufenthaltes als hirnorganisches Psychosyndrom missdeutet wurde. Bei einem weiteren stationären Aufenthalt nach seiner Aufnahme in Altenheim wurde eine endoreaktive Depression diagnostiziert, später im gleichen Jahr erneute psychiatrische Behandlung nach einem Suizidversuch durch Tablettenintoxikation. Bezüglich der Suchtanamnese liegt ein erheblicher Tranquilizer-Missbrauch in der Zeit nach der Berentung sowie auch wieder seit wenigen Wochen vor der aktuellen Aufnahme vor.

Zu Beginn der **stationären Behandlung** war Herr Z. weiterhin sehr unruhig und gequält. Die Bemühungen von Seiten des Pflegepersonals wie die Besorgung einer weicheren Matratze und zusätzlicher Decken sowie die spezielle Lagerung seines Ledermantels (dieser passte nicht in den zimmerüblichen Kleiderschrank) – zunächst waren dies von ihm als unüberwindliche Hindernisse angesehene Dinge – konnte Herr Z. kaum annehmen. Aufgrund der erheblichen anticholinergen Nebenwirkungen und zusätzlicher Agitiertheit musste ein Wechsel der ambulant begonnenen antidepressiven Medikation vollzogen werden. Mit zusätzlicher Gabe eines schlafanstoßenden Neuroleptikums zur Nacht besserten sich dann sowohl die körperlichen Beschwerden als auch Schlaf, Stimmung und Antrieb. Herr Z. war wieder in der Lage, sich die Zeit mit dem Lösen von Kreuzworträtseln zu vertreiben und nahm regen Anteil am Stationsleben. So konnte er nicht verstehen, dass der Stationsflur im Rahmen einer Renovierung in einem hellen violetten Farbton gestrichen wurde: Ein farbenkundiger Psychologe seiner früheren Firma habe damals diesen ihm kühl erscheinenden Ton für die Firmenflure vorgeschlagen, da dort alle Mitarbeiter schnell durchlaufen und keine Zeit für Gespräche vertun sollten. Ein Flur auf einer psychiatrischen Station müsse doch das Gegenteil, nämlich Verweilen und Begegnung, ermöglichen.

Herr Z. machte Ausflüge in die Stadt, besuchte seinen früheren Freund, bei dem er Teile seiner Insektensammlung untergebracht hatte, und unternahm Waldspaziergänge in Begleitung einer Bekannten, auch dieser Kontakt ging auf frühere gemeinsame Insektenforschung zurück. Herr Z. tolerierte Beurlaubungen gut, so dass er nach etwa zehnwöchiger stationärer Behandlung in sein Heim entlassen werden konnte.

Diagnostische Einordnung

Diagnostisch ist die Erkrankung des Patienten nach der ICD-10-Klassifikation als bipolare affektive Störung mit gegenwärtig schwerer depressiver Episode ohne psychotische Symptome (F31.4) zu werten. Als Zweitdiagnose liegt ein iatrogener Benzodiazepin-Missbrauch (F13.1) vor.

Im Abschnitt F3 der ICD-10 über affektive Störungen wird der Unterschied zur ICD-9 als auch die Nähe zur DSM-IV-TR-Klassifikation besonders deutlich. In diesem Kapitel wurde der deskriptive Ansatz weitgehend durchgehalten, wobei im Bereich affektiver Störungen ausdrücklich auf die kategoriale Unterscheidung zwischen neurotischen und endogenen Störungen verzichtet wurde. Stattdessen werden affektive Störungen ihrer Schweregrade (leicht, mittelgradig, schwer) entsprechend differenziert. An die in den früheren Klassifikationen durchgeführte nosologische Einteilung erinnert noch die weitere Differenzierungsmöglichkeit nach dem Vorhandensein von psychotischen bzw. somatischen Symptomen. Somatische Symptome werden nur bei den depressiven Störungen aller drei Schweregrade für die Diagnose berücksichtigt, während psychotische Symptome sowohl für manische als auch schwere depressive Syndrome Berücksichtigung finden.

Nach **DSM-IV-TR** und **DSM-5** liegt bei Herrn Z. eine bipolare Störung, letzte Episode depressiv, schwer, ohne psychotische Symptome (296.53) vor. Aktuell sind bei Herrn Z. die Kriterien für eine majore Depression ohne psychotische Symptome vorhanden.

Auch im DSM-IV-TR wird eine Differenzierung nach Schweregrad in leicht, mittel und schwer, einmal mit, einmal ohne psychotische Symptome vorgenommen; im DSM-5 ist die Einteilung: leicht, mittel, schwer, mit psychotischen Symptomen, in teilweiser oder völliger Remission.

In der **ICD-10** werden für die bipolare affektive Störung wenigstens zwei Episoden gefordert, in denen Stimmung und Antriebsniveau deutlich gestört sind. Zwischen den Episoden ist die vollständige Besserung charakteristisch. Bei Herrn Z. war zwei Jahre vor der aktuellen Erkrankung eine Episode mit Antriebssteigerung und Schlaflosigkeit aufgetreten, die wegen der notwendigen stationären Behandlung als Manie zu werten ist. Mit dieser Phase und zwei weiteren depressiven Phasen in der Vorgeschichte ist daher die Erkrankung unter F31.4 «bipolare affektive Störung, gegenwärtig schwere depressive Episode ohne psychotische Symptome» zu kodieren.

Die aktuelle Erkrankung erfüllt die Kriterien der ICD-10 für eine depressive Episode. Die einzelnen Merkmale und die entsprechende Befundkonstellation zeigt **Tabelle 13**. Die für eine schwere depressive Episode geforderten drei

Tabelle 13: Zusammenfassende Darstellung der diagnostischen Leitlinien der ICD-10 zu F32 depressive Episode und die Befundkonstellation des Patienten

Kriterien	Herr Z.
gedrückte Stimmung	deutlich vorhanden
Interessenverlust	Mannigfaltige frühere Interessen sowie allgemeines Interesse an der Umwelt sind nicht wahrzunehmen.
Freudlosigkeit	kann sich über nichts mehr freuen
Verminderung des Antriebs mit erhöhter Ermüdbarkeit und Aktivitätseinschränkung	antriebslos und erschöpft, nicht in der Lage, außerhalb seines Zimmers etwas zu tun
verminderte Konzentration und Aufmerksamkeit	kann nicht lesen oder einem längeren Gespräch folgen
vermindertes Selbstwertgefühl und Selbstvertrauen	deutlich vorhanden
Schuldgefühle und Gefühle von Wertlosigkeit	Deutet seine Symptomatik als Strafe – er habe sich nie genug um die Ehefrau gekümmert, beschreibt auch das Gefühl, wertlos zu sein.
negative und pessimistische Zukunftsperspektiven	erlebt seine Situation als aussichtslos
Gedanken oder erfolgte Selbstverletzung oder Suizidhandlungen	Todeswünsche ohne suizidale Phantasien
Schlafstörungen	ausgeprägt vorhanden
verminderter Appetit	vorhanden

Symtome (depressive Stimmung, Verlust von Interesse oder Freude, erhöhte Ermüdbarkeit) sowie auch mindestens vier weitere Symptome der obigen Aufstellung sind eindeutig vorhanden. Ein somatisches Syndrom wird nach den diagnostischen Leitlinien für eine schwere depressive Episode stets vorausgesetzt. Herr Z. erfüllt von diesen Kriterien die Mehrzahl (vier sind gefordert), wie **Tabelle 14** zeigt.

Psychotische Symptome wie Wahnidee, Halluzinationen oder depressiver Stupor sind nicht vorhanden.

Tabelle 14: Darstellung der Kriterien des somatischen Syndroms bei depressiven Episoden und der Konstellation des Patienten

Kriterien	Herr Z.
Interessenverlust oder Verlust der Freude an normalerweise angenehmen Aktivitäten	vorhanden
mangelnde Fähigkeit, auf eine freundliche Umgebung oder günstige Ereignisse emotional zu reagieren	reagierte reizbar mürrisch und entwertend auf Zuwendung der Behandler
frühmorgendliches Erwachen, zwei oder mehr Stunden vor der gewohnten Zeit	vorhanden
Morgentief	nicht vorhanden
durch andere objektivierter Befund einer psychomotorischen Hemmung oder Agitiertheit	lief unruhig über die Station, konnte nicht ruhig sitzen
deutlicher Appetitverlust	vorhanden
Gewichtsverlust, häufig mehr als 5 % des Körpergewichts im vergangenen Monat	nicht vorhanden
deutlicher Libidoverlust	vorhanden

Der iatrogene Benzodiazepin-Missbrauch wird im DSM-IV-TR und DSM-5 als unangepasstes Konsummuster beschrieben, bei dem der Gebrauch fortgesetzt wird, trotz des Wissens um ein soziales, berufliches, psychisches oder körperliches Problem, das durch den Gebrauch der Substanz verstärkt wird (305.40). In der ICD-10 wird der schädliche Gebrauch von Benzodiazepinen unter F13.1 kodiert. Es wird ein Konsumverhalten beschrieben, das zu einer körperlichen oder psychischen Gesundheitsstörung führt.

Bei Herrn Z. gab es ein Jahr zuvor eine deutliche Entzugssymptomatik nach Absetzen der Benzodiazepine. Inzwischen hatte Herr Z. wieder Benzodiazepine eingenommen; eine Mitbeteiligung der Tranquillizer an der quälenden Unruhe des Patienten im Sinne einer paradoxen Reaktion kann erwogen werden. Die Kriterien für ein Abhängigkeitssyndrom waren bei Herrn Z. nicht gegeben.

Katamnestische Notiz

Vier Wochen nach Entlassung stellte sich Herr Z. in Begleitung einer jungen freundlichen Betreuerin seines Altenheimes abschließend auf der Station vor. Insbesondere seine Begleiterin berichtete strahlend von dem guten Zustand des Patienten: So kontaktfreudig, aufgeschlossen und munter habe sie ihn nie erlebt. Von Zeit zu Zeit ist Herr Z. in der Leseecke einer großen Buchhandlung der Stadt anzutreffen, wo er mit großem Interesse neuerschienene Bücher studiert.

ICD-10-Diagnosen

F31.4 bipolare affektive Störung, gegenwärtig schwere depressive Episode ohne psychotische Symptome

F13.1 schädlicher Gebrauch von Sedativa

11. Ölbefleckte Tugend

Werner Mombour

Grund der Aufnahme

Auf eigenen Wunsch kam eine 41-jährige ledige Büroangestellte zur stationären psychiatrischen Behandlung wegen seit circa zwei Jahren bestehender Zwangsgedanken und Zwangshandlungen. Sie habe die unangenehme sich ihr aufdrängende Vorstellung, dass sie an ihrem Körper und ihrer Kleidung überall mit Öl befleckt sei, müsse deswegen häufig die Kleidung wechseln, Wäsche wegwerfen, und sich meist am ganzen Körper waschen. Insbesondere habe sie die Empfindung, Schlüpfer und Büstenhalter seien ölbeschmiert. Auch überall in der Außenwelt glaube sie, Ölflecken zu sehen oder sogar Schläuche und Kannen mit großen Einfüllstutzen (wie man sie für Ölheizungen verwendete). Sie wisse zwar, dass dies keine Wirklichkeit sei, müsse aber aufgrund ihrer Vorstellungen immer wieder nachkontrollieren, ob nicht doch Ölflecken an Wäsche und Häuserwänden seien oder Schläuche und Kannen vor ihrer Wohnung ständen.

Diese Vorstellungen seien manchmal so stark, dass sie auch kurzzeitig von deren Realität überzeugt sei, obwohl sie natürlich wisse, dass dies nicht so sein könne. Begegne sie tatsächlich einem Tankwagen oder Feuerwehrfahrzeug oder sehe sie Kannen vor Geschäften stehen, dann sei es besonders schlimm, sie müsse sofort nach Hause eilen, sich abduschen, gründlich abseifen und ihre Kleidung in die Wäsche geben. Wenn sie Gullis auf der Straße sehe, habe sie das Gefühl, dass jeden Moment dort Öl herausquellen könne. Aus diesen Gründen gehe sie kaum noch aus dem Hause und ihre Arbeitsfähigkeit im Büro und Haushalt habe erheblich nachgelassen durch diese Gedanken, die Kontrolle und das Waschen. Sie leide sehr unter ihrem Zustand und habe sogar schon mal an Selbstmord gedacht. Eine einmonatige stationäre Behandlung mit einem Antidepressivum (Amitryptilen) und eine halbjährige ambulante, analytisch orientierte Psychotherapie hätten ihr keinerlei Erleichterung gebracht.

Lebensgeschichte

Die Patientin wurde in einer süddeutschen Großstadt als zweites Kind ihrer Mutter unehelich geboren. Der Vater trennte sich danach von der Mutter, kümmerte sich auch mit Unterhaltszahlungen kaum um die Familie, und die Mutter erzog ihre beiden Töchter in Ablehnung des Vaters. Während der Berufstätigkeit der Mutter (eigenes Detailgeschäft) wurden die Mädchen in einen Kinderhort gegeben, wo die Patientin häufig weglief. Sie besuchte acht Klassen Volksschule, war anfangs eine gute, dann eine schlechte Schülerin, blieb einmal sitzen, da sie wegen der Berufstätigkeit der Mutter nicht bei den Aufgaben beaufsichtigt wurde. Als Kind sei sie schwierig gewesen, eigenwillig, trotzig, «böse». Sie habe meist das Gegenteil von dem getan, was sie sollte, schlich sich häufig trotz Verbot aus der Wohnung, streunte auf der Straße herum und kehrte erst spät zurück. Sie sei wegen all dem auch viel bestraft worden, während ihre Schwester ein Musterkind war. All dies änderte sich völlig mit dem Eintritt der Pubertät und dem Beginn einer Modistinnen-Lehre. Unter dem Einfluss einer bildschönen und umschwärmten Freundin sei sie zartfühlend, feinsinnig und sensibel geworden und habe sich für Theater und Musik interessiert. Nach Abschluss der Lehre und einer zweijährigen Tätigkeit in einer Schneiderei habe sie mit 20 Jahren für ca. ein Jahr ein Konservatorium besucht, sie wollte sich als jugendlich-dramatische Sopranistin ausbilden lassen und Opern- und Konzertsängerin werden. Aus finanziellen Gründen musste sie dieses Berufsziel wieder aufgeben. Sie arbeitete dann wieder in Textilgeschäften als Verkäuferin. Um eine sitzende Tätigkeit zu finden, ließ sie sich zur Büroangestellten umschulen und war seit dem 35. Lebensjahr bei einer öffentlichen Dienststelle beschäftigt.

Entwicklung der Symptomatik im lebensgeschichtlichen Zusammenhang

Sie sei immer viel ausgegangen, nicht wenige Männer hätten sich für sie interessiert, und die Zahl ihrer Verehrer könne sie nicht zählen. Sie habe jedoch immer die Flucht ergriffen, wenn etwas hätte «ernst werden» können; ihre längsten Bekanntschaften hätten höchstens einige Monate gedauert. Häufig habe sie auch Verehrer «versetzt»; sie sei nie mit einem von ihnen in ein Nachtlokal, zu ihm nach Hause oder abends in einen Park gegangen. Das Sexuelle habe sie nie gereizt, sie verurteile Menschen, die «in dieser Richtung ausarten» würden, ihre Periode habe sie als unangenehm empfunden, sie habe auch in der Pubertät nie onaniert.

Mit 37 Jahren lernte sie während eines Sizilien-Urlaubes einen 25-jährigen Italiener kennen, der sich sehr für sie interessierte. Nachdem sie ein paar Mal mit ihm ausgegangen war, versetzte sie ihn bei einer erneuten Verabredung aus Angst, er könne sich ihr nähern; sie ließ ihn aber während der 1½ Stunden beobachten, in denen er auf sie wartete. Hinterher habe es ihr leid getan und deswegen habe sie im nächsten Jahr ihren Urlaub wieder am gleichen Ort verbracht. Sie traf diesen Bekannten aber nicht wieder, lernte jedoch einen anderen Sizilianer kennen. Mit ihm unternahm sie eine Autofahrt, ließ sich von ihm zum Essen und Trinken in einem Restaurant einladen und ging mit ihm – «durch den Alkohol leicht benebelt» – in sein Haus. Dort sei es zum Geschlechtsverkehr gekommen, alles sei so rasch gegangen, so dass sie sich gar nicht habe wehren können, er habe die Situation «schamlos» ausgenutzt. Nach diesem ersten Geschlechtsverkehr in ihrem Leben habe sie sich sofort «total von oben bis unten abseifen» müssen, sie habe sich, auch in ihrer weiblichen Würde, «beschmutzt gefühlt». Vor dieser Zeit hatte sie noch nie einen nackten Mann gesehen, dessen Geschlechtsteile seien für sie besonders abstoßend gewesen. Sie habe sofort den Kontakt mit ihm abgebrochen, obwohl er versuchte, wieder mit ihr auszugehen. Er hatte sich noch bei der Autofahrt ihre Adresse geben lassen und blieb mit ihr «im Briefverkehr», sie beantwortete seine Briefe. Einige Zeit danach habe sie angefangen, einzelne Kleidungsstücke, insbesondere Unterwäsche, aber später auch Pullover und Schals, wegzuwerfen, da sie das Gefühl hatte, sie seien ölig und beschmiert. Sie habe niemanden davon erzählt.

Ihren nächsten Urlaub verbrachte sie wieder am gleichen Ort, begegnete dem Freund jedoch nicht mehr, sondern erst im darauffolgenden Jahr. Die Patientin ist inzwischen 40 Jahre alt, steht in brieflichem Kontakt mit dem Bekannten, verschwieg ihm aber zum zweiten Mal, dass sie wieder auf Sizilien in Urlaub sei. Durch Zufall hätten sie sich im Hotel-Foyer getroffen, sie habe ihn zunächst «gar nicht erkannt», weil er ihr diesmal «nicht so wüst vorgekommen» sei. Er habe sich rührend um sie bemüht, sie verwöhnt, sie sei wieder mit ihm in sein Haus gefahren, wo es mehrmals zum Geschlechtsverkehr gekommen sei. Er sei dann bei diesem Urlaub und dem nächsten fast täglich zu ihr gekommen, sie habe aber schließlich nicht mehr mit ihm ausgehen wollen und den Intimverkehr, sogar Zärtlichkeiten, abgewehrt. Zum Ende brach sie auch den persönlichen Kontakt ab, schrieb und telefonierte jedoch weiter mit ihm, auch von Deutschland aus.

Parallel zur erneuten Aufnahme des sexuellen Kontaktes habe sich das Gefühl, mit Öl beschmiert zu sein, zunehmend verstärkt, und sich von ihrem Körper und der Kleidung auch auf Gegenstände ausgedehnt (z. B. Waschlappen, Wände, Möbel). Dies habe immer mehr ihre Gedanken ausgefüllt, ihre Arbeitsfähigkeit und ihre Freizeit beeinträchtigt, und sie habe oft stundenlang vor dem Waschbecken gestanden. Obwohl sie die Unsinnigkeit dieser Befürchtungen eingesehen und durch Beobachtungen gemerkt habe, dass dies nicht so sein könne, sei es ihr im Erleben wie Realität vorgekommen. Gleichzeitig sei sie in ihrem Beruf bei einer erwarteten Beförderung übergangen worden, sie vermutete, weil sie sich den «Flirtversuchen» ihres Vorgesetzten gegenüber ablehnend verhalten habe. Auch bei ihrer Schwester habe sie sich im Gegensatz zu früher nicht mehr so häufig aufhalten können, da ihr Schwager ihr laufend «sexuelle Anträge» gemacht habe (Berührungen, Umarmungen), sie habe ihm sogar einmal deswegen eine Ohrfeige gegeben. Zur gleichen Zeit sei auch ihr Vater gestorben.

Im Jahr nach dem ersten Sexualverkehr sei sie ambulant von einem Nervenarzt behandelt worden, dem sie jedoch nichts von den «Ölflecken» erzählt habe, anschließend eine mehrwöchige Erholungskur im Odenwald, im Jahr darauf die eingangs erwähnte stationäre Behandlung mit Amitryptilin in einer privaten Nervenklinik und die halbjährige ambulante Psychotherapie. Alle Behandlungen seien völlig erfolglos geblieben.

Im Aufnahmegespräch und auf Station ließ sich mit der gut aussehenden, schick gekleideten Patientin leicht ein guter affektiver Kontakt herstellen, sie wirkte dabei deutlich kokettierend und berichtete ohne allzu viel Hemmungen ausführlich, aber keineswegs umständlich, über ihre Symptomatik und ihre sexuellen Erlebnisse. Den sexuellen Erlebnissen stand sie ausgesprochen ambivalent gegenüber, eine leichte Verschämtheit, eine gleichsam jungmädchenhafte Unwissenheit über den sexuellen Bereich war gepaart mit deutlicher Neugier und Interesse daran und wirkte aufgesetzt und unecht.

Immer wieder fiel eine plötzliche, unvermittelt auftretende Vorwurfshaltung gegen den «Verführer» auf, nachdem die einzelnen Erlebnisse weitausholend und fast genüsslich geschildert worden waren. Dabei wirkte sie emotional, im Gegensatz zum Inhalt ihrer Äußerungen, keineswegs aufgewühlt, entsetzt oder verärgert, sondern eher heiter, oberflächlich, leicht dramatisierend, wie auf einer Bühne. Ihre heitere Gelöstheit und ein ständiges Lächeln kontrastierten mit dem subjektiv angegebenen Leiden mit gelegentlichen Tränenausbrüchen. Patienten, Pflegepersonal und Ärzten gegenüber war sie immer freundlich, kontaktfähig, sprach häufig (männliche) Ärzte an, aber eigentlich nur, um sie zu begrüßen, ohne ein spezielles Gesprächsthema, dabei warf sie sich in einer auffällig wirkenden Weise meist in die Brust.

Sie lehnte weibliche Therapeutinnen ab und meinte, «nur ein Mann könne ihr helfen». Aufgrund ihrer Zwangsvorstellungen dachte sie manchmal kurzfristig, dass ihre Befürchtungen Realität seien, konnte sich jedoch jederzeit wieder nach einiger Zeit voll davon distanzieren. Es bestand auch kein Anhalt für Halluzinationen, formale Denkstörungen oder ein organisches Psychosyndrom.

Die internistische und neurologische Untersuchung sowie die Zusatzuntersuchungen wie Labor und EEG ergaben normale Befunde.

Weiterer Verlauf

Es wurde die Diagnose einer schweren Zwangskrankheit auf dem Hintergrund einer histrionischen Persönlichkeitsstörung gestellt. Während des insgesamt acht Monate dauernden klinischen Aufenthalts wurden praktisch sämtliche Therapieformen, die der Psychiatrie zur Verfügung stehen, bei der Patientin angewendet, ohne dass es jemals zu einer entscheidenden Besserung gekommen wäre. Erfolglos blieben:

- jeweils mehrwöchige Behandlungen mit Clomipramin (Infusionen)
- Amitryptilen (oral)
- Lithium (aufgrund günstiger Literaturberichte gegeben)
- Verhaltenstherapie nach der Methode der paradoxen Intervention
- Verhaltenstherapie nach der Methode des *response prevention*
- eine Hypnosetherapie (die Patientin konnte nicht entspannen)
- die Übernahme in eine analytische Gruppentherapie (wurde von den Psychoanalytikern abgelehnt).

Elektrokrampftherapie mit zehn Interventionen (da die Zwangsbefürchtungen teilweise den Charakter von Trugwahrnehmungen hatten, wurde von einigen Ärzten vorübergehend die Diagnose einer Psychose diskutiert; wegen der Schwere der Erkrankung und Erfolglosigkeit der Therapien musste eine Dauerhospitalisation befürchtet werden).

Die Patientin war jedoch in das Stationsleben gut eingeordnet, fühlte sich dort sicher, umsorgt, manchmal sogar heiter.

Da die Patientin von Erfolgen durch stereotaktische Operationen bei schweren Zwangsneurosen gehört hatte, wurde sie auf ihren Wunsch hin einem Spezialisten auf diesem Gebiet an einem westdeutschen Universitätsklinikum vorgestellt. Nach Untersuchung und Beratung durch ihn entschloss sie sich zu der vorgeschlagenen Operation und wurde für einen Monat auf die Neurochirurgie dieses Universitätsklinikums verlegt. Dort wurde eine Koagulation der intralaminären Kerne und im Medialkern des linken Thalamus durchgeführt.

Wir sahen die Patientin zwei Monate nach der Operation wieder während eines erneuten zweiwöchigen stationären Aufenthaltes wegen einer deutlichen depressiven Verstimmung. An der Zwangssymptomatik hatte sich nichts geändert, eine Befürchtung, sich mit Urin benetzt zu haben (Unterwäsche, Nachthemd), war neu hinzugekommen. Die Patientin hatte stark an Gewicht zugenommen, die Gesichtszüge waren deutlich vergröbert, ein leichtes Zittern am rechten Arm fiel auf und ihre Schwester berichtete, dass sie im Haushalt vieles durcheinander brächte. Die Patientin klagte über Apathie und Hoffnungslosigkeit. Die Depression der Patientin besserte sich rasch im bekannten stationären Milieu ohne Antidepressiva.

Eineinhalb Jahre danach kam die Patientin erneut zu einem dreimonatigen stationären Aufenthalt zu uns. Sie war in der Zwischenzeit ambulant verhaltenstherapeutisch behandelt worden und lebte, ohne ihren Beruf auszuüben, bei ihrer Schwester. Der Waschzwang war etwas zurückgegangen, dafür war die Befürchtung, sich mit Urin benetzt zu haben, stärker geworden und dominierte zusammen mit der Vorstellung, mit Öl befleckt zu sein, Gedanken und Leben der Patientin. Bei der psychologischen Testuntersuchung fiel ein ausgeprägtes organisches Psychosyndrom auf, das wir als Folge der Thalamotomie interpretierten. Ein erneuter Versuch einer Verhaltenstherapie mit der Methode des *response prevention* erbrachte keinen Erfolg, und die Patientin wurde in eine Rehabilitationseinrichtung verlegt, um noch einen Versuch zur möglichen Wiederherstellung einer Teilarbeitsfähigkeit zu machen.

Dieser Versuch war zunächst erfolgreich, sie konnte für ca. 1½ Jahre beim alten Arbeitgeber, jedoch nur halbtags und in einer niedriger eingestuften Tätigkeit arbeiten. Sie musste zwischendurch jedoch immer wieder häufig kurzfristig krankgeschrieben werden. Da sie gleichzeitig wegen ihrer Erkrankung eine Berufsunfähigkeitsrente erhielt, sah der öffentliche Arbeitgeber aus formalen Gründen keine Möglichkeit für eine Weiterbeschäftigung und kündigte ihr. Seit dieser Zeit, d. h. seit ihrem 46. Lebensjahr und sieben Jahre nach Beginn der Erkrankung, lebt die Patientin von ihrer Rente teils in eigener Wohnung, teils bei ihrer Schwester. Einen Nebenverdienst erwarb sie sich gelegentlich als Nacktmodell für die Zeichenkurse der Kunstakademie.

Diskussion der Diagnose

Es ist nicht schwierig, den Beleg für die beiden gestellten Diagnosen **Zwangsstörung** und **histrionische Persönlichkeitsstörung** zu erbringen. Die beiden wesentlichen Symptome der **Zwangsstörung**, die **Zwangsgedanken** und **Zwangshandlungen**, liegen vor. Unter Zwangsgedanken oder -vorstellungen versteht man sich immer wieder stereotyp aufdrängende, unangenehme und unerwünschte Gedanken und Vorstellungen, die ein Patient zwar als eigene Ideen erkennt, gegen deren Auftauchen er sich aber nicht wehren kann, sie «zwängen» sich ihm auf, daher der Name. Ähnliches gilt für die Zwangshandlungen, bei denen ein Patient unerwünschte und ungewollte Handlungen durchführen muss und für Zwangsimpulse, bei welchen ein Antrieb (= Impuls) zur Durchführung von Handlungen verspürt wird, die Handlungen werden jedoch meist nicht ausgeführt. Versuche, die Zwangsideen, -impulse und -handlungen zu unterdrücken, werden zwar unternommen, vor allem anfangs, mit der Zeit immer weniger, da beim Versuch der Unterdrückung Angstgefühle oder andere innere Gefühle des Unbehagens auftreten, zu deren Vermeidung der Patient schließlich dem Zwang nachgibt. Obwohl er die Zwangsideen als völlig unsinnig ansieht, können sie manchmal so intensiv sein, dass er vorübergehend auch an deren Realität glaubt. So kann manchmal der Verdacht auftauchen, dass es sich um wahnhafte Vorstellungen handelt. Nach kurzer Zeit kann der Patient sich aber meist kritisch von dieser vermeintlichen Realität distanzieren, während ein Wahn unkritisch über längere Zeit aufrechterhalten wird. Ein weiterer Unterschied zwischen Wahn und Zwang liegt darin, dass Zwangsideen als Ideen aus der eigenen Gedankenwelt erlebt werden, während beim Wahn die Überzeugung herrscht, mit den (Wahn-)Ideen nur die Umwelt sachgerecht zu interpretieren.

Bei der Patientin liegen solche Zwangsideen und -handlungen vor. Sie hat die Vorstellung, mit Öl befleckt zu sein, zunächst am Körper, dann an der Unterwäsche, dann an der Kleidung, und schließlich erlebt sie auch Gebrauchsgegenstände wie Waschlappen oder sogar Wände als ölbefleckt. Sie hat auch die Zwangsbefürchtung, aus den Gullis auf der Straße könnte Öl herausquellen und sie beflecken oder sie würde befleckt durch Schläuche und Kannen mit Einfüllstutzen, die sie entweder wirklich sieht oder nur befürchtet, gesehen zu haben. Nach der Operation trat zusätzlich das Gefühl auf, sich mit Urin benetzt zu haben. Die Zwangshandlungen dienen als Abwehr gegen die Befleckungsfurcht. Sie muss sich am ganzen Körper waschen, ihre Wäsche häufig wechseln und «befleckte» Wäsche z. T. wegwerfen; dabei ist sie sich über die Unsinnigkeit ihrer Befürchtungen im Klaren. Aufgrund ihrer Befürchtungen glaubt sie manchmal vorübergehend, auch wirklich Ölflecken, Schläuche und Kannen gesehen zu haben, kann dies aber nach kurzer Zeit korrigieren (Pseudohalluzinationen). Die Symptomatik zeigt eine ausgesprochen leicht zu durchschauende Sexualsymbolik. Der chronische Verlauf und die Erfolglosigkeit der verschiedensten Therapien waren leider für diese Krankengeschichte typisch.

Auch die Diagnose einer **histrionischen Persönlichkeitsstörung** ist nicht schwierig, wenn man die landläufige Auffassung über das «typisch hysterische» Verhalten oder die psychoanalytische Interpretation der Hysterie zugrunde legt und mit dem Verhalten der Patientin vergleicht.

Die Psychoanalyse, deren psychodynamische Auffassungen bisher am stärksten die Urteilsbildung der Psychiater zur Hysterie beeinflusst hatten, sieht deren Ursache in einem sexuellen Ambivalenzkonflikt. In diesem seelischen Kräftespiel (= Psychodynamik) könne der Kampf zwischen Hingezogensein und Abwehr deshalb nicht in einem tragfähigen Kompromiss (oder im Sieg einer Seite) gelöst werden, weil er nicht voll bewusst sei. Die daraus resultierende Störung soll sich entweder in einer Symptomneurose (z. B. hysterische Lähmung, hysterische Blindheit etc.) oder in charakteristischen Verhaltensweisen, eben der hysterischen Persönlichkeit(-sstörung) zeigen. Aus der Schilderung der Lebensgeschichte der Patientin und ihrer Partnerbeziehungen geht eindeutig hervor, dass sie dem sexuellen Bereich mit ausgeprägter Ambivalenz gegenüberstand. Fehlende sexuelle Erfahrungen bis zum 39. Lebensjahr, fehlende Onanie in der Pubertät, Verurteilung von Menschen, die in Richtung Sexualität «ausarteten», Empfinden der eigenen Periode als unangenehm, sprechen für eine deutliche Ablehnung des sexuellen Bereichs. Gleichzeitig besteht ein deutliches Interesse an der Sexualität, sie lässt sich immer wieder mit Verehrern ein, sucht immer wieder Orte auf, wo sich die Möglichkeiten zum Kennenlernen von Männern und zu Urlaubsabenteuern anbieten. Das immer wiederholte Spiel, sich mit Männern einzulassen, diese mit ihrem guten Aussehen, ihrem Kokettieren und Zusammenausgehen «anzumachen», um sie dann zu versetzen, ohne dass es jemals zu einer erlebten Liebesbeziehung kommt, ist Ausdruck ihrer sexuellen Ambivalenz, aber auch genau das, was landläufig auch in der Laienmeinung die typische Verhaltensweise einer hysterischen Frau darstellt (es gibt auch Männer, die sich so verhalten). Dieses Verhalten stellt eine Störung dar, da es jede echte, dauernde Partnerschaft verunmöglicht.

In diesem sich lebenslang hinziehenden Ambivalenzkonflikt kam es zur Durchbrechung der Abwehr in einer (von der Patientin auch früher immer wieder herbeigeführten) Situation, in der die Versuchung (Charme des südländischen Verführers im mediterranen Umfeld, das für die meisten Deutschen ja starke Reize hat) offenbar stärker und die Abwehr («umnebelt durch den Alkohol») geschwächter war als bisher. Dieser Zusammenbruch der Abwehr führt aber nicht zu einer Lösung des Ambivalenzkonfliktes, auch nicht durch das Streben des Partners nach einer längeren Freundschaftsbeziehung, um die er sich noch jahrelang bemühte, und die spätere zeitweilige Wiederaufnahme sexueller Beziehungen mit ihm. Stattdessen kam es zum Ausbruch der Zwangsstörung.

Da der Ausdruck «hysterisch» in der allgemeinen Umgangssprache zu einer Art Schimpfwort wurde, haben die neueren Diagnosesysteme ihn durch den synonymen, aber unbekannteren Ausdruck «histrionisch» ersetzt. Die ICD-10 beschreibt sechs Verhaltensweisen der histrionischen Persönlichkeitsstörung, von denen mindestens drei für die Diagnose vorliegen müssen. Erstaunlicherweise findet sich die so häufige sexuelle Ambivalenz nicht darunter.

Die anderen Verhaltensweisen der Patientin lassen sich jedoch hier wiederfinden. Sie zeigt eine oberflächliche und labile Affektivität; bevorzugt auf Station und im Hause Aktivitäten, in denen sie im Mittelpunkt der Aufmerksamkeit steht; ihr Verhalten ist dabei häufig theatralisch und ihr Gefühlsausdruck übertrieben; sie ist unangemessen verführerisch in Erscheinung und im Verhalten; ihr Verlangen nach Aufregung (z. B. ob sie nun verführt wird oder ihr im letzten Moment die Flucht gelingt), zeigt sich in ihrer Lebensgeschichte, und ihre Egozentrizität, Selbstbezogenheit und vor allem das andauernd manipulative Verhalten tritt deutlich im Umgang mit ihren Partnern zu Tage.

In der **Tabelle 15** haben wir die ICD-10-Kriterien zu dieser Diagnose aufgeführt und die bei der Patientin vorliegenden Symptome durch Fettdruck wiedergegeben.

Die beiden Zusatzdiagnosen, die als Reaktion auf die Krankheit aufgetretene depressive Verstimmung (ICD-10 – mittelgradige depressive Episode F32.1) und das nach der Thalamotomie verbleibende organische Psychosyndrom (ICD-10 – organisches amnestisches Syndrom F04) sollen hier nicht weiter diskutiert werden, da diese Diagnosen im Rahmen anderer Kasuistiken besprochen werden.

Diese Krankengeschichte zeigt deutlich die engen Verbindungen zwischen Lebensgeschichte und Krankheitsgeschehen, die sich bei vielen psychiatrischen Störungen beobachten lässt. Einer der von vielen Psychiatern an der ICD-10

Tabelle 15: Zusammenfassende Darstellung der ICD-10-Kriterien für die histrionische Persönlichkeitsstörung (F60.4)

Persönlichkeitsstörung mit folgenden Merkmalen:
1. Dramatisierung bezüglich der eigenen Person, **theatralisches Verhalten, übertriebener Ausdruck von Gefühlen**
2. Suggestibilität, leichte Beeinflussbarkeit durch andere Personen oder Umstände
3. **oberflächliche und labile Affektivität**
4. Andauerndes **Verlangen nach Aufregung**, Anerkennung durch andere und **Aktivitäten, bei denen die betreffende Person im Mittelpunkt der Aufmerksamkeit steht.**
5. **unangemessen verführerisch in Erscheinung und Verhalten**
6. **übermäßiges Interesse an körperlicher Attraktivität**
Egozentrik, Selbstbezogenheit, anhaltendes Verlangen nach Anerkennung, erhöhte Kränkbarkeit und **andauernd manipulatives Verhalten** zur Befriedigung eigener Bedürfnisse können zusätzliche Merkmale sein.

und dem DSM geäußerten Kritikpunkte ist, dass solche sogenannten psychodynamischen Faktoren (d. h. persönliche Konflikte und Probleme, die sich in Symptome umsetzen und den Zeitpunkt des Ausbruchs der Störung beeinflussen können), nicht berücksichtigt werden.

ICD-10-Diagnosen

F42.2 Zwangsstörung, Zwangsgedanken und -handlungen, gemischt

F60.4 histrionische Persönlichkeitsstörung

F32.1 mittelgradige depressive Episode

F04 organisches amnestisches Syndrom

12. Der Sammler

Michael Rösler

Vorgeschichte

Ein 44-jähriger verheirateter Bauklempner wurde wegen eines Diebstahls angezeigt. Er hatte in einem großen Kaufhaus Bücher gestohlen und gegenüber dem Kaufhausdetektiv zunächst behauptet, er sei «in Gedanken gewesen» und habe das Bezahlen vergessen. Bei der polizeilichen Einvernahme überraschte der bis dahin dreimal wegen Diebstahls geringwertiger Sachen in Erscheinung getretene Patient die Beamten mit einer Lebensbeichte und berichtete, seit dem 23. Lebensjahr unter einem **unwiderstehlichen Zwang** zu leiden, der ihn zum Stehlen veranlasse. Bei der mit seinem Einverständnis durchgeführten Hausdurchsuchung wurden in den Kellerräumen ca. 1100 Bücher sichergestellt, daneben zahlreiche Teile einer Modelleisenbahn, Elektrowerkzeuge und Autozubehör. Alle Gegenstände waren originalverpackt, offensichtlich unbenutzt und akkurat in Regalen gelagert. In den meisten Fällen hatte der Patient mehrere identische Exemplare eines Gegenstandes, beispielsweise sieben Kochbücher eines Titels.

Im Zusammenhang mit seinem Geständnis erklärte er, nunmehr froh zu sein, dass die Sache ausgestanden sei, er fühle sich wie neugeboren. Nach den Hintergründen seines Handelns befragt, führte er aus, er fühle seit mehr als 20 Jahren ein **drängendes Bedürfnis**, sich immer die gleichen Gegenstände anzueignen, nämlich Bücher, Modelleisenbahnteile und Werkzeuge. Für die Waren habe er **keine Verwendung**, selbst die als Gebrauchsgüter geeigneten Elektrowerkzeuge habe er nicht aus der Verpackung genommen. Er verfüge über ein Familieneinkommen, das ausreichend sei, sich alle wesentlichen Wünsche zu erfüllen. Der Drang sei über die Jahre immer intensiver geworden. Es handele sich um Gedanken, stehlen zu müssen, gegen die er sich nicht wehren könne. Er fühle sich in unregelmäßigen Abständen von Warenhäusern oder Geschäften, wo Bücher, Werkzeuge oder Eisenbahnteile zu kaufen seien, wie durch einen Magneten angezogen. Es beherrsche ihn ein eigenartiges **Spannungsgefühl**, er habe **Schweißausbrüche** und **Unruhezustände**. In manchen Fällen habe er Diebstähle unter Aufbietung aller Kräfte vermeiden können, aber leider nie mit dauerndem Erfolg. Wenn es zum Diebstahl gekommen sei, habe die Spannung nachgelassen, er habe sich **zufrieden** gefühlt, danach habe er sich **geschämt** und er sei sich **minderwertig** vorgekommen. Die gestohlenen Gegenstände habe er im Keller seines Hauses **eingeschlossen und nie mehr in die Hände genommen.**

Im Zuge des Ermittlungsverfahrens ordnete die Staatsanwaltschaft eine psychiatrische Begutachtung an.

Weitere Angaben zur Anamnese und zur Biografie

Bei der Untersuchung lobte der Patient die Polizei in überschwänglicher Weise wegen ihrer diskreten Ermittlungsarbeit, seine Gattin bezeichnete er als den besten Menschen der Welt, vor seinem Arbeitgeber, der von der Angelegenheit wisse, könne er nur den Hut ziehen, er habe mit seinem vorzüglichen Verständnis höchstes Einfühlungsvermögen bewiesen. Sein Psychiater, der ihn seit seinem Geständnis behandle, sei für ihn ein einmaliger Glücksfall, so einen Arzt gebe es kein zweites Mal.

Zur **Biografie** konnte fremd- und eigenanamnestisch in Erfahrung gebracht werden, dass er mit drei älteren Geschwistern aufgewachsen war. Seinen Vater, der im Krieg fiel, hat er nie kennengelernt. Die Mutter soll «nervenleidend» gewesen sein. Sie war wegen ihrer Erkrankung offensichtlich nicht in der Lage, die Erziehungsaufgaben zu bewältigen und starb in einer Nervenheilanstalt, als der Patient neun Jahre alt war. Zuvor hatte ein älterer Bruder Verantwortung für die Führung der Familie übernommen. Der Patient sprach von der schlimmsten Zeit seines Lebens. Er soll ständig geprügelt und stundenlang im Keller eingeschlossen worden sein. Bei seinen Angehörigen galt er als faul, verstockt und renitent. Er schwänzte die Schule und machte keine Hausaufgaben. Um den Misshandlungen zu entgehen, flüchtete er zu seiner Schwester, die ihn nicht aufnehmen konnte, weil sie berufstätig war. Schließlich veranlasste das Jugendamt seine Heimunterbringung. Er empfand dies als Erlösung und legte im Heim schnell die zuvor beobachteten Verhaltensauffälligkeiten ab. Im Alter von elf Jahren kam er zu einer Pflegefamilie auf einen Bauernhof. Während ihn der Pflegevater besser als jeder Vater behandelt haben soll, sei die Pflegemutter unbeschreiblich gewesen. Sie habe seine Bemühungen um Zuneigung und Akzeptanz beständig abgewiesen und keine Gelegenheit ausgelassen, ihn zu ducken. In der Schule waren seine Leistungen gut. Nach dem Volksschulabschluss nahm ihn seine inzwischen verheiratete Schwester in ihre Familie auf. Den Abschied vom außerordentlich verehrten Pflegevater erlebte er höchst leidvoll. Immer wieder hob er hervor, dass dieser ihm die Liebe für die wichtigen Dinge des Lebens (u. a. Bücher und Werkzeuge) beigebracht habe.

Er absolvierte erfolgreich eine Lehre als Bauschlosser, arbeitete in seinem erlernten Beruf und überließ seiner Schwester sein gesamtes Einkommen. Das anfänglich gute Einvernehmen mit der Schwester fand ein Ende, als diese das Elternhaus im Zuge der Auflösung der Erbengemeinschaft erhielt und danach versucht haben soll, ihn aus dem Haus zu drängen. In jener Zeit verspürte er erstmals den Drang, Bücher und Werkzeuge zu stehlen. Mit 24 Jahren heiratete er. In der Familie seiner Frau glaubte er zunächst die bisher vermisste Anerkennung und Geborgenheit zu finden. Wenig später überwarf er sich mit den Schwiegereltern. Er beschuldigte sie, gegen ihn eine Hetzkampagne zu führen und ihn sowie seine Ehefrau auszunutzen.

Seine fünf Jahre jüngere Frau ist eine kluge und auf Ausgleich bedachte Person, die in der Ehe eine dominierende Rolle spielt. Sie gab an, sich über die vielen eigenartigen Anschaffungen seit Jahren gewundert, aber Gedanken an Diebstahlshandlungen wegen der Nutzlosigkeit der Sachen verworfen zu haben. Nach neun Jahren Ehe wurde ein Sohn geboren, den er manchmal «beneidet», weil er eine liebevolle Mutter hat, die er selbst nie gehabt habe. Seine Ehe schätzt er als glücklich ein, allerdings mit der Einschränkung, dass er seiner Frau nie der Ehemann habe sein können, den sie verdient habe.

Als er 40 Jahre alt geworden war, kaufte er ein Haus, die Tilgung belastet den Familienhaushalt nicht wesentlich.

Seinen Beruf als Betriebsschlosser hat er regelmäßig ausgeübt, obwohl er zweimal bei Arbeitsunfällen erheblich verletzt wurde. Von der Unfallversicherung wurde er mit einem hohen Betrag entschädigt, den er für die Finanzierung seines Hauses verwendete. Bei seinem Arbeitgeber, der über die Deliktsituation informiert ist, gilt er als einsatzbereiter, zuverlässiger und qualifizierter Arbeitnehmer, der aber beständig Lob und Zuspruch einfordere.

Auf die Diebstahlsdelikte angesprochen, wiederholte er seine Darstellung, die er bereits den Polizisten gegeben hatte und hob hervor, dass er immer nur für seine Familie gelebt und auf eigenes Glück verzichtet habe. Er vertrat die Meinung, dass es zwischen seinem Hass auf manche Menschen, dem in der Kindheit erlittenen Unrecht und seinen Diebstählen einen inneren Zusammenhang geben müsse.

Psychopathologisch fielen der übertriebene Gefühlsausdruck und eine Neigung zu dramatischen Schilderungen auf, die verbunden waren mit einer oberflächlichen Affektivität. Besonders deutlich wurde dies bei der Schilderung seiner schwankenden Gefühle gegenüber Personen seiner Umgebung, wobei sich Idealisierungen und schroffe Ablehnung abwechselten. Es war dem Patienten nicht möglich, die Dinge mit Abstand und unter dem Gesichtspunkt der Bedürfnisse anderer Menschen zu betrachten. Er war ständig mit sich selbst beschäftigt, reagierte selbst auf maßvolle Kritik gekränkt und drückte ein lebhaftes Verlangen nach Anerkennung und Aufmerksamkeit aus. Vielfach überließ er sich sentimentalen, von Selbstmitleid geprägten Gefühlen.

Diskussion

Der heute nicht unumstrittene Begriff Kleptomanie stammt aus dem 19. Jahrhundert und geht auf die Monomanielehre des französischen Psychiaters Esquirol zurück. In der ICD-10 erscheint er im Abschnitt F6 unter F63 «abnorme Gewohnheiten und Störungen der Impulskontrolle» gemeinsam mit pathologischem Spielen, Pyromanie, Trichotillomanie und anderen abnormen Gewohnheiten. Für die Zusammenstellung dieser in ihrer Verursachung nicht aufgeklärten Störungen werden gewisse Ähnlichkeiten in der Beschreibung geltend gemacht, vor allem aber wiederholte Handlungen ohne vernünftige Motivation, die im Allgemeinen die Interessen der betroffenen Person oder anderer Menschen schädigen. Die Betroffenen berichten meist von Impulsen, die sie nicht kontrollieren können.

Als allgemeine Merkmale pathologischen Stehlens (Kleptomanie) werden Impulse betrachtet, Dinge zu stehlen, die nicht dem persönlichen Gebrauch oder der Bereicherung dienen, häufig weggeworfen, verschenkt oder gehortet werden.

Als typische diagnostische Leitlinien gelten eine ansteigende Spannung vor der Handlung und das Gefühl der Befriedigung während und nach der Tat. Zwischen den Diebstählen bestehen häufig Angst, Schuldgefühle und Verzagtheit, ohne dass dies den Rückfall verhindert. Die Betroffenen versuchen im Allgemeinen ihre Taten, die immer ohne Komplizen verübt werden, zu verbergen, verhalten sich dabei aber inkonsequent.

Das Verhalten unseres Patienten erfüllt diese Beschreibungen in typischer Weise (s. **Tab. 16**). Er beschreibt einen periodisch auftretenden, unangenehmen Drang, Sachen zu stehlen, für die er keine Verwendung hat. Er fühlt eine starke Erregung mit vegetativen Begleiterscheinungen vor der Tat, die nach dem Delikt kurzfristig einer Entspannung weicht, später stellen sich Insuffizienz- und Schuldgefühle ein. Die gestohlenen Sachen hat er in ungeöffneter Verpackung im Keller seines Hauses gehortet. Er hat aus eigenem Antrieb ein umfassendes Geständnis abgelegt. Seine finanzielle Lage würde ihm den käuflichen Erwerb der Gegenstände problemlos gestatten.

Die diagnostische Einordnung pathologischen Stehlens nach der amerikanischen DSM-IV-TR- bzw. DSM-5-Klassifikation (312.32) ist dem ICD-10-Verfahren ziemlich ähnlich. Auch dort wird Kleptomanie im Bereich

Tabelle 16: Diagnostische Leitlinien für pathologisches Stehlen (Kleptomanie) nach ICD-10 und DSM-IV-TR. Es wird jeweils angegeben, ob der vorgestellte Fall das entsprechende Kriterium erfüllt.

ICD-10	vorhanden
Impulse, Dinge zu stehlen, die nicht dem persönlichen Gebrauch dienen, und …	ja
… die nicht der Bereicherung dienen.	ja
ansteigende Spannung vor der Tat	ja
Gefühl der Befriedigung während und nach der Tat	ja
Deliktausführung ohne Komplizen	ja
Angst, Schuldgefühle und Verzagtheit zwischen den Taten	ja
inkonsequente Verdeckungsversuche	ja
kein wiederholter Ladendiebstahl ohne wesentliche psychische Störung	ja
keine organisch bedingte Störung	ja
keine depressive Störung	ja
DSM-IV-TR	
Wiederholtes Versagen, Impulsen zu widerstehen, die weder zum persönlichen Gebrauch …	ja
… noch wegen ihres Geldwertes benötigt werden.	ja
zunehmendes Spannungsgefühl vor der Handlung	ja
Das Stehlen ist nicht Ausdruck von Wut oder Rache.	ja
Das Stehlen ist nicht auf eine Störung des Sozialverhaltens oder eine antisoziale Persönlichkeitsstörung zurückzuführen.	ja
während des Diebstahls Befriedigung, Vergnügen oder Entspannung	ja
Stehlen von Gegenständen von geringem Wert	ja
manchmal Sammeln von Gegenständen oder heimliche Zurückgabe	ja
Stehlen ohne Hilfe oder Mitwirkung anderer	ja
keine Vorausplanung, und Risiko der Festnahme nicht voll berücksichtigt	ja

der Störungen der Impulskontrolle geführt. Die diagnostischen Kriterien (s. Tabelle 16) zeigen eine enge Verwandtschaft. Beim DSM-IV fehlten allerdings die Hinweise auf Schuld- und Angstgefühle zwischen den Delikten und die Tatbegehung ohne Komplizen. Dafür verzichtet die ICD-10 auf die Ausschlusskriterien, dass Wut und Rache Motive für das Stehlen darstellen sowie auf die Erwähnung, dass die antisoziale Persönlichkeitsstörung und eine Störung des Sozialverhaltens dem entsprechenden Verhalten zugrunde liegen. Der differenzialdiagnostische Ausschluss umfasst bei der ICD-10 auch depressive Störungen, in denen nach forensischen Erfahrungen nicht ganz selten gestohlen wird.

Im DSM-IV-TR allerdings haben sich die Symptombeschreibungen zwischen beiden Klassifikationen weitgehend angeglichen, wie aus Tabelle 16 hervorgeht.

Pathologisches Stehlen ist mit Blick auf die hohe Frequenz von Diebstahlsdelikten – kriminalstatistisch handelt es sich um das häufigste Strafrechtsdelikt überhaupt – ein ziemlich seltenes Phänomen. Es ist in der Regel mit weiteren deutlichen psychischen Störungen verbunden und in diese eingebettet. Bei dem vorgestellten Patienten werden zusätzlich diagnostische Kriterien einer histrionischen Persönlichkeitsstörung erfüllt. Es handelt sich um folgende Merkmale:

- Dramatisierung bezüglich der eigenen Person
- theatralisches Verhalten
- übertriebener Gefühlsausdruck
- oberflächliche und labile Affektivität
- Selbstbezogenheit
- dauerndes Verlangen nach Anerkennung
- erhöhte Kränkbarkeit
- Verlangen nach aufregender Spannung.

Die biografische Entwicklung legt wichtige Hinweise auf die vorliegende psychodynamische Grundkonstellation des in die Persönlichkeitsstörung eingebetteten Stehlens offen. Es lassen sich drei Gesichtspunkte differenzieren:

1. Ein aus den Beziehungskonstellationen der Kindheit ins Erwachsenenleben mitgenommenes Lebensgefühl, zu kurz gekommen zu sein.
2. Eine sthenische und trotzige Verarbeitung dieses Grundgefühls mit dem unbewussten Wunsch, das erlittene Unrecht durch Diebstähle auszugleichen.
3. Ein Schuldgefühl, das auf der Koexistenz widersprüchlicher Gefühle beruht, die in den kränkenden ungerechten Zurückweisungen und Verlusterlebnissen des Kindes- und Jugendalters und dem Wunsch nach eigener unrechtmäßiger Vorteilsnahme zu erblicken sind.

Katamnese

Der Patient befindet sich seit seiner Lebensbeichte in kontinuierlicher psychotherapeutischer Betreuung. Im Laufe der jetzt sechs Jahre dauernden Behandlung wurde ein tiefenpsychologisch orientiertes Konzept eingesetzt, ergänzt mit verhaltenstherapeutischen Elementen. Im Beobachtungsintervall kam es nach drei Jahren zu einer weiteren Verurteilung wegen Diebstahls geringwertiger Sachen, der mit einer Geldstrafe geahndet wurde. In diesem Strafverfahren wurde bei der Beurteilung der Schuldfähigkeit vom psychiatrischen Gutachter wegen des Vorliegens einer histrionischen Persönlichkeitsstörung und der damit in Verbindung stehenden Kleptomanie das gesetzliche Merkmal einer schweren seelischen Abartigkeit bejaht und die Annahme einer erheblichen Verminderung des Steuerungsvermögens diskutiert. Danach entschied sich das Gericht für die Anwendung des § 21 StGB.

ICD-10-Diagnosen

F63.2 pathologisches Stehlen (Kleptomanie)

F60.4 histrionische Persönlichkeitsstörung

13. Ein von Narben gezeichnetes Leben

Manfred Tetzlaff

Falldarstellung

Die 43-jährige Frau Z. wurde aus einer neurologischen Klinik auf unsere Psychotherapiestation verlegt. In dieser Klinik war sie wegen rezidivierender Abszesse zunächst in chirurgischer Behandlung (Abszessspaltung) gewesen. Unter der Behandlung war sie infolge einer Medikamentenabhängigkeit in ein Medikamentenentzugssyndrom geraten, so dass sie zwei Monate lang in der neurologischen Klinik behandelt wurde. In den Vorgesprächen mit dem dort behandelnden Arzt, hatte dieser sich sehr für eine psychotherapeutische Behandlung der Patientin eingesetzt.

Die 66 kg schwere, nur 1,55 m große Patientin war bei ihrer **Aufnahme** gepflegt, aber unauffällig gekleidet. Beim ersten Anblick imponierten multiple Narben über beiden Jochbeinen, über beiden oberen Augenlidern sowie im übrigen Bereich der Wangen und des Unterkiefers. Sie wirkte im Erstkontakt ängstlich, scheu, aggressionsgehemmt und in ihrer Stimmung depressiv. Sie bemühte sich um eine gute Beziehung zum Therapeuten. Sie sprach in knapper angespannter Form. Während sie von ihren Kindheitserinnerungen und Misshandlungen sprach, weinte sie immer wieder heftig. Trotz der z. T. dramatischen Inhalte blieb sie in ihrem sprachlichen Ausdruck auffallend emotionslos, distanziert berichtend. Insbesondere Gefühle wie Enttäuschung, Trauer, Zorn, Wut oder Aggressionen konnte sie auch inhaltlich nicht ansprechen. Es gab keine Anzeichen für inhaltliche oder formale Denkstörungen, kein Anhalt für akute Suizidalität oder Intoxikation.

Zur **Krankheitsanamnese** berichtete Frau Z., dass ihre «Erkrankung mit den Abszessen» begonnen habe, nachdem sie in zweiter Ehe 1980 in ein eigenes Haus gezogen sei. Anfänglich seien bis zu 100 Abszesse pro Jahr aufgetreten, in den letzten Jahren ca. 12 bis 15, in diesem Jahr hätten sich bereits zwei Abszesse ausgebildet. Die Abszesse waren stark entzündlich, ein großer Teil von ihnen musste chirurgisch versorgt werden. Die Abszesse waren lokalisiert im Gesicht, an den Oberarmen außen, den Unterarmen außer dem Ulnarisbereich, unterhalb des Nabels, an beiden Glutäalregionen und Oberschenkeln, an den Unterschenkeln jeweils ventral, jedoch weniger ausgeprägt; frei waren die Fußrücken und -sohlen und die Handflächen. In langdauernden wiederholten Klinikaufenthalten zur Frage der Diagnostik und Therapie – u. a. auch in verschiedenen Universitätsabteilungen – hatten sich keine Hinweise auf organische Ursachen für die Abszessbildungen, insbesondere keine immunologischen Defekte ergeben. Es bestand lediglich ein geringgradiger IGA-Mangel.

Vor vier Jahren sei sie im Verlauf einer ambulanten psychologischen Behandlung in eine psychiatrische Klinik verlegt worden. Dort sollte sie fixiert werden, um den Verdacht zu bestätigen, dass sie sich durch Kratzen die Verletzungen selbst beifüge. Diese Behandlung habe sie aber abgelehnt.

Wegen der mit den Abszessen einhergehenden heftigen Schmerzen, habe sie seit etwa zehn Jahren einen massiven **Schmerzmittelkonsum** entwickelt. Seit etwa fünf injiziere sie sich selbst Schmerzmittel (zunächst Fortral dann bis zu acht Ampullen Dolantin). Diese Selbstapplikation sei ihr von den Ärzten übertragen worden, da die Injektionen aufgrund der multiplen Narben kaum durchführbar waren. Entsprechende Spritzen und Kanülen habe sie verschrieben bekommen. Im Rahmen einer Selbstapplikation habe sie sich vor zwei Jahren Atosil paravenös in den rechten Kleinfinger injiziert, wodurch es zu Durchblutungsstörungen und letztlich zur Amputation des Fingers gekommen sei. In der oben erwähnten Klinik sei sie seit November letzten Jahres entwöhnt worden. Zurzeit benötige sie keine Schmerzmittel.

An **organischen Vorerkrankungen** sind eine Tonsillektomie, eine Appendektomie und mit 39 Jahren eine Hysterektomie wegen Myomen und Metrorrhagien und im letzten Jahr eine tiefe Oberschenkelbeinvenenthrombose rechts erwähnenswert. In der Familie sind keine psychiatrisch relevanten Erkrankungen bekannt.

Biografische Anamnese

Zur biografischen Anamnese berichtete die Patientin, dass sie nicht erwünscht gewesen sei, da sie habe ein Junge werden sollen. Die Mutter (Hausfrau) sei vor sieben Jahren, 60-jährig, an einem Bronchialkarzinom gestorben; sechs Jahre zuvor sei ihr Vater 53-jährig verstorben, ebenfalls an einem Bronchialkarzinom. Er war als Kriegsversehrter 70 % arbeitsunfähig und als Hausmeister in der städtischen Verwaltung tätig gewesen. Der Vater sei sehr zurückhaltend gewesen und habe sich der Mutter gegenüber nicht durchsetzen können. Frau Z. habe eine ältere Schwester (+ 1 J.) sowie zwei jüngere Brüder (–4 bzw. –9 J.).

Sie habe sich zum «schwarzen Schaf» innerhalb der Familie entwickelt. Insbesondere die Mutter habe ihre Lebhaftigkeit nicht tolerieren können, habe sie anlässlich nichtiger Differenzen häufig geschlagen oder auch öfter den Vater verpflichtet, entsprechende Bestrafungen auszuführen. Sie habe sich nicht rechtfertigen können, sondern bekam Schläge direkt auf den Mund. Sie selbst habe darauf mit Verhärtung und Trotz reagiert. Auch zu den Geschwistern sei das Verhältnis schlecht gewesen: sie habe diese aus Neid oft geärgert, weil sie von den Eltern so verwöhnt wurden. In der Volksschule habe sie mäßige Leistungen erbracht. Als sie sich mit einer speziellen Lehrerin nicht verstand, habe sie keine Leistungen erbringen wollen und wiederholte ein Schuljahr. Danach habe es keine Leistungsprobleme gegeben. In der Schule habe sie immer mehrere Freundinnen gehabt, mit denen sie aber nicht über ihre häusliche Situation sprechen konnte. Die Mutter habe ihr auch nie gestattet, eine Freundin zu sich nach Hause einzuladen.

Mit 17 Jahren lief sie von zu Hause fort, wurde von der Polizei aufgegriffen und in ein Erziehungsheim eingewiesen. Von dort kam sie durch die Vermittlung einer Ordensfrau in eine Familie als Haushaltshilfe. Dort blieb sie 2½ Jahre, bis sie ihren ersten Ehemann kennenlernte und schwanger wurde. Sie heiratete vor der Geburt des Kindes und bemerkte erst dann, dass ihr Mann alkoholabhängig war. Sie wurde von ihm geschlagen und sexuell genötigt. Während der ersten Ehe war sie nicht berufstätig. Mit 25 Jahren trennte sie sich vom Ehemann und wohnte mit ihren beiden Kindern (Mädchen 3 Jahre, Junge 2 Jahre alt) allein. Sie absolvierte eine Stenotypistin-Ausbildung und war fünf Jahre bis zum 30. Lebensjahr berufstätig. Mit 29 Jahren habe sie ihren zweiten Ehemann kennengelernt. Diese Ehe sei glücklich gewesen, da der Mann viel Rücksicht nahm und wenig Kontakt forderte. Mit 31 Jahren sei ihr drittes Kind, eine Tochter, geboren. Nach dem Umzug in ein eigenes Haus, vor zehn Jahren, habe ihre Erkrankung begonnen. Ihr zweiter Ehemann habe die Erkrankung wohl nicht aushalten können, weshalb sie drei Jahre später mit den Kindern ausgezogen sei und danach die Scheidung erfolgte. Wegen der z. T. langen Krankenhausaufenthalte kamen die beiden ältesten Kinder in ein Heim, die jüngste Tochter verbrachte die Zeiten jeweils bei der Schwester der Patientin. Beide älteren Kinder hätten bereits ein zweijähriges Kind. Der Sohn verbüße derzeit eine einjährige Haftstrafe.

Sie sei zunehmend sozial isoliert, ziehe sich auch von ihrer bei ihr lebenden Tochter häufig zurück, leide unter Vereinsamung, Interessenlosigkeit und dem Gefühl der Leere.

Untersuchungsbefunde und Behandlung

Der körperliche Untersuchungsbefund ergab bei Aufnahme außer den schon oben beschriebenen multiplen Narben und Zustand nach Amputation des rechten Kleinfingers zwei noch offene Wunden nach Abszessspaltung am linken Handrücken sowie unterhalb des Nabels. Außer einer Lebervergrößerung auf 17 bis 18 cm in der Medioklavikularlinie keine Auffälligkeiten im internistischen Untersuchungsbefund, auch die neurologische Untersuchung ist unauffällig. Unter der Therapie entwickelte die Patientin einen Bauchdeckenabszess, der chirurgisch eröffnet werden musste. Dies war während der Behandlung die einzige Abszessbildung, bei Entlassung war die Patientin drei Monate abszessfrei.

Die Patientin wurde sechs Monate lang auf unserer Psychotherapiestation behandelt, lediglich unterbrochen durch die schon erwähnte 12-tägige interkurrente chirurgische Behandlung Anfang März anlässlich der Abszessbildung.

Zu Beginn der Behandlung wies die Patientin eine tiefgreifende Beziehungsstörung auf: Sie war im Kontakt sehr zurückgezogen, sehr vorsichtig, antizipierte immer wieder Ablehnung durch den Behandler und Mitpatienten; sie war wenig in der Lage, einen Zugang zu ihren emotionalen Verunsicherungen zu finden. In dieser ersten Zeit setzte sie sich vorwiegend mit ihren tiefgreifenden Gefühlen der Vereinsamung und ihrer Kontakthemmung auseinander. Auch unter der Behandlung spaltete die Patientin ihre Aggressionen unserer Ansicht nach ab. Wir hatten den Eindruck, dass sie diese unbewusst im Prozess der Selbstbeschädigung ausagierte. Sie selbst erkannte einen Zusammenhang zwischen ihrer psychischen Belastung und der folgenden Abszessbildung, ohne dass sie jedoch wahrnehmen konnte, dass sie sich die Abszesse selbst zufügte. Bei einer während der Therapie auftretenden Belastungssituation – einem Gespräch mit dem Therapeuten über ihre Beziehung zu ihm – entwickelte sie eine psychogene Ohnmacht und fiel zu Boden. Als sie wieder zu sich kam, gab sie an, dass dies Situationen seien, nach denen sie sonst oft am darauffolgenden Tag Abszesse entwickelt hätte. Sie wolle jetzt nicht mehr weiterreden, weil sie meine, dass dies reiche.

Im weiteren Verlauf wurde auch der Patientin deutlich, dass diese psychisch belastenden Situationen immer wieder im Rahmen einer Nähe-Distanz-Problematik entstanden: So sehnte sich die Patientin immer wieder nach Nähe, um sich ihres Angenommen-Seins zu versichern, sie war aber zugleich nicht in der Lage, Nähe zu ertragen, so dass sie wieder Distanz herstellen musste. Dann befürchtete sie jedoch Ablehnung durch die Interaktionspartner.

Bei ihrer Entlassung hatte die Patientin eine deutliche Zunahme und Verbesserung ihrer Möglichkeiten der Beziehungsgestaltung erlangt. Sie konnte Gefühle von Trauer, Wut und Freude wahrnehmen und gegenüber Mitpatienten/innen auch häufig ausleben. Es bestanden jedoch weiterhin Probleme, diese Gefühle auch im häuslichen bzw. familiären Bereich zu erfahren.

Wir entließen die Patientin trotzdem schon zu diesem Zeitpunkt in eine ambulante tiefenpsychologisch orientierte Gruppentherapie, da erfahrungsgemäß bei diesen Erkrankungen zu einem späteren Zeitpunkt eine erneute stationäre Psychotherapie indiziert ist, um die weitere Entwicklung der Patientin noch einmal unter stationären Bedingungen zu fördern.

Seit dieser Zeit ist die Patientin auch noch zweimal mit einer führenden depressiven Problemstellung jeweils für vier bis sechs Wochen im Sinne einer Krisenintervention in unserer stationären Behandlung gewesen. Trotz aller Depressivität wirkte sie während dieser Behandlungen emotional beweglicher, und sie konnte sich konstruktiv in die Therapie einbringen. Zu Abszessbildungen ist es seit ihrer ersten Entlassung nur noch zweimal gekommen.

Diskussion

Bei dieser Patientin liegt eine besonders in ihren Folgen dramatische Erkrankung vor. Seit zehn Jahren verbringt sie immer wieder lange Zeiten in Krankenhäusern nicht nur ohne wesentliche Besserung, sondern auch ohne Erkenntnisse über den Hintergrund ihrer Erkrankung. Sie verliert ihre Familie, ihre sozialen Bezüge und ist arbeitsunfähig. Die Patientin ist schon vom Anblick her gezeichnet (Narben im Gesicht, Verlust des kleinen Fingers) und erlebt dadurch zusätzliche Belastungen ihrer schon bestehenden Beziehungsstörungen. Nicht einmal in ihrer Kindheit gibt es von ihr als lebendig geschilderte Erlebnisse, so dass sie lediglich die sieben Jahre während ihrer zweiten Ehe in ihrem Leben als lebenswert erfahren hatte. Umso mehr imponiert, mit welcher Geduld und Bescheidenheit diese Frau versucht, mit ihrem Schicksal umzugehen.

Bei der diagnostischen Zuordnung steht sicherlich die seit zehn Jahren wiederholte Ausbildung von Abszessen ohne Hinweise auf organische Verursachung im Vordergrund. Aus dem Behandlungsverlauf ergaben sich vielmehr Hinweise, dass das Auftreten der Abszesse im Zusammenhang mit psychischen Belastungssituationen zu sehen war, in denen die Patientin Gefühle der Vereinsamung und Aggressionen erlebte, die sie nicht ausleben konnte. Darüber hinaus gibt es zunächst noch unspezifische Hinweise auf eine Persönlichkeitsstörung oder auch depressive Entwicklung.

Aufgrund der beschriebenen Art der Abszessbildung diagnostizierten wir anhand der ICD-10 eine «artifizielle Störung» (F68.1), wobei ergänzend eine Opoid-Abhängigkeit (F11.2) zu konstatieren war.

Die **klinisch-diagnostischen Leitlinien der ICD-10** beschreiben hier, dass der Patient wiederholt und beständig Symptome vortäuscht, ohne dass eine körperliche oder psychische Störung vorliegt. Dass sich die Forderung des Fehlens einer anderen Störung direkt auf die manipulierten Symptome bezieht, wird erst deutlicher, wenn in der Beschreibung später darauf hingewiesen wird, dass die Patienten meist deutliche Symptome einer ganzen Reihe anderer Störungen ihrer Persönlichkeit und Beziehungen zeigen.

Der nähere Zusammenhang zu diesen anderen Störungen wird in den Leitlinien jedoch nicht erfasst, obwohl er sich für die Behandlung der Patientin immer wieder als bedeutsam herausstellte. So ist es möglich, die Vereinsamung, die Rückzugstendenzen, das Gefühl der Leere als Folge der langjährigen Erkrankung zu verstehen, in dem Sinn, dass die Symptome dieser Erkrankung vor allem mit ihren Folgen eine große Belastung darstellten, worauf die Patientin mit einer depressiven Störung reagierte. Der Zusammenhang kann aber auch so verstanden werden, dass die anderen Störungen auf das Vorliegen einer Persönlichkeitsstörung verweisen, in deren Folge sich das artifizielle Agieren im Sinne eines unangemessenen Umgangs mit belastenden Situationen herausbildete.

Schwierig wird es auch bei der Beurteilung, ob die Patientin die Symptome «vortäuscht». Hier gibt es besonders in den Forschungskriterien der ICD-10 klare differenzialdiagnostische Hinweise zum Ausschluss einer «Simulation» der Symptome. Offen bleibt jedoch, welche Rolle die Bewusstseinsnähe der Manipulationen und damit ihre Kontrollierbarkeit bei der Diagnose spielen.

Die Beschreibung «vortäuschen» scheint hier eher eine willentlich gesteuerte Handlung nahezulegen, womit die bei dieser Patientin vorliegenden Verhältnisse nicht angemessen erfasst würden.

Hier zeigte sich vor allem auch im Behandlungsverlauf, dass die selbstschädigende Handlung in einem Zustand qualitativer Bewusstseinsveränderung der Patientin vollzogen wurde. Eine sichere Aussage hierzu konnten wir in dem zur Diskussion stehenden Fall auch deshalb nicht machen, da eine direkte Beobachtung der Manipulationen nicht möglich war. Diese Einschätzung entspricht auch der psychodynamischen Sichtweise, die davon ausgeht, dass die Manipulationen z. T. in einem dissoziativen, vom übergeordneten Bewusstsein abgespaltenen Zustand erfolgen, wobei sie zwanghaft vollzogen werden und im Nachhinein Verleugnungs- oder Projektionsmechanismen unterliegen.

Der besonders im Behandlungsverlauf sichtbare Zusammenhang zwischen dem Auftreten der Symptome und den psychischen Belastungssituationen entspricht der Beschreibung in den klinisch-diagnostischen Leitlinien der ICD-10, dass die Motivation für dieses Verhalten wahrscheinlich durch innerseelische Gründe bedingt sei.

Es stellt sich somit heraus, dass die Zuordnung zu der Diagnose «artifizielle Störung» anhand der «klinisch-diagnostischen Leitlinien der ICD-10» im Wesentlichen eindeutig und sicher erfolgen konnte. Das Problem der Bewusstheit und der Kontrolle der Manipulationen wird unseres Erachtens nicht genügend klar beschrieben, der Zusammenhang mit anderen körperlichen oder psychischen Störungen erscheint allerdings nur auf den ersten Blick widersprüchlich, wenngleich die Motivation für diese Verhaltensweisen in den Leitlinien unklar bleiben muss (s. **Tab. 17**).

Während sich innerhalb der **ICD-9** keine diagnostische Zuordnung finden lässt, die der speziellen Symptomatik dieser Erkrankung gerecht wird, finden wir die vorliegende Erkrankung im **DSM-IV-TR** in den diagnostischen Kriterien zur Diagnose «Vorgetäuschte Störung mit körperlichen Symptomen» (300.1) beschrieben.

ICD-10 und DSM fordern den Ausschluss der Simulation. Gleichzeitig wird dem Patienten das innere Bedürfnis, die «Patientenrolle» zu übernehmen, zugeschrieben. Unsere Patientin vermittelte uns jeweils den Eindruck, sich in der Klinik in ihrer Beziehung zu Mitpatienten und vor allem zum Therapeuten

Tabelle 17: Zusammenfassende Darstellung der diagnostischen Kriterien für artifizielle Störungen (F68.1) in den klinisch-diagnostischen Leitlinien und den Forschungskriterien der ICD-10

Klinisch-diagnostische Leitlinien
1. Fehlen einer gesicherten körperlichen oder psychischen Störung, Krankheit oder Behinderung 2. Patient/in täuscht wiederholt und beständig Symptome vor. 3. Die Motivation für dieses Verhalten ist fast immer unklar und wahrscheinlich durch innerseelische Gründe bedingt. 4. Patient/in zeigt meist deutliche Symptome einer ganzen Reihe anderer Störungen seiner/ihrer Persönlichkeit und Beziehungen.
Forschungskriterien
Es müssen folgende Kriterien gemeinsam erfüllt sein: A. Anhaltende Verhaltensweisen, mit denen Symptome erzeugt oder vorgetäuscht werden und/oder Selbstverletzung, um Symptome herbeizuführen, ohne dass eine gesicherte körperliche oder psychische Störung vorliegt. B. Es kann keine äußere Motivation gefunden werden (wie z. B. finanzielle Entschädigung, Flucht vor Gefahr, mehr medizinische Versorgung etc.). Wenn ein solcher Hinweis gefunden wird, sollte die Kategorie Z (Simulation) verwendet werden. C. Ausschlussvorbehalt: Fehler einer gesicherten körperlichen oder psychischen Störung, die die Symptome erklären können.

ausgesprochen geborgen und sicher zu fühlen. Dieser Umgang mit der Erkrankung und der Beziehung zum Arzt wurde von uns als Ausdruck tiefgreifender Abhängigkeitswünsche interpretiert. Das artifizielle Handeln hatte unter dieser Perspektive für die Patientin die Funktion, die schützende, versorgende «Mutter» aufzusuchen. Andererseits konnte die Patientin in der Selbstverletzung ihre aggressiven Impulse, die andere Seite der Ambivalenz gegenüber der Mutter, ausleben.

In der ICD-10 und im DSM-IV-TR gibt es durch die Verwendung der Worte «absichtlich» und «Vortäuschen» ähnliche Probleme hinsichtlich der Beurteilung der Bewusstheit und Kontrolle, wie sie schon oben diskutiert wurde. Hier verhelfen jedoch die vorangehenden Erläuterungen zu diesem Krankheitsbild zu einem angemessenen Verständnis, indem dort die Begriffe «vorgetäuscht» und «willentlich» in Abgrenzung zum Alltagsverständnis problematisiert werden. Dabei wird auch die von uns bei der Patientin beobachtete «zwanghafte Qualität» der Handlungen beschrieben.

Betrachtet man die hier dargestellte Diskussion der Zuordnung dieses Erkrankungsbildes zu den verschiedenen diagnostischen Klassifikationssystemen zusammenfassend, so wird deutlich, dass die in den Operationalisierungen benutzten Begriffe nicht ohne weitere Erläuterungen, insbesondere auch der psychodynamischen Zusammenhänge, ausreichend verständlich werden. Die sicher schwierigen Beziehungen zu anderen Störungen werden durch die vorliegenden Kriterien nicht differenziert, obwohl sie für die Behandlung einen der bedeutsamsten Zugänge liefern.

ICD-10-Diagnosen

F68.1 artifizielle Störung

14. Die Frau mit dem Traumgewicht

Reinhard Liedtke, Irmgard Reimer, Wolfgang Lempa und Burkard Jäger

Falldarstellung

In schwarzer, hautenger Kleidung, mit auffälligen Accessoires, Tüchern, Federn und Ketten dekoriert, erschien die 22-jährige Patientin in der Psychosomatischen Poliklinik. Wie ein steiler Hahnenkamm leuchtete ihr Irokesen-Haarschnitt bei jeder Wiedervorstellung in einer anderen grellbunten Färbung, und sie erklärte: «Das ist was Indianisches, und meine Mutter interessiert sich für Indianer». Auf ihrer Aktentasche prangte ein großer Aufkleber mit einem provozierenden Politspruch.

Sie schilderte den Grund ihres Kommens: «Ich hatte mit Diät mein Traumgewicht erreicht. Dann begann mein Vordiplom, das ist die größte Hürde im Maschinenbaustudium, da wird gesiebt! Seitdem überrollt mich eine Heißhungerwelle nach der anderen, und ich bin völlig aus dem Gleichgewicht. Wenn ich mich kaputt hetze, drei bis vier Tage nichts esse, und dann die Pommes auf den Magen schlagen, habe ich Magenkrämpfe und Rumoren im Bauch. Dann kommt das Erbrechen von selbst.»

Mit ihrem «Traumgewicht» und dem Maschinenbaustudium habe sie sich nach den Vorstellungen ihres Vaters gerichtet. Seit seinem Tod mache sie sich, wenn sie mit seinen Büchern arbeite, Vorwürfe, ob sie genug an ihn denke. Sie träume oft, er sei wieder da und die Familie zusammen, habe danach ein schmerzhaftes Verlustgefühl. «Mein Vater war ein Perfektionist, und Väter sehen in ihren Töchtern, was sie bei ihrer Ehefrau vermissen. Seit ich zehn Jahre alt war, habe ich den Spruch meiner Mutter im Ohr, sie sei früher gertenschlank und hübsch gewesen und erst nach den Kindern dick geworden. Meine Eltern hatten regelrechte Gefechte über ihr Gewicht, und mich hat mein Vater fürs Abnehmen gelobt. Mit meinem Traumgewicht steckt er in mir drin.» – Sie wolle eine Therapie machen, da sie Menschen bewundere, die sich keine Gedanken über das Essen machen müssten, frage sich aber, ob andere eine Therapie nicht nötiger hätten.

Erkrankungsanamnese und Symptomatik

Ihre erste Diät machte die Patientin im 13. Lebensjahr, sie sei noch nie mit ihrem Körper einverstanden gewesen und habe sich immer zu dick gefühlt, obwohl sie durchaus wahrgenommen habe, dass sie im Vergleich zu anderen nicht zu dick sei. Menarche mit 13 Jahren, Dysmenorrhoe, seit drei Monaten Amenorrhoe. Seit der Pubertät neige sie, ohne Essanfälle gehabt zu haben, zu übermäßigem Essen, was sie durch bewusste Kontrolle und mehrtägiges Hungern wieder ausgeglichen habe. Kein Laxanzien- oder Diuretikaabusus. In ihrem 21. Lebenjahr starb ihr Vater mit 48 Jahren an Pankreas-CA. In den Wochen vor seinem Tod wachte sie an seinem Krankenbett und verschob ihre Prüfungen. Danach hatte sie bei einer Körpergröße von 164 cm ihr bisher höchstes Gewicht von 62 kg (BMI 23, Normalgewicht; vgl. auch Kap. 20: «Hungern als Lösung»), dabei geregeltes Essverhalten. Ein Jahr später hungerte sie sich herunter auf ihr Minimalgewicht von 46 kg (BMI 17,1). Seit fünf Monaten dreimal pro Woche Essanfälle, in denen sie sämtliche Vorräte aus dem Kühlschrank wahllos in sich hineinstopfe, danach Völlegefühl und spontan- oder selbstinduziertes Erbrechen. Selten auch nächtliche Heißhungerattacken. Bei der stationären Aufnahme wog sie 56 kg (BMI 20,8, Normalgewicht), in der stationären Therapie hielt sie sich aufgrund ihrer wachsenden Krankheitseinsicht zwischen 52 und 54,5 kg, während sie zunächst ein Gewicht von unter 50 kg anstrebte.

Sozialbiografische Anamnese

Die Eltern arbeiteten sich aus bescheidenen materiellen Verhältnissen hoch und verlangten von ihren beiden Töchtern Leistungswillen und Bereitschaft zu Selbstgenügsamkeit und Sparsamkeit. «Seit ich acht Jahre war, wurde am Haus renoviert, das war Schwerstarbeit, wir mussten helfen, es gab viele Verbote – aber Befehl ist Befehl! Dafür habe ich meinen Vater gehasst! Ich konnte nichts auf meine Mutter abwälzen, bis ich mit 16 von zu Hause auszog.» Die Mutter (+ 29 J.), früher Sekretärin, tue ihr leid. Sie habe im Streit zwischen Mutter und Vater mit ihr gelitten. Seit dem Tod des Vaters fühle sie sich verantwortlich für die Mutter, unterstütze sie bei der Regelung häuslicher Angelegenheiten. Ihre Schwester (– 3 J.) sei ganz anders, habe sich der strengen Erziehung viel mehr entzogen, sei schon immer übergewichtig gewesen, und es sei ihr gelungen, von den Eltern verwöhnt zu werden. Der Vater (+ 27 J.) war Diplom-Physiker, von ihm habe sie den Hang zum Perfektionismus und ihre Fähigkeit zur Selbstdisziplinierung übernommen. In der Schule war sie Klassenbeste, «aber es hieß auch immer, ich könnte noch besser werden und mit meiner Intelligenz auch alle anderen Probleme lösen.» In der Pubertät habe sie daher voller Wut heftig gegen die Eltern rebelliert, aber «der Protest hat nichts genützt, mein Vater war stärker». Damals liebäugelte sie mit terroristischem Gedankengut. Mit 16 Jahren zog sie zu Hause aus, kurz danach Vergewaltigungsversuch durch den Besitzer einer Kneipe, in der sie arbeitete. Auf eine Strafanzeige verzichtete sie, glaubte, das Ereignis «vergessen» zu können. Nach dem Abitur ein Semester in Kanada, anschließend Maschinenbaustudium, «weil ich's meinem Dad versprochen hab'.» Vor ihrem Freund habe sie die Erkrankung bisher verheimlicht. Sie wohnt in einer Wohngemeinschaft mit einem 12 Jahre älteren Mann, Alkoholiker, für den sie die gesamte Hausarbeit erledige.

Psychischer Befund

Ihre Punk-Aufmachung erklärte die Patientin damit, dass die anderen Maschinenbauer so unscheinbar seien und sie selbst anders sein und sich behaupten wolle. Aber vor allem müsse sie ständig über Essen nachdenken, schäme sich auch für die Diagnose Bulimie und habe deshalb zunächst das Erbrechen verheimlichen wollen. Wenn sie unter Leistungsdruck stehe und sich gehetzt fühle, funktioniere sie tagsüber reibungslos, aber mit dem Gefühl, neben sich zu stehen und innerlich zugrunde zu gehen, werde dann abends übermannt vom Verlangen nach Essen. Sie beschreibt dabei Depersonalisations- und Derealisationsphänomene, fühlt sich zeitweise entfremdet von ihrer Umwelt, die in ihrer Wahrnehmung wegrücke und sich verändere, so dass sie sich davon abgetrennt erlebt und auch ihr Gefühl und ihren Bezug zu ihrem eigenen Körper verliert. Dann trete unwiderstehliche Gier auf, die sie nicht mit ihrem Willen kontrollieren könne und die in Essanfällen ausufere. Danach sei sie niedergeschlagen, erlebe Einbrüche von Verzweiflung und Orientierungslosigkeit, spüre nur noch Magenschmerzen und Übelkeit. Nach dem Erbrechen fühle sie sich ohnmächtig und schwach. Ihre verzweifelten und erfolglosen Versuche, sich zu einem normalen Essverhalten zu zwingen, deprimieren und enttäuschen sie, so dass kurzzeitig auch Selbstmordgedanken auftauchen. Bewusstseins-, Orientierungs- oder mnestische Störungen sowie Hinweise auf psychotisches Erleben fanden sich nicht.

Psychodynamik

Die Beziehung zur Mutter blieb in der Darstellung der Patientin eher blass. Übertragung und Gegenübertragung während der stationären Therapie ließen annehmen, dass die Patientin ihre Mutter vor allem als überfordert und von eigenen Entbehrungen geprägt erlebte. Als Reaktionsbildung unterdrückte sie ihre narzisstischen und oralen Wünsche an die Mutter und bildete – auch unter dem Einfluss des Vaters – ein Ideal von Selbstgenügsamkeit, Nicht-Angewiesen-Sein und Selbständigkeit heraus. Symbiotische Wünsche und der Hass über Versagungen und Getrenntheit von der Mutter fanden eine stabile Abwehr in ihren schizoid-zwanghaften Persönlichkeitszügen mit innerem Rückzug, Flucht in ihre autistische Phantasiewelt und Abwehr aggressiver Konflikte durch Gefühllosigkeit, Gefühlskälte und Kontaktabbrüche. Sie besitzt jedoch ausreichend Ich-Stärke zur Realitätsanpassung und ist in ihrer neurotischen Ich-Organisation nicht von Selbstfragmentierung und Identitätsverlust bedroht. Aus den frühen narzisstischen und oralen Versagungen flüchtete sie zum Vater und in eine männlich geprägte Identifikation, die sich in der Berufswahl und dem «Traumgewicht» zeigt. Dies stellt Kompensationsversuche für die zugrunde liegende Selbstwertproblematik und die Unsicherheit in der Geschlechtsidentität dar. Der Tod des Vaters bedeutete den Verlust ihrer Identifikationsfigur und konfrontierte sie mit heftiger, aber tabuisierter Enttäuschungswut und mit Hass. Sie versuchte diese Gefühle zu verleugnen, indem sie seit seinem Tod ausschließlich seine guten Seiten sah. Die aktuelle Konfliktsituation, die in der bulimischen Symptomatik ihren Ausdruck findet, lässt sich auf verschiedenen Verstehensebenen erfassen, die hier nur angedeutet werden können. Im Studium ist sie überhöhten Ich-Ideal- und Über-Ich-Forderungen ausgesetzt, befriedigt kompensatorisch in der Bulimie regressive, vor allem orale Wünsche, über die sie durch Erbrechen Kontrolle ausübt. Aber auch Hass und Vernichtungswünsche werden in den Essanfällen untergebracht, wobei sie diese an unbelebten Dingen wie dem Essen ausleben und damit ängstigende interpersonelle Auseinandersetzungen vermeiden kann. Die Loyalitätskonflikte den Eltern gegenüber überforderten sie. Intolerable innere Spannungen versuchte sie durch Manipulation ihres Essverhaltens und im Erbrechen zu bewältigen und zu lösen.

Verlauf der stationären Therapie

Atemlos durch die Erledigung ihrer häuslichen Aufgaben kam die Patientin auf der Station an und erlebte die stationäre Aufnahme als Entlastung. Zwar fühlte sie sich fremd in der Gruppe und sonderte sich zunächst mit der rationalisierenden Erklärung ab, ihre Krankheit sei nicht so schwer, dass sie hierher gehöre. Doch war sie auf der Station geborgen, und der strukturierte Rahmen gab ihr Halt. Anfangs führte sie ein Tagebuch über ihre Essanfälle, deren Häufigkeit, Menge und die vorangehenden und begleitenden Phantasien und Gefühle, über die sie in den psychoanalytischen Gruppen und in den Zimmerrunden mit den

Bezugstherapeuten sprechen konnte. Essanfälle traten auf der Station nicht mehr, jedoch noch vereinzelt an Wochenenden zu Hause auf. Sie lernte, ihre Symptomatik mit Situationen übermäßiger Leistungsanforderung und mit kurzfristig auftretenden, depressiven Stimmungen in Erinnerung an das Elternhaus und den Tod des Vaters in Verbindung zu setzen. Mit einer Mitpatientin mit schwerer chronischer bulimischer Symptomatik und mehrfach täglichem Erbrechen rivalisierte sie kämpferisch und gewann narzisstische Bestätigung durch den Rückgang ihrer Symptomatik und die Anerkennung der Gruppe und der Therapeuten. In der Gruppe waren mehrere essgestörte Patientinnen, zwischen denen oraler Neid, Hass und Geschwisterrivalität hervorbrachen. Dabei zog sich die Patientin ängstlich und verschlossen in sich selbst zurück. Wenn dies angesprochen wurde, erlebte sie es in ihrer Über-Ich-Strenge als Zurückweisung und Tadel. Allmählich wurde ihr, besonders in der Mutter-Übertragung zur Gruppentherapeutin, ihre tief verankerte innere Überzeugung bewusst, die Aufmerksamkeit und Zuwendung anderer nicht wert zu sein. Dann konnte sie auch erkennen, dass sie den Neid auf ihre Schwester wegen der Verwöhnung durch die Eltern ebenso wie den Hass auf die Eltern auf die Gruppe übertragen hatte, aber durch Rückzug und Gefühlskälte unterdrückte, da sie magische Befürchtungen über das omnipotente zerstörerische Ausmaß ihres Hasses gehegt hatte. Diese Einsicht entängstigte sie, sie konnte offener über sich sprechen und erhielt positive Resonanz von den Mitpatienten. Sie schloss die Therapie erfolgreich ab, ihre bulimische Symptomatik hatte seit mehreren Wochen aufgehört, und sie war motiviert zu einer weiterführenden psychoanalytischen Einzeltherapie, die wir ihr vermittelten, um unbewusste Konflikte um aggressive Strebungen, Autonomie und Abhängigkeit weiter in einer Übertragungsbeziehung zu bearbeiten.

Diskussion der Falldarstellung und differenzialdiagnostische Erwägungen

Wie in dem vorliegenden Fall bereitet es bei ausgeprägter und länger bestehender Symptomatik in der Regel keine Schwierigkeit, anhand der diagnostischen Leitlinien der ICD-10 zwischen einer Anorexia nervosa (F50.0) und einer Bulimia nervosa (F50.2) zu unterscheiden. Da die 164 cm große Patientin zu Behandlungsbeginn 56 kg wog, was einem BMI von 20,8 entspricht (Normalgewicht zwischen 20 und 25), scheidet das Vorliegen einer Anorexia nervosa aus. Denn eine notwendige Voraussetzung für eine Anorexia nervosa (F50.0) liegt in einem BMI kleiner als 17,5, d. h. diese Patientin müsste weniger als 47,1 kg wiegen. Der Fallgeschichte ist zu entnehmen, dass die Patientin fünf Monate lang etwa drei Anfälle von Heißhunger pro Woche hatte, wahllos größere Mengen Nahrungsmittel «in sich hineinstopfte» und anschließend regelmäßig erbrach und sich schon immer und auch gegenwärtig zu dick fühlt, was auf eine Bulimia nervosa (F50.2) hinweist. In der **Tabelle 18** sind die diagnostischen Leitlinien für eine Bulimia nervosa und die bei der Patientin vorliegenden Symptome dargestellt, und es ergibt sich unmittelbar, dass alle diagnostischen Kriterien für diese Patientin erfüllt sind.

Eine somatische Erkrankung des Gastrointestinaltraktes, eine endokrine Störung und Störung des Wasserhaushaltes wurde in den internistischen, neurologischen und Laboruntersuchungen während der stationären Therapie ausgeschlossen.

Die begleitende depressive Symptomatik mit Niedergeschlagenheit, Verzweiflung, kurzfristigen suizidalen Tendenzen sowie Scham- und Schuldgefühlen nehmen u. E. den Rang einer leichten depressiven Episode ohne somatische Symptome ein. Da die Patientin schon früher unter depressiven Episoden litt, diagnostizierten wir eine rezidivierende depressive Störung (F33.00).

Tabelle 18: Zusammenfassende Darstellung der diagnostischen Leitlinien der ICD-10 zur Bulimia nervosa (F50.2)

Kriterien	Symptome der Patientin
Andauernde Beschäftigung mit Essen, eine unwiderstehliche Gier nach Nahrungsmitteln; Patientin erliegt Essattacken, bei denen große Mengen Nahrung in sehr kurzer Zeit konsumiert werden.	ständiges Denken ans Essen, seit fünf Monaten drei Essattacken pro Woche, unkontrollierbare Gier mit wahllosem Verschlingen großer Mengen von Lebensmitteln
Die Patientin versucht, dem dickmachenden Effekt der Nahrung entgegenzusteuern durch: selbstinduziertes Erbrechen, zeitweilige Hungerperioden, Missbrauch von Abführmitteln, Appetitzüglern, Schilddrüsenpräparaten oder Diuretika.	regelmäßiges spontanes oder selbstinduziertes Erbrechen nach den Essattacken; zeitweilige Hungerperioden
Die psychopathologische Auffälligkeit besteht in einer krankhaften Furcht davor, dick zu werden; die Patientin setzt sich eine scharf definierte Gewichtsgrenze, weit unter dem prämorbiden, vom Arzt als optimal oder «gesund» betrachteten Gewicht.	immer zu dick gefühlt, Angst vor Gewichtszunahme, strebt ein Gewicht von unter 50 kg an
häufig in der Vorgeschichte Anorexia nervosa oder atypische Anorexia nervosa	atypische Anorexia nervosa mit 20 Jahren: Gewicht 46 kg; Angst vor Gewichtszunahme bei realistischer Körperwahrnehmung

Differenzialdiagnostisch war eine Persönlichkeitsstörung zu erwägen. Die Patientin zeigte schizoide Züge in ihrem selbstgenügsamen und zurückgezogenen Verhalten mit Gefühlskälte und Flucht in ihre autistische Phantasiewelt. Dennoch war ihre Kontakt- und Beziehungsfähigkeit ausreichend, sie war Konfrontationen mit ihren Abwehrmechanismen zugänglich, die schizoiden Züge entsprachen nicht einer schizoiden Persönlichkeitsstörung (F60.1).

Ebenso sahen wir in ihren zwanghaften Zügen eher eine Identifikation mit dem väterlichen Vorbild als eine eigenständige zwanghafte Persönlichkeitsstörung (F60.5). Ihre Leistungsbezogenheit erschien nicht grob unverhältnismäßig, der Hang zu Perfektionismus, Pedanterie, Rigidität und Eigensinn waren milde ausgeprägt. Sie neigte zum Grübeln, hatte aber, außer bezüglich der bulimischen Symptomatik, keinerlei Zwangsgedanken oder Zwangshandlungen.

Differenzierung von Essstörungen

Die in den letzten Jahren zunehmende Bedeutung der Essstörungen spiegelt sich auch in den Veränderungen diagnostischer Konzepte von der ICD-9 zur ICD-10 wider. Gab es zuerst nur die Anorexia nervosa (ICD-9: 307.1) und die Kategorie «andere und nicht näher bezeichnete Essstörungen» (ICD-9: 307.5), so wurde in der ICD-10 die in den 70er Jahren erstmals als Krankheitseinheit beschriebene Essstörung, die im Wesentlichen durch unkontrolliertes Verschlingen großer Nahrungsmengen charakterisiert war, präziser beschrieben und als Bulimia nervosa (F50.2) bzw. atypische Bulimia nervosa (F50.3) aufgenommen. Schon vorher wurde diese Essstörung im DSM-III erfasst und im DSM-III-R bzw. DSM-IV weiter präzisiert.

Betrachten wir zuerst die unter F50 «Essstörungen» in der ICD-10 zusammengefassten Syndrome. Wie erwähnt, stellt sich die Abgrenzung zwischen Anorexia nervosa (F50.0) und Bulimia nervosa (F50.2) anhand der Kriterien «Gewicht» (Anorexia nervosa, BMI kleiner als 17,5), «Essattacken und unwiderstehliche Gier nach Nahrungsmitteln» (nur bei Bulimia nervosa) unproblematisch dar. In der klinischen Praxis lassen sich meist die Bulimia und Anorexia nervosa von den jeweiligen atypischen Formen problemlos unterscheiden, die dadurch beschrieben werden, dass ein oder mehrere Kernmerkmale fehlen, aber ansonsten ein recht typisches klinisches Bild der Störung vorliegt. Aufgrund der mangelnden Präzision der Einzelkriterien 1 und 3 der diagnostischen Leitlinien für die Bulimia nervosa kann es in Einzelfallen schwierig sein, festzustellen, ob ein Kriterium erfüllt ist, und damit kann es Zuordnungsprobleme geben. Deswegen dürfte manchmal die eindeutige Abgrenzung der Bulimia nervosa von der atypischen Anorexia nervosa schwierig sein. Das vierte

Kriterium, dass nämlich Patientinnen mit einer Bulimia nervosa in ihrer Vorgeschichte häufig eine Anorexia nervosa oder atypische Anorexia nervosa aufweisen, stellt einen empirischen Befund dar, der als solcher kein diagnostisches Kriterium ist, und u. E. nur in den beschreibenden Text gehört.

Für überlegenswert halten wir im Zuge einer Revision der ICD-10 eine Differenzierung zwischen einer Bulimia nervosa ohne oder mit einer Anorexia nervosa in der Vorgeschichte. Diese Differenzierung ist besonders für die Behandlungsdurchführung und das Verständnis der Erkrankung bedeutungsvoll. Ferner betonen wir die Differenzierung zwischen Bulimia nervosa ohne Erbrechen und Bulimia nervosa mit Erbrechen als Mittel der Gewichtskontrolle, da die vomische Komponente einen dramatischen Wandel des klinischen Bildes und der Prognose mit sich bringt. Hat die Patientin die Möglichkeit gefunden, ihr körperliches Unwohlsein (Übelkeitsgefühle, Völlegefühle) sowie ihre Angst vor der Gewichtszunahme durch Erbrechen zu reduzieren, dann gibt es keine «Realitätskontrolle» mehr. Die Frequenz der Fressorgien lässt sich nun beliebig steigern, die Scham über das jetzt noch unappetitlichere, noch gierigere und unkontrolliertere Verhalten nimmt zu. Gleichzeitig nimmt die Beschäftigung mit der Symptomatik einen immer größeren zeitlichen Umfang an, was zu sozialem Rückzug bis hin zu sozialer Isolierung, großen finanziellen Ausgaben für Nahrungsmittel und sogar zu Schulden oder zu Diebstählen führen kann. Das Erbrechen führt weiter zu Karies und Kaliumverlust mit teilweise ernsten Kreislaufbeschwerden. Desweiteren halten wir es langfristig für notwendig, Kriterien für den Schweregrad und die Chronifizierung zu entwickeln, da das gerade für Überlegungen zur Indikation und Prognose entscheidende Relevanz besitzt.

Beim DSM-IV-TR erscheint uns die Einteilung der Essstörung kaum besser gelöst. Unterschieden wird zwischen einer Anorexia nervosa (307.1), einer Bulimia nervosa (307.51) und einer nicht näher bezeichneten Essstörung (307.50); im DSM-5 zusätzlich einer Binge-Eating-Störung (307.51). Günstig finden wir, dass für die Bulimia nervosa das Kriterium D «durchschnittlich mindestens zwei Fressanfälle pro Woche über einen Mindestzeitraum von drei Monaten» angegeben ist, weil es hilft, klinisch relevantere Störungen zu bestimmen. Ansonsten gelten die gleichen Kritikpunkte bzw. Verbesserungsvorschläge, die schon bezüglich der ICD-10 formuliert wurden.

ICD-10-Diagnosen

F50.2 Bulimia nervosa

F33.0 rezidivierende depressive Störung, gegenwärtig leichte Episode

15. Auserwählt, das Paradies auf Erden zu schaffen

Michaela Klemm und Rolf-Dieter Stieglitz

Falldarstellung

Nach telefonischer Vorankündigung durch die Eltern kam Herr B. in deren Begleitung zur Aufnahme auf die geschlossene Männerstation. Der 27-jährige Patient machte auf den ersten Blick einen freundlichen, zugewandten Eindruck und wirkte sonnengebräunt wie ein gut erholter Urlauber.

Auf die Frage, was ihn hierherführe, reagierte Herr B. jedoch zunächst eher misstrauisch: Ob denn auch alles unter uns bleiben würde? Niemand dürfe etwas davon erfahren, seine Mission sei «top secret». Ohne jedoch lange eine Antwort abzuwarten, erklärte er, ein Undercover-Agent einer Geheimorganisation zu sein. Die Mitglieder dieser Organisation kommunizierten auf telepathischem Wege, gegenseitig könnten sie sich Gedanken eingeben. Allerdings höre er sie auch sprechen, und es sei, als ob diese Stimmen aus seinem Kopf kämen. Verschiedene männliche und weibliche Stimmen, die er keiner ihm bekannten Person zuordnen könne, die ihm aber trotzdem bekannt vorkommen würden, sprächen teilweise über und mit ihm. Sie gäben ihm Anweisungen, denen er in der Regel Folge leisten müsse. Als sie ihm allerdings aufgetragen hätten, sich selbst zu töten, habe er sein Veto eingelegt, und da es eine demokratische Organisation sei, sei die nachfolgende Abstimmung zu seinen Gunsten ausgefallen. Er sei von dieser Geheimorganisation, die letztlich Gott unterstünde, dazu auserwählt, das Paradies auf Erden zu schaffen. Zu diesem Zweck müsse er den Menschenmüll aussortieren. Die Menschen, die nicht in das Paradies gehörten, würden durch eine Blume gekennzeichnet als Zeichen dafür, dass sie 24 Stunden Zeit hätten, zu verschwinden. Ließen sie die Zeit verstreichen, ohne dieser Aufforderung Folge zu leisten, erhielten sie ein Kreuz. Dies sei für ihn das Zeichen, dass er diese Menschen vernichten müsse. Da er Kräfte wie Herkules habe, sei dies kein Problem. Vor kurzem habe er es sogar bei einer Schlägerei mit fünf Gegnern aufgenommen. Da er Tag und Nacht gegen die Teufelsausbreitung habe kämpfen müssen, habe er in den letzten drei Wochen auch gar nicht mehr geschlafen. Er sei dann in einer Art Bewährungsprobe im Urlaub in eine Nervenklinik gekommen. Dort habe er viele Verbündete gefunden. Jetzt habe er auch den Eindruck, hier richtig zu sein, da dies eine Elitestation sei, wo er sicherlich weitere Verbündete finden würde.

Psychopathologischer Befund

Im psychopathologischen Befund zeigte sich der Patient voll orientiert und wach, schilderte jedoch, dass er die Umwelt intensiver wahrnehmen würde (Bewusstseinsverschiebung). Darüber hinaus berichtete er über Deja-vu-Erlebnisse (Paramnesien). So würde ihm vieles bekannt vorkommen, was er im Fernsehen sehe oder in der Zeitung lese würde. Die Konzentration und Aufmerksamkeit waren deutlich eingeschränkt, da der Patient stark auf sein Binnenerleben fixiert war. Merkfähigkeits- oder Gedächtnisstörungen waren nicht zu beobachten. Herr B. berichtete über akustische Halluzinationen in Form von dialogisierenden, kommentierenden Stimmen. Weiterhin gab er an, immer wieder Hubschrauberlärm und Polizeisirenen zu hören (Akoasmen), worauf er auch plötzlich während der Exploration hinwies. Das formale Denken des Patienten war phasenweise zerfahren, d. h. es war zum Teil unverständlich und nicht mehr nachvollziehbar. Der Patient berichtete zudem über eine Vielzahl von sich teilweise wiederholenden Gedanken (Gedankendrängen). Er war logorrhoisch und kam von einem Thema auf das andere (ideenflüchtig), so dass eine geordnete Anamneseerhebung nur schwer möglich war. Inhaltlich lag ein deutlich ausgeprägter Beeinträchtigungs- und Größenwahn mit starker Wahndynamik vor. Weiter berichtete der Patient von Gedankenausbreitung und -eingebung. Sein Handeln erlebte er zudem teilweise von außen gemacht. Sein Antrieb war deutlich gesteigert. Herr B. zeigte eine deutlich euphorische Grundstimmung und war z. T. parathym im Affekt. So erzählte er z. B. strahlend von Folterungen, denen er im Gefängnis ausgeliefert gewesen sei. Suizidalität wurde von dem Patient verneint. Für das von ihm berichtete psychotische Erleben bestand kein Krankheitsgefühl oder -einsicht.

Zur **Entwicklung der Symptomatik** berichteten die Eltern, dass ihr Sohn wie jedes Jahr mit Freunden in den Urlaub habe fahren wollen. Er sei schon vorher freudig erregt und etwas überdreht gewesen. Die Freunde des Sohnes hätten dann auch berichtet, dass er schon am Anfang des Urlaubs gegenüber sonst ganz verändert gewesen sei. Er habe sehr viel unternommen, vermehrt Geld ausgegeben und habe kaum noch geschlafen. Zudem habe er ständig von einer Geheimorganisation geredet und mit den Freunden Streit angefangen. Ähnliche Situationen habe es vorher nie zwischen ihnen gegeben. Er habe zudem z. T. «wirres Zeug» geredet. Die Freunde seien sehr beunruhigt über dieses Verhalten gewesen und hätten ihn in eine Nervenklinik gebracht.

Anamnese und Untersuchungen

Zur **Anamnese** berichteten die Eltern, dass der Patient als mittleres von drei Geschwistern geboren worden sei. Geburt und frühkindliche Entwicklung seien unauffällig verlaufen. Die Schulausbildung habe er mit dem Realschulabschluss beendet. Im Anschluss daran habe er eine handwerkliche Ausbildung zum Kfz-Schlosser absolviert, wurde nach der Lehre übernommen und sei bis zum heutigen Tag in demselben Betrieb tätig.

Probleme bei der Arbeit habe es nie gegeben, auch sei der Sohn bisher nie ernsthaft krank gewesen. Psychiatrische Erkrankungen in der Familie seien nicht bekannt.

Die **körperliche Untersuchung** ergab bei einem guten Ernährungs- und Allgemeinzustand einen unauffälligen Befund. In der **neurologischen Untersuchung** fanden sich ebenfalls keine pathologischen Auffälligkeiten. Die erhobenen **Laborparameter** (Differenzialblutbild, Elektrolyte, Leberwerte, Nierenwerte, Schilddrüsenwerte, Urinstatus) lagen sämtlich im Normbereich. Ein Drogenscreening auf Cannabinoide, Halluzinogene und Amphetamanine war negativ. Das EKG war unauffällig, ebenso das **EEG**. Der **Liquor** sowie das CCT waren gleichfalls ohne pathologischen Befund.

Unter der Fortführung der vor der Verlegung begonnenen hochdosierten **neuroleptischen Therapie** zeigte sich bei Herrn B. nach insgesamt ca. drei Wochen eine deutliche Besserung der Symptomatik, insbesondere war er distanziert und korrigierte teilweise auch seine Wahngedanken. Da sich jedoch ein Parkinsonoid entwickelte, musste die Dosierung reduziert werden. Darauf reagierte der Patient wieder mit einer deutlichen Antriebssteigerung (z. B. tapezierte er die Station mit Collagen), Denkstörungen (insbesondere Ideenflucht) sowie mit einer erneuten euphorischen Stimmungslage. Nach einer medikamentösen Umstellung auf ein anderes Neuroleptikum besserte sich zunächst der körperliche Zustand. Im psychopathologischen Befund zeigte sich eine kontinuierliche Distanzierung und Korrektur bezüglich des Wahnes. Allerdings traten dann depressiv getönte Stimmungsschwankungen auf. Eine Behandlung mit Lithium führte zu einer deutlichen Stabilisierung des Zustandes.

Nach einer Gesamtbehandlungsdauer von zwölf Wochen konnte Herr B. in vollremittierten Zustand mit einer mittleren neuroleptischen Erhaltungsdosis in Kombination mit Lithium unter der Diagnose einer «schizoaffektiven Störung, gegenwärtig manisch» (F25.0) in ambulante Weiterbehandlung bei einem niedergelassenen Nervenarzt entlassen werden.

Diskussion der Falldarstellung

Seit der Einführung des Begriffs der schizoaffektiven Psychose durch Kasanin (1933) ist die klassifikatorische Stellung dieser Krankheitsgruppe bis zum heutigen Tag ein ungeklärtes Problem der psychiatrischen Nosologie. Trotz vielfältiger theoretischer Diskussionen wie empirischer Arbeiten besteht bis zum heutigen Tag kein Konsensus bezüglich der Beschreibung wie der nosologischen Einordnung dieser Störungsgruppe.

In der ICD-9 wird die schizoaffektive Psychose unter der Diagnosennummer 295.7 im Abschnitt zu den schizophrenen Psychosen (ICD-9: 295) aufgeführt. Zur Kennzeichnung dieser Gruppe findet sich lediglich der Hinweis, dass sowohl affektive als auch schizophrene Symptome vorliegen. Es sollen auffällige manische oder depressive Symptome gemischt mit schizophrenen Symptomen vorhanden sein. Die Diagnose sollte jedoch nur dann gestellt werden, wenn affektive und schizophrene Symptome ausgeprägt sind. Eine Operationalisierung bezüglich bestimmter Symptome oder der Zeitdauer ihres Vorliegens wird jedoch nicht vorgenommen. Ebenso wird keine Subklassifizierung nach dem vorherrschenden Erscheinungsbild (z. B. schizomanisch oder schizodepressiv) vorgelegt.

In der ICD-10 wird in der allgemeinen Beschreibung ebenfalls die Problematik der Abgrenzung bzw. Beziehung der schizoaffaktiven Störungen zu den schizophrenen und affektiven Störungen angesprochen. Da ein Konsens bisher nicht möglich war, werden die schizoaffektiven Störungen (F25) weiterhin unter F2 «Schizophrenie, schizotype und wahnhafte Störungen» aufgeführt. In den diagnostischen Leitlinien wird betont, dass eindeutige schizophrene und affektive Symptome während der gleichen Krankheitsepisode gleichzeitig oder nur wenige Tage voneinander getrennt auftreten müssen. Die Diagnose sollte nicht gestellt werden, wenn ein Patient schizophrene und affektive Symptome nur in verschiedenen Episoden der Erkrankung aufweist. Bei Patienten mit rezidivierenden schizoaffektiven Episoden (manisch, depressiv oder gemischt) sollte eine schizoaffektive Störung diagnostiziert werden, bei Patienten mit wenigen schizoaffektiven Episoden zwischen typisch manischen oder depressiven Episoden jedoch eine affektive Störung. Dies weist darauf hin, dass die endgültige Diagnose einer schizoaffektiven Störung nicht allein auf einer Querschnittsbeobachtung basieren sollte, sondern vielmehr erst aufgrund einer Längsschnittbeobachtung zuverlässig möglich ist.

Im Unterschied zur ICD-9 ist in der ICD-10 eine Subklassifizierung der schizoaffektiven Störung anhand des vorherrschenden psychopathologischen Erscheinungsbildes möglich. Die dritte Stelle dient zur Verschlüsselung des gegenwärtigen Typus der schizoaffektiven Störung: manisch (.0), depressiv (.1), gemischt (.2) und andere (.8). Diese Kategorien sollen bei Vorliegen einer einzelnen Episode oder für eine rezidivierende Episode mit hauptsächlichem Auftreten einer der genannten Subkategorien verwendet werden.

In **Tabelle 19** sind die in den diagnostischen Leitlinien aufgeführten Kriterien für F25.0 «schizoaffaktive Störung, gegenwärtig manisch» bezogen auf den vorgestellten Patienten enthalten. Wie zu ersehen, erfüllt der Patient alle die dort genannten Kriterien, was sowohl die Symptom- wie Zeitkriterien betrifft.

Die differenzialdiagnostische Abklärung ist insbesondere gegenüber der Schizophrenie und Manie notwendig.

Nach ICD-10 sollte die Diagnose einer Schizophrenie nicht gestellt werden bei ausgeprägten depressiven oder manischen Symptomen. Wenn schizophrene und affektive Symptome sich gleichzeitig entwickeln und in gleicher Intensität auftreten, ist eine schizoaffektive Störung zu diagnostizieren, selbst dann, wenn die schizophrenen Symptome für sich gesehen die Diagnose einer Schiz-

Tabelle 19: ICD-10-Diagnosenkriterien für F25.0 «schizoaffaktive Störung, gegenwärtig manisch» und die Symptomatik des Patienten

Kriterien	Symptome des Patienten
manische Symptome	gehobene Stimmung, Ideenflucht, Größenideen, Antriebssteigerung, Distanzlosigkeit, Reizbarkeit, Rededrang, vermindertes Schlafbedürfnis
schizophrene Symptome	Gedankeneingebung und -ausbreitung, Kontrolle durch eine Geheimorganisation, dialogische und teilweise imperative akustische Halluzinationen, Denkstörungen
Auftreten von 1. und 2. in derselben Krankheitsepisode gleichzeitig oder nur durch wenige Tage getrennt.	manische und schizophrene Symptome über mehrere Wochen gleichzeitig vorhanden
Fehlen von Hinweisen für eine organische Verursachung	alle laborchemischen und apparativen Untersuchungen unauffällig

ophrenie erfüllen. Aufgrund des psychopathologischen Befundes sowie der fremdanamnestischen Angaben trifft dies für Herrn B. zu.

Eine Manie mit psychotischen Symptomen (F30.2) muss differenzialdiagnostisch ebenfalls abgegrenzt werden. Bei dem Patient finden sich wahnhafte Größenvorstellungen vor. Außerdem bestehen u. a. Ideenflucht und deutlicher Rededrang. Zusätzlich liegen jedoch eindeutige schizophrenietypische Symptome vor, so dass die Diagnose einer schizoaffektiven Störung wahrscheinlicher ist.

Die Kategorie F25.0 kann sowohl bei einer einzelnen schizomanischen Episode verwendet werden als auch für eine rezidivierende Störung mit in der Mehrzahl schizomanischen Episoden. Da es sich bei Herrn B. um das erstmalige Auftreten einer psychiatrischen Störung handelt, lässt sich die Diagnose nur aufgrund des aktuellen Querschnittbildes stellen. Die eventuell im weiteren Verlauf zu bestätigende Diagnose muss unter Berücksichtigung der oben genannten Differenzialdiagnosen erfolgen.

Im DSM-IV-TR und DSM-5 befinden sich die schizoaffektiven Störungen im Kapitel «Schizophrenie und andere psychotische Störungen» unter der Nummer 295.70. Diese Einordnung unterstreicht noch einmal die oben aufgeführte Problematik der Einordnung dieser Störungsgruppe.

ICD-10-Diagnosen

F25.0 schizoaffaktive Störung, gegenwärtig manisch

16. Liegend bin ich bedeutsam

Günter Jantschek

Falldarstellung

Der 62-jährige Herr B. wird von der neurologischen Abteilung eines großen Krankenhauses sowie vom Hausarzt zur dringlichen stationären Behandlung in unserer psychosomatischen Abteilung angemeldet. Acht Wochen vorher war eine akute Schmerzsymptomatik, die er selbst als «orgasmusartigen Schmerz» in der Tiefe der Lendenwirbelsäule bezeichnete, aufgetreten. Während der Entwicklung von Aktbildern in der Dunkelkammer hatte er diesen Schmerz verspürt, war nach wenigen Minuten zusammengebrochen und seitdem fast völlig immobilisiert. Ohne fremde Hilfe konnte der alleinstehende Mann seinen Haushalt nicht versorgen, insbesondere die Mahlzeiten nicht zubereiten.

Hausärztliche, orthopädische und neurologische Untersuchungen, ambulant oder stationär, einschließlich Computertomographie der Wirbelsäule ergaben keine organpathologischen Auffälligkeiten. Die ausführlich explorierte Lebensgeschichte und der psychische Befund legten den Verdacht auf eine psychische Störung mit aktueller Dekompensation nahe und veranlassten die behandelnden Ärzte, den Patienten zur stationären psychosomatisch-psychotherapeutischen Behandlung zu verlegen.

Der Patient wurde liegend mit dem Krankenwagen in die Klinik transportiert. Er lag etwa 95 % der Zeit im Bett, stand jedoch auf, um sich zu waschen und zur Toilette zu gehen, und anschließend wieder hinzulegen. Dauer der Zeiten in nicht liegender Stellung betrug anfänglich ca. drei bis fünf Minuten.

Auch wir konnten keine körperlichen Auffälligkeiten bis auf eine geringe Atrophie der paravertebralen Muskulatur im Bereich der Lendenwirbelsäule erheben. Der Grund dafür war darin zu suchen, dass er seit vielen Jahren ein Stützkorsett trug.

Biografische Daten

Im Liegen, mit lebendiger Gestik, entspannter Haltung und oft lächelndem Gesichtsausdruck berichtet der Patient seine biografischen Daten. Geboren als zweites Kind drei Jahre nach seinem älteren Bruder, könne er sich an eine «Bilderbuchkindheit» erinnern. Die Mutter war bei seiner Geburt 35 Jahre, der

Vater 32 Jahre alt. Dieser, ein gelernter Maurer, wird als sehr sensibel geschildert, der ihm alle Entscheidungen abgenommen habe. Die Mutter sei eine «wunderbare Frau» gewesen. Mit einer übertriebenen, fürsorglichen Liebe habe sie ihn sehr an sich gebunden. Die Konsequenz dieser elterlichen Fürsorge waren häufige Ängste vor fremden Situationen mit schweren vegetativen Störungen, Herzklopfen und Schweißausbrüchen.

Die Schulzeit wird als unauffällig beschrieben. Mit 15 Jahren Beginn einer Lehre als Retuschierer (der Vater hatte den beiden Söhnen in der Freizeit eine Zeichenausbildung ermöglicht).

Er und sein Bruder waren sehr sportlich und hatten eine Reihe von Turngeräten im Garten. Nach einem Sportunfall am Reck mit 23 Jahren kam es zu Lähmungserscheinungen. Daraufhin erfolgte eine Bandscheibenoperation zwischen L4 und L5. Einige Tage nach der Operation beim ersten Aufstehen trat ein plötzlicher Schmerz mit Schwächezustand und anschließender Unfähigkeit zu gehen auf. Er lag daraufhin vier Jahre «gelähmt» zu Hause im Bett und wurde von der Mutter mit großer Liebe und Hingebung gepflegt. Sie bemühte sich um eine Psychotherapie für ihren Sohn. Um diese bezahlen zu können, veranstaltete sie niederdeutsche Lesungen.

Unter der dreijährigen Psychotherapie besserten sich die oben beschriebenen psychovegetativen Symptome deutlich, während Lähmungserscheinungen und geringe Belastbarkeit der Wirbelsäule unverändert blieben. Um einen erneuten Einstieg in das Berufsleben zu erreichen, konstruierte der Patient einen Sitz-Liege-Stuhl, in dem er in halbliegender Stellung alte Bilder retuschieren konnte. Erfolgreich arbeitete er so in einem großen Verlag als Retuscheur zunächst stundenweise, später vollbeschäftigt und wurde schließlich Abteilungsleiter.

Mit Besserung der psychovegetativen Symptomatik lernte er seine erste Frau kennen und heiratete mit 28 Jahren. Der damit verbundene Auszug von zu Hause wird als sehr schwierig bezeichnet. Drei Jahre später Geburt einer Tochter. Bereits nach 17-jähriger Ehe Tod der Ehefrau. In der ersten Schilderung wird von einer «wundervollen und sehr glücklichen Ehe» gesprochen. Alle Bereiche einschließlich der Sexualität seien harmonisch gewesen. Nach mehrfachem, genauem Nachfragen stellt sich heraus, dass die Ehefrau massiv Alkohol getrunken hat und an einem Leberversagen gestorben ist.

Als 49-Jähriger erneute Eheschließung. Acht Jahre später Trennung der Eheleute aufgrund der sehr starken Ich-Bezogenheit des Mannes. Im gleichen Jahr Berentung wegen eines Karpaltunnelsyndroms. Seitdem lebte er allein und begann danach mit seinem großen Hobby, der Aktfotographie. Über Kleinanzeigen kamen vorwiegend junge Frauen, aber auch junge Männer und Paare zu ihm, um sich nackt fotografieren zu lassen. Das Verhältnis zu den Modellen sei immer «wunderbar» gewesen, der Zusammenbruch geschah bei der Entwicklung von Aktbildern einer besonders netten jungen Frau.

In den letzten Jahren konnte er trotz Schmerzen in der Wirbelsäule und Tragen eines Korsetts den größten Teil seiner Haushaltspflichten erledigen und trieb regelmäßig Sport (Radfahren, Schwimmen, Sauna). Zur getrennt von ihm lebenden Ehefrau hatte er ein «kameradschaftliches» Verhältnis.

Die Erhebung der biografischen Daten gestaltete sich einfach und schwierig zugleich. Immer wieder wurden sämtliche Details der Schmerzen, der Lokalisation, der Zusammenbrüche, der Muskelschwäche im Bereich der Wirbelsäule, mit großem Ernst, aber auch mit lächelnder Miene und dramatisierend vorgetragen.

Vorschläge, während der stationären Behandlung aufbauende krankengymnastische Übungen mit längerer Dauer des Sitzens oder Stehens zu erreichen, wurden gekränkt zurückgewiesen. Im Gegensatz dazu stand die übertriebene Bereitschaft, wie ein junger Sportler aus dem Bett zu springen, die Beweglichkeit der Wirbelsäule in allen Richtung zu zeigen, um nach wenigen Minuten erneut mit schmerzverzerrtem Gesicht ermattet in das Bett zu sinken. In der Einzelgesprächs-, Krankengymnastik- und Visitensituation kam es schnell zu einer gespannten Atmosphäre wegen des unübersehbaren manipulativen Verhaltens.

Therapieverlauf

Unter strenger Beachtung der Übertragungs- und Gegenübertragungssituation gelang es trotzdem mithilfe der krankengymnastischen Übungsbehandlung in Kombination mit tiefenpsychologisch orientierter Gesprächspsychotherapie, einen Zugang zur kooperativen Seite des Patienten zu finden. Die isometrischen Übungen der Rücken- und Extremitätenmuskulatur, unterstützt durch regelmäßige Massage und aufbauende Krankengymnastik, waren die körperlichen Zugangswege zur allmählichen Überwindung der «Lähmung». Andeutungsweise gab es immer wieder Situationen von innerer Betroffenheit und den Versuch, über eine oberflächliche und labile Affektivität hinauszukommen. Angerührt zeigte sich der Mann, wenn ihm bewusst wurde, wie sehr die Egozentrizität mit der abweisenden Präsentation seiner Symptomatik immer wieder gute und dauerhafte Beziehungen zu anderen behindert hatte. Die damit einhergehende depressive Verstimmung machte die Gabe von Amitriptylin erforderlich. Auch die Angst vor dem Älterwerden und vor dem Alleinsein hatte zu der akuten Symptomatik beigetragen, und wir fokussierten die Psychotherapie auf die Beziehungen zu den noch vorhandenen Personen in der

Umgebung. Dies waren die Tochter und die getrennt lebende Ehefrau. Unmittelbar vor dem Schmerzereignis hatte diese ihm mitgeteilt, dass sie plane, zu einem neuen Partner nach Süddeutschland zu ziehen. Aufgrund der **infantilen Persönlichkeit** und der großen **Abhängigkeitswünsche** war damit das nach außen offen zur Schau getragene selbstsichere und selbständige Verhalten zusammengebrochen. Die damit einhergehende schwere Regression wurde unter der Behandlung geringer.

Am Ende der stationären Behandlungszeit konnte der Patient mehrmals am Tag ca. 20 Minuten außerhalb des Bettes und des Krankenhauses herumgehen, ohne dass die früheren massiven Ängste des plötzlichen schmerzhaften Abknickens in der Wirbelsäule aufgetreten wären. Die Stimmung war stabil.

Bei der Entlassung wurde eine weitere ambulante Psychotherapie empfohlen, ohne dass der Patient diese bisher aufgenommen hat. In Telefongesprächen, zuletzt vor zwei Wochen, berichtete er, dass der erreichte Zustand gehalten bzw. noch verbessert werden konnte. Er kann seiner Tätigkeit als Fotograf und Selbstversorger im Haushalt wieder nachgehen. Die Beziehung zur Ehefrau ist erwachsener und verständnisvoller geworden. Die Stimmung ist ausgeglichen.

Diskussion der Falldarstellung

Ohne Zweifel liegt hier eine **histrionische Persönlichkeitsstörung** mit ausgeprägten schauspielerischen Fähigkeiten vor. Nach der Klassifikation F60.4 der ICD-10 sind die in **Tabelle 20** beschriebenen diagnostischen Leitlinien zu erfüllen.

Voraussetzung für die Kodierung im Abschnitt F60 sind die Kriterien einer Persönlichkeitsstörung (s. **Tab. 21**), die ebenfalls bei unserem Patienten alle erfüllt sind.

Tabelle 20: Diagnostische Leitlinien F60.4: histrionische Persönlichkeitsstörung

1.	Dramatisierung bezüglich der eigenen Person, theatralisches Verhalten, übertriebener Ausdruck von Gefühlen
2.	Suggestibilität, leichte Beeinflussung durch andere
3.	oberflächliche und labile Affektivität
4.	Ständige Suche nach aufregenden Erlebnissen und Aktivitäten, in denen die betreffende Person im Mittelpunkt der Aufmerksamkeit steht.
5.	unangemessen verführerisch in Erscheinung und Verhalten
6.	Übermäßige Beschäftigung damit, äußerlich attraktiv zu erscheinen.

Im DSM-IV-TR und DSM-5 werden Kriterien für die histrionische Persönlichkeitsstörung (301.50) festgelegt, die im Wesentlichen der Kategorisierung von F60.4 der ICD-10 entsprechen.

Da es sich bei dem Patienten neben der deskriptiven Persönlichkeitsbeschreibung aber auch um eine Konversionsstörung handelt, ist nach der ICD-10 eine weitere Verschlüsselung, wie oben angegeben, erforderlich. Wurde unter dem Begriff der «hysterischen Neurose» das tiefenpsychologische Konstrukt der unbewussten Verarbeitung mit Auftreten konversionshysterischer Symptome, etwa der funktionellen Astasie oder Abasie zusammengefasst, so findet sich diese Kategorie im DSM-IV-TR und DSM-5 unter der Kategorie somatoforme Störungen als Konversionssyndrom unter der Ziffer 300.11.

Die ICD-10 mit ihrem beschreibenden und atheoretischen Ansatz verlässt das Modell der hysterischen Neurosen weitestgehend, um die Krankheitsbilder den «dissoziativen Störungen oder Konversionsstörungen» (F44) zuzuordnen (**Tab. 22**). Unter dieser Kategorie sind die dissoziativen Bewegungsstörungen (F44.4), wie oben beschrieben, zu finden.

Aus den klinisch-diagnostischen Leitlinien des Kapitels V geht hervor, dass diese dissoziativen Störungen früher als verschiedene Formen der Konversionsneurose oder Hysterie klassifiziert und weiterhin als psychogen angesehen werden. Sie sollen in naher zeitlicher Verbindung zu traumatisierenden Ereignissen, unlösbaren oder unerträglichen Konflikten oder gestörten Beziehungen auftreten.

Tabelle 21: Diagnostische Leitlinien für den Abschnitt F60: Persönlichkeitsstörungen

1. Deutliche Unausgeglichenheit in den Einstellungen und im Verhalten in mehreren Funktionsbereichen wie Affektivität, Antrieb, Impulskontrolle, Wahrnehmen und Denken sowie in den Beziehungen zu anderen vorhanden.
2. Das auffällige Verhaltensmuster ist andauernd und nicht auf Episoden psychischer Krankheiten begrenzt.
3. Das auffällige Verhaltensmuster ist tiefgreifend und in vielen persönlichen und sozialen Situationen eindeutig unpassend.
4. Die Störungen beginnen immer in der Kindheit oder Jugend und manifestieren sich auf Dauer im Erwachsenenalter.
5. Die Störung führt zu deutlichem subjektivem Leiden, manchmal erst im späteren Verlauf.
6. Die Störung ist meistens mit deutlichen Einschränkungen der beruflichen und sozialen Leistungsfähigkeit verbunden.

Tabelle 22: Vergleich Konversionsstörung (DSM-IV-TR) mit dissoziativer Störung (ICD-10)

DSM-5	ICD-10
A. Eines oder mehrere Symptome veränderter willkürmotorischer oder sensorischer Funktionen. B. Klinische Befunde belegen, dass die Symptomatik nicht mit bekannten neurologischen oder körperlichen Störungen in Einklang steht. C. Das Symptom oder Defizit können nicht besser durch eine andere körperliche oder psychische Erkrankung erklärt werden. D. Das Symptom oder Defizit verursacht in klinisch bedeutsamer Weise Leiden oder Beeinträchtigungen in sozialen, beruflichen oder anderen wichtigen Funktionsbereichen oder erfordert eine medizinische Abklärung.	1. Klinische Charakteristika, wie sie für die einzelnen Störungen in diesem Kapitel ausgeführt sind. 2. Keine körperliche Erkrankung, die die Symptome erklären könnte. 3. Beleg für eine psychische Verursachung, im zeitlichen Zusammenhang mit Belastungen, Problemen oder gestörten Beziehungen (auch bei Leugnung des Patienten)

Zahlreiche dissoziative Störungen tendieren dazu, nach Tagen, Wochen oder Monaten zu remittieren. Eher chronische Zustände, besonders Lähmungen und Gefühlsstörungen, entwickeln sich manchmal recht langsam, vor allem, wenn der Beginn mit unlösbaren Problemen oder interpersonellen Schwierigkeiten verbunden ist. Dissoziative Zustände, die bereits länger als ein bis zwei Jahre bestehen, bevor sie in psychiatrische Behandlung gelangen, sind häufig therapieresistent.

Der vorgestellte Patient ist im Kapitel F4 unter F44.4 **dissoziative Bewegungsstörung** einzuordnen: «Unterschiedliche Grade mangelnder Koordination (Ataxie) können besonders in den Beinen vorkommen, so dass es zu einem bizarren Gang kommt oder zu Unfähigkeit, ohne Hilfe zu stehen (Astasie, Abasie).»

Brenman (1990) schreibt, bei der Konversionshysterie gebe es ein lähmendes Symptom, während sich der übrige Teil der Person in anscheinend guter Ordnung befinde. Diese Spaltung sei so überzeugend, dass Ärzte oft das Symptom behandeln und dabei die Persönlichkeit des Betreffenden außer Acht lassen. Nach Benman liegt hier eine Verbindung von Katastrophe und Verleugnung vor. In der «belle indifference» werde diese Dissoziation zu Abwehrzwecken bis zum Äußersten getrieben. Um diese Spaltung der Persönlichkeit in der Therapie wieder rückgängig zu machen, sei es von Bedeutung, die Symptomatik der Hysterie mit der hysterischen Persönlichkeit zu verknüpfen. Die dargestellte Kasuistik ist hierfür ein gutes Beispiel.

ICD-10-Diagnosen

F60.4 histrionische Persönlichkeitsstörung

F44.4 dissoziative Bewegungsstörung

17. Angst, Herz, Panik

Regina Woidera und Burkhard Brosig

Falldarstellung

Der 33-jährige ledige gelernte Buchhändler, Herr H., kam auf Anraten eines Psychoanalytikers in unsere psychosomatische Ambulanz, nachdem er sich wegen einer ambulanten Psychotherapie an den Analytiker gewandt, jedoch zuvor zwei ambulante Psychotherapien nach wenigen Stunden abgebrochen hatte.

Herr H. kam nun mit dem Wunsch nach einer stationären Psychotherapie, da er seit ca. drei Jahren an «hypertonen Krisen» und «Herz-Kreislaufanfällen» leidet. Nachdem er zweimal stationär internistisch und kardiologisch untersucht wurde, ohne dass ein pathologischer Befund erhoben werden konnte, habe er vieles versucht: Yoga, autogenes Training, ambulante Psychotherapien etc., ohne dass eine Besserung eingetreten sei. Er habe sich aus ganz Deutschland «Tipps schicken lassen», um sich zu informieren, welches die besten Kliniken seien, was andere mit solchen Symptomen machten bzw. «was die für Konflikte haben». Auf seinen zentralen Konflikt angesprochen, holte der Patient weit aus. Ein Großteil des psychoanalytischen Erstinterviews dreht sich um bestehende bzw. in die Brüche gegangene Beziehungen zu Frauen. Er habe immer «sehr intensive», «sehr kurze» Beziehungen gehabt. Gleichzeitig ist zu beobachten, dass der Patient jegliche Kontaktaufnahme vermeidet, indem er über seinen Redefluss eine Annäherung an den Therapeuten verhindert.

Er habe viel über seine Krankheit gelesen und wisse, dass er während eines solchen «Anfalls» nicht sterben werde, aber glauben könne er es nur schwer. Den Beginn seiner Beschwerden bringe er selbst in Zusammenhang mit der Trennung von einer Frau, mit der er fünf Jahre in einer «Dreiecks-Beziehung» gelebt habe und mit der «Auflösung» seiner Wohngemeinschaft. Außerdem träten «solche Anfälle» nur nach extremen Stressphasen auf.

Bei dem ersten «Anfall», sei er alleine im Büro der Buchhandlung gewesen. Er habe plötzlich «wie aus heiterem Himmel» Herzklopfen und Enge über der Brust bekommen, verbunden mit innerer Unruhe, einem Druckgefühl im Epigastrium und Schweißausbrüchen. Durch die Schmerzen in der Brust und die Sensationen im Arm und Kribbeln in den Händen hatte er Angst, an einem Herzinfarkt zu sterben. Da er fürchtete, dass ihm «die leiseste Bewegung den

Tod bringt», legte er sich ganz ruhig auf den Boden und wartete, bis er gefunden wurde. Er kam als Notfall in das Krankenhaus. Die dortigen **internistischen** und **neurologischen** Untersuchungen ergaben keinen pathologischen Befund. Alle weiteren **laborchemischen**, **radiologischen** und **kardiologischen** Hilfsuntersuchungen waren ebenfalls unauffällig. Der zweite «**Herzanfall**» sei nicht an seinem Wohnort aufgetreten, sondern auf der Autobahn, als er im Begriff war, zum Geburtstag seiner Mutter in den Schwarzwald zu fahren. Eigentlich habe er damals nicht zur Mutter fahren wollen; da diese aber wegen eines Nierenkarzinoms krank und hinfällig war, fühlte er sich verpflichtet, sie zu besuchen. Auf dem Weg, als Fahrer alleine im Auto, bekam er plötzlich die o. g. Symptome, musste sich zunächst hinten ins Auto legen, wartete, bis es ihm besser ging, ließ sein Auto stehen und trampte, unter Todesangst auf dem Beifahrersitz des Wagens liegend, der ihn mitgenommen hatte, den Weg zurück, da er unbedingt an seinem Studien- und jetzigen Wohnort ins Krankenhaus wollte. Dort ergaben alle Untersuchungen wieder keinen pathologischen Befund. Die letzte «Herzattacke» hatte er vor kurzem, als er sich überlegte, sich von seiner jetzigen Partnerin, die einen elfjährigen Sohn hat, zu trennen, und er sich bei einem Verlag in einer norddeutschen Großstadt beworben hatte.

Familiärer Hintergrund

Alle Familienmitglieder bis in die dritte Generation leben in einem kleinen Dorf im Schwarzwald. Herr H. ist der Erste und Einzige, der nicht in seinem Wohnort geblieben ist. Die Großmutter mütterlicherseits verstarb zwei Tage, nachdem sie in ein anderes Haus im Ort umziehen musste, an «gebrochenem Herzen». Seine Eltern «mussten heiraten», in Schwarz und als Schande des Dorfes, weil die Mutter mit der älteren Schwester schwanger war, nachdem die Eltern elf Jahre verlobt waren.

Der Vater, geboren 1928, Postbeamter, ist durch den Verlust der rechten Hand kriegsbehindert, aber dennoch handwerklich geschickt. Der Patient schildert ihn als «diszipliniert», aber wie «mit einem inneren Vulkan». Der Vater könne nachts nicht schlafen, sei sehr sensibel, schweigsam und schreibe Gedichte. Die Mutter, geboren 1929, Hausfrau, schildert er als «hart, diszpliniert und spitz», sie achte sehr auf Äußerlichkeiten. Sie habe seit sieben Jahren ein Nierenkarzinom. Es gehe ihr nach Chemotherapie und radiologischer Bestrahlung wieder besser, sie sei aber seit der Krankheit «sehr angeschlagen». Herr H. meint hier, dass durch den frühen Tod der Großväter bei seinen Eltern – aber auch bei ihm – die «Stelle des Vaters wenig besetzt» war. Sein Paten- und Lieblingsonkel, dem er «nachschlagen» soll, starb vor vier Jahren an einem

Herzinfarkt, ebenso wie dessen Vater (= Großvater mütterlicherseits des Patienten), der kurz nach der Geburt des Patienten verstarb.

Persönliche und Sozialanamnese

Herr K. wurde in einem kleinen Dorf im Schwarzwald als zweiter von zwei Geschwistern geboren (Schwester + 3 Jahre). Als Kind sei er klein, schmal und kränklich gewesen, im Gegensatz zur Schwester, die auf ihn aufpassen musste. Er war im Kindergarten und habe zunächst bei den Eltern gelebt. Die Eltern haben angefangen, ein Haus zu bauen. Er sei dann sehr «miesepetrig und kränklich» geworden. Mit sechs Jahren wurde er eingeschult. Bis zur Oberschule sei er ein guter Schüler gewesen. Er habe die Schule sehr genossen. Es sei ein interessanteres Leben als zu Hause gewesen. Im Gegensatz zur Schwester kam er nicht ins Internat, sondern besuchte das 12 km entfernte Gymnasium. Von seinem 12. bis 14. Lebensjahr lebte er jedoch auch nicht bei seinen Eltern, sondern vorwiegend bei den Großeltern mütterlicherseits. Mit 14 Jahren hatte er die erste sexuelle Beziehung zu einer 22-jährigen Frau, die er im Bus auf dem Weg zur Schule kennenlernte. «Danach» musste er wegen einer Wirbelsäulenskoliose für 2½ Jahre ein Stützkorsett tragen und wurde oft von Gleichaltrigen gehänselt.

In der zwölften Klasse habe er «aus Trotz und Widerstand gegen den Vater» die Schulleistungen verweigert. Nach dem Abitur wollte er den Kriegsdienst verweigern, war jedoch in der Musterungsuntersuchung untauglich. Er studierte 14 Semester Sozialpädagogik, anschließend 12 Semester Psychologie ohne Abschluss und schloss dann eine Buchhändlerlehre ab. Nach seinem Auszug aus dem Elternhaus lebte er ein Jahr alleine, danach immer in Wohngemeinschaften. Er hatte häufig wechselnde Beziehungen zu Frauen, die aber alle «sehr intensiv» waren. Nur eine Beziehung dauerte fünf Jahre. Diese Frau lebte in einer 150 km entfernten Stadt und hatte außer ihm noch einen anderen Partner. Nach der Trennung aus dieser «Dreiecksbeziehung» erlebte er den ersten «Herzanfall». Er hatte, wie auch nach anderen Trennungen, «keine Trauerarbeit geleistet».

Therapieverlauf

Der Patient erscheint auf der Station mit sehr großen Erwartungen. Er wünscht sich von einem stationären Aufenthalt eine gründliche Thematisierung seiner Selbst, eine Konfrontation mit dem Bild, das andere von ihm haben. Er erwartet, dass wir an seinem Prozess der Verdrängung arbeiten. Er will über seine

Ängste und deren «Eliminierung» sprechen. Außerdem sei ihm sehr daran gelegen, Emotionen unmittelbarer zum Ausdruck zu bringen. Er wolle eingefahrene Strukturen in seinem Leben angehen und seine Gewohnheiten lockern. Er will seine ganze Kindheit noch einmal durchleben und seinen Alltag «umkrempeln». Auffällig ist, dass der Patient zwar sehr differenziert spricht und die oben beschriebenen Psychotherapieerwartungen eindrucksvoll formuliert, man jedoch schnell den Eindruck gewinnt, dass er mit seinem philosophischen Reden jede Art von direktem mitmenschlichem Kontakt vermeidet. Er fühlte sich zu Anfang der Therapie sehr unsicher, war sich unklar darüber, ob er sich hier einlassen könne. Zum einen gibt er seine Medikamente nicht ab und will sich selbst medizieren, zum anderen verhält er sich nach außen sehr charmant, zeigt sich kontaktfreudig und kommunikativ.

In der Gruppe übernimmt er die Co-Therapeutenrolle. Es wird deutlich, dass er sehr mit dem überweisenden Psychoanalytiker, den er aus seinem Buchladen kennt, identifiziert ist. Er begibt sich schnell in eine inzestuös-libidinöse ödipale Beziehung zur Therapeutin. Seine Ambivalenz bezüglich seiner Therapie unterstrich der Patient dahingehend, dass er sich bei dem ersten Wochenendaufenthalt ein Supinationstrauma am linken oberen Sprunggelenk zuzog und unter einer schmerzhaften Schwellung zu leiden hatte. Er musste diesen Fuß stilllegen und bewegte sich nun auf Station mit einer Krücke. Bei den Visiten kann er zwar diese Erkrankung mit seinen Angstsymptomen in Zusammenhang bringen und mit seiner unendlichen Wut, dass er solange auf die Therapie hier habe warten müssen. Gleichzeitig ist es so, dass er bei jeder Visite «abhebt» und allgemein zu philosophieren beginnt. Sein Wunsch nach und seine tiefe Angst vor Abhängigkeit setzt er szenisch um, indem er nun über seinen kranken Fuß sprechen kann. Bei der Wochenendbeurlaubung leidet er zu Hause unter «Zwangssymptomen», wobei ihm ein Wort nicht einfällt, das Wort «Abhängigkeit». Szenisch wiederholt sich die Thematik der aggressiven Abwehr von Versorgungswünschen noch einmal in dem Wunsch des Patienten nach einem Familiengespräch, wobei klar wird, dass es den alten Eltern fast unmöglich ist, den langen Anreiseweg zu bewältigen. Seine Wünsche nach Versorgtwerden und Geborgenheit werden am Beispiel der Eltern diskutiert, jedoch nicht in die Übertragungsbeziehungen gebracht.

Der Patient beginnt nun bei einer oberflächlichen Freundlichkeit unterschwellig Aggressionen auszuteilen. Er verhält sich seiner Bezugsschwester gegenüber sehr arrogant-fordernd, bei der Therapeutin unterwürfig-kokettierend, spaltet deutlich zwischen guten und bösen Frauen und versucht damit, seine Wut wegen seiner Abhängigkeit von Frauen in den Griff zu bekommen. Gleichzeitig vermeidet er jegliche Rivalität mit Männern, leidet unter einer großen Kastrationsangst, die im Zusammenhang mit der Erinnerung an eine sehr spät durchgeführte Phimoseoperation aktualisiert und bearbeitet wird.

In der siebten Woche kann der Patient erstmals Wünsche nach Geborgenheit in der therapeutischen Beziehung artikulieren; er fühle sich schwach. In der Gruppe ist auffällig, dass er mehr zuhört und auf die anderen eingeht. Gleichzeitig spricht er über seine Defizite, die Beziehung zwischen anderen nicht verstehen zu können. In dieser Situation, in der wegen eines Arbeitsurlaubs der Therapeutin ein Wechsel der weiblichen Therapeuten stattfindet, ist es dem Patienten möglich, seiner Beziehung zur scheidenden Therapeutin Ausdruck zu verleihen und gleichzeitig seine Wünsche nach Versorgtwerden und Geborgenheit zu artikulieren.

Der Psychotherapeutinnenwechsel scheint den Patienten jedoch so verunsichert zu haben, dass er sich weiterhin nicht mehr auf Beziehungen zu den Therapeuten einlassen kann. Er macht sich zum Sprecher der Gruppe, zeigt wieder sein fassadenhaftes Gesicht. Er ignoriert die Therapeuten, spricht nur mit seinen Mitpatienten. Er bleibt wieder in der symbiotischen Beziehung zur Mutter und in der ödipalen Konkurrenzbeziehung zum Vater verhaftet, verleugnet jedoch beides. Gleichzeitig sucht er seinen massiven Wünschen nach Versorgtwerden Herr zu werden, indem er jede Art von Verlängerung der Therapie ablehnt. In der Beziehung zum Therapeuten zeigen sich deutlich rivalisierende Aspekte. Er gönnt uns keinen Therapieerfolg, er will sich nicht mit der Trennung auseinandersetzen und rivalisiert mit den Männern in der Gruppe. In der Ablehnung seiner potenziellen Rolle als Vater (er selbst wollte nie Vater werden) kommt noch einmal zum Ausdruck, wie massiv seine Wünsche nach Versorgung und Geborgenheit sind. Er würde jedes Kind um die Zuwendung, die es benötigt, beneiden. Er überlässt uns die Sorge, was aus ihm wird, er weigert sich, die Übertragungsbeziehung auf Station zu bearbeiten und aufzulösen oder Kontakt zur Bezugsschwester aufzunehmen, um die Trennung zu bearbeiten.

Am Ende der Therapie wird jedoch deutlich, dass er nach anfänglichen Versuchen, seine Aggressionen zu verniedlichen, indem er z. B. in der Gestaltungstherapie aggressive Symbole wie Beil oder Gewehr immer sehr klein malte, diese am Ende der Therapie doch eher bei sich akzeptieren kann. Sein Selbstbildnis am Ende der Therapie zeigt deutliche Ähnlichkeit mit Saddam Hussein, der zum damaligen Zeitpunkt gerade in Kuwait einmarschierte.

Zusammenfassend lässt sich sagen, dass es dem Patienten zu Beginn der Therapie nicht gelang, sich mit seinen massiven Wünschen nach Abhängigkeit auf adäquate Weise auseinanderzusetzen. Er inszenierte sie stattdessen hysterisch auf Station. Im Zusammenhang mit den Übertragungsbeziehungen diskutierten wir die Möglichkeit einer malignen Hysterie bei diesem Patienten, der sich mithilfe seines philosophischen Redens und seiner oberflächlichen Kontaktfreudigkeit vor seiner inneren Leere schützt und einer drohenden Desintegration und Dekompensation entgegenwirkt. Das hysterische Agieren diente demnach als Plombe einer narzisstischen Störung. Doch der hysterische Modus reichte anscheinend nicht aus, um die Todesangst bei drohendem mütterlichem Objektverlust zu kompensieren. In diesen Auslösesituationen wurden die aggressiven Affekte mit den entsprechenden Schuldgefühlen so stark, dass dieser Abwehrmechanismus nicht ausreichte, um die entstandene Vernichtungs- und Todesangst zu bewältigen. Er musste sie auf das Herz projizieren.

Es ist im Laufe der zwölfwöchigen stationären Therapie gelungen, dem Patienten seine aggressiven Anteile bewusster zu machen. Er konnte sie, wenn auch nicht verbal, so doch in der Gestaltungstherapie besser zum Ausdruck bringen und damit auch für sich selbst integrieren. Außerdem konnte er in den Übertragungsbeziehungen die inzestuös-libidinöse Beziehung zur Mutter und die fehlende Beziehung zum Vater wiederholen. Das Oszillieren des Patienten zwischen der ödipal-hysterischen und der frühen abhängig-narzisstischen Stufe, das dadurch zustande gekommen war, dass ein strukturierendes väterliches Objekt nicht ausreichend präsent war, konnte ansatzweise wiederholt und durchgearbeitet werden. Aus der Vorgeschichte konnte verstanden werden, dass in der sehr gebundenen Familie Trennungen und Distanzierungen nicht möglich waren. Auf die Trennung von den Eltern in der Pubertät «flüchtete» der Patient sehr früh in eine sexuelle Beziehung zu einer älteren Frau. Er war aber von seiner Entwicklung her dadurch überfordert und holte sich Ersatz für die fehlende väterliche Stütze durch die körperliche Erkrankung, die ein Stützkorsett erforderte. Dies erhellt vielleicht später die Neigung, psychische Konflikte somatoform zu «lösen».

Der Patient selbst beurteilt, was er in der Therapie klären konnte, und welche Probleme er in der Zukunft auf sich zukommen sieht, folgendermaßen: «Meine Perspektive auf meine eventuell auftauchende Symptomatik hat sich noch einmal geändert: Ich war vor der Therapie in einigen Bereichen ein gefühlsmäßiger Analphabet und habe jetzt wenigstens das ABC gelernt. Ich habe hier einige Grundfiguren meines Innenlebens entdeckt, die ganz sicher erst noch in einer Nachtherapie durchlebt werden müssen. Mühsam, aber doch erfolgreich, habe ich erreicht es auszuhalten, wenn zu meiner Person eine Rückmeldung, ein Spiegel gekommen ist. Einiges, meine Aggressionen, mein Verhältnis zu Frauen, meine Stellung in Gruppen, wurde mir dadurch offenbarer. Den dabei einsetzenden Prozess der Ernüchterung, Entzauberung und Desillusionierung will ich wohl schwer schlucken, im Bereich meiner Symptombildung verhilft er jedoch zu einer merklichen Herabminderung meiner

Angstproduktion. Die Erkenntnis, dass ich das Symptom benötige, um andere, eventuell schlimme Gefühle, nicht zu erleben, macht mich hoffnungsvoll.

In Zukunft steht also an, daran zu arbeiten, das unter der Decke des Symptoms verdeckt gehaltene Leid und die Schmerzen zu enthüllen, sie aushalten zu lernen. Ich bin mir bewusst, dass ich hiervon erst ein kleines Stück Weg zurückgelegt habe, ein größeres noch auf mich wartet. Ich hoffe, dass es mir ein wenig leichter fällt, diesen auftauchenden Gefühlen auf einer etwas anderen Bühne der Therapie, nämlich der des Einzelgesprächs, standzuhalten und mich damit zu konfrontieren.»

Diskussion

Wie aus den **Tabellen 23** bis **27** ersichtlich wird, unterscheiden sich die Diagnosekriterien der Kategorie 306.2 der ICD-9 und F45.30 der ICD-10 nicht wesentlich voneinander. Die ICD-10-Leitlinien ordnen die somatoformen Störungen (F45) nach den phobischen, Angst- und Zwangsstörungen sowie den Belastungs- und dissoziativen Störungen (Konversionsstörungen) ein. Daher

Tabelle 23: Charakterisierung körperlicher Funktionsstörungen in der ICD-9

306 Körperliche Funktionsstörungen psychischen Ursprungs Eine Vielzahl körperlicher Symptome oder Bilder physiologisch-funktioneller Störungen psychischen Ursprungs ohne Gewebsschädigung, die gewöhnlich durch das autonome Nervensystem vermittelt werden. Die Störungen werden nach Organsystemen gruppiert. Die Schlüsselnummern 306.0–306.9 sollten nicht benutzt werden, wenn das körperliche Symptom Folge einer anderweitig klassifizierbaren psychiatrischen Erkrankung ist. Wenn Gewebsschädigung vorliegt, sollte die Störung unter 316. verschlüsselt werden. **Ausschluss:** • hysterische Neurose (300.1) • psychische Störungen in Verbindung mit anderweitig klassifizierten Erkrankungen mit Gewebsschädigung (316.) • spezifische nichtpsychotische psychische Störungen nach Hirnschädigung (310.)
306.2 Herz-Kreislaufsystem **Dazugehörige Begriffe:** • Herzneurose • Herzkreislaufneurose • neurozirkulatorische Asthenie • psychogene Herzkreislaufstörung **Ausschluss:** • psychogene paroxsysmale Tachykardie (316; 427.9)

Tabelle 24: Zusammenfassung der ICD-10-Kriterien für somatoforme Störungen (F45)

F4S Somatoforme Störungen

Wiederholte Darbietung körperlicher Symptome mit hartnäckigen Forderungen nach medizinischen Untersuchungen trotz wiederholter negativer Ergebnisse und Versicherung der Ärzte, dass die Symptome nicht körperlich begründbar sind. Irgendwelche körperlichen Symptome erklären nicht Art und Ausmaß der Symptome, das Leiden und die innerliche Beteiligung des Patienten. Obwohl Beginn und Fortdauer in enger Verbindung zu unangenehmen Lebensereignissen, Schwierigkeiten und Konflikten stehen, widersetzt sich der Patient den Möglichkeiten, eine psychische Ursache zu diskutieren.

Differenzialdiagnose: hypochondrischer Wahn

F45.3 Somatoforme autonome Funktionsstörungen

Symptome werden so geschildert, als läge eine organische Erkrankung eines Organs oder Organsystems vor, das weitgehend oder vollständig autonom innerviert und kontrolliert wird, z. B. kardiovaskuläres, gastrointestinales oder respiratorisches System: Herzneurose, Hyperventilation, Magenneurose oder nervöser Durchfall.

1. objektivierbare Symptome durch vegetative Stimulation
2. idiosynkratische, subjektive, unspezifische Symptome.

F45.30 Somatoforme autonome Funktionsstörungen des kardiovaskulären Systems

Dazugehörige Begriffe:

- Herzneurose
- neurozirkulatorische Asthenie
- Da-Costa-Syndrom

erstaunt es uns umso mehr, dass psychodynamische Überlegungen zur Verursachung der Erkrankung mit dem Hinweis: «Bei vielen Patienten (...) kann man psychisch Belastungsfaktoren oder gegenwärtige Schwierigkeiten und Probleme feststellen, die einen Bezug zur Störung haben, bei zahlreichen Patienten, die dennoch eindeutig die Kriterien für dieses Krankheitsbild erfüllen, ist dies allerdings nicht der Fall», eher unterbewertet werden.

Die Tabellen 23 bis 27 verdeutlichen auch, dass der oben dargestellte Patient in seiner Symptomatik alle Kriterien der ICD-10 erfüllt. Er bot vor seinem Wunsch nach einer stationären Psychotherapie seine

1. objektivierbaren Symptome wie Herzklopfen, Schwitzen und Zittern und seine
2. idiosynkratischen, subjektiven, unspezifischen Symptome wie fließende, ausstrahlende Schmerzen und Enge über der Brust

Tabelle 25: Zusammenfassende Darstellung der ICD-10-Leitlinien im Vergleich zu den psychopathologischen Merkmalen des Patienten I

ICD-10	Patient
F45 Somatoforme Störungen: Wiederholte Darbietung körperlicher Symptome mit hartnäckigen Forderungen nach medizinischen Untersuchungen trotz wiederholter negativer Ergebnisse und Versicherungen der Ärzte, dass die Symptome nicht körperlich begründbar seien.	Drei «hypertone Krisen» und «Herz-Kreislauf-Anfälle», in denen der Patient meinte, an einem Herzinfarkt sterben zu müssen, mit jeweils anschließenden internistischen, kardiologischen Untersuchungen ohne pathologischen Befund.
Obwohl Beginn und Fortdauer in enger Verbindung zu unangenehmen Lebensereignissen, Schwierigkeiten und Konflikten steht, widersetzt sich der Patient trotzdem den Versuchen, die Möglichkeit einer psychischen Ursache zu diskutieren; sogar bei offensichtlich depressiven oder Angst-Symptomen ist ein zu erreichendes Verständnis für psychische Verursachung der Symptome oft für Arzt und Patient enttäuschend.	Patient sah selbst, dass sein erster Herzanfall nach der Trennung aus einer «Dreiecksbeziehung» auftrat, dass er «pathologische Trauerreaktionen» zeigte, ahnte auch seine ambivalente Beziehung zur Mutter, aber er klammerte sich doch immer wieder an die organische Genese seiner Erkrankung und projizierte seine Ängste in das Herz. Selbst zu Beginn und über weite Strecken der Therapie verleugnete der Patient immer wieder Zusammenhänge zwischen Symptomen und Konflikten.
Oft Aufmerksamkeit heischendes (histrionisches) Verhalten, vor allem, wenn der Patient den Arzt nicht von körperlicher Verursachung überzeugen konnte.	sein demonstratives, hysterisches Verhalten nach den Anfällen (auf dem Boden liegen; auf dem Beifahrersitz liegend zurücktrampen)

so dar, als läge eine organische Erkrankung des kardiovaskulären Systems vor. Er bestand auf mehrmaligen medizinischen Untersuchungen, trotz wiederholter negativer Ergebnisse und Versicherungen der Ärzte, dass die Symptome nicht körperlich begründbar seien.

Obwohl die «Herzanfälle» immer in besonderen konflikthaften Situationen bzw. unter bestimmten Lebensumständen – vor allem Trennungen und Selbständigwerden – auftraten, widersetzte sich der Patient mehr als drei Jahre, an die Möglichkeit einer psychischen Verursachung seiner Beschwerden auch nur zu denken. Unter Verleugnung seiner psychischen Ängste bestand er darauf, dass die Symptome «wie aus heiterem Himmel» auftraten. Er projizierte seine Ängste auf das Herz und legte während seiner «Herzanfälle» ein aufmerksamkeitssuchendes, fast hysterisches Verhalten an den Tag.

Tabelle 26: Zusammenfassende Darstellung der ICD-10-Leitlinien im Vergleich zu den psychopathologischen Merkmalen des Patienten II

ICD-10	Patient
F45.3 Somatoforme autonome Funktionsstörungen: Symptome so geschildert, als läge organische Erkrankung eines Organs oder Organsystems vor, das weitgehend oder vollständig autonom innerviert und kontrolliert wird, z. B. kardiovaskuläres, gastrointestinales oder respiratorisches System: Herzneurose, Hyperventilation, Magenneurose oder Durchfall. 1. Objektivierbare Symptome: Herzklopfen, Schwitzen, Erröten, Zittern 2. Ideosynkratische, subjektive unspezifische Symptome: fließende Schmerzen, Brennen, Schwere, Enge; Gefühle, aufgebläht zu sein oder auseinandergezogen zu werden. Die Kombination der vegetativen Beschwerden und hartnäckiges Beharren auf Organen (Organsystemen) als Ursache der Beschwerden ergibt typisches Bild. Oft psychische Belastungsfaktoren oder gegenwärtige Schwierigkeiten oder Probleme, die Bezug zur Störung haben. Häufig deutliches Krankheitsbild, aber keine eindeutige o. g. Ursache erkennbar.	Patient sprach von «Herzanfällen», hatte Angst, an Herzinfarkt zu sterben. Herzklopfen, Schwitzen, Zittern ausstrahlende Schmerzen, Enge über der Brust Beharrte über drei Jahre darauf, an einer Herzerkrankung zu leiden. eindeutige Konfliktsituation: Ambivalenz zwischen Autarkiebestrebungen und Abhängigkeitswünschen von Mutter oder mütterlichen Objekten Auslöser des «Herzanfalls»: realer oder drohender mütterlicher Objektverlust

Tabelle 27: ICD-10-Leitlinien im Vergleich zu den psychopathologischen Merkmalen des Patienten

ICD-10	Patient
F4S.30 Somatoforme autonome Funktionsstörungen des kardiovaskulären Systems: Dazugehörige Begriffe: • Herzneurose • neurozirkulatorische Asthenie • Da-Costa-Syndrom	Herzneurose

Wie andere Autoren (vgl. Richter und Beckmann, 1973; Schoneke und Herrmann, 1990), die Herzneurotiker psychoanalytisch untersuchen oder behandeln, konnten auch wir einen spezifischen Konflikt des Patienten finden: Die Unvereinbarkeit eigener Selbständigkeits- und Autarkiewünsche mit dem gleichzeitigen Angewiesensein auf und der Abhängigkeit von einer beschützenden Mutter.

Die Ambivalenz dieser Beziehung zeigte sich deutlich daran, dass die Symptome nach der realen bzw. beabsichtigten oder phantasierten Trennung von einem mütterlichen Objekt auftraten (erster und letzter «Herzanfall»). Sehr deutlich wurde dies in seinem zweiten herzneurotischen Anfall, genau zu dem Zeitpunkt, als er im Ambivalenzkonflikt stand, ob er nun zur Mutter fahren soll oder nicht, ob er sich mit ihrem Alter und ihrer Hinfälligkeit, d. h. mit dem drohenden Verlust auseinandersetzen oder ob er ihr Alter und ihre Hinfälligkeit und drohende Trennung durch Tod weiter verleugnen soll.

In seiner Symptomatik regredierte er in ein kindhaftes, anklammerndes Verhalten, während er diese Wünsche und damit verbundenen Ängste und die narzisstische Wut sonst eher durch Intellektualisierung, Rationalisierung oder durch seine hysterische Fassade abzuwehren versuchte, was ihm im wenig belastenden Alltag und ohne Auslösesituationen wie reale oder phantasierte Trennungen auch gelang.

Wie existenziell diese Ängste um Trennungen, Verlassenheit und Tod sein müssen, zeigt sich darin, dass er sie selbst im «Herzanfall» nicht direkt spüren darf, sondern auch dann noch auf das Herz projizieren muss. Nur wenn diese Dynamik erkannt und berücksichtigt wird, kann man den Gefahren der Arzt-/Patient-Interaktion mit Herzneurotikern, die in der erneuten symbiotischen Mutter-Kind-Beziehung und einer erneuten Abhängigkeitsgestaltung liegen, begegnen und die Abhängigkeitsprobleme und Konflikte des ewig symbiosesuchenden Patienten durcharbeiten, seine mit Trennung in Verbindung stehenden Todesphantasien psychodynamisch erhellen und ihm in einer Psychotherapie den Weg des Selbständigerwerdens und den schmerzhaften Prozess des Unabhängigwerdens erleichtern (vgl. Heising, 1980). Erst dann ist die Differenzialdiagnose zur hysterischen Neurose oder dem hypochondrischen Wahn wirklich möglich.

ICD-10-Diagnose

F45.30 somatoforme autonome Funktionsstörung des kardiovaskulären Systems

18. Ein Mann auf Bewährung

Ute Siebel und Harald J. Freyberger

Falldarstellung

Der Hausarzt schickt den 38-jährigen ledigen arbeitslosen Herrn Sch. in die psychiatrische Klinik wegen «psychischer Dekompensation bei Partnerschaftskonflikt» – ein Jahr zuvor sei er mit ähnlichen Beschwerden bereits in der Klinik gewesen.

Der Patient selbst berichtet, dass er in der letzten Zeit das Gefühl habe, völlig «auszurasten». Er komme jetzt aus eigenem Antrieb, habe Angst, die Kontrolle zu verlieren, im Extremfall jemanden umzubringen. In Stresssituationen oder auch nach Enttäuschungen, z. B. durch gute Freunde, beginne er plötzlich zu zittern, spüre eine starke innere Anspannung sowie einen Druck im Kopf, was häufig aggressive, von ihm nicht steuerbare Ausbrüche zur Folge habe. Diese seien in der letzten Zeit häufiger und gewalttätiger geworden. Zumeist seien die Angriffe gegen seine Verlobte gerichtet. Gelegentlich gerate er in Streitsituationen mit einem homosexuellen Freund. Dieser wohne derzeit mit in der Wohnung seiner Verlobten und lade sich ständig «Strichjungen» ein, was seine Verlobte und er selbst als Verletzung der Privatsphäre erleben würden. Als seine Verlobte in einer derartigen Konfliktsituation mit Selbstmord drohte, habe Herr Sch. ihr das Messer abgenommen und gesagt, dass wenn sie sich die Pulsadern aufschneiden wolle, er ihr dies abnehmen werde. Sie sei schließlich weggelaufen, und er habe dabei ihren Unterarm nur oberflächlich mit dem Messer geritzt. Vor zwei Wochen habe er einen Streit mit der Verlobten begonnen, nachdem eine Reparatur an seinem für ihn äußerst wichtigen Moped nicht gelungen war: Er selbst könne sich an nichts erinnern, die Verlobte habe ihm am Folgetag erzählt, dass er sie heftig gewürgt habe, eine Rötung an ihrem Hals sowie Halsschmerzen würden darauf hindeuten, dass sich wirklich etwas Derartiges abgespielt habe. Neulich habe er zudem auf der Straße einen Mann zusammengeschlagen, den er verdächtigte, das Moped seines Freundes gestohlen zu haben.

Aus der Biografie von Herrn Sch.

Herr Sch. sei er in einem Obdachlosenheim geboren worden. Der Vater sei ihm unbekannt geblieben, er habe bisher keine Versuche unternommen, dessen Identität aufzuklären. Die Mutter – seinem frühen Erleben nach eine «kettenrauchende, schreiende, aber auch grübelnde» – Frau habe fünf weitere Kinder geboren, die von mindestens drei verschiedenen Vätern stammten. Der spätere Stiefvater («Nummer 3») sei ein «arbeitsscheuer Schnorrer» gewesen, habe viel Alkohol getrunken, häufig impulshaft die Kinder geschlagen und schließlich das Haus der Großmutter versetzt. Ab dem sechsten Lebensjahr sei er bei der Großmutter aufgewachsen, mit dem 13. Lebensjahr sei er wegen «Verwahrlosung in einer Jugendclique» in ein Jugendheim gekommen. Im Alter von 15 Jahren folgte der Jugendstrafvollzug aufgrund zahlreicher Einbruchsdelikte. Einen Schulabschluss habe er nicht geschafft, die Hauptschule in der achten Klasse abgebrochen. Seit dieser Zeit sei er fast ständig im Gefängnis gewesen, Delikte seien Einbrüche, Diebstahl und zweimalig schwere Körperverletzung gewesen. Im Gefängnis habe er eine gute und geschützte Position in dem dort bestehenden streng hierarchischen System der Mitinsassen gehabt: Von einer homosexuell getönten Freundschaft zu einem «King» dort berichtet er fast wehmütig. Seit 1½ Jahren ist Herr Sch. nun auf Bewährung entlassen, bisher trat keine erneute Straffälligkeit auf. Herr Sch. hält dies dem engen Kontakt zu einer Resozialisierungsgruppe zugute. Außerdem sei die Stabilisierung auch durch die Verlobte gekommen, die er sechs Monate vor Entlassung durch eine Brieffreundschaft kennenlernte. Seit etwa einem Jahr wohne er mit in ihrer Wohnung. Da er keine Berufsausbildung habe, arbeite er sechs Stunden wöchentlich als Putzhilfe. Die meiste Zeit verbringe er jedoch mit seiner Mopedclique.

Untersuchungsbefunde

Im **Aufnahmegespräch** erschien Herr Sch. unauffällig in Jeans und Sweatshirt gekleidet, wirkte dabei so, als messe er dem äußeren Erscheinungsbild wenig Bedeutung bei. An beiden Unterarmen waren Tätowierungen sichtbar. Er hatte ein rundliches Gesicht mit weichen Zügen und erschien dabei kindlich-jungenhaft. Zunächst wirkte er scheu, unsicher und misstrauisch mit erheblicher innerer Anspannung im Sinne eines aggressiven Konfliktpotenzials. Während des Gesprächs zeigten sich zunehmend depressive Erlebnisanteile, seine Selbstunsicherheit und Ratlosigkeit hinsichtlich der schlechten Impulskontrolle mit Angst vor Kontrollverlust. Beim Ansprechen der Behandlungsmodalitäten wurde auch die niedrige Frustrationstoleranz deutlich, für ihn sei ein mehrwöchiger Aufenthalt zu lang, er wisse nicht, ob er sich an die Stationsregeln halten könne. Es gab keine Hinweise für inhaltliche oder formale Denkstörungen, psychotisches Erleben und Suizidalität.

Die **körperliche Untersuchung** war bis auf eine Vielzahl z. T. großflächiger Tätowierungen an beiden Armen, im Brust- und Rückenbereich sowie am rechten Knie unauffällig. Die bestimmten **Laborparameter** waren ohne krankheitsrelevante Bedeutung. **EKG, EEG, Röntgen-Thorax** sowie die **Oberbauchsonographie** und das **CCT** zeigten unauffällige Untersuchungsbefunde.

Die **somatische Anamnese** ist bis auf rezidivierende, aktuell nicht vorhandene Magenschmerzen unauffällig.

In der **psychiatrischen Vorgeschichte** fand sich vor acht Jahren ein erster stationärer Aufenthalt wegen einer forensischen Begutachtung im Rahmen eines Strafverfahrens wegen schwerer Körperverletzung. Im letzten Jahr wurde Herr Sch. wegen einer depressiven Belastungsreaktion im Rahmen eines Partnerschaftskonflikts stationär behandelt.

Bezüglich der Suchtanamnese berichtet Herr Sch. von häufigerem Alkoholkonsum, insbesondere in emotionalen Belastungssituationen. Er betäube dann ein in sich aufsteigendes depressives Grundgefühl. Vor einigen Jahren habe er über zwei bis drei Jahre einen Lexotanil-Missbrauch betrieben.

Verlauf der Behandlung

Im Verlauf der ersten Behandlungstage verhielt sich Herr Sch. sehr zurückgezogen, er war nicht in der Lage, gemeinsam mit den Mitpatienten im Aufenthaltsraum die Mahlzeiten einzunehmen. Es komme dann zu plötzlicher Anspannung mit einem Zittern, er habe große Angst, die Kontrolle zu verlieren, sich oder andere zu beschädigen und müsse sofort den Raum verlassen. Verschiedene Mitglieder des Pflegepersonals berichteten immer wieder das Gefühl, dass Herr Sch. «irgendwie unheimlich sei», auch die Oberärztin empfahl der Behandlerin, nicht allein mit Herrn Sch. im Raum zu sprechen. Gleichzeitig wurden dem Patienten wiederholt Sonderregelungen auf der Station eingeräumt – seine Unsicherheit und Hilfebedürfnis weckten vielfach das Mitgefühl des Behandlungsteams.

Im Verlauf der stationären Behandlung zeigte sich als Folge des problematischen defizitären Sozialisierungsprozesses eine Kernproblematik in der mangelhaft ausgeprägten Frustrationstoleranz sowie der schlechten Impulskontrolle. Diese beiden Faktoren bestimmten auch in alltäglichen sozialen Interaktionen ein an aggressiven Konfliktlösungsmodellen orientiertes Verhalten, indem der Patient etwa in der Patientenrunde auf dort angesprochene eigene emotionale Probleme mit Äußerungen wie: «Kümmer dich doch um deinen eigenen Dreck», oder: «Wenn mich das jemand auf der Straße fragen würde, gäbe es Ärger», reagierte. Der Partnerschaftskonflikt wurde auch als sekundäre Folge dieses Interaktionsmusters eingeschätzt. Im Rahmen des Gruppenpsychotherapieprogramms der Station und der Musiktherapie konnte

Herr Sch. seine sozialen Interaktionsmöglichkeiten verbessern und differenziertere Beziehungen zu Mitpatienten aufnehmen. Wiederholt hatte Herr Sch. die Tendenz, erreichte Fortschritte dadurch zu zerstören, dass Behandlungsbedingungen unterlaufen wurden in der Erwartung, vom Behandler fallengelassen oder bestraft zu werden. So beurlaubte Herr Sch. sich mehrfach selbst ohne Absprache mit der Station. Eine wichtige Rolle spielte dabei der Alkohol, der bezüglich der Impulskontrolle regelmäßig zu Einbrüchen führte, was Herr S. zunehmend realisieren konnte.

Während der Behandlung entwickelte Herr Sch. den Wunsch, seine vielfältigen Tätowierungen – u.a. einen Bulldoggenkopf, eine Kralle, einen Papagei, einen schwarzer Panther, einen Frauenkopf, eine nackte Frau («Rita») und einen Schmetterling – entfernen zu lassen. Diese Tätowierungen stellten für ihn ein Symbol seiner Gefängniszeit dar, von der er sich einen Schritt weiter entfernen wollte. Außerdem waren die Tätowierungen mit erheblichem Schamgefühl verbunden, er erlebte sein eigenes Körperbild abstoßend und ekelhaft, fühlte sich auch dadurch im Kontakt mit anderen sowie in der Öffentlichkeit erheblich behindert. Der Medizinische Dienst der Krankenkasse war auch nach mehrmaligen Stellungnahmen unsererseits nicht zu einer Kostenübernahme bereit. Herr Sch. erlebte diese Ablehnung entsprechend seiner geringen Frustrationstoleranz als große Enttäuschung – bekomme er doch immer nur Unverständnis und Ablehnung zu spüren. In mehreren Paargesprächen mit der Verlobten des Patienten kristallisierte sich eine Partnerschaftsproblematik heraus, die im Wesentlichen durch eine gegenseitige, z.T. sehr kränkende Entwertung vor allem im sexuellen Bereich gekennzeichnet war. Herr Sch. selbst hatte bei unsicherer Geschlechtsorientierung in die gemeinsame Wohnung einen homosexuellen Partner hinzugezogen, während die Verlobte durch eine zweite parallel arrangierte Männerbekanntschaft reagierte. In der Beziehungsanamnese beider Partner stellt die jetzige Partnerschaft überhaupt die erste längere Beziehung dar. Es konnte eine Art «Moratorium» ausgehandelt werden, das auf einem vorläufigen Verzicht auf sexuelle Beziehungen außerhalb der Partnerschaft und den dann realisierten Auszug des homosexuellen Freundes aus der Wohnung beruhte.

Zum Entlassungszeitpunkt waren als Therapieeffekte das verbesserte Kontaktverhalten sowie die gesteigerte Fähigkeit zur Impulskontrolle zu werten, auch das phobische Meidungsverhalten öffentlicher Situationen war nicht mehr vorhanden. Eine Weiterbehandlung in der Tagesklinik lehnte der Patient ab – auf eine zeitlich von Beginn an klar begrenzte therapeutische Beziehung konnte er sich nicht erneut einlassen. Er strebte eine ambulante Gruppenpsychotherapie an, die er drei Monate nach Entlassung aufnehmen konnte.

Diskussion der diagnostischen Zuordnung

Diagnostisch sind die Störungen des Patienten nach den Leitlinien der ICD-10 als

1. dissoziale Persönlichkeitsstörung (F60.2)
2. Alkoholmissbrauch (F10.1)
3. Benzodiazepinmissbrauch (F13.1) (anamnestisch)
4. sexuelle Beziehungsstörung (F66.2)
5. andere psychische Störung in Verbindung mit der sexuellen Entwicklung und Orientierung (bisexuell) (F66.82)

aufzufassen.

Die inhaltliche Beschreibung mit Eingangskriterien für Persönlichkeitsstörungen unterscheidet sich in den Klassifikationssystemen ICD-10 und DSM-IV-TR nicht wesentlich. Es werden jeweils tiefgreifende, viele persönliche und soziale Situationen betreffende Verhaltensabweichungen gefordert, die überdauernd und durchgehend vorhanden sein sollen, zumeist auch seit dem Jugendalter vorhanden sind. Resultierend daraus entstehen ein zumeist ausgeprägtes subjektives Leiden sowie eine Einschränkung in der sozialen und beruflichen Integration und Leistungsfähigkeit. Diese Inhalte finden sich bereits in der klassischen Beschreibung der Persönlichkeitsstörungen von Kurt Schneider.

Das DSM-IV-TR beschreibt Persönlichkeitsstörungen als Konstellation von Verhaltensweisen oder Charakterzügen, die zu wesentlichen Beeinträchtigungen in der sozialen Anpassung oder in der beruflichen Leistungsfähigkeit oder zu subjektiven Beschwerden führen. Gefordert ist weiter, dass die charakteristischen Merkmale nicht auf umschriebene Krankheitsepisoden beschränkt bleiben. Für die bei dem Patienten vorliegende «antisoziale Persönlichkeitsstörung» (301.70) sind sowohl Kriterien für eine Störung des Sozialverhaltens vor Vollendung des 15. Lebensjahres als auch Kriterien für verantwortungsloses und antisoziales Verhalten seit dem 15. Lebensjahr zu erfüllen. Das antisoziale Verhalten darf nicht ausschließlich im Verlauf von Schizophrenien oder manischen Episoden vorhanden sein. Bei dem dargestellten Fallbeispiel sind die geforderten Kriterien erfüllt.

In der Kategorie F60 der ICD-10 werden Persönlichkeitsstörungen als tief verwurzelte, anhaltende Verhaltensmuster dargestellt, die sich in starren Reaktionen auf unterschiedliche persönliche und soziale Lebenslagen zeigen. Es finden sich deutliche Abweichungen im Wahrnehmen, Denken, Fühlen und in Beziehungen zu anderen.

Die diagnostischen Leitlinien weisen darauf hin, dass die Störung nicht direkt auf Hirnschädigungen oder -krankheiten oder auf eine andere psychiatrische Störung zurückzuführen sein darf. Für die Diagnose einer Persönlichkeitsstörung nach ICD-10 wird das Vorliegen von sechs diagnostischen Eingangskriterien gefordert. Bei der Klassifizierung einer spezifischen Untergruppe müssen drei von insgesamt sieben der dort aufgeführten Merkmale erfüllt sein. Zur besseren Übersicht fasst die **Tabelle 28** die allgemeinen Kriterien in Gegenüberstellung mit den Befunden des Patienten zusammen.

Wie gefordert liegen bei Herrn Sch. eindeutig alle Eingangskriterien für eine Persönlichkeitsstörung vor. In der **Tabelle 29** sind ergänzend die Merkmale der «dissozialen Persönlichkeitsstörung», von denen drei erfüllt sein müssen, mit Befunden des Patienten gegenübergestellt. Auch nach den Kriterien dieser dia-

Tabelle 28: Zusammenfassende Darstellung der diagnostischen Leitlinien der ICD-10 zu F60 «spezifische Persönlichkeitsstörung» und die Befundkonstellation des Patienten

Kriterien	Herr Sch.
deutliche Unausgeglichenheit in den Einstellungen und im Verhalten in mehreren Funktionsbereichen wie Affektivität, Antrieb, Impulskontrolle, Wahrnehmen und Denken sowie in den Beziehungen zu anderen	wechselnde Stimmungszustände mit innerer Anspannung, mangelnder Impulskontrolle und von tiefem Misstrauen geprägten Kontaktstörungen
Das abnorme Verhaltensmuster ist andauernd und nicht auf Episoden psychischer Krankheit begrenzt.	Das Verhaltensmuster besteht kontinuierlich seit dem Jugendalter.
Das abnorme Verhaltensmuster ist tiefgreifend und in vielen persönlichen und sozialen Situationen eindeutig unpassend.	Durch das Verhaltensmuster sind die persönlichen Beziehungen und die soziale Akzeptanz erheblich gestört.
Die Störungen beginnen immer in der Kindheit oder Jugend und manifestieren sich auf Dauer im Erwachsenenalter.	mit 13 Jahren erste Anzeichen von «Verwahrlosung», danach weiter kontinuierlich Verhaltensauffälligkeiten
Die Störung führt zu deutlichem subjektivem Leiden, manchmal erst im späteren Verlauf.	Der Patient kommt mit ausgeprägtem Leidensdruck zur Behandlung.
Die Störung ist meistens mit deutlichen Einschränkungen der beruflichen und sozialen Leistungsfähigkeit verbunden.	Die sozialen Beziehungen des Patienten beschränken sich auf die Verlobte und die Mopedclique. Er ist ohne Schulabschluss und Berufsausbildung.

gnostischen Kategorie lässt sich die Diagnose einer dissozialen Persönlichkeitsstörung eindeutig stellen.

Differenzialdiagnostische Überlegungen können sich bei einer in jedem Fall zugrunde liegenden Persönlichkeitsstörung allenfalls auf die Untergruppe beziehen. Zu denken ist hier differenzialdiagnostisch auch an eine schizoide oder an eine emotional instabile Persönlichkeitsstörung, die jeweils auch Teile der Symptomatik des Patienten abbilden. Die bei der schizoiden Störung charakteristische Anhedonie als auch die typischerweise flache Affektivität mit emotionaler Kühle ist bei Herrn Sch. jedoch nicht vorhanden. Gegen die emotional instabile Persönlichkeitsstörung spricht bereits das Ausschlusskriterium der dissozialen Persönlichkeitsstörung.

Tabelle 29: Zusammenfassende Darstellung der diagnostischen Leitlinien der ICD-10 zu F60.2 «dissoziale Persönlichkeitsstörung» und die Befundkonstellation des Patienten

Merkmale	Herr Sch.
dickfelliges Unbeteiligtsein gegenüber den Gefühlen anderer und Mangel an Empathie	nicht eindeutig vorhanden
deutliche und andauernde Verantwortungslosigkeit und Missachtung sozialer Normen, Regeln und Verpflichtungen	Auf sich selbst mit seiner Selbstunsicherheit und Kränkbarkeit extrem bezogen, so dass Verantwortung für andere und soziale Normen dahinter völlig zurücktreten.
Unvermögen zur Beibehaltung längerfristiger Beziehungen	nicht vorhanden (zwei Jahre dauernde Beziehung zur Verlobten)
sehr geringe Frustrationstoleranz und niedrige Schwelle für aggressives, auch gewalttätiges Verhalten	Anlässlich z. B. einer nicht gelungenen Mopedreparatur kam es zu einer körperlichen Auseinandersetzung mit der Verlobten.
Unfähigkeit zum Erleben von Schuldbewusstsein und zum Lernen aus Erfahrung, besonders aus Bestrafung	vom 15. bis zum 36. Lebensjahr nahezu kontinuierlicher Gefängnisaufenthalt aufgrund immer neuer Straffälligkeit
Neigung, andere zu beschuldigen oder vordergründige Rationalisierungen für das eigene Verhalten anzubieten, durch das die Person in Konflikt mit der Gesellschaft gerät.	Betont z. B., dass er sich mit seinen aggressiven Ausbrüchen gegenüber seiner Verlobten nicht so schlecht fühle, da sie ihn mehrfach belogen habe.
andauernde Reizbarkeit	aus den Schilderungen als auch auf der Station vorhanden

Ein Alkoholmissbrauch (F10.1) kann bei dem Patienten als Zweit- und ein anamnestisch bestehender Benzodiazepinmissbrauch (F13.1) als Drittdiagnose gestellt werden. Eine Abhängigkeit muss ausgeschlossen sein. Die Betroffenen sind beeinträchtigt durch Alkohol, den sie aus eigener Initiative und zum Schaden ihrer Gesundheit oder sozialen Anpassung zu sich genommen haben.

In der ICD-10 wird als Missbrauch ein Konsumverhalten bezeichnet, das zu einer Gesundheitsschädigung – physischer oder psychischer Art – führt. Sowohl in der Anamnese wie auch während des stationären Aufenthaltes (also in einem «sicherem» Umfeld) kam es wiederholt zu heftigem Alkoholkonsum bei aufkommendem Frustrationsgefühl sowie einer Konfliktspannung, der stets mit einem Verlust der Impulskontrolle einherging und von einer anschließenden depressiven Verstimmung gefolgt war.

Nach DSM-IV-TR wird für den Alkoholmissbrauch gefordert, dass Alkohol trotz des Wissens um die Schädlichkeit (sozial, beruflich, psychisch, körperlich) konsumiert wird, auch in Situationen, in denen Alkohol eine körperliche Gefährdung darstellt.

Im DSM-5 wurden die Begriffe «Alkoholmissbrauch» und «Alkoholabhängigkeit» ersetzt durch «Alkoholkonsumstörung»

Entsprechend dem Komorbiditätsprinzip ist nach ICD-10 zusätzlich die bei dem Patienten relevante sexuelle Beziehungsstörung (F66.2) und seine ihn im Beziehungs- und sozialen Bereich zumindest behindernde bisexuelle Orientierung als psychische Störung der sexuellen Entwicklung und Orientierung (F66.8) zu diagnostizieren. Beide Kategorien sind nicht unproblematisch, da ihre Verwendung bei insgesamt unscharf formulierten bzw. fehlenden diagnostischen Kriterien stark von Verhaltensmaßstäben und Normen des Untersuchers abhängt (s. **Tab. 30**). Immerhin hat in den klinischen Beschreibungen das Ich-dystone Erleben der Sexualorientierung Eingang gefunden.

Im Vergleich der diagnostischen Klassifikationsschemata gibt es angesichts der Persönlichkeitsstörung des beschriebenen Patienten weitgehende Übereinstimmung. Neu in der ICD-10 sind die für eine Persönlichkeitsstörung generell zu erfüllenden Eingangskriterien, welche die Abgrenzung insbesondere zu neurotischen und Belastungsstörungen deutlich machen.

Vor dem Hintergrund der insgesamt offensichtlich defizitären psychosexuellen Entwicklung des Patienten und seiner gegenwärtigen lebensgeschichtlichen Situation, die ihn erstmals eine Periode begrenzten dissozialen Verhaltens und eine zumindest ansatzweise befriedigende Beziehung möglich macht, erscheint die Verwendung dieser Kategorie jedoch gerechtfertigt.

Herr Sch. zeigt bei den vorliegenden Kriterien für die dissoziale Persönlichkeitsstörung im Bereich der Beziehungsfähigkeit wohl am ehesten «gesunde»

Tabelle 30: Zusammenfassende Darstellung der diagnostischen Leitlinien der ICD-10 für die Kategorien F66.2 und F66.8

F66.2 sexuelle Beziehungsstörung Die Geschlechtsidentität oder die Störung der sexuellen Präferenz bereitet bei der Aufnahme und der Aufrechterhaltung einer Beziehung mit einem Sexualpartner Probleme.
F66.8 andere psychische und Verhaltensstörungen in Verbindung mit der sexuellen Entwicklung und Orientierung Mit der fünften Stelle kann in Verbindung mit den oben genannten Kategorien die problematische Entwicklungsphase und sexuelle Orientierung gekennzeichnet werden: • F66.80 heterosexuell • F66.81 homosexuell • F66.82 bisexuell (sollte nur bei eindeutiger sexueller Anziehung zu beiden Geschlechtern verwendet werden) • F66.8 andere, einschließlich präpubertär

und damit prognostisch als günstig anzusehende Anteile: So konnte er im Verlauf der stationären Therapie zumindest ansatzweise empathische Gefühle entwickeln und weckte auch in der Gegenübertragung neben Misstrauensgefühlen und Ärger ein besorgtes Mitgefühl, mit dem Wunsch, viel für ihn tun zu wollen. Vielleicht sind dies bezüglich der prognostischen Einschätzung, die insgesamt skeptisch zu bewerten ist, positive Faktoren.

Katamnestische Notiz

Etwa ein Jahr nach Entlassung erhielt das Pflegepersonal der Station einen Anruf von Herrn Sch., in dem er überglücklich mitteilte, dass es ihm gut gehe und er gerade Vater geworden sei.

ICD-10-Diagnosen

F60.2 dissoziale Persönlichkeitsstörung

F10.1 schädlicher Gebrauch von Alkohol

F13.1 schädlicher Gebrauch von Sedativa (anamnestisch)

F66.2 sexuelle Beziehungsstörung

F66.8 sonstige psychische Störung in Verbindung mit der sexuellen Entwicklung und Orientierung

19. Zu Tode betrübt – himmelhoch jauchzend

Margot Albus

Sozialbiografische Kennzeichnung und aktuelle Problematik

Der 29-jährige ledige alleinlebende Diplom-Informatiker wurde nach einem Suizidversuch mit etwa 100 Tabletten Tegretal und zwei Flaschen Wodka nach durchgeführter Magenspülung im Sommer des Jahres zum insgesamt 16. Mal stationär in der psychiatrischen Klinik aufgenommen. Als Gründe für den Suizidversuch gab Herr U. an, dass er aufgrund von zunehmender Antriebs- und Interessenlosigkeit und erheblichen Konzentrationsstörungen enorme berufliche Schwierigkeiten gehabt habe, im Laufe der letzten beiden Wochen durch seine krankheitsbedingte Arbeitsstörung und der daraus resultierenden negativen Zukunftsperspektive zunehmend depressiv und hoffnungslos geworden sei und für sich keinen anderen Ausweg mehr gewusst habe.

Familienanamnese

Die Mutter erkrankte mit 36 Jahren an einer bipolaren Psychose mit mehreren depressiven und manischen Phasen und suizidierte sich während einer depressiven Phase zehn Jahre später durch Erhängen. Die jüngste Schwester ist an einer schizoaffektiven Psychose erkrankt, die zweitjüngste Schwester leidet an Asthma. Beim Vater, der ältesten Schwester und sonstigen Familienangehörigen sind keine relevanten körperlichen oder psychischen Erkrankungen bekannt.

Persönliche Anamnese und Sozialanamnese

Der Patient wurde als Sohn eines Diplom-Chemikers und einer Chemotechnikerin geboren, beide bei seiner Geburt 25 Jahre alt, und ist gemeinsam mit den drei Schwestern im Elternhaus aufgewachsen. Die Kindheit wird durch die depressiven und manischen Erkrankungsphasen der Mutter überschattet. Der Vater wird als ein pragmatisch vorgehender, technokratischer Mensch geschildert, der Emotionen nie zulassen konnte und sowohl zu bevormundenden Übergriffen als auch zu entwertenden und verletzenden Zuschreibungen neigt.

Nach der Grundschule Besuch des Gymnasiums, und nach Überspringen einer Klasse Abitur mit einem Notendurchschnitt von 1,0. Anschließend sieben

Jahre Zeitsoldat mit Beförderung zum Leutnant. Studium der Informatik an einer Bundeswehrhochschule, Abschluss mit Diplom. Im Weiteren mit Zeitvertrag als Assistent an einer Fakultät für Informatik tätig. Erste Verlobung 22-jährig, zweite 25-jährig; beide Verlobungen wurden nach Angaben des Patienten aufgrund seiner Erkrankung durch die Verlobten beendet. In den letzten Jahren lediglich einige kurzfristige Beziehung zu Frauen, die zumeist im Rahmen auftretender manischer Phasen zu Ende gingen.

Frühere somatische und psychiatrische Erkrankungen

Keine Besonderheiten in der somatischen Anamnese. Mit 23 Jahren erstes depressiv ängstlich suizidales Syndrom, wobei als belastende Lebensereignisse anzuführen sind: Die Mutter des Patienten starb durch Suizid, als er 20 Jahre alt war. Zwei Jahre später heiratete der Vater erneut, stand jedoch bereits nach zweimonatiger Ehe vor der Scheidung. Herr U. trennte sich von der Familie und von seiner Verlobten. Starker Leistungsdruck im Rahmen der Diplomvorbereitung.

Bei der damaligen Klinikaufnahme wegen seines depressiven Syndroms bestanden tiefe Angstgefühle, Versagenszustände, Konzentrationsstörungen, morgendliches Früherwachen, Herr U. fühlte sich matt, antriebslos, machte sich große Selbstvorwürfe, zu wenig gelernt zu haben. Er konnte keinen Sinn mehr im Leben finden, war suizidal. Er berichtete über ein Gefühl, neben sich zu stehen, über Freudlosigkeit, innere Unruhe, war depressiv verstimmt, nicht ablenkbar, psychomotorisch gehemmt. Von kurzfristigen Besserungen abgesehen, persistierte die depressive Symptomatik über drei Monate. Unmittelbar darauf folgte für die Zeitdauer von einem Monat ein maniformes Zustandsbild mit Umtriebigkeit, gehobener Stimmung, Gereiztheit, verbaler Aggressivität, gesteigertem Selbstwertgefühl und Größenideen, beschleunigtem Reden und Denken, Ideenflucht und stark reduziertem Schlafbedürfnis.

Im Weiteren bestimmte eine wechselnde Stimmungslage zwischen maniformer Gereiztheit und depressiver Verstimmung das klinische Bild. Nach insgesamt fünf Monaten kam es zu einer Stabilisierung und ausgeglichenen Stimmungslage. Nach Entlassung bereitete sich Herr U. auf seine Diplomprüfung als Diplom-Informatiker vor und bestand diese mit Bravour.

Kurze Zeit später wurde die Lithium-Prophylaxe von Herrn U. selbständig abgesetzt. Nach einem Jahr erneute stationäre Aufnahme aufgrund eines maniformen Syndroms. Es bestanden Ideenflucht, Antriebssteigerung, gehobene Stimmung, ausgeprägte Schlafminderung auf nur zwei Stunden täglich. Im Vordergrund standen Größenideen: So äußerte Herr U., dass er in den letzten

Tagen durch eigene geistige Leistung die rationale Fähigkeit entwickelt habe, durch eine Umstrukturierung der Welt den Weltfrieden zu erreichen. Er sei im Besitze des leistungsfähigsten Gehirns der Welt. Er tätigte unsinnige Käufe, wollte u. a. eine Computerfirma gründen, drohte telefonisch an, den Bundeskanzler ermorden zu lassen, um seinem Bestreben Nachdruck zu verleihen, beim Bundeskanzler einen Gesprächstermin zu erhalten. Abklingen des manischen Syndroms nach fünf Wochen. Im Weiteren alternierend subdepressive und hypomanische Zustände. Stabilisierung nach ca. fünf Monaten etwa auf prämorbidem Niveau. Bereits drei Wochen nach seiner Entlassung erneute dreiwöchige stationäre Aufnahme aufgrund eines zunehmend depressiven Syndroms mit Denkhemmung, depressiver Verstimmung, Suizidalität. Nach kurzer ausgeglichener Stimmungslage erneutes depressives Syndrom, das wiederum zur stationären Aufnahme führte. Er habe Angst, alleine zu leben, könne sich zu nichts mehr aufraffen, sehe sein ganzes Leben als sinnlos an. Zwei Wochen depressiv, allmähliche Stimmungsbesserung, zeitweise subeuphorisch, Entlassung in ausgeglichener Stimmungslage.

Bereits acht Tage später erneute stationäre Aufnahme mit einem gereizt-maniformen Syndrom. Herr U. hatte begonnen, seine Wohnungseinrichtung zu verschenken, ein neues Auto (Mercedes 280 E) gekauft. Ferner hatte er Telegramme an den Bundespräsidenten und den Bundeskanzler gesandt, weil er mit ihnen ein Gespräch über die internationale Lage führen wollte. Sein Gedankengang war von überwertigen Ideen getragen, desweiteren bestanden Antriebssteigerung und Affektstörungen im Sinne von affektiver Gereiztheit. Langsames Abklingen der manischen Phase nach fünf Wochen. Im Weiteren kam es in rascher Folge zu mehreren manischen und depressiven Phasen, wobei über drei Monate diese Phasen fließend ineinander übergingen, ohne dass der Patient einen größeren Zeitraum von normalem Intervall erlebte. Dann Stabilisierung auf euthymem Niveau, Entlassung kurze Zeit später. Anschließend Antritt einer Stelle als Diplom-Informatiker an einer Bundeswehruniversität und volle berufliche Leistungsfähigkeit.

Nach acht Monaten erneuter stationärer Aufenthalt mit einem gereizt-maniformen Syndrom. Der Antrieb war gesteigert, es bestanden ausgeprägte motorische und innere Unruhe, anamnestisch ausgeprägte Schlafstörungen. Aggressiv, im formalen Gedankengang beschleunigt, inhaltlich äußerte er Größenideen mit starker Wahndynamik. Herr U. fühlt sich berufen, entscheidend zum Weltfrieden beizutragen. Er habe durch seine überragende Intelligenz die Fähigkeit und deswegen einmalige Aufgabe, für diesen Weltfrieden zu sorgen. Für dieses Ziel erbringe er «ungewöhnliche Handlungen», wie Auslösung des Nato-Alarms, Charterung eines Hubschraubers für 10 000 €, um damit ins Bundeskanzleramt zu fliegen. Er war überzeugt davon, dass er eine Formel entdeckt habe, die ihm den Nobelpreis oder viel mehr einbringen werde. Dieses Zustandsbild persistierte über zehn Tage hinweg. Im weiteren rascher Phasenwechsel zwischen maniformen und depressiven Zuständen, teils in Wochenfrist, teils nach ein bis drei Monaten, gefolgt von maniform-depressiven Mischzuständen, schließlich Stabilisierung und Wiederaufnahme der Berufstätigkeit.

Erneute Aufnahme bereits nach einer Woche mit einem gehemmt-depressiven Syndrom. Sein Denken sei zäh, wie gehemmt, er fasse verlangsamt auf, könne sich nicht anhaltend konzentrieren. Affektiv deutlich depressiv verstimmt, suizidal, dabei nicht ablenkbar. Es herrschen Anhedonie und Interessensverlust vor, deutliche Insuffizienzgefühle, Zukunftsängste.

Ausgeprägte Antriebshemmung, die Psychomotorik ist in Mimik und Gestik reduziert. Morgendliches Früherwachen, ausgeprägte Tagesschwankungen mit abendlicher Aufhellung, deutliche Minderung des Appetits, ausgeprägte Müdigkeit und Mattigkeit, Libidoverlust. Nach zwei Wochen affektiver Mischzustand, dann alternierend depressive Verstimmung und hypomanische Stimmung. Nach Entlassung konnte eine Stimmungsstabilität über einen längeren Zeitraum nicht erreicht werden. Mehrere depressive Einbrüche mit ausgeprägter Antriebsstörung, Herr U. blieb jedoch arbeitsfähig. Erneute manische Exazerbation. Herr U. lief in einem Faschingskostüm durch München, war bei Aufnahme hochgradig erregt, Rededrang und Antrieb erheblich gesteigert, psychomotorisch unruhig, affektiv teilweise gehoben, distanzlos, teils dysphorisch gereizt, verbal aggressiv. Er erlebt ein gesteigertes Selbstwertgefühl, der Gedankengang ist teilweise ideenflüchtig, assoziativ aufgelockert. Die Konzentrationsfähigkeit war deutlich vermindert. Über sechs Wochen maniformes Syndrom, gefolgt von einem subdepressiv antriebsarmen Zustandsbild. Wenig später Entlassung, stabil und arbeitsfähig über zehn Wochen.

Nach diesem Zeitraum erneute stationäre Aufnahme. Im Affekt teils ängstlich, teils gereizt und larmoyant. Nach einer Woche Umschlag von einem depressiv-antriebsarmen Syndrom in eine maniforme Stimmungslage. Im Weiteren über zehn Tage stimmungslabil mit ausgeprägten Schwankungen zwischen depressiver Verstimmtheit und manischer Gereiztheit. Nach Entlassung arbeitete er wieder in seinem Beruf als Informatiker, fühlte sich jedoch nur eingeschränkt leistungsfähig.

Nach vier Monaten erneute Aufnahme mit einem maniformen und paranoiden Syndrom. So fuhr Herr U. ins Kloster Freising, um den letzten Kreuzzug für gefallene Frauen zu organisieren, verließ dieses dann wieder, begab sich zur S-Bahn, war aber plötzlich der Überzeugung, dass diese von Teufeln besetzt sei, die ihm die Rettung der gefallenen Frauen verwehren wollten. Herr U. stieg daher nicht in die S-Bahn ein, sondern ging zu Fuß zurück nach München (ca. 30 km). In den folgenden Tagen war er der Überzeugung, von Bundeswehrleuten verfolgt, beobachtet und getestet zu werden. Bei Aufnahme war Herr U. gereizt-maniform mit erheblicher psychomotorischer Unruhe, Antriebssteigerung, gehobenem, teilweise dysphorisch gereiztem Affekt, Distanzlosigkeit, gesteigertem Rededrang. Im Gedankengang deutlich beschleunigt, im Wesentlichen noch geordnet. Auf Station provokatives Verhalten, das von der Affekt- und Antriebsstörung getragen wird. Das maniforme Syndrom bestand über mindestens einen Monat, im Weiteren subdepressive Stimmungslage. Nach Entlassung ständige Stimmungsschwankungen, jedoch arbeitsfähig. Dabei zeigte sich deutlich, dass die Realisierung von Leistungsdefiziten im Beruf sowie die zunehmende soziale Isolation ein deutliches reaktives Element ist, das neben der endogenen Komponente zu den depressiven Einbrüchen führt.

Erneuter stationärer Aufenthalt nach einem Monat aufgrund eines maniformen Syndroms mit euphorisch gehobener Stimmung, Gereiztheit, Antriebssteigerung, Schlaflosigkeit über sechs Wochen hinweg. Inhaltlich klingen Größenideen an. Er sei auf der Suche nach seinen Vorfahren, er sei ein Nachfahre von Ramses IL, er werde das Krankenhaus mit den 2 Millionen seiner Krankenkasse sanieren. Er habe eine Kleinkunstbühne angemietet, um das kulturelle Leben in München auf Vordermann zu bringen. Dann über eine Woche hinweg depressiv-suizidales Syndrom. Im Weiteren Stabilisierung auf hypomanischem Niveau. Nach Entlassung erneutes depressives Syndrom und Suizidversuch mit Tegretal und Wodka, der zur jetzigen stationären Aufnahme führte.

Untersuchungsbefunde

Aktueller psychischer Befund: Depressiv weinerlich, gedrückt, inhaltlich eingeengt auf Insuffizienzgefühle. Deutliche Antriebsminderung, psychomotorische Hemmung, Anhedonie, Suizidalität. Durchschlafstörungen mit morgendlichem Früherwachen und Appetitlosigkeit.

Somatischer Befund: Körperliche und neurologische Untersuchung unauffällig, die routinemäßig abgenommenen Laborparameter im Normbereich, Carbamazepinspiegel auf 21,8 ug/ml erhöht (Zustand nach Tegretalintoxikation). EKG, Röntgen-Thorax sowie CCT ohne pathologischen Befund. EEG: Alpha-EEG mit flüchtigen bitemporalen Funktionsstörungen.

Diskussion

Im Verlauf von sechs Jahren kam es bei Herrn U. zu 16 stationären Aufnahmen, eine sehr ungewöhnliche Häufigkeit! Zunächst, gewissermaßen theoretisch, seien die unterschiedlichen Phasen für sich betrachtet. Wie aus den **Tabellen 31** und **32** zu entnehmen ist, bestanden zumindest in einigen Erkrankungsphasen und zum jetzigen Aufnahmezeitpunkt depressive Stimmung, Interessenverlust, Freudlosigkeit und Antriebsminderung. An somatischen Symptomen waren Anhedonie, Interessenlosigkeit, psychomotorische Hemmung, morgendliches Früherwachen und eine mangelnde Fähigkeit, auf Umgebungsreize zu reagieren, vorhanden (s. Tab. 31).

Somit sind nach ICD-10 schwere depressive Episoden ohne psychotische Symptome zu diagnostizieren.

Ebenso erfüllt das maniform-gereizte Syndrom in den oben genannten Erkrankungsphasen mit durchgehend gehobener Stimmung, Gereiztheit, Antriebsvermehrung, Rededrang, Überaktivität und vermindertem Schlafbedürfnis mit Größenideen und daraus resultierender Störung im Berufsleben, die eine stationäre Aufnahme notwendig machen, die ICD-10-Kriterien für eine Manie ohne psychotische Symptome (F30.1; s. Tab. 32). Da bei einigen manischen Episoden Größenwahn und Verfolgungswahn bestanden, lag zu diesen Zeitpunkten nach ICD-10 eine Manie mit psychotischen Symptomen (F30.2) vor, wobei die Wahninhalte als synthym bzw. kongruent zu beurteilen sind, da sie auf der grundlegenden Störung des Affekts beruhen. In der ICD-10 werden sowohl Größenwahn (aus Selbstüberschätzung und Größenideen resultierend) als auch Verfolgungswahn (aus Reizbarkeit und Misstrauen resultierend) als synthym angesehen.

Die Differenzialdiagnose einer schizoaffektiven Psychose entfällt, da zu keiner Krankheitsepisode «schizophrene» Symptome wie Kontrollwahn, Gedankeneingebung, kommentierende oder dialogische Stimmen zu verzeichnen waren.

Zusammenfassend ist bei Überblicken des gesamten Verlaufs eine **bipolare affektive Störung** zu diagnostizieren. Zum Zeitpunkt des jetzigen stationären Aufenthaltes bei Herrn U. ist folgende Diagnose festzustellen:

ICD-10-Diagnose

F31.4 bipolare affektive Störung, gegenwärtig schwere depressive Episode ohne psychotische Symptome

Tabelle 31: Gegenüberstellung der wichtigsten ICD-10-Kriterien für schwere depressive Episode bzw. somatische Symptome und der Symptomatik des Patienten

Schwere depressive Episode	
Die gedrückte Stimmung ändert sich von Tag zu Tag wenig, Dauer von mindestens zwei Wochen. Verzweiflung oder Agitiertheit, Verlust des Selbstwertgefühls, Gefühle von Nutzlosigkeit oder Schuld, Suizidrisiko, somatisches Syndrom ist bei schweren depressiven Episoden praktisch immer vorhanden.	
depressive Stimmung	1983, 1988, 1990 depressiv, suizidal
Interessenverlust	1983, 1988, 1990 Interesselosigkeit
Freudlosigkeit	1983, 1988, 1990 Anhedonie
Antriebsverminderung	1983, 1990 Antriebslosigkeit
Verminderung der Energie	1988 Antriebshemmung
erhöhte Ermüdbarkeit	1983, 1988 Müdigkeit und Mattigkeit
Somatische Symptome	
Interessenverlust oder Verlust	1983, 1988 Anhedonie
der Freude an normalerweise angenehmen Aktivitäten	1990 Interesselosigkeit
mangelnde Fähigkeit, auf eine freundliche Umgebung oder günstige Ereignisse zu reagieren	1983, 1988 nicht ablenkbar 1990 eingeengt
frühmorgendliches Erwachen (zwei Stunden früher)	1983, 1988, 1990 morgendliches Früherwachen
Morgentief	1988 Tagesschwankungen mit abendlicher Aufhellung
psychomotorische Hemmung oder Agitiertheit	1988 Mimik und Gestik reduziert 1983, 1990 psychomotorisch gehemmt
deutlicher Appetitverlust	1988 Appetitminderung 1990 Appetitlosigkeit
deutlicher Libidoverlust	1988 Libidoverlust

Tabelle 32: Gegenüberstellung der wichtigsten ICD-10-Kriterien für Manie ohne bzw. mit psychotischen Symptomen

Manie ohne psychotische Symptome	
Dauer wenigstens eine Woche, schwer genug, um berufliche und soziale Funktionsfähigkeit mehr oder weniger vollständig zu unterbrechen, Verfolgungswahn	
Wichtigste Kriterien	**Anamnese des Patienten**
Stimmung situationsadäquat gehoben (zwischen Heiterkeit und Erregung schwankend)	1983 euphorisch-gereizt 1985 gehobene Stimmung 1987, 1989, 1990 vorwiegend gereizt, aggressiv
vermehrter Antrieb (Überaktivität, Rededrang, vermindertes Schlafbedürfnis)	1983, 1985, 1987 Rededrang, reduziertes Schlafbedürfnis, Umtriebigkeit, Antriebssteigerung 1989, 1990 Rededrang, Antriebssteigerung, motorische Unruhe
Größenideen	1983 Größenideen 1985 leistungsfähigstes Gehirn der Welt, erreicht Weltfrieden 1990 Nachfahre von Ramses
Beginn überspannter und undurchführbarer Projekte	1985 Gründung der Computerfirma 1990 Anmietung einer Kleinkunstbühne
übertriebene Geldausgaben	1985 Autokauf 1987 Charterung eines Hubschraubers
Manie mit psychotischen Symptomen	
Wichtigste Kriterien	**Anamnese des Patienten**
Größenwahn	1987 Aufgabe, für Weltfrieden zu sorgen, Nato-Alarm, Nobelpreis 1990 Kreuzzug für gefallene Frauen
Verfolgungswahn	1990 von Bundeswehrleuten verfolgt, beobachtet, getestet

20. Hungern als Lösung

Jörn von Wietersheim

Aufnahmesituation

Die 20-jährige ledige Patientin wurde von ihrem Hausarzt zur stationären Behandlung eingewiesen, nachdem sie innerhalb eines halben Jahres 22 kg Gewicht abgenommen hatte. Ursprünglich wog sie bei einer Körpergröße von 171 cm 63 kg, jetzt nur noch 41 kg. Eine vorherige zweiwöchige stationäre Behandlung in einem Allgemeinkrankenhaus hatte keine Besserung erbracht.

Im **Aufnahmegespräch** berichtet die Patientin, dass sie nach ihrem Abitur (vor 1½ Jahren) eine Lehre als Gärtnerin begonnen habe, in deren Verlauf sie erst langsam, dann immer schneller an Gewicht verlor. Sie habe sich an Diäten ihrer älteren, etwas dicklichen Schwester beteiligt, später habe sie durch stufenweises Weglassen von Nahrungsmitteln (Butter, Wurst etc.) und Aufstellen eines Kalorienplanes die tägliche Nahrungszufuhr auf 1500, danach auf 1000, später auf 800 Kalorien begrenzt. Ihre Nahrung setzte sich hauptsächlich aus Knäckebrot, Äpfeln, Gemüse und Müsli zusammen. Beim Verzehr höherkalorischer Speisen (Fleisch, Mettwurst, Soßen, Sahne) habe die Patientin ein «schlechtes Gewissen» und «Panik» gehabt. Obwohl sich ihre Mutter bemüht habe, ihren Wünschen gemäß zu kochen, sei keine Besserung des Gewichtsverlustes eingetreten.

Bei Einhalten ihres Diätplanes habe sie sich zufrieden gefühlt, bei Überschreiten habe sie versucht, das Zuviel an Kalorien am folgenden Tag durch körperliche Betätigung (ihre Arbeit und Sport: Badminton, Volleyball, Squash) und entsprechend geringere Nahrungsaufnahme einzusparen. Auf einige Mahlzeiten habe sie verzichtet, um sich andere «leisten» zu können. So aß sie wenig oder gar kein Mittagessen, um abends Salzstangen essen zu können.

Ihre Gedanken kreisten zunehmend um Essen und Gewicht, dies sei ihre «Hauptbeschäftigung» geworden. Vor etwa einem halben Jahr sei ihr eines Nachts «die Kehle wie zugeschnürt» gewesen, sie habe nicht mehr frühstücken können und sei im Badezimmer kollabiert. Auch bei der Arbeit gab es einen leichten Arbeitsunfall wegen Kreislaufschwäche. Dieses Ereignis habe die Mutter, die sie schon seit einiger Zeit für krank gehalten habe, dazu bewogen, ihre Tochter einem Arzt im Gesundheitsamt, der sich besonders mit Magersucht beschäftigte, vorzustellen. Die Patientin selbst hatte nicht das Gefühl, krank zu sein. Der Arzt veranlasste dann notfallmäßig eine stationäre Aufnahme in einem Kreiskrankenhaus. Dort nahm die Patientin jedoch weitere 1,2 kg trotz Wunsch- und Flüssigkost ab. Auch die Ernährung per Magensonde führte zu keinem Gewichtsanstieg. Daraufhin erfolgte die Verlegung in die Psychosomatische Klinik.

Im **Erstinterview** wirkte die Stimme der Patientin gepresst, stockend und wenig moduliert. Auch die Mimik und Gestik erschienen eingeschränkt. Emotional distanziert und etwas klagend beantwortete sie die Fragen, auch bei sehr persönlichen Dingen veränderte sich die Sprache der Patientin kaum. Sie war allseits orientiert, es gab keinen Anhalt für inhaltliche und formale Denkstörungen, die Stimmung war traurig-depressiv. Genaueres Nachfragen ließ einen Kontrollzwang erkennen, so müsse die Patientin bei der Gymnastik alle Übungen viermal oder achtmal durchführen, denn die vier sei ihre Lieblingszahl. Auch müssen die Dinge um sie herum immer in Reih und Glied stehen, dabei sei sie früher gar nicht besonders ordentlich gewesen. Schon als Kind hatte sie «immer hinter die Türen schauen müssen», um zu sehen, ob dort nicht jemand stünde.

Die **körperliche Untersuchung** ergab neben der Kachexie einen reduzierten Ernährungszustand, Gewicht 39 kg bei 171 cm. Bei der **sonographischen Untersuchung** fielen das völlige Fehlen von Bauchfett und eine Atrophie von Uterus und Adnexen auf. Das sonst unauffällige Steiltyp-EKG zeigt eine Sinusbradykardie von 42 pro Minute. Seit vier Monaten bestand eine sekundäre Amenorrhoe nach Absetzen eines oralen Kontrazeptivums. An pathologischen **Laborwerten** fanden sich ein leicht erhöhtes Kreatinin von 86 mmol/1, ein erhöhtes Cholesterin von 7,25 mmol/1 und ein Blutzucker von 41 mg/dl.

Biografische Anamnese

Die Patientin wurde als zweite Tochter ihrer Eltern in einer Kleinstadt geboren. Die Schwester ist ein Jahr älter, beide wuchsen gemeinsam im Elternhaus auf. Der Vater war bei der Geburt der Patientin 27, die Mutter 22 Jahre alt. Beide Eltern waren als Angestellte tätig, die Mutter beendet jedoch ihre Berufstätigkeit nach der Geburt der älteren Schwester. Die Kindheit sei sehr harmonisch verlaufen. Im Alter von sechs Jahren kam es jedoch zur Scheidung der Eltern, weil der Vater eine Freundin hatte. Die Patientin sei darüber sehr traurig gewesen und hätte sich sehr verlassen gefühlt. Ein Jahr nach der Scheidung brach der Kontakt zwischen dem Vater und ihr auch ganz ab. Als die Patientin zwölf Jahre alt war, heiratete die Mutter erneut. Die Familie zog in das Haus des Stiefvaters. Dieser war sechs Jahre älter als die Mutter und arbeitete als Kraftfahrer.

Der Stiefvater brachte einen Sohn mit in die Ehe, der drei Jahre älter als die Patientin ist.

Weiterhin wohnten im Haus des Stiefvaters dessen Eltern. Von Anfang an gab es Schwierigkeiten in dieser neuen Ehe. Der Stiefbruder verstand sich mit der Mutter nicht, er boykottierte die gemeinsamen Mahlzeiten. Auch die mit im Hause lebenden Großeltern kritisierten die Mutter der Patientin, während der neue Ehemann nicht deutlich Stellung bezog. Die Patientin erlebte die familiäre Situation zunehmend als gespannt, beschrieb den Stiefvater als nicht wirklich an der Mutter interessiert. Die beiden hätten keine gemeinsamen Interessen. Häufig kam es zu Streitereien, in denen sich die Ehepartner gegenseitig die Schwächen ihrer leiblichen Kinder vorgeworfen hätten. Nach dem Tod des Vaters des Stiefvaters gab es Streit um das Erbe. Der Stiefbruder bewohnte zwei Zimmer im Haus, während die Patientin und ihre Schwester sich ein Zimmer teilen mussten.

Die Mutter sei für die Patientin «der wichtigste Mensch», sie sei ihr ziemlich ähnlich («Sie ist nur für andere da, tut nichts für sich, schluckt alles runter.»). Der eigene Freundeskreis sei schon immer spärlich gewesen. Sie habe nie Freunde gehabt, denen man alles sagen könne. Auch habe es nur wenige Unternehmungen an Wochenenden mit Freunden gegeben. Zwar sei sie bei anderen ganz beliebt gewesen, die Kontakte hätten sie aber immer eher auf sachliche Themen bezogen.

In der Schule sei sie immer recht fleißig und ehrgeizig gewesen. Dies drückt sich auch in der guten Abiturnote aus. Nach dem Abitur wollte die Patientin Gartenbau studieren. Auf Vorschlag ihres jetzigen Vorgesetzten hin beschloss sie, das geforderte Praktikum in eine Lehre zur Gärtnerin umzuwandeln. Ein Jahr dieser Lehre hat die Patientin schon absolviert. Sie fühlt sich dort intellektuell unterfordert, problematisch ist für sie auch, dass in dem Betrieb überwiegend Männer tätig sind. Das Betriebsklima schildert sie als rau und wenig rücksichtsvoll.

Kurz nach dem Abitur lernte sie ihren ersten Freund kennen. Zunächst habe sie sich sehr gut mit ihm verstanden. Zunehmend wurde ihr aber ein intellektueller Unterschied deutlich, der Freund ist als Beamter im einfachen Dienst tätig. Er äußerte sehr hohe Erwartungen an die Patientin. So wollte er sie jeden Tag nach seiner Tätigkeit sehen. Auf sein Drängen hin kam es auch zu einer sexuellen Beziehung, die die Patientin aber kaum genießen konnte. Sie sei eher passiv gewesen, habe «am Ende nur seinetwegen» mit ihm geschlafen. Sie habe aber auch Angst gehabt, in der Sexualität die Kontrolle zu verlieren. Bedrohlich sei für sie auch, dass der Freund sehr konkrete Zukunftsvorstellungen in Richtung einer dauerhaften Bindung hat. Hiermit fühle sie sich völlig überfordert.

Diagnostische Einordnung

Sowohl in der ICD-9 wie in der ICD-10 als auch im DSM erfüllt die geschilderte Patientin die Kriterien für eine Anorexia nervosa. In der ICD-9 werden als Hauptmerkmale für die Krankheit eine persistente aktive Essensverweigerung, markanter Gewichtsverlust und hohes Aktivitätsniveau gefordert. Hingewiesen wird darauf, dass diese Störung typischerweise bei pubertierenden Mädchen beginnt und bei Personen männlichen Geschlechts selten ist.

Hinsichtlich des Erkrankungsbeginns hat sich in den letzten Jahren eine Veränderung ergeben. So untersuchte Feiereis (1989) 336 Patientinnen. Er stellte fest, dass bei 29 % der Beginn der Erkrankung im Alter zwischen 11 und 15 war, bei 44 % zwischen 16 und 20 und bei 20 % zwischen 21 und 30 Jahren. Somit erscheint der Begriff der «Pubertätsmagersucht», gerade unter dem Aspekt der immer früher stattfindenden Pubertät, häufig nicht mehr zuzutreffen. Viel mehr als die Auseinandersetzung mit der weiblichen Rolle in der Pubertät scheint jetzt die Ablösung vom Elternhaus einen zeitlichen Zusammenhang mit dem Beginn der Krankheit zu haben. Wir sprechen daher auch oft von «Abitursmagersucht». Der Männeranteil liegt auch weiterhin unter 10 % (Feiereis, 1989).

In ICD-10 wird der zeitliche Zusammenhang mit der Pubertät nicht mehr besonders hervorgehoben. Die Ursachen werden als bisher wenig fassbar beschrieben, genannt wird eine Interaktion soziokultureller und biologischer Faktoren, zusätzlich werden unspezifische biologische Mechanismen und die Verletzbarkeit der Persönlichkeit genannt. Die diagnostischen Leitlinien sind in **Tabelle 33** dargestellt.

Ausgehend von einem Gewicht von 39 kg und einer Größe von 1,71 m beträgt der BMI bei der vorgestellten Patientin 13,3. Damit ist das Kriterium «BMI < 17,5» erfüllt. Der Gewichtsverlust wird bei dieser Patientin herbeigeführt durch Vermeidung hochkalorischer Speisen sowie übertriebene körperliche Aktivität. Die Patientin hat eine ausgeprägte Körperschemastörung, trotz massiven Untergewichts findet sie sich nicht zu dünn und hat starke Angst, an Gewicht zuzunehmen. Die endokrine Störung manifestiert sich bei ihr als Amenorrhoe, nachdem sie das Kontrazeptivum abgesetzt hat. Das fünfte Kriterium ist nicht erfüllt, da die Erkrankung erst nach der Pubertät begann.

Es muss nun diskutiert werden, ob auch die von der Patientin beschriebenen Zwangshandlungen verschlüsselt werden müssen. Zwangssymptome werden bei Anorexie-Patienten häufig beobachtet. Fichter (1985) folgerte aus den Ergebnissen einer Untersuchung, dass magersüchtige Patienten mit zusätzlichen Zwangssymptomen eine schlechtere Prognose haben als Patienten ohne

Tabelle 33: Zusammenfassende Darstellung der diagnostischen Leitlinien nach ICD-10 für Anorexia nervosa (F50.0)

1. Tatsächliches Körpergewicht mindestens 15 % des erwarteten oder BMI [Körpergewicht in kg/(Körpergröße in m)^2] von 17,5 oder weniger.
2. Der Gewichtsverlust ist selbst herbeigeführt durch:
   a. Vermeidung von hochkalorischen Speisen und eine oder mehrere der folgenden Möglichkeiten:
   b. selbstinduziertes Erbrechen
   c. selbstinduziertes Abführen
   d. übertriebene körperliche Aktivität
   e. Gebrauch von Appetitzüglern und/oder Diuretika.
3. Körperschemastörung in Form einer spezifischen psychischen Störung: Die Angst, zu dick zu werden, besteht als eine tiefverwurzelte überwertige Idee; die Betroffenen legen eine sehr niedrige Gewichtsschwelle für sich selbst fest.
4. Eine endokrine Störung auf der Hypothalamus-Hypophysen-Gonaden-Achse: Sie manifestiert sich bei Frauen als Amenorrhoe und bei Männern als Libido-/Potenzverlust. Eine Ausnahme stellt das Persistieren vaginaler Blutungen bei anorektischen Frauen mit einer Hormonsubstitutionstherapie zur Kontrazeption dar.
5. Bei Beginn der Erkrankung vor der Pubertät ist die Abfolge der pubertären Wachstumsschritte verzögert oder gehemmt.

Zwangssymptome. In den diagnostischen Leitlinien zu Zwangshandlungen wird verlangt, dass diese wenigstens zwei Wochen lang an zwei Tagen auftreten müssen, sie müssen quälend sein öder die normalen Aktivitäten stören. Weiterhin müssen sie als eigene Gedanken oder Impulse für den Patienten erkennbar sein. Wenigstens einem Gedanken oder einer Handlung muss noch, wenn auch erfolglos, Widerstand geleistet werden. Die Gedanken, Vorstellungen oder Impulse müssen sich in unangenehmer Weise wiederholen. Zu diskutieren ist, ob die geschilderte Patientin diese Leitlinien erfüllt. Die meisten Merkmale scheinen erfüllt, jedoch wird das Quälende und Unangenehme der Symptome nicht deutlich genug.

In der Patientenschilderung war das Gezwungen-Sein, das Wiederholen-Müssen und das Leiden darunter bei ihren Zwängen nicht klar erkennbar. Daher sollte die Zwangsstörung im Sinne der Komorbidität nicht diagnostiziert werden. Dennoch bleibt festzuhalten, dass diese Patientin sehr viele zwanghafte Züge, auch im Sinne einer zwanghaften Persönlichkeitsstruktur, aufweist. Diese wird jedoch in ICD-10 nicht verschlüsselt. Generell gilt, dass die zwanghafte Beschäftigung mit Essen und Nicht-Essen nicht als Zwangsstörung zu verschlüsseln ist, sondern zur Essstörung gehört.

Weiterhin muss auch überlegt werden, ob die Zusatzdiagnose einer Persönlichkeitsstörung, vermutlich einer zwanghaften Persönlichkeitsstörung, gestellt werden sollte. Hierzu muss eine schwere Störung der charakterlichen Konstitution und des Verhaltens vorliegen, die mehrere Bereiche der Persönlichkeit betrifft. Das abnorme Verhaltensmuster muss andauernd sein und ist nicht auf Episoden psychischer Krankheiten begrenzt.

Das Verhaltensmuster ist tiefgreifend und in vielen persönlichen und sozialen Situationen eindeutig unpassend. Weiterhin ist die zwanghafte Persönlichkeitsstörung nach ICD-10 meist mit deutlichen Einschränkungen der beruflichen und sozialen Leistungsfähigkeit verbunden. Diese beschriebenen Kriterien verlangen eine tiefgreifende und langfristige Persönlichkeitsveränderung. Sicherlich wird die geschilderte Patientin schon längere Zeit Einschränkungen im sozialen Bereich aufweisen, es liegen aber nicht genügend Hinweise für eine massive Abnormität der Persönlichkeit über lange Zeit vor. Daher sollte zusätzlich eine Persönlichkeitsstörung aus dem Abschnitt F60 nicht diagnostiziert werden.

Die diagnostischen Kriterien der Anorexia nervosa im DSM-IV-TR (307.1) sind denen der ICD-10 sehr ähnlich, erscheinen aber etwas einfacher formuliert. Im DSM-IV-TR ist nicht so detailliert aufgelistet, wie der Gewichtsverlust herbeigeführt wurde. Es wird allerdings gefordert, dass während drei zu erwartenden Mensturationszyklen Amenorrhoe eintritt.

Ebenso wie in der ICD-10 wird auch im Manual des DSM-IV-TR auf eine mögliche Komorbidität mit Zwangshandlungen oder Zwangsgedanken hingewiesen, aber auch im DSM-IV-TR wird für die Zwangsstörung (300.3) erwartet, dass die Zwangsgedanken oder Zwangshandlungen erhebliches Leid verursachen und zeitraubend sind, sie sollen mehr als eine Stunde pro Tag in Anspruch nehmen. Dies ist bei der Patientin nicht gegeben, so dass auch nach DSM-IV-TR die Zwangsstörung nicht als zusätzliche Diagnose gestellt werden sollte.

Auch die Beschreibung der Persönlichkeitsstörungen ist im DSM-IV-TR der ICD-10 sehr ähnlich, so dass auch hier von der Diagnose einer Persönlichkeitsstörung abgesehen wird.

Somit führen die drei Diagnosesysteme ICD-9, ICD-10 und DSM-IV-TR zu derselben Diagnose und ähnlichen differenzialdiagnostischen Erwägungen.

Weder im DSM-IV-TR noch in der ICD-10 ergeben sich jedoch aus der operational gestellten Diagnose Hinweise auf die Art der Therapie. Zwar ist das Krankheitsbild eindeutig und symptomatisch gut beschrieben, die Persönlichkeitsstruktur und die soziale Situation, aus denen man Hinweise auf die Art der durchzuführenden Psychotherapie gewinnen könnte, bleiben jedoch völlig unberücksichtigt.

Daher sollen hier noch einige Aspekte der Psychodynamik der Patientin aufgeführt werden, aus denen sich eher ein psychotherapeutischer Ansatz ergeben kann.

Zur Psychodynamik

Die Persönlichkeitsstruktur der Patientin ist als zwanghaft-depressiv zu beschreiben. Auffällig ist eine sehr nahe, vermutlich symbiotische Beziehung zur Mutter, in der die Patientin das Gefühl hat, für die Mutter sorgen zu müssen. Familiendiagnostisch würde man von einer «Parentifizierung» der Patientin sprechen. Andererseits scheint die Patientin auch sehr abhängig von der Mutter zu sein, eine Loslösung erscheint kaum möglich. Für diesen Zusammenhang spricht auch die Entscheidung zur Lehre am Heimatort und gegen ein Studium fern der Heimat. Die Kontakte zu Gleichaltrigen erscheinen problematisch und unreif. Ebenso wie die Ablösung von zu Hause wird vermutlich die körperliche und sexuelle Entwicklung als eine andere Form der Ablösung und des Erwachsenwerdens abgewehrt. Weiter hervorzuheben ist der Leistungs- und Perfektionsanspruch der Patientin bei gleichzeitiger Angst, diesen Idealen nicht genügen zu können. Hinzu kommt eine große Schwierigkeit, sich von anderen abzugrenzen und eigene Entscheidungen zu treffen. Die bestehenden Ängste vor Kontrollverlust und Triebdurchbrüchen im oralen und vielleicht auch sexuellen Bereich werden durch die Zwangssymptome und das kontrollierte Essverhalten abgewehrt. Diese kurze Charakterisierung macht einige Ansatzpunkte für die Psychotherapie deutlich. Neben der indizierten Einzeltherapie wäre es sicher günstig, die familiäre Auseinandersetzung mit dem Ziel der langsamen Ablösung der Patientin in Form von Familiengesprächen zu unterstützen.

ICD-10-Diagnose

F50.0 Anorexia nervosa

21. Welch ein Kribbeln und ein Krabbeln

Wolfgang Trabert

Falldarstellung

Ein Arzt des Gesundheitsamtes meldete sich eines Tages telefonisch in der Ambulanz der psychiatrischen Klinik und berichtete von einer «schwierigen» Patientin, die dort seit vielen Jahren bekannt sei und immer wieder vorstellig werde. Sie klage darüber, dass ihr Körper von Ungeziefer befallen sei, das aus dem Garten ihres Nachbars stamme.

In den letzten Jahren muss sie sich darüber schon mehrfach beim Gesundheitsamt beschwert haben. Wiederholt bestellte sie auch den Kammerjäger zur Desinfektion ihres Hauses, ohne dass sich dadurch aber viel an ihrem Leiden änderte.

Auch war sie schon bei unzähligen Ärzten gewesen – vor allem Hautärzte –, die ihr letztlich aber auch nicht helfen konnten. Zu einem Nervenarzt war sie in all den Jahren niemals gegangen, obwohl ihr das von verschiedenen Seiten immer wieder nahegelegt worden war; auf solche Vorschläge reagierte sie regelmäßig mit Empörung und tiefer Kränkung. Allerdings war sie bereit, in die psychodermatologische Sprechstunde der Hautklinik zu gehen, so dass sich erstmals die Gelegenheit einer psychiatrischen Untersuchung bot.

Die Patientin, Frau N., war zu diesem Zeitpunkt 71 Jahre alt, wirkte jedoch sicher um zehn Jahre jünger. Vom äußeren Erscheinungsbild war sie sehr gepflegt und geschmackvoll gekleidet. Sie berichtete, dass sie ein großes Problem habe, was sie sehr bedrücke: Sie sei seit etwa zehn Jahren von Holzmilben befallen, die einen schrecklichen Juckreiz, vor allem am behaarten Kopf hervorriefen. Losgegangen sei das alles mit einem Kribbeln und Krabbeln auf der Kopfhaut, das sie sich zunächst überhaupt nicht erklären konnte. Bald schon aber sei ihr klargeworden, dass das Holzmilben sein müssten: Ihr Nachbar besitze ein großes Grundstück, auf dem er Holz lagere. Immer wenn es feucht sei, würden sich die Milben dort massenhaft vermehren und dann auch auf ihre Haut gehen. Einige Nachbarn von ihr hätten auch schon so ein Jucken gehabt, und ein Untermieter habe in einem großen Tierbuch nachgeschaut, um die Art des Ungeziefers festzustellen. Von ihm wisse sie, dass es sich ganz bestimmt um diese Holzmilbensorte handele. Merkwürdigerweise sei aber außer ihr niemand so stark betroffen. «Herr Doktor, und dann habe ich mich immer mit

Paral eingesprüht und die Haare mit Essigessenz gewaschen; aber meinen Sie, diese Biester wären weggegangen? Nach ein paar Tagen war alles wieder wie vorher; zum Verzweifeln ist das!»

Weiter berichtete Frau N. von einem zunehmenden sozialen Rückzug, weil sie der Meinung war, dass andere ihr «Makel» bemerken oder sich sogar anstecken könnten. Zum Beweis für all ihre Schilderungen brachte die Patientin ein kleines Pappschächtelchen mit, in dem sie – ihren Angaben zufolge – «kleine Milbeneier» aufbewahrte: Die Tierchen selbst könne man nicht sehen, weil sie zu schnell und flink seien und sich nicht fangen ließen. Wenn sie sich aber die Haare sorgfältig bürste, würden immer die kleinen Eierchen rausfallen, die ja wohl als der eindeutige Beweis für die Richtigkeit ihrer Behauptungen anzusehen seien. «Ein paar Ärzte haben mir zwar gesagt, dass das gar keine Milbeneier sind, sondern irgendwelche Hautteilchen, aber, Herr Doktor, ich bin doch nicht verrückt, ich kann doch Hautschuppen von Milbeneiern unterscheiden; und das hier sind sicher keine Hautschuppen. Wenn man es unters Mikroskop legen würde, könnte es ja jedes Kind erkennen!»

Abgesehen von der unkorrigierbaren und durch keinerlei Gegenargumente beeinflussbaren Überzeugung, an dieser Milbeninfektion zu leiden sowie den begleitenden Verkennungen von Hautschuppen als Milbeneier waren keine weiteren psychotischen Symptome festzustellen. Obwohl sie die Infektionsquelle auf dem Grundstück des Nachbars lokalisierte, war die erste Vermutung eines damit verbundenen Beeinträchtigungs- oder Verfolgungswahns nicht zutreffend.

Es lagen keine Orientierungs- oder Gedächtnisstörungen vor, die Patientin konnte exakt die Daten ihrer Krankheit und alle Ärzte, die sie deswegen aufgesucht hatte, rekapitulieren. Auch die Merkfähigkeit war ungestört, ebenso die allgemeine Auffassungsgabe. Der Gedankengang war geordnet, allenfalls bot sie eine leichte inhaltlich Einengung auf das sie beschäftigende Thema. Anfänglich war sie ein wenig misstrauisch, später aber war der Kontakt durchaus herzlich. Zunächst dominierte im Gespräch ein klagsam-jammeriger Tonfall, der jedoch bald – vor allem bei Erhebung der biografischen Anamnese – einer modulationsreichen und völlig situationsadäquaten Affektivität wich. Für die letzten Jahre gab sie passager Zeiten von Niedergeschlagenheit und Resignation an, die aber immer wieder einer eher «kämpferischen» Haltung gewichen waren.

Zur **sozialen Situation** war zu erfahren, dass Frau N. seit dem Tod ihres Ehemannes vor über 15 Jahren allein in einem kleinen Häuschen in B. wohnte. Während sie während ihrer Ehe über eine Reihe von sozialen Kontakten verfügte, kam es in den Jahren danach zu einer zunehmenden sozialen Isolierung. Diese wurde von der Patientin auch damit begründet, dass sie sich einerseits «wegen dieser Geschichte» schäme und andererseits eine von ihr ausgehende Ansteckung anderer befürchte. Sie glaubte nämlich, schon einige Male beobachtet zu haben, wie sich fremde Leute in ihrer Gegenwart vermehrt gekratzt hätten.

Die Patientin war niemals in ihrem Leben berufstätig gewesen, sondern hatte sich immer um den Haushalt gekümmert und die einzige Tochter – die schon seit vielen Jahren im Ausland lebt – großgezogen.

An **Vorerkrankungen** wurden von ihr ein gut eingestellter Diabetes mellitus sowie leichte Herzrhythmusstörungen (allerdings seit Jahren medikamentös gut eingestellt und klinisch stumm) angegeben. Psychiatrische Auffälligkeiten in der Vorgeschichte und in der Familienanamnese waren nicht in Erfahrung zu bringen.

Die **körperliche Untersuchung** war weitgehend unauffällig, auch hierbei bestätigte sich der eher rüstige Allgemeinzustand von Frau N. Eine eingehende dermatologische Untersuchung ergab keinen Anhalt für das Vorliegen einer Milbeninfektion oder sonstigen Parasitose. Die Laboruntersuchungen waren allesamt unauffällig, sogar der Nüchternblutzucker lag im Normbereich. Das EEG und EKG waren nicht pathologisch verändert, die Dopplersonographie der extrakraniellen hirnversorgenden Arterien ergab allenfalls grenzwertig pathologische Befunde und die craniale Computertomographie zeigte eine diskrete innere und äußere Hirnatrophie.

Diskussion der Kasuistik

Diagnostisch handelte es sich bei dem Krankheitsbild der Patientin um einen klassischen (**«reinen»**) **Dermatozoenwahn**. Dieses Krankheitsbild betrifft in erster Linie ältere Patienten; Frauen sind wesentlich häufiger betroffen als Männer (Trabert 1995). Nicht immer sind es winzige Lebewesen (Parasiten, Insekten oder Würmer), die unter der Haut oder im Körper gewähnt werden, sondern manchmal auch andere organische (z. B. Pflanzensamen) oder anorganische Materialien wie beispielsweise dünne Fasern (von den Betroffenen z. B. als «morgellons» bezeichnet), die aber in jedem Fall als Gesundheitsschädigung angesehen werden und damit im weitesten Sinn hypochondrische Elemente beeinhalten.

Der Dermatozoenwahn stellt kein nosologisch eigenständiges Syndrom dar, sondern kann bei unterschiedlichen psychischen Grundstörungen auftreten (z. B. im Rahmen einer Schizophrenie, einer organisch bedingten wahnhaften

Störung, bei Kokain- oder Amphetamin-Missbrauch oder einer psychotischen Depression). Am häufigsten sind wahrscheinlich die sogenannten «reinen» Formen, bei denen also schizophrene, toxische oder «hirnorganische» Symptome vermisst werden, und die nach der ICD-10 zu den «wahnhaften Störungen» (F22) gerechnet werden (Freudenmann, 2002).

Im deutschen Sprachraum wurde Mitte des 20. Jahrhunderts für das Krankheitsbild des Dermatozoenwahns (Namensgebung 1938 durch den schwedischen Arzt Ekbom; Ekbom, 1938) auch die Bezeichnung **«chronisch taktile Halluzinose»** kreiert, was zu einer lebhaften Diskussion über die Abgrenzung von Wahnphänomenen und Halluzinationen im körperlichen Binnenraum führte. Problematisch am Begriff der Halluzinose ist neben der psychopathologischen Dimension auch die rasche Konnotation bzw. Klassifikation als «organisch bedingte psychische Störung» im Sinne von F06.0, obwohl in vielen Fällen eines Dermatozoenwahns die für die Diagnosenkategorie F06.x obligate «zerebrale Erkrankung, Verletzung oder Funktionsstörung» oder «systemische körperliche Erkrankung» nicht nachweisbar ist.

Deshalb sind die Fälle eines sogenannten reinen Dermatozoenwahns den **anhaltenden wahnhaften Störungen** (F22) zuzurechnen, die durch die Entwicklung eines einzigen Wahngedankens oder weniger aufeinander bezogener Wahninhalte charakterisiert sind. Diese Wahngedanken dürfen keine bizzaren Inhalte aufweisen, sondern drehen sich um Themen wie Beeinträchtigungs- und/oder Verfolgungswahn, Größenwahn, Eifersuchtswahn, Liebeswahn oder hypochondrischen Wahn (dem entspricht auch ein Dermatozoenwahn). Gelegentlich findet man auch die anhaltende wahnhafte Überzeugung einer bestimmten körperlichen Verunstaltung oder den Wahn, einen unangenehmen Geruch zu verströmen (Eigengeruchsparanoia). In allen diesen Fällen wird eine Mindestdauer von drei Monaten für die Diagnosenstellung gefordert. Falls das Zeitkriterium (noch) nicht erfüllt ist, ist eine Kodierung aus dem Kapitel F23.x zu wählen (z. B. F23.3: akute vorwiegend wahnhafte psychotische Störung).

Nur gelegentliche und vorübergehende (akustische) Halluzinationen schließen die Diagnose einer wahnhaften Störung nicht aus, solange sie das Bild nicht dominieren. Ebenso kann es passager zur Ausbildung einer depressiven Episode kommen, die Wahnsymptome bestehen aber nach Abklingen der depressiven Episode fort. Nicht vereinbar mit der Diagnose einer wahnhaften Störung sind eine eindeutige zerebrale Erkrankung, schizophrene Symptome in der Vorgeschichte (z. B. bizzarer Wahn, anhaltende kommentierende oder dialogisierende Stimmen) oder der Nachweis einer durch psychotrope Substanzen bedingten psychotischen Störung.

In **Tabelle 34** sind diese diagnostischen Kriterien den Symptomen der Patientin gegenübergestellt; bis auf das Fehlen einer voll ausgeprägten depressiven Episode (sowieso nur fakultatives Merkmal) entspricht die Patientin voll und ganz der Beschreibung.

Differenzialdiagnostisch ist beim Vorliegen eines Dermatozoenwahn-Syndroms immer zu prüfen, ob es nicht im Rahmen einer definierten «zerebralen Funktionsstörung» aufgetreten ist (dann Kategorisierung als F06.2), ob es sich um einen hypochondrischen Wahn im Rahmen einer primär affektiven oder schizophrenen Störung handelt oder aber um eine psychotische Störung im Rahmen des Konsums psychotroper Substanzen (z.B. Kokain, Amphetamin). Gelegentlich kann es auch im Rahmen eines Delirs oder einer Demenz

Tabelle 34: Zusammenfassende Darstellung der diagnostischen Leitlinien der «anhaltend wahnhaften Störung (F22.0)» und Vergleich mit der Kasuistik

Leitlinien	Symptomatik der Patientin
Vorherrschen eines nicht bizarren Wahns?	ja, Dermatozoenwahn
Mindestdauer 3 Monate?	ja, seit zehn Jahren
Eine depressive Episode kann passager auftreten, wobei der Wahn diese Symptomatik aber klar überdauert.	Eine voll ausgeprägte depressive Episode ist bei der Patientin nicht aufgetreten, wenn auch einige (vorübergehende) depressive Symptome beschrieben wurden.
Vorliegen einer aktuellen zerebralen Erkrankung?	Nein. Aus den durchgeführten Untersuchungen ergibt sich kein Anhalt für das Vorliegen einer definierten Hirnerkrankung. Der leichte Diabetes mellitus, die medikamentös gut eingestellten Herzrhythmusstörungen sowie die computertomographisch festgestellte leichte Hirnatrophie sind nicht als ausreichend anzusehen, um von einer organischen Genese der Störung auszugehen.
(aktuelle oder frühere) schizophrene Symptome?	nein
Hinweise für eine durch psychotrope Substanzen verursachte psychotische Störung?	nein

zu Dermatozoenwahn-ähnlichen Bildern kommen, allerdings erlauben dann die weiteren Symptome in der Regel eine klare Zuordnung außerhalb der Kategorie F22.x. Gelegentlich kommt es bei einem Dermatozoenwahn auch zu einer «Induktion» der psychotischen Inhalte (folie-à-deux), so dass beim Induzierten dann die diagnostische Kategorie induzierte wahnhafte Störung (F24) zu wählen ist (Trabert, 1999).

ICD-10-Diagnose

F22.0 wahnhafte Störung

22. Sprachlos

Gabriele Hiller

Falldarstellung

An einem kühlen, regnerischen Wintertag wird ein 34-jähriger Mann dem nervenärztlichen Konsiliardienst eines Allgemeinkrankenhauses mit der Verdachtsdiagnose einer psychogenen Störung vorgestellt.

Der Patient ist äußerlich ungepflegt, seit einigen Tagen unrasiert und formt noch vor der Begrüßung heftig gestikulierend tonlos mit den Lippen den Satz: «Ich kann nicht sprechen!» Er verständigt sich mithilfe eines Notizbuchs und eines Kugelschreibers. Auf die Frage, warum er hierher gekommen sei, schreibt er mit empörtem Gesichtsausdruck in sein Heft: «Arbeitsamt, Sozialamt, Polizei». Mit weiterem Nachfragen, das er durch Kopfschütteln, Nicken, andere Gesten oder schriftlich beantwortet, ist schließlich von ihm zu erfahren, dass er aus der etwa 50 Kilometer entfernten Großstadt kommt und arbeits- und wohnungslos ist. Aus einer Pension, in die er vom Sozialamt nach seiner letzten Haftentlassung untergebracht worden war, habe er wieder ausziehen müssen. Es habe nach einer Auseinandersetzung geheißen, er könne nicht bleiben. Dabei sei doch niemand ernstlich verletzt worden. Er lebe seit einigen Monaten von der Sozialhilfe. Er habe keinen Beruf gelernt, und es sei ihm nicht gelungen, Arbeit zu finden. Er sei mehrfach vorbestraft, wegen Eigentumsdelikten, Betrugs, Körperverletzung und Hausfriedensbruch. Mehrmals sei er beim Schwarzfahren ertappt worden und habe Hausverbot für den Bahnhof bekommen. Zum Alkoholkonsum machte er auch auf detailliertes Nachfragen nur ungenaue Angaben. Er verweist vor allem darauf, dass der Sozialhilfesatz es gar nicht zulasse, größere Mengen an Alkoholika zu erwerben. Früher habe er gern mit anderen getrunken. Probleme im Zusammenhang mit dem Alkoholkonsum verneint er.

Weil er so viel Ärger mit den Behörden in der Großstadt gehabt habe, sei er nun mit dem Zug weggefahren. Am liebsten habe er bis ins Ausland fahren wollen, habe aber die Fahrt am ersten Halt unterbrechen müssen, da er die Sprache verloren habe. Er wisse nicht, wo er jetzt hingehen sollte. Er habe niemanden, der im nahestehe, und es sei ihm gleich, wo er lebe. Auf Fragen, was er nach dem Krankenhausaufenthalt vorhabe, entgegnet er nur, dass er ja nicht sprechen könne und erst geheilt werden müsse. Ob es denn für solche Probleme keine spezielle Therapie, vielleicht eine Kurklinik, gebe?

Die Angaben im Krankenblatt widersprechen seiner Darstellung in einigen Punkten: Der Notarzt war von Passanten zum Bahnhofsplatz gerufen worden. Der Mann hatte sich dort auf einer Bank aufgehalten und machte darauf aufmerksam, dass er nicht mehr sprechen konnte.

Der Notarzt erfuhr, dass der Mann kurz zuvor vom Schaffner gegen seinen Willen zum Verlassen eines aus der Großstadt in Richtung Landesgrenze fahrenden Zuges gezwungen wurde, da er ohne Fahrschein reiste. Unter dem Verdacht auf eine Aphasie war die Aufnahme ins nächstgelegene Krankenhaus erfolgt. Dass der Patient nicht sprach, war der einzig auffällige Untersuchungsbefund. Internistische, HNO-ärztliche und neurologische Untersuchung, EEG und Schädel-CT waren nicht pathologisch verändert. Es fanden sich keine Beeinträchtigungen des Sprachverständnisses oder des schriftlichen Ausdrucks.

Mit ihm wurde ein längeres «Gespräch» geführt, in dem er seine Antworten teils stichwortartig niederschreib, teils mit den Lippen formte, teils gestisch ausgestaltete. Er war bewusstseinsklar, in allen Qualitäten voll orientiert, zeigte lebhafte Mimik und Gestik und ging auf alle Fragen und Aufforderungen ein. Affektiv war er gut schwingungsfähig, in der Stimmungslage ausgeglichen. Er schien nicht besorgt über die Sprachlosigkeit. Es fanden sich keine Hinweise auf Wahn oder Halluzinationen, auch nicht auf mnestische Störungen.

Angaben zur Biografie

Zur Biografie war zu erfahren, dass er unehelich geboren und teils bei den mütterlichen Großeltern, teils bei Pflegeeltern aufgewachsen war. Als 13-Jähriger sei er in ein Heim für Schwererziehbare gekommen; den Grund dafür kenne er nicht. Vielleicht habe es mit dem Schulschwänzen zu tun gehabt. Er sei ohne Abschluss von der Volksschule abgegangen. Eine Ausbildung habe er nie gemacht, immer nur ungelernte Arbeiten angenommen. Die Arbeitsplätze habe er sehr oft gewechselt. Eigentlich sei er nie länger als drei Monate auf derselben Stelle geblieben. Eine eigene Familie habe er nie gehabt. Öfters habe er mit einem Mädchen zusammengelebt, einmal sogar sechs Monate lang. Immer wieder hätten ihm die Polizei, Meldebehörde, Arbeitsamt und Sozialamt Schwierigkeiten gemacht, so dass er gar nicht wisse, wovon er leben solle. Auf seine Vorstrafen angesprochen, erklärt er, dass es ihm unverständlich sei, warum er immer wieder verurteilt werde. Auch jetzt laufe womöglich wieder etwas, Genaueres wisse er da aber nicht. Dabei habe er doch nur wegfahren wollen, da er die Nase voll hatte.

Beim Abschied fragte ihn der Nervenarzt, ob er den Weg vom Untersuchungszimmer zurück auf die Station wohl finden werde. Mit heftigen Gesten unterstrichen krächzte er daraufhin in Flüsterstimme, aber deutlich hörbar: «Kein Problem!»

Am nächsten Tag sprach er wieder mit seiner normalen Stimme. Er plante, nun an dem Ort, an dem er gestrandet war, sich um Sozialhilfe und Unterkunft zu bemühen. Vom Sozialdienst des Krankenhauses mit Kleidern ausgestattet, wurde er aus der Behandlung entlassen.

Zur Diagnose

Was fehlt diesem Patienten? Ohne körperliche Ursache hat er die Sprache verloren.

Differenzialdiagnostisch ist an eine dissoziative Störung, hier eine Bewegungsstörung (nach ICD-10: F44.4) zu denken. Zwar sind hier auch Störungen des Sprechens mit aufgeführt, jedoch nicht der vollständige Verlust der Fähigkeit zu sprechen, sondern Aphonien (also Sprechen mit Flüsterstimme) und Dysarthrien (verwaschenes Sprechen). Auch ein Stupor (F44.2) liegt bei dem auf alle Umweltreize lebhaft reagierenden Mann nicht vor. Seine Symptomatik entspricht also nicht den klinischen Charakteristika bestimmter dissoziativer Störungen. Ist seine Symptomatik daher in der Restkategorie «nicht näher bezeichnete dissoziative Störung» (F44.9) einzuordnen? Dafür wäre es notwendig, eine psychische Verursachung anzunehmen. Einiges spricht dafür, dass der Patient die Symptome absichtlich erzeugt hat, und dass sie unter seiner willentlichen Kontrolle stehen. Dies geschieht nicht, wie bei der artifiziellen Störung (F68.1), um die Krankenrolle als solche einzunehmen, sondern um äußere Vorteile zu erlangen. Arbeits- und wohnungslos bei nasskaltem Wetter, soeben erneut straffällig geworden, hatte der Patient ein Interesse daran, in ein Krankenhaus, womöglich noch in eine Kurklinik, aufgenommen zu werden. Dort bekam er kurzfristig eine etwas komfortablere Unterkunft als im Obdachlosenasyl und war auch dem unmittelbaren Zugriff der Behörden zunächst entzogen. Vermeiden von Strafverfolgung und das Erreichen besserer Lebensbedingungen sind häufige Gründe für absichtliches Vortäuschen körperlicher Symptome in Belastungssituationen. Dabei handelt es sich nicht um eine psychische Störung, die im Abschnitt F des Kapitels V der ICD-10 kodiert wird, sondern um **Simulation**, die in der ICD-10-GM nicht mehr bzw. nur noch unter «Personen, die das Gesundheitswesen aus sonstigen näher bezeichneten Gründen in Anspruch nehmen» (Z76.8) verschlüsselt werden kann.

Auch im DSM-IV-TR und DSM-5 ist hier keine psychische Störung zu kodieren, sondern **Simulation** (V65.2). Der V-Code kommt für Zustände zur Anwendung, die nicht einer psychischen Störung zuzuschreiben sind, aber

Anlass zur Beobachtung oder Behandlung geben. Die Motivation für die Symptomdarbietung liegt dabei in äußeren Anreizen. Im DSM-IV-TR und DSM-5 wird auch eine Kombination von Merkmalen angegeben, bei der eine Simulation zu vermuten ist:

1. forensischer Zusammenhang
2. Diskrepanz zwischen der berichteten Behinderung und den objektiven Befunden
3. Mangel an Kooperation bei Untersuchung und Behandlungsmaßnahmen
4. Vorliegen einer antisozialen Persönlichkeitsstörung.

Bei unserem Patienten finden sich mindestens zwei dieser Merkmale: Dem Symptom ging eine Straftat, bei der er ertappt wurde, unmittelbar voraus, und er wirkt in keiner Weise bedrückt oder besorgt über die dargebotene schwere Symptomatik. Auf das mögliche Vorliegen einer antisozialen Persönlichkeitsstörung wird weiter unten noch eingegangen.

Der einmalige Kontakt mit dem Patienten, der sich nur schriftlich und gestisch verständigte, reichte nicht aus, um eine ausführliche psychiatrische Vorgeschichte und Biografie zu erheben. Die vorliegenden Informationen reichen jedoch aus, um den Verdacht auf das Vorliegen einer **dissozialen Persönlichkeitsstörung** nach ICD-10 (F60.2) zu begründen. Der Patient zeigt mit seinen zahlreichen Vorstrafen Hinweise auf Missachtung sozialer Normen, Regeln und Verpflichtungen. Er schildert ein Unvermögen zur Beibehaltung längerfristiger Beziehungen. Er zeigt kein Schuldbewusstsein, weder was die anzunehmende Tätlichkeit in der von ihm früher bewohnten Pension noch was das Fahren ohne Fahrschein angeht. Im letzten Punkt hat er aus Erfahrung und Bestrafung nicht gelernt: Trotz Hausverbots im Bahnhof und Vorbestraftseins wegen Hausfriedensbruchs fährt er erneut schwarz. Er neigt dazu, andere zu beschuldigen, indem er auf die Fragen nach dem Anlass seiner Krankenhausaufnahme mit empörtem Gesichtsausdruck verschiedene Behörden nennt. Nicht ganz klar ist, ob diese Verhaltensmuster andauernd sind und mehrere Funktionsbereiche betreffen. Daher kann hier nur eine Verdachtsdiagnose gestellt werden.

Um eine entsprechende Diagnose nach DSM-IV-TR und DSM-5 (antisoziale Persönlichkeitsstörung 301.7) zu stellen, sind detaillierte Informationen auch über das Verhalten vor dem 15. Lebensjahr erforderlich. Immerhin finden sich einige Anhaltspunkte dafür, dass erhebliche Verhaltensstörungen vorlagen (Aufnahme in ein Heim für Schwererziehbare, Schulschwänzen), die Kriterien können aber nicht im Einzelnen überprüft werden. Die vorliegenden Informationen aus dem Erwachsenenalter reichen aus, um hier anzunehmen, dass das entsprechende Kriterium erfüllt ist. Der Patient schildert sich als unfähig, eine dauerhafte Tätigkeit auszuüben, kann sich nicht an rechtliche Normen der Gesellschaft anpassen, reist planlos durch die Gegend und hatte nie länger als ein Jahr eine Partnerschaft. Zumindest in Bezug auf das Verhalten in jüngster Zeit hat er keine Gewissensbisse. Nach DSM-IV-TR und DSM-5 könnte somit in diesem Fall ebenfalls die Diagnose auf Achse II gestellt werden (301.7). Die Diagnose dissoziale (ICD-10) und antisoziale (DSM-IV-TR, DSM-5) Persönlichkeit ähneln sich, von den Einzelpunkten der Kindheitsanamnese abgesehen, somit weitgehend, wenngleich die Kriterienbeschreibung im DSM-IV-TR ausführlicher ist.

Die Beschreibung der **Persönlichkeitsstörung mit vorwiegend asozialem Verhalten** in der ICD-9 (Degkwitz et al., 1979) ähnelt weitgehend den Leitlinien der ICD-10, so dass hier die Diagnose gestellt werden kann (301.7).

ICD-10-Diagnose

F60.2 dissoziale Persönlichkeitsstörung (Verdacht auf)

Z76.8 Personen, die das Gesundheitswesen aus sonstigen näher bezeichneten Gründen in Anspruch nehmen: Simulation

23. Überdrehen oder wegbröckeln

Ute Siebel und Horst Dilling

Falldarstellung

Frau S. wurde von ihrem ambulanten Nervenarzt nach telefonischer Voranmeldung zur stationären Aufnahme überwiesen. Der Kollege betonte, dass er vor der bevorstehenden vorläufigen Berentung der Patientin eine weitere fachärztliche Stellungnahme zur Bestätigung der Diagnose einholen wolle.

Die 35-jährige geschiedene kinderlose Grundschullehrerin erschien ohne Begleitung erheblich später als verabredet in der Klinik. Auf den ersten Blick wirkte sie äußerlich leicht vernachlässigt: Ihre blonden Haare waren unordentlich zu einem Knoten aufgesteckt, die sonnengebräunte Haut war z. T. narbig verändert und unregelmäßig pigmentiert. Frau S. war leger mit bunten Leggins und einem T-Shirt bekleidet. Sie habe am Abend zuvor mit ihrer aus der Toskana stammenden Mitbewohnerin lange gefeiert und sei deshalb am Morgen nicht aus dem Bett gekommen, so dass sie nun erst am Nachmittag habe kommen können.

Frau S. berichtete, dass sie wegen einer anhaltenden depressiven Verstimmung seit etwa sieben Monaten in ambulanter nervenärztlicher Behandlung sei. Ein Therapieversuch mit Lithium sei abgebrochen worden, da sich die vorbestehende Schuppenflechte hierunter drastisch verschlechtert hatte. Innerhalb der letzten Monate war Frau S. nur wenige Wochen in der Lage, ihrer Arbeit nachzugehen. Sie habe Angst vor der Schule gehabt und das Gefühl entwickelt, alle ihre Fähigkeiten bröckelten weg, sie könne nichts mehr. Sie komme jetzt zur stationären Aufnahme, da sie sich von dem ständigen Wechsel der depressiven und manischen Phasen völlig erschöpft fühle und keine innere Basis für einen «normalen Zustand» habe.

Psychiatrische Vorgeschichte

Die psychiatrische Vorgeschichte beginnt im 14. Lebensjahr der Patientin: Damals seien erstmals Depressionen und eine Schuppenflechte gleichzeitig aufgetreten, die Stimmung sei stets schwankend gewesen, auch habe sie unter Schlafstörungen und Schulängsten gelitten. Nach wiederholten ambulanten Behandlungen, unter anderem mit Tranquilizern, sei sie mit 22 Jahren erstmalig stationär behandelt worden wegen einer Erschöpfungsdepression. Danach sei es ihr über zehn Jahre einigermaßen gut gegangen mit regelmäßigen leichten Stimmungstiefs im Herbst. Im Herbst vor drei Jahren habe sich plötzlich eine depressive Phase entwickelt, die ambulant behandelt werden konnte. Im Anschluss daran sei ihr dringend eine psychotherapeutische Behandlung nahegelegt worden. Sie habe kathathymes Bilderleben bei einem psychotherapeutisch tätigen Kinderarzt gemacht und sei ein Jahr später, was sie und auch der Psychotherapeut damals nicht erkannt hätten, manisch geworden. Sie habe sich toll gefühlt, sich alles Mögliche zugetraut, sei gut gelaunt und witzig gewesen. Auch habe sie nur wenig Schlaf benötigt. Ihren damaligen Zustand umschreibt sie mit: «Ich überdrehte.» Sie habe dann auch einen «Schreibdrang» entwickelt, wie verrückt habe sie auf der Schreibmaschine Briefe «an alle Welt» geschrieben. Schließlich sei sie auch reizbarer geworden – es habe Ärger mit Kollegen gegeben, die ihrer Meinung nach «ein bisschen faul» waren und «ein bisschen wenig taten». Schließlich trennte sie sich während dieser manischen Phase auch von ihrem Ehemann. Nach etwa vier Monaten änderte sich das Zustandsbild innerhalb weniger Tage, und Frau S. war in den folgenden sechs Monaten erneut depressiv. Nach einer Besserung stellte sich für etwa zwei Monate eine Stabilisierung ein, die jedoch von einer erneuten, elf Monate anhaltenden manischen Phase gefolgt war. Sie habe zunächst «bis zum Umfallen» gearbeitet, in der Schule alles an sich gezogen, dann abends bei Parteiversammlungen groß mitgespielt und sich in verschiedenen Ausschüssen engagiert. Sie habe gleichzeitig begonnen, Gitarre und Flöte spielen zu lernen, habe maximal drei bis vier Stunden nachts geschlafen. Sechs Wochen nach Beginn der Manie sei sie vom Schulrat «besichtigt» worden, weil sie sich in den Auslandsschuldienst beworben hatte. In der Bewertung hatte sie ein ausgezeichnetes Zeugnis bekommen. Ihre Ferien verbrachte sie auf Gran Canaria, wo sie einen Spanier kennenlernte, der «mindestens genauso verrückt wie sie» gewesen sei und mit dem sie eine «völlig verrückte Affäre» gehabt habe. An ihrem Abreisetag hatte dieser sie in ihr Pensionszimmer eingeschlossen, so dass sie nicht rechtzeitig zum Flughafen kam. Sie konnte schließlich erst eine Woche später zurückkehren, ließ sich inzwischen krankschreiben. Auf die verärgerten Reaktionen in der Schule («So kennen wir Sie gar nicht, Sie sind doch sonst so zuverlässig und gewissenhaft!») habe sie wenige Tage später – zu noch größerer Verärgerung des Kollegiums – eine Bildungsreise nach Bonn angetreten. Dort angekommen, buchte sie dann kurzentschlossen eine erneute Reise nach Gran Canaria und ließ sich von einem befreundeten Arzt in der Schule krankmelden. Dieser hatte berichtet, dass sie nicht transportfähig sei, so dass man sie habe zwischen Leben und Tod schweben sehen. Der Ärger sei natürlich groß gewesen, als sie sonnengebräunt und bestens gelaunt wieder in der Schule erschienen sei. Ihre Situation in der Schule sei immer schwieriger geworden, so dass eine Krankschreibung durch den Hausarzt erfolgte, die Frau S. zu einer erneuten Reise nach Gran Canaria nutzte. Nach ihrer Rückkehr habe sie eine Vorladung zum Amtsarzt vorgefunden, bei der Untersuchung sei dann erstmalig von einer manisch-depressiven Erkrankung die Rede gewesen. Sie habe dies nicht geglaubt, da es ihr ja «supergut» gegangen sei. Endlich war sie aus sich herausgekommen, hatte sie ihre unzähligen Fähigkeiten entdeckt – sie war toll! Äußerlich kleidete sie sich mutiger, sie genoss es, sich zu schminken, fühlte sich durch ihre Affären auf Gran Canaria berauscht – das war etwas ganz anderes als mit ihrem früheren Ehemann. Sie begann zu singen, «machte dabei ein bisschen auf Marlene Dietrich», die sie «auch sonst toll fand».

Schließlich habe der Schulrat ihr eine Frühpensionierung nahegelegt, worauf sie erstmalig wieder die Realität begriffen habe und in kurzer Zeit depressiv wurde. Diese wechselhaft ausgeprägte depressive Verstimmung hielt bis zum Aufnahmezeitpunkt an. Nachdem Frau S. die Frühpensionierung zunächst abgelehnt und ihre Arbeit in einer anderen Schule für einige Wochen wieder aufgenommen hatte, wurde die vorläufige Berentung inzwischen beantragt.

Angaben zur Biografie

Zur Biografie gab Frau S. an, dass sie in Cuxhafen als zweite Tochter eines Händlers und einer medizinisch-technischen Assistentin geboren sei. Der Vater habe einen Gemüse- und Landhandel betrieben, dies sei für ihn ein eher tragisches Schicksal gewesen, weil er immer gerne habe studieren wollen. Er sei Alkoholiker geworden und mit 59 Jahren an Herzversagen gestorben. Die Mutter stamme aus einer begüterten Familie und habe die meiste Zeit in ihrem Beruf gearbeitet. Die ein Jahr ältere Schwester ist verheiratet und hat zwei Kinder. Zu ihr besteht eine gespannte und konkurrierende Beziehung – ihre Schwester sei früher eifersüchtig auf sie gewesen. Heute jedoch sei sie selbst eifersüchtig auf die Schwester: Diese habe keine einzige Krankheit, sie dagegen habe alles.

Im Kleinkindalter sei sie eine Spätentwicklerin gewesen: Zunächst sei sie nicht trocken geworden, man habe dann eine Doppelniere festgestellt, wobei der Mutter mitgeteilt wurde, dass «das Kind nicht alt wird». Daraufhin sei sie sehr umsorgt worden, «wie in Watte gepackt», habe nie richtig spielen dürfen, habe auch wenig gegessen. Kurz nach der Einschulung sei sie in ein Auto gelaufen, habe dabei eine Unterschenkelfraktur erlitten, die zehn Wochen eingegipst war. In dieser Zeit habe sie Schulunterricht von der Mutter bekommen, im weiteren Verlauf des ersten Schuljahrs habe sie auch noch eine Lungenentzündung und Nierenbeckenentzündung gehabt. Nach der dritten Klasse habe sie eine Kur in einem Kindererholungsheim auf Föhr gemacht, dies sei die schrecklichste Zeit ihres Lebens gewesen, sie habe nur 1 kg zugenommen. Danach sei das Gewicht aber ständig gestiegen, erst mit 13 Jahren habe sie wieder abgenommen, zu diesem Zeitpunkt sei sie dann depressiv geworden und habe die Schuppenflechte entwickelt. In der Schule sei sie ehrgeizig gewesen und habe das Abitur mit der Durchschnittsnote 1,7 abgelegt. Sie selbst habe den Wunsch gehabt, Theologie zu studieren; die Mutter hatte ihr zum Medizinstudium geraten, der Vater wollte, dass sie Volkswirtschaftslehre studiert. Schließlich begann sie ein Lehramtsstudium. Nach dem Staatsexamen und Referendariat arbeitete sie zunächst auf Fehmarn, wechselte dann auf eigenen Wunsch nach Kiel. Bei der Arbeit sei sie perfektionistisch gewesen, «eine 110%ige Beamtin», habe auch viele Fortbildungen besucht.

Mit 20 Jahren lernte sie während des Studiums ihren Ehemann, einen ein Jahr älteren Sonderschullehrer kennen, den sie ein Jahr später heiratete. Zunächst hätten sich beide gut verstanden, allerdings habe es kaum Sexualkontakte gegeben, stets habe die Initiative von ihr kommen müssen. Sie habe auch einen Kinderwunsch gehabt, ihr Mann sei jedoch dagegen gewesen. Die Trennung erfolgte zwölf Jahre später auf gegenseitigen Wunsch, der Mann sei auch mit ihrer Erkrankung überfordert gewesen. Zwei Jahre später wurde die Ehe geschieden. Es gab keine weiteren festen Partnerschaften.

Anamnese und Befunde

Aus der **somatischen Anamnese** sind die bereits erwähnte Psoriasis sowie die doppelte Nierenanlage rechts mit Nierenbeckenentzündung im Kindesalter von Relevanz. Bezüglich der **Familienanamnese** ist die Alkoholabhängigkeit des Vaters zu erwähnen, dessen Eltern seien «verbitterte, düstere» und psychisch auffällige Menschen gewesen. Zur **vegetativen Anamnese** berichtete sie von gutem Nachtschlaf, Appetit und Gewicht hätten sich nicht verändert.

Der **psychopathologische Aufnahmebefund** zeigte eine erschöpft und ausgelaugt wirkende, motorisch unruhige Patientin mit spärlicher Gestik und Mimik. Sie berichtete ausführlich über ihre Situation, ohne dabei wirklich Kontakt mit der Behandlerin aufzunehmen. Im formalen Denken erschien sie weitschweifig und schwer zu strukturieren, inhaltlich war das Denken unauffällig. Die Stimmung war gedrückt mit deutlich eingeschränkter Schwingungsfähigkeit, es bestand ein Morgentief. Der Antrieb war gemindert, wobei sie sich häufig ins Bett zurückziehe und wenig Energie für Kontakte zu Freunden und Bekannten habe. Weiterhin bestand Interessenlosigkeit, Grübelzwang und das Gefühl, nichts wert zu sein – mit latenter Todessehnsucht. Selbst Hand an sich zu legen, könne sie sich nicht vorstellen, aber sie denke, dass sie an Krebs sterben könne. Ihr Rauchen sei einem solchen Prozess ebenfalls förderlich, sie sei ja auch schon faltig und hässlich. Es gab keine Hinweise für Wahrnehmungsstörungen, Ich-Störungen oder Suizidalität.

Bei der **körperlichen Untersuchung** fielen disseminierte psoriasistypische Effloreszenzen an den Streckseiten von Ellenbogen- und Kniegelenken beidseits sowie am Gesäß auf, weitere Manifestation an den Großzehennägeln. An der rechten Großzehe lagen arthritische Veränderungen im Grund- als auch im Endgelenk vor. Die Laboruntersuchungen zeigten keine relevanten pathologischen Parameter.

Auf der Station wurde die Patientin zunächst antidepressiv mit Maprotilin behandelt. Da die Indikation für eine Phasenprophylaxe gegeben war und die Gabe von Lithium nicht vertragen wurde, stellten wir Frau S. zusätzlich auf Carbamazepin ein, was sie nahezu nebenwirkungsfrei tolerierte. Nach etwa sieben Tagen hatte sich der Zustand deutlich gebessert, im weiteren Verlauf entwickelte sich dann ein gesteigerter Antrieb, nächtliche Schlaflosigkeit und Unruhe, ein Schreib- und Rededrang sowie eine zeitweilig gehobene, dann auch wieder gereizte Stimmung mit weiter bestehender depressiver Tönung. Frau S., die inzwischen manische Phasen mehr fürchtete als depressive Phasen («Da kann es wirklich passieren, dass ich mal aus dem Fenster springe, weil ich denke, ich kann fliegen.»), wünschte selbst eine dämpfende neuroleptische Medikation. Im Verlauf einiger Tage war dieser Zustand nahezu wieder abgeklungen und nach einer weiteren Stabilisierungsphase von zwei Wochen konnte die Patienten in gutem Zustand entlassen werden. In den Einzelgesprächen thematisierte Frau S. ihr noch unsicheres Krankheitskonzept: Es sei ihr schwergefallen, die Diagnose einer manisch-depressiven Erkrankung anzunehmen, «als ob eine neurotische Depression etwas Vornehmeres wäre». In dieser Auseinandersetzung konnte sie sich zunehmend mit dem Plan einer zeitlich begrenzten Berentung arrangieren, zumal sie selbst als auch ihr soziales Umfeld durch den raschen Wechsel zwischen depressiven und manischen Zustandsbildern weitgehend erschöpft erschien.

Diagnostische Einordnung

Nach der ICD-10-Klassifikation ist die Erkrankung der Patientin als bipolare affektive Störung mit gegenwärtig gemischter Episode (F31.6) einzuschätzen.

Entsprechend dem deskriptiven Ansatz der ICD-10 finden sich im Abschnitt F3 affektive Störungen ohne kategoriale Unterscheidung zwischen Neurose oder Psychose bzw. endogenen und reaktiven affektiven Störungen. Als Hauptsymptome der affektiven Störungen sind Veränderungen der Stimmung zur Depression oder zur gehobenen Stimmung beschrieben, die in der Regel von einem Wechsel des allgemeinen Aktivitätsniveaus begleitet werden. Differenziert werden die depressiven Episoden nach Schweregraden (leicht, mittelgradig, schwer) sowie nach dem Vorliegen von somatischen oder psychotischen Symptomen. Bei manischen Episoden sind als unterschiedliche Schweregrade die Hypomanie, die Manie ohne psychotische Symptome sowie die Manie mit psychotischen Symptomen beschrieben. Außerdem sind Zeitkriterien bezüglich der Mindestdauer der einzelnen Episoden angegeben.

Nach DSM-IV-TR liegt eine gemischte bipolare Störung (296.61) vor. Mit der fünften Stelle wird der Schweregrad der derzeitigen Manie kodiert, im vorliegenden Fall handelt es sich um eine leichte Episode. Bei der gemischten bipolaren Störung nach DSM-IV-TR soll die aktuelle Episode sowohl das vollständige Symptombild der Manie als auch der Major Depression mit Ausnahme der Zeitkriterien erfüllen, wobei die Symptomatik als Mischzustand oder alle paar Tage rasch wechselnd auftreten kann.

Für die gemischte Episode der bipolaren affektiven Störung nach ICD-10 wird eine gut belegte affektive Episode in der Vorgeschichte sowie gegenwärtig eine Mischung oder ein rascher Wechsel von manischen, hypomanischen und depressiven Symptomen gefordert.

Anhand der **Tabelle 35** werden die geforderten Kriterien für eine depressive Episode der Symptomatik der Patientin gegenübergestellt. Neben depressiver Stimmung, Verlust von Interesse oder Freude und erhöhter Ermüdbarkeit sind auch ausreichend viele von den in der Tabelle beschriebenen Symptomen vorhanden. Die geforderten Symptome für eine manische Episode werden in **Tabelle 36** den aktuellen Symptomen der Patientin gegenübergestellt.

Frau S. erfüllt somit auch die Bedingungen einer manischen Episode. Als Zeitkriterium wird ein Zeitraum von mindestens zwei Wochen gefordert, in dem die Symptome bestehen. Auch dieses Kriterium ist im vorliegenden Fall erfüllt.

Differenzialdiagnostisch könnte noch überlegt werden, ob – statt von einer gemischten Phase auszugehen – nicht eine lang anhaltende depressive Phase von einer weiteren manischen Phase gefolgt ist. Dagegen spricht jedoch die auch während der Aktivitäts- und Antriebssteigerung weiterbestehende depressive Stimmung. Das vorliegende Krankheitsbild lässt sich in allen drei Klassifikationssystemen gut einordnen.

Katamnestische Notiz

Drei Monate nach ihrer Entlassung meldete sich die Patientin erneut telefonisch bei der Behandlerin: Es gehe ihr gut, die Berentung sei inzwischen erfolgt, womit sie sich gut arrangiert habe. Nun habe sie einen neuen Partner kennengelernt, von dem sie sich ein Kind wünsche – sie habe ja in ihrem Alter auch nicht mehr viel Zeit für den Kinderwunsch – und daher wolle sie sich über die Gefährlichkeit von Carbamazepin in der Schwangerschaft informieren.

ICD-10-Diagnose

F31.6 bipolare affektive Störung, gegenwärtig gemischte Episode

Tabelle 35: Zusammenfassende Darstellung der diagnostischen Leitlinien der ICD-10 zu F32 «depressive Episode» und der Befunde der Patientin

Kriterien	Frau S.
gedrückte Stimmung	ausgeprägt vorhanden
Interessenverlust	deutlich eingeschränktes Interesse an der Umwelt, auch Interessenverlust bzgl. eigener früherer Aktivitäten
Freudlosigkeit	nicht vorhanden
Verminderung des Antriebs mit erhöhter Ermüdbarkeit und Aktivitätseinschränkung	häufiger Rückzug ins Bett, kein Antrieb zu sonstigen Beschäftigungen
verminderte Konzentration und Aufmerksamkeit	deutlich vorliegend
vermindertes Selbstwertgefühl und Selbstvertrauen	Frau S. hat das Gefühl, alle ihre Fähigkeiten «bröckelten weg», sie könne nichts mehr.
Schuldgefühle und Gefühle von Wertlosigkeit	Es bestehen keine Schuldgefühle, jedoch das Gefühl, wertlos zu sein.
negative und pessimistische Zukunftsperspektiven	Frau S. hat Krebsphantasien, benennt als letzten Ausweg die Rückkehr zur Mutter.
Gedanken oder erfolgte Selbstverletzung oder Suizidhandlung	nicht vorhanden
Schlafstörungen	nicht vorhanden
Appetitverlust	nicht vorhanden

Tabelle 36: Darstellung der Symptome einer manischen Episode nach den diagnostischen Leitlinien der ICD-10 und die Symptomatik der Patientin

Kriterien	Frau S.
gehobene Stimmung	vorhanden, z. T. auch gereizte Stimmung
vermehrter Antrieb	Es lag eine deutliche Antriebssteigerung vor.
Überaktivität	Frau S. begann gleichzeitig, ihre spanischen und englischen Sprachkenntnisse aufzufrischen, spielte Gitarre und Flöte auf der Station.
Rededrang	Vorhanden, wobei ihr sehr starker Schreibdrang besonders auffällig war.
vermindertes Schlafbedürfnis	Frau S. schlief allenfalls drei bis vier Stunden, war am Tag nicht müde.
Verlust sozialer Hemmungen	nicht vorhanden
starke Ablenkbarkeit	Frau S. wechselte ihr Aktivitäten rasch, war leicht ablenkbar.
überhöhte Selbsteinschätzung	vorhanden

24. Wieder einmal zwischen den Stühlen

Aribert Muhs

Es handelt sich um eine jetzt 25-jährige ledige Apothekenhelferin. Sie beginnt ihr Aufnahmegespräch in der psychosomatischen Klinik mit den Worten: «Vor einem Jahr wurde bei mir eine Darmerkrankung diagnostiziert. Ich habe im Verlauf der Erkrankung festgestellt, dass immer dann ein Schub kam, wenn ich irgendwelche Probleme mit der Schule, der Familie oder dem Freund hatte. Immer wenn Druck von außen kommt, kommt ein Schub.»

Körperliche Symptomatik

Frau C. leidet seit fünf Jahren, seit dem 20. Lebensjahr, an einer Darmsymptomatik mit zum Teil monatlich oder wöchentlich wechselnden Phasen von festen und geformten Stühlen. Die im letzten Jahr kulminierende Symptomatik wurde als Schub einer Darmerkrankung diagnostiziert. Die Symptomatik manifestiert sich als Diarrhoe mit einer Stuhlfrequenz zwischen acht und 17 Stühlen täglich mit Schleimbeimengungen und geringgradigen Blutbeimengungen. Des Weiteren bestehen Tenesmen, ein Blähungsgefühl und Brennen im Unterbauch. Im Laufe des letzten Jahres kam es außerdem zu einer Gewichtsabnahme um 12 kg von 63 kg auf 51 kg bei 174 cm. Des Weiteren bestehen Appetitstörungen; um wieder zuzunehmen, habe sie alles Mögliche durcheinander gegessen und keine Diät mehr eingehalten. Es bestehen darüber hinaus folgende Beschwerden: gelegentlich Sehstörungen im Sinne eines partiellen Unscharfsehens, Hautausschlag, Konjunktivitis und Gelenkbeschwerden.

Die Patientin war erstmals vor einem Jahr mehrere Wochen in stationär internistischer Behandlung und wurde mit Kortison therapiert. Daraufhin sistierte die Symptomatik. Nach Absetzen der Medikation exazerbierte die Darmsymptomatik erneut, so dass eine weitere stationär-internistische Behandlung und eine Kortison-Medikation erforderlich wurden. Die Stuhlfrequenz liegt jetzt ohne Kortison-Therapie bei fünf bis acht Stühlen pro Tag.

Somatischer Untersuchungsbefund

Laborchemisch zeigen sich Zeichen einer Lebermitbeteiligung: GOT 56, GPT 156. Hepatitisserologie negativ. C-reaktives Protein mit 1,8 leicht erhöht,

Alpha-2-Globulin mit 11,7 leicht erhöht. BKS 27/43. HB 13,5, Leukos 9500, weitere Laborparameter unauffällig.

Röntgen-MDP: glatte CP, Magen ohne Schleimhautveränderungen, normales duodenales C, zeitgerechte Dünndarmpassage bis zum mittleren Ileum, vollständiges Auffüllen auch des Terminalileum und des Kolons ohne Stenosierungen. Pflastersteinrelief.

Doppelkontrastuntersuchung des Dünndarms nach Seilink: unauffälliger Befund.

Totale Koloskopie mit Ileuskopie: diskontinuierliche ulzeröse und aphtöse Veränderungen im Terminalileum sowie Zökum, Colon ascendens, transversum und descendens.

Histologie: ungewöhnlich zahlreiche epitheloid- und riesenzellhaltige Granulome.

Vorgeschichte der Erkrankung

Im Grundschulalter seien gelegentlich Konjunktivitiden aufgetreten, in der Pubertät litt sie unter Gelenkbeschwerden. Ab dem 15. Lebensjahr traten erstmals Bauchschmerzen auf. Die ab dem 20. Lebensjahr bestehenden Unterbauchbeschwerden hätten die Ärzte bei mehrfachen Durchuntersuchungen zunächst mit einer eventuellen Nierenbeckenentzündung in Verbindung gebracht. Auch habe die Patientin anfangs in erster Linie somatische Ursachen der Erkrankung angenommen.

Erst im Rahmen der psychomatischen Konsiliargespräche während der stationären internistischen Behandlungen habe sie begonnen, nach psychodynamischen Auslösern der Schübe zu suchen. Eine phasenweise depressive Befindlichkeit im Verlauf des letzten Jahres bringt sie mit der Diagnose einer Darmerkrankung in Verbindung. Die Erkrankung wurde ihr von den Ärzten als äußerst schwer therapierbar geschildert. Da Frau C. durch die Krankschreibung mit ihrer Ausbildung nicht Schritt halten konnte, entwickelte sie Prüfungsängste, die wiederum mitverantwortlich für einen neuen Schub gewesen seien.

Lebenssituation

Der Beginn der Morbus-Crohn-Symptomatik im 20. Lebensjahr fällt zusammen mit dem Auszug von Zuhause wegen Streitigkeiten in der Elternehe, dem Abbruch der Schule wegen Leistungsstörungen und dem Beginn der Ausbildung zur Apothekenhelferin.

Konflikthafte Beziehung zu den Eltern

Immer wieder schütten sich die Eltern bei ihr das Herz aus über die disharmonische Ehe. «Wenn sich die Eltern verkrachten, beschwerte sich der Vater bei mir, wie blöd die Mutter sei, was sie für Fehler gemacht habe, die Mutter bei mir umgekehrt auch über den Vater. Als ich nach dem ersten Schub aus dem Krankenhaus kam, hielt ich es zu Hause nicht mehr aus und zog für vier Monate zur Tante.» Sie brach daraufhin die Schule nach der 12. Klasse ab und begann eine Ausbildung zur Apothekenhelferin.

Die partnerschaftlichen Konflikte der Eltern bestünden schon seit längerem. «Erst im letzten Jahr sind mir aber die Zusammenhänge klar geworden. Ich versuche immer wieder, mit ihnen Kontakt aufzunehmen, möchte ihnen gern erklären, was ich empfinde, und dass es einfach nicht stimmt, wenn der Vater sagt, ich sei noch nicht erwachsen, ich sei noch ziemlich dumm und noch nicht selbständig. Dabei stoße ich bei ihm auf eine Mauer, wenn er z. B. sein Hörgerät ausschaltet, oder beim Fernsehen Kopfhörer aufsetzt, um mich nicht zu hören. Er brüllt mich auch an, so dass ich gar keine Möglichkeit habe, zu ihm durchzudringen [...].»

«Ich wollte z. B. Weihnachten dieses Jahr alleine verbringen, da wegen der Streitigkeiten der Eltern seit Jahren das Weihnachtsfest nicht mehr richtig gefeiert wird. Zuvor war ich an den Festtagen immer bei der Familie meines Freundes. Aber den habe ich ja dieses Jahr nicht mehr. Dem Vater hat das anscheinend nicht gepasst. Seit dieser Zeit redet er nicht mehr mit mir, sagt nicht mehr guten Tag, sagt nicht mehr, wie geht es, spricht kein Wort mehr mit mir. Dann tut mir die Mutter leid, weil ich zwischen beiden nicht mehr vermitteln kann, und der Druck wird dann für mich unerträglich.»

Konflikthafte Partnerschaft

Nach dem letzten Krankenhausaufenthalt der Patientin trennte sich nach 3½-jähriger Freundschaft ihr gleichaltriger Partner überraschend und auf eine für sie wenig einfühlsame Weise von ihr; der Freund sei ein ehrgeiziger Außenseiter, von dem sie sich gewünscht habe, sich auf ihn besser als auf die Eltern verlassen zu können. «Es gab zwar Reibungspunkte, die aber nie richtig ausdiskutiert wurden. Wenn ich mit ihm Krach anfing, wenn ich einmal sagte, was mir an ihm nicht passe, dann drehte er sich um und sprach nicht mehr mit mir. Wir hatten an sich die ganze Zeit, in der wir zusammen waren, keinen Krach, dann bekam ich plötzlich unheimlich Angst, ihn zu verlieren. Ich habe meine Aggressionen aber so herausgelassen, dass ich teilweise bösartige Bemerkungen zu bestimmten Dingen machte, die ihn angingen, und das hat ihn dann so verletzt, dass er Schluss gemacht hat.»

Berufliche Konflikte

Im beruflichen Bereich stellen sich die Belastungen so dar, dass sie sich in der Ausbildung als PTA von ihren Mitschülerinnen nicht genügend integriert und später während ihrer Krankschreibungen nicht ausreichend unterstützt fühlte. Dadurch habe sie sich noch mehr unter Druck gefühlt, sich mit dem Lernstoff auseinanderzusetzen, habe sich aber dennoch nicht aufraffen können, was wiederum Schuldgefühle zur Folge hatte.

Nach dem Gymnasium begann sie zunächst eine Ausbildung als Apothekenhelferin. Diese Tätigkeit habe ihr zwar ungeheuer gefallen, aus finanziellen Gründen wollte sie jedoch diesen Beruf nicht weiter ausüben. Außerdem sei sie immer wieder in Konflikt mit Vorschriften gekommen, worüber sie jedoch nicht habe sprechen dürfen. «Ich musste z. B. Medikamente ausgeben, obgleich ich das in meiner Position gar nicht durfte.» Arbeiten, die ihr hingegen Spaß gemacht hätten, hätte sie nicht machen dürfen, so dass sie sich auch aus diesen Gründen eine bessere Ausbildung gewünscht habe. «Wenn ich schon etwas mache, dann will ich es auch richtig machen.» Anfänglich habe sie «unwahrscheinlich Spaß» an der Ausbildung gehabt. Es häuften sich dann aber Klausuren, da Lehrer krank geworden waren. «Da war ich dem Druck irgendwie nicht gewachsen. Ich konnte mich nicht hinsetzen und lernen, ich schaffte es einfach nicht, bekam ein unheimlich schlechtes Gewissen, dann wurde der Druck einfach zu groß.»

Kontaktbereich

Infolge der Ausbildung und ihrer Krankheit wurden ihre sozialen Kontakte immer weniger. «Die Leute setzten sich in den letzten Jahren ab. Wenn ich sagte, ob wir zusammen etwas unternehmen wollen, hieß es, dass sie etwas anderes vorhätten, so habe ich nur noch zwei gute Bekannte.» Sie wohnt jetzt zwar am Ausbildungsort, besucht aber an den Wochenenden regelmäßig die nur 40 km entfernt lebenden Eltern.

Besonderheiten der auslösenden Situation

In auslösenden Situationen erlebt sich Frau C. in ängstlicher Erwartungshaltung und Anspannung, zugleich als ohnmächtig, hilflos, ausgeliefert und überfordert und nach Ausbildung somatischer Beschwerden mit Diarrhoe reaktiv depressiv. Im Einzelnen werden als belastende Situationen berichtet: Zurückweisung durch Bezugspersonen (Freunde und Bekannte), was mit einer Beeinträchtigung des Selbstwertgefühls der Patientin verbunden ist. Antizipierter oder phantasierter Objektverlust, Trennung von einer nahe stehenden Person (Freund) und Trennung vom Elternhaus. Dabei wird einerseits der Verlust einer narzisstischen Stütze erlebt, andererseits ist keine Trauerarbeit möglich. Übernahme neuer Aufgaben wie Beginn der Ausbildung oder Übernahme größerer Verantwortung, z. B. Planung einer festen partnerschaftlichen Bindung und Familiengründung.

Situation zwischen den Fronten, zwischen zwei oder mehreren Stühlen (in der sogenannten «In-between-Position»), z. B. in Auseinandersetzungen zwischen wichtigen Schlüsselpersonen, in denen sich die Patientin nicht für einen der beiden Standpunkte entscheiden kann, deshalb dann die Rolle des Friedensstifters übernimmt, dabei aber zugleich den Konflikt innerpsychisch weiterführt und nicht auflösen kann.

Persönlichkeit

Frau C. berichtet nüchtern, sachlich, ohne vorwurfsvoll klagenden Unterton, mit anhaltend gleicher Stimmführung, ohne eigentlich monoton zu wirken, jedoch eher temperamentlos und ohne rechten Schwung. Über weite Strecken des Gesprächs ist sie, obgleich mitten im Geschehen, die neutral Beobachtende. So wie sie in ihrem Bericht geradezu bemüht ist, ein Pensum zu absolvieren, möchte sie auch sonst es allen recht machen, geradezu hoffnungslos um Perfektion bemüht und ganz dem Modus des Gebens verpflichtet. Ihr Selbstbild erinnert an die widersprüchlichen Seiten der Mutter: «Ich bin gut, wenn ich will.» So neigt sie im Kontrast zu ihrer Anpassungsbereitschaft auch zu impulshaften Willkürhandlungen, mit denen sie andere dazu bringt, sich mit ihr zu beschäftigen. Dahinter stehen große Abhängigkeitswünsche, die es ihr fast unmöglich machen, sich den Anforderungen der Eltern, deren Ersatzfiguren oder dem Partner zu widersetzen. Dieses Zusammenspiel von Ablösungswünschen, Trennungsängsten, Aggressionsgehemmtheit und abgewehrter Passivität verbirgt sich hinter der kontrollierten, wenn auch auskunftsbereiten Beziehungsgestaltung, wobei die Patientin bisweilen sehr angepasst, bemüht, ja übergefügig erscheint. Statt einer ablösenden Auseinandersetzung mit dem sich Trennenden entfaltet die Patientin überkompensatorisch Aktivitäten, die sie aber überfordern, ohne ihre Kontaktbedürfnisse erleben zu können.

Tiefenpsychologisch sind die Strukturanteile als depressiv, zwangsneurotisch und narzisstisch zu bezeichnen.

Dabei wirkt diese Crohn-Patientin im Gegensatz zu Colitis-ulcerosa-Patienten aktiver, auskunftsbereiter, emotional stabiler, selbstsicherer und zwanghafter, «pseudo-autonom», ist dabei aber abhängiger und unreifer (ausführlicher Literaturüberblick über Unterschiede zwischen Colitis ulcerosa und M. Crohn bei H. Feiereis, 1990).

Frühgenese

Die Frühgenese war durch die bereits beschriebenen Spannungen in der elterlichen Ehe getrübt. Gegenseitige Vorwürfe, nicht tüchtig und nicht gut genug zu sein, gaben immer wieder Anlass für schwere Auseinandersetzungen, unter denen sie als Kind litt.

Mutter

Die 50-jährige Mutter (+26 Jahre) habe viel Wert auf ihre akademische Herkunft (Großvater mütterlicherseits war Ingenieur) und akademische Ausbildung als Übersetzerin gelegt, während sie andererseits als Buchhalterin und als Verkäuferin im Familiengeschäft arbeitete. Die Mutter wird als wenig einfühlsam, wenig warmherzig, dominierend, übermäßig gefühlskontrolliert und rigide beschrieben und als unfähig, Sicherheit und Geborgenheit zu vermitteln. «Sie war den ganzen Tag unterwegs. Wenn sie abends nach Hause kam, hat sie uns etwas zu essen gemacht, dann wurden wir ins Bett gesteckt. Sie kümmerte sich nie darum, ob wir lernen oder was wir den Tag über gemacht haben.» Aggressive Äußerungen beinhalteten für die Mutter narzisstische Kränkungen. Diese narzisstischen Züge der Mutter erlebte Frau C. widersprüchlich, einmal als zurückweisend, ein anderes Mal als überfürsorglich, wobei die jeweils andere Seite, die gegenläufige Tendenz, mit spürbar war.

Ersatzmutter

Tagsüber war die Betreuung der Patientin und ihres Bruders einer Haushälterin anvertraut, die einerseits als Beschützerin erlebt wurde, die Selbständigkeitsanforderungen der Eltern abpufferte, die andererseits als linkisch und undifferenziert beschrieben wird, die den Kindern «scheußliche Frisuren und Kleidung verpasst» habe. Dennoch hingen die Patientin und ihr Bruder so sehr an ihr, dass sie auf deren Ausscheiden mit einer anhaltenden Protest- und Verweigerungshaltung reagierten. Andererseits hätten sie nicht über die finanziellen Schwierigkeiten im elterlichen Familienbetrieb sprechen dürfen, die der Anlass für die Entlassung der Haushälterin waren.

Vater

Der 60-jährige Vater (+ 36 Jahre) habe sich noch weniger mit den Kindern beschäftigt, sei abends spät nach Hause gekommen und nach dem Abendbrot in die Wirtschaft gegangen. Die Wochenenden verbrachte er im Fußballclub, dessen Vorsitzender er war. Er habe versagt, wo eine persönliche Stellungnahme erforderlich war und bot auch wenig Gegengewicht gegen die einengende Mutter. Auch der Vater zeigte widersprüchliche Seiten: Einerseits müsse die Patientin, solange sie «zu Hause sei und die Füße unter seinen Tisch strecke», das tun, was er sage, andererseits rede er von Eigenverantwortung, und sie müsse selber sehen, wie sie durchkomme. Er schotte sich regelrecht gegen Annäherungen vonseiten der Patientin ab.

Bruder

Auch vor dem Ausscheiden der Haushälterin hätten sie und ihr Bruder (–2 Jahre) sich oft einsam und verlassen gefühlt. So erinnert sie aus dem dritten oder vierten Lebensjahr, wie die Eltern mit den Kindern im Tennisclub waren. «Wir wollten noch spielen, da wollten die Eltern weg und ließen das Auto an. Wir rannten hinterher und schrien, weil wir doch auch noch mit wollten.»

Nach dem Weggang der Haushälterin wurden die Patientin und ihr Bruder wegen Leistungsstörungen zur psychologischen Beratungsstelle überwiesen. Die Untersuchungen hätten ergeben, dass sie intelligent genug für die Schule und einfach nur faul seien. Darauf hätten die Eltern noch mehr auf gute Noten gesehen. Wegen Schulleistungsstörungen blieb sie in der 6. und in der 11. Klasse sitzen und sei wegen ihrer wenig fürsorglichen Mutter manchmal zur Tante «abgehauen».

Auch wenn sie den Bruder schätze, bedaure sie, dass die Eltern ihm mehr Freiheit und Raum gäben. So habe er jetzt Muße für eine Orientierungsphase, habe sich für ein Studium beworben, über das er der Familie keine Auskunft zu geben brauche. Er sei vermutlich auch schon früher besser mit den Eltern ausgekommen, weil er sich besser abgrenzen könne.

Zusammenfassung der Psychodynamik und diagnostische Einordnung

In der momentanen Schwellensituation bestehen Anforderungen in der Identitätsentwicklung und bei der Suche nach außerfamiliären reifen und eigenständigen Beziehungen; zugleich möchte die Patientin abhängige Beziehungen unter ängstlicher Vermeidung von Konflikten aufrechterhalten.

Da sie zu keinem der beiden Elternteile eine ausreichend stabile und befriedigende emotionale Beziehung entwickeln konnte, andererseits auch unfähig war, sich von den Eltern relativ konfliktfrei zu lösen wie der Bruder, ging sie eine enge Beziehung zum Freund ein, in der die früher vermisste Konstanz und Verlässlichkeit realisiert werden sollte. Ambivalenzkonflikte, dann Verlustängste und Verlassenheitsgefühle stellten sich dennoch ein und wurden – wie oben dargestellt – hinter der «Gleichgültigkeitshaltung» abgewehrt.

Depressive Verstimmungen und sozialer Rückzug treten sodann als sekundäre Phänomene hinzu, sozusagen als Krankheitsfolge. Hinter der selbstsicheren Kontrolliertheit sind für mich als Interviewer dennoch Wünsche nach Verfügbarkeit deutlich spürbar ebenso wie die Befürchtung eines Wechsels der Bezugsperson.

Abschließend sollen die diagnostischen Leitlinien der ICD-10 im Hinblick auf die Kasuistik veranschaulicht werden. Hierzu sind zunächst in **Tabelle 37** diese diagnostischen Richtlinien für die Kategorie F54 dargestellt.

In **Tabelle 38** wird die Kasuistik mit den diagnostischen Richtlinien in Verbindung gebracht. Hinsichtlich der «psychologischen und Verhaltenseinflüsse»

Tabelle 37: ICD-10: F54 Psychologische Faktoren oder Verhaltensfaktoren bei andernorts klassifizierten Erkrankungen (ICD-10-GM 2013, Kapitel V: diagnostische Kriterien für Forschung und Praxis)

Diese Kategorie soll verwendet werden, um psychische Faktoren und Verhaltenseinflüsse zu erfassen, die eine wesentliche Rolle in der Ätiologie körperlicher Erkrankungen spielen, die in anderen Kapiteln der ICD-10 klassifiziert werden. Die sich hierbei ergebenden psychischen Störungen sind meist leicht, oft lang anhaltend (wie Sorgen, emotionale Konflikte, ängstliche Erwartung) und rechtfertigen nicht die Zuordnung zu einer der anderen Kategorien des Kapitels V.

Inkl.: Psychische Faktoren, die körperliche Störungen bewirken

Beispiele für den Gebrauch dieser Kategorie sind:

- Asthma F54 und J45.-
- Colitis ulcerosa F54 und K51.-
- Dermatitis F54 und L23-L25
- Magenulkus F54 und K25.-
- Mukomembranöse Kolitis F54 und K58.-
- Urtikaria F54 und L50.-

Soll eine assoziierte körperliche Krankheit angegeben werden, ist eine zusätzliche Schlüsselnummer zu benutzen.

Exkl.: Spannungskopfschmerz (G44.2)

sind spezielle auslösende Situationen aufgeführt, die mit der Persönlichkeitsstruktur und der frühkindlichen psychosozialen Konstellation in Beziehung stehen. Der somatische Befund ist röntgenologisch und histologisch gesichert.

Im Vergleich von ICD-10: F54 und DSM-III-R: 316.00 fällt auf, dass bei der ICD-10 auf eine Ausdifferenzierung der diagnostischen Kriterien verzichtet wurde, die bei DSM-III-R mit den Kategorien A, B und C noch vorzufinden ist. Im Einzelnen werden genannt:

A. Psychisch bedeutsame Umweltreize (... oder die ihnen zugeschriebene Bedeutung, der sich der Patient nicht bewusst zu sein braucht, ...) stehen in einem zeitlichen Zusammenhang mit dem Beginn oder der Verschlimmerung eines spezifischen körperlichen Zustandes oder einer spezifischen körperlichen Störung.

B. Dem körperlichen Zustand liegt entweder ein nachweisbarer pathologischer Organbefund oder ein bekannter pathophysiologischer Prozess zugrunde.

C. Der Zustand erfüllt nicht die Kriterien einer somatoformen Störung (... auch keine Konversionssymptome, bei denen der spezifisch pathophysiologische Prozess nicht durch die üblichen Laborparameter nachgewiesen werden kann ...).

Tabelle 38: Vergleich der ICD-10-Leitlinien mit den Merkmalen der Patientin. F54: psychologische Faktoren oder Verhaltensfaktoren bei andernorts klassifizierten Erkrankungen

ICD-10-Leitlinien	Kasuistik
langanhaltende psychologische und Verhaltenseinflüsse	Konfliktkonstellation: Befürchtung narzisstischer Destabilisierung durch Objektverlust auslösende Situationen: emotional enttäuschende Beziehung zu beiden Elternteilen, Disharmonie in der Elternehe mit Verlustängsten der Patientin und als unbefriedigend erlebte Position der Friedensstifterin, Zurückweisung vom Freund, Verlustängste und Trennung, Übernahme neuer Aufgaben mit Insuffizienzängsten, konfliktverstärkende Rivalität mit dem Bruder Zusammenhang zwischen Persönlichkeitsstruktur und der frühkindlichen psychosozialen Konstellation
Körperliche Störung, die in anderen Kapiteln der ICD-10 erwähnt wird.	Morbus Crohn mit typischen röntgenologischen und histologischen Befunden

Inhaltlich gibt es Übereinstimmungen hinsichtlich einer Abgrenzung zu primär psychogenen Erkrankungen, im Wesentlichen den somatoformen Störungen und den konversionsneurotischen Symptomen, jeweils durch Nachweis des Organbefundes. Beide Klassifikationssysteme beschränken sich bei der Beschreibung psychodynamischer Faktoren auf «unspezifische» psychogene Belastungsfaktoren und definieren nicht mehr ein psychosomatisches Krankheitsbild mit Organläsion, das durch eine im Einzelfall unterschiedliche, aber spezielle Auslösesituation und eine hierfür prädisponierende neurotische Persönlichkeitsstruktur entstehen kann, und dessen Psychodynamik durch eine schlüssige tiefenpsychologische Psychodiagnostik abzuklären ist. Die vorgestellte Kasuistik würde diesen Anspruch erfüllen.

ICD-10-Diagnosen

F54 psychologische Faktoren oder Verhaltensfaktoren bei andernorts klassifizierten Erkrankungen

K50 Crohn-Krankheit (Enteritis regionalis)

25. Hinaus ins feindliche Leben

Henning Schauenburg und Gerhard Schüßler

Falldarstellung

Herr F., ein 21-jähriger Jurastudent, kam sehr niedergeschlagen in die psychotherapeutische Poliklinik. Er litt seit Wochen unter einem Grundgefühl ständiger Angst und Anspannung, das sich jetzt unter besonderen Umständen zugespitzt hatte: Am ersten Tag seines neu begonnenen Studiums war er abends völlig aufgelöst bei seinen Eltern aufgetaucht und hatte erklärt, er wisse nicht mehr ein noch aus. Sein alarmierender Zustand hatte diese veranlasst, Kontakt mit dem Hausarzt aufzunehmen, der daraufhin die Überweisung an die psychotherapeutische Abteilung der Universitätsklinik am Studienort veranlasste. Bereits im ersten Gespräch wurde die rasche Aufnahme auf die Psychotherapiestation in die Wege geleitet.

Beim ersten Eindruck wirkte er vor allem verängstigt und schüchtern, aber auch verbittert und enttäuscht. Er schien schutzbedürftig und verloren, dabei etwas passiv und Hilfsangeboten gegenüber skeptisch.

Vor einem Dreivierteljahr hatte Herr F. sein Abitur – trotz gegenteiliger Befürchtungen – gut bestanden. Anscheinend seit dieser Zeit breitete sich in ihm eine zunehmende und immer weniger beherrschbare diffuse Angst aus. Er wusste zwar, dass er nicht zu den Mutigsten gehörte; seine Zaghaftigkeit in der Schule und im Kontakt zu anderen Menschen hatte ihn oft gestört. Sein augenblicklicher Zustand jedoch übertraf alles, was er bei sich kannte. Die Angst hatte sich seiner völlig bemächtigt. Begonnen hatte es mit heftiger Sorge, wie es wohl mit dem Umzug an den neuen Wohn- und Studienort klappen würde; bald wurden im Zuge der Zunahme seiner Angstsymptome immer mehr Aktivitäten zur Qual. Selbst Zuhause blieb er angespannt und war oft abends völlig erschöpft. Versuchte er sich mit Freunden zu treffen, konnte er nur stumm und mit zugeschnürtem Hals dabeisitzen. Je näher der Tag des Umzugs rückte, umso schlechter wurde auch sein Schlaf. Morgens wachte er zerschlagen auf und spürte nicht selten dumpfe Kopfschmerzen, die ihn über den Tag kaum verließen. Ein weiteres Problem ging ihm immer häufiger durch den Kopf und ließ ihn kaum noch los: Mit einer seit Kindheit bestehenden leichten Rückgratverkrümmung hatte er eigentlich gut zu leben gelernt. Sie war lediglich bei genauem Hinsehen zu bemerken, und Einschränkungen verspürte er nur bei einigen Sportarten. Jetzt kamen ihm plötzlich Zweifel, ob nicht jedes Mädchen, für das er sich interessierte, davon abgestoßen sein würde, und ob es ihm überhaupt möglich sei, eine Partnerin zu finden. Er fühlte sich wertlos.

Eigentlich war er froh gewesen, aus dem elterlichen Haus zu ziehen und sein eigenes Leben zu führen, denn die Ehe der Eltern und die familiäre Atmosphäre waren nicht sehr gut. Jetzt zerbrach er sich plötzlich den Kopf darüber, was aus seiner Mutter werden würde. Ob sie den geplanten Wiedereinstieg in den Beruf schaffen könnte? Ob die Eltern zusammenbleiben würden? Trotzdem organisierte er mithilfe des Vaters den Umzug an seinen Studienort. Als dieser geschafft war, kam es zum Zusammenbruch.

Auf der Station berichtete Herr F. schließlich auf genaueres Nachfragen, dass seine Ängste eigentlich nach einem Streit mit den Eltern eingesetzt hätten. In dieser Auseinandersetzung warf er ihnen vor, sie hätten ihn durch ihre ständigen Streitigkeiten daran gehindert, besser in der Schule zu sein, um so sein eigentliches Traumfach «Medizin» ergreifen zu können. Bereits während des Streites sei es zu Herzrasen und Schwindelgefühlen gekommen, die in der Folge dann immer wieder an- und abschwellend auftraten.

Die Konflikte der Eltern waren häufig um den massiven Alkoholkonsum des Vaters gekreist. Dieser hatte, aus einer Flüchtlingsfamilie stammend, seinen eigenen Vater früh verloren und war nach heftigen Zerwürfnissen, die sich am neuen Partner der Großmutter entzündeten, bald aus dem elterlichen Haus ausgezogen. Mit viel Einsatz arbeitete er sich trotz ungünstiger Ausbildungsvoraussetzungen in einer kleinen Firma zum Prokuristen hoch.

Die Mutter war nach der Geburt dreier Kinder (Schwester (+ 2), Patient, Schwester (–9) nie wieder in ihrem Beruf als Bankkauffrau tätig geworden. Sie wird, wie auch schon die mütterliche Großmutter, als ausgesprochen ängstlich geschildert. In den späteren Ehekonflikten hatte sie – enttäuscht von der Unzugänglichkeit des Mannes und zu scheu, sich aus der Bindung zu lösen – eine intensive Verbindung zum Sohn gesucht, der ihr Gesprächspartner und ihre Unterstützung war. Der Junge war als Kind nur ungerne in den Kindergarten gegangen, hatte sich aber in der Grundschule gut entwickelt und aktiv Freunde gewonnen. Dies änderte sich schlagartig mit der Geburt der neun Jahre jüngeren Schwester. Ungefähr zu diesem Zeitpunkt begann der Vater mehr zu trinken, und es folgten Auseinandersetzungen zwischen den Eltern. Damals kam es zu einer einschneidenden Veränderung im Verhalten unseres Patienten: Er zog sich in der Schule mehr und mehr zurück, blieb schweigsam und wurde zu einem stillen, «braven» Schüler, der sich wenig an den Aktivitäten der Gleichaltrigen beteiligte. Beziehungen zu Mädchen beschränkten sich auf schwärmerische Bewunderung aus der Ferne.

In der Familie verstärkte sich der enge Zusammenhalt zwischen dem Patienten, der Mutter und den beiden Schwestern. Der Vater schien ausgeschlossen. Die Zwiespältigkeit in seiner Beziehung zum Vater verdeutlicht sich am ehesten in seinen wechselhaften Berufswünschen. Einerseits bestand der langgehegte Plan, einen ähnlichen Beruf wie der Vater, der viel mit juristischen Fragen zu tun hatte, zu ergreifen (Jura-Studium). Dann gab er diesen auf und legte sich, wie aus Trotz gegen die Bedenken der Eltern, auf ein Medizinstudium fest, um dann schließlich doch das Studienfach Jura zu wählen.

Seine untergründige Enttäuschung über sich, aber auch über die – in seiner Sicht – «schwachen» Eltern bricht dann in dem oben erwähnten Streit hervor. Mit dieser Auseinandersetzung wird dem Patienten jedoch auch bedrohlich klar, wie wenig er sich real den Anforderungen der neuen Situation gewachsen fühlt. Ein tiefes Gefühl von Verlassenheit und starker Angst breitet sich aus und führt zu dem endgültigem Zusammenbruch.

Die Klinikaufnahme brachte zwar unmittelbar eine gewisse Entlastung, doch die Angstgefühle minderten sich deutlich erst nach einigen Wochen und auch die Kontakte zu Mitpatienten wurden nur langsam etwas freier. Bis zuletzt blieb der Patient unsicher hinsichtlich der Frage, ob er wirklich das Studium seiner Wahl ergriffen hatte.

Nach einer dreimonatigen stationären Therapie bezog Herr F. seine eigene Wohnung und besuchte Semesterveranstaltungen. Seit dem Ausbruch der Symptome war ein Jahr vergangen.

Wegen seiner Selbstunsicherheit und der weiterhin bestehenden Kontaktprobleme entschloss sich Herr F., trotz der guten Besserung der eigentlichen Angstsymptomatik, eine ambulante analytische Psychotherapie zu beginnen.

Diskussion

Diagnostisch handelt es sich bei dem dargestellten Fall um eine generalisierte Angststörung nach ICD-10 (F41.1) bzw. nach DSM-IV-TR und DSM-5 (300.02). Die Mehrzahl der hierfür erforderlichen Kriterien wird erfüllt (s. **Tab. 39**). Die Klassifikation nach ICD-9 lautete Angstneurose (300.0).

Das Beispiel ist gut geeignet, einige Besonderheiten der klassifikatorischen Einteilung der Angststörungen darzustellen.

Differenzialdiagnose

Angst ist eine grundlegende menschliche Erfahrung und Reaktionsweise. Ihre Beurteilung als Krankheit und damit die Einschätzung ihrer Behandlungsbedürftigkeit folgt dabei gesellschaftlichen, kulturellen und individuellen Maß-

Tabelle 39: Gegenüberstellung der Kasuistik und der Kriterien der generalisierten Angststörung in der ICD-10 und dem DSM-IV-TR

ICD-10-Leitlinien	DSM-IV-TR	Herr F.
generalisierte, anhaltende Angst, nicht auf bestimmte Situationen beschränkt	übermäßige Angst und Sorge bezüglich mehrerer Ereignisse oder Tätigkeiten	Angst- und Unruhezustände, die überwiegend unbestimmt sind, sich aber in öffentlichen Situationen verstärken.
ausgesprochene Befürchtungen und Sorgen verschiedenster Art	Angst nicht auf Panikattacken, öffentliche Beschämung, Beschmutzung oder Gewichtszunahme bezogen	Befürchtungen hinsichtlich Zukunft, Partnerbeziehung, Ehe der Eltern
vielfältige körperliche Angstsymptome als Ausdruck motorischer Spannung und/oder vegetativer Erregbarkeit kurzdauernde depressive Symptome möglich: 1. Befürchtungen 2. motorische Spannung 3. vegetative Übererregbarkeit	mindestens drei von sechs körperlichen oder Verhaltenssymptomen als Ausdruck der Angst	• Schlafstörungen • Händezittern • Globusgefühl im Hals • Mundtrockenheit • Schweißausbruch • Muskelverspannungen • Kopfschmerzen • Reizbarkeit • Anspannungsgefühl • Niedergeschlagenheit
Dauer mindestens über mehrere Wochen	Dauer mindestens sechs Monate, Auftreten an der Mehrzahl der Tage	Dauer mehrere Monate
häufig im Rahmen langandauernder Belastungen	kein Auftreten im Rahmen einer affektiven oder psychotischen Störung	schwierige Familiensituation durch Streit und drohende Scheidung der Eltern
	keine organische Ursache (Substanz, Hyperthyreose)	Symptomatik ausgelöst durch Loslösung vom Elternhaus

stäben, über die oft schwer Übereinstimmung herzustellen ist. Die in den letzten Jahren entstandene operationalisierte Diagnostik psychiatrischer Störungen (DSM-IV, ICD-10) hat das Ziel, eine verbesserte Reliabilität und damit verbesserte Verständigungsmöglichkeiten zu schaffen. Die Schwierigkeiten, die dabei auftauchen können, sollen anhand des Beispiels dargestellt werden.

Aufgrund des Vorherrschens von andauernden, nicht an konkrete Auslöser gebundenen, frei flottierenden Angstgefühlen haben wir die Diagnose einer generalisierten Angststörung gestellt. Das Beschwerdebild weist aber typischerweise vielfältige Beziehungen zu anderen Angsterkrankungen auf.

Die bekannte Überlappung von Angststörungen sowie die Tatsache, dass viele psychiatrische Störungen mit Angstsymptomen einhergehen, führte im DSM-III-R erstmals zur Anwendung eines Komorbiditätskonzeptes. So wurden Mehrfachdiagnosen möglich (z. B. depressive Episode und Panikstörung), wie sie für die traditionelle, an Krankheitsentitäten orientierte Diagnostik ungewohnt waren. Die Diagnostik nach DSM-III-R und ICD-10 beinhaltete außerdem im Bereich der Angststörungen hierarchische Regeln, d. h. beim Vorliegen von Angstsymptomen wird jeweils die umfassendste oder die tiefgreifendste Angst als Diagnose gestellt, wenn nicht eine übergreifende andere psychische Störung (Wahn, affektive Störung, organische Psychose) vorliegt (vgl. Wittchen et al., 1989; Freyberger et. al., 1992).

Anhand unserer Kasuistik sind folgende differenzialdiagnostische Überlegungen notwendig: Unser Patient berichtet zwar Panikgefühle mit überwältigend erlebten körperlichen Angstmanifestationen, sie treten jedoch nur in bzw. nach einer aggressiven Auseinandersetzung mit den Eltern auf. Die Diagnose Panikstörung (F41.0) nach ICD-10 erfordert demgegenüber ein episodisches Auftreten solcher Attacken ohne spezifische auslösende Situationen (Ausnahme: z. B. Alleinsein).

Als Agoraphobie (F40.0) fasst man heute verschiedene Vermeidungsstrategien zusammen, in denen Situationen ausgewichen wird, bei denen es zu einem öffentlichen Kontrollverlust angesichts eines Angstanfalls kommen kann. In unserem Fall kommt es zwar zu sozialen Einschränkungen, typische Situationen, wie sie die Agoraphobie kennzeichnen (z. B. öffentliche Verkehrsmittel, Supermarkt, Menschenschlangen etc.), werden jedoch nicht gemieden.

Bei den sozialen Phobien (F40.1) werden Situationen wie öffentliches Reden oder Essen, das Aufsuchen von öffentlichen Toiletten etc. wegen der Gefahr der prüfenden Betrachtung durch andere gefürchtet (sog. Schamneurose). Diese Diagnose könnte in unserem Fall auch gestellt werden, tritt aber gegenüber der im Vordergrund stehenden diffusen und andauernden Angst zurück. Wegen der Vielfalt der sozialen Ängste kann auch die Diagnose einer ängstlichen (vermeidenden) Persönlichkeitsstörung (F60.6) erwogen werden.

Besorgtheit um die eigene körperliche Gestalt (Dysmorphophobie) oder um das Vorliegen einer schwereren körperlichen Erkrankung wird heute unter die Diagnose hypochondrische Störung (F45.2) nach ICD-10 gefasst. Als Symptome sind sie bei der generalisierten Angststörung häufig anzutreffen, so auch in unserem Fall.

Angst und Depressionen treten oft zusammen auf. Die Frage ihrer hierarchischen Beziehungen zueinander ist auf der deskriptiv-klassifikatorischen Ebene sehr schwer zu beantworten (z. B. Coryell et. al., 1992; Angst und Dobler-Mikola, 1986). Bei unserem Patienten wird eine affektive Störung trotz depressiver Verstimmungen nicht erwogen, da die entsprechenden Symptome von zu kurzer Dauer sind und somit die Kriterien der Diagnose «depressive Episode» nicht erfüllen.

Ätiologie

Durch die Aufgabe des Neurosenbegriffs in der ICD-10-Klassifikation besteht die Gefahr, dass gesicherte Erkenntnisse über Entstehungsbedingungen von Angststörungen, insbesondere innerpsychische Zusammenhänge, vernachlässigt werden.

Es ist hier nicht der Ort, die umfangreiche Literatur zu konfliktpsychologischen, interpersonellen und lerntheoretischen Aspekten der Angsterkrankung sowie ihrer möglichen biologischen und genetischen Wurzeln aufzuarbeiten (z. B. Rüger, 1984). Dennoch möchten wir anhand unseres Beispiels auf einige typische ätiologische Faktoren der Angsterkrankung hinweisen.

Bekanntlich geht die psychoanalytische Theorie davon aus, dass neurotische – also nicht durch allgemein als real akzeptierte Gefahren hervorgerufene – Angst ihre Wurzeln in unbewussten Befürchtungen hat. Die neurotische Angst ist im Gegensatz zur Realangst eine aus innerlich erlebter Bedrohung auftretende Angst, eine Angst, die aus einem internalisierten Konflikt erwächst. Diese Angst macht sich mittels Verschiebung an vordergründig nicht angsterregenden Gegenständen und Situationen fest. Als Grundformen der menschlichen Angst werden in Anlehnung an Anna Freud unterschieden:

1. die Trennungsangst, d. h. die Angst vor dem Verlust der versorgenden sozialen Bezugspersonen. Von einigen Autoren wird von dieser vorliegenden Trennungsangst herrührend eine unbewusste Gleichsetzung von Getrenntheit mit Tod (Angst = Todesangst) angenommen (Meyer, 1979).
2. die Angst vor Liebesverlust
3. die Angst vor Strafe
4. die Kastrationsangst, d. h. die Angst vor Zerstörung und Verlust der körperlichen Integrität (Übersicht bei Hoffmann und Hochapfel, 1991).

Bei den zugrunde liegenden Konflikten, die diese Ängste auslösen, handelt es sich um unbewusste Vorstellungen mit beispielsweise Angst vor sexuellen oder aggressiven Impulsen, Angst vor exhibitionistischen oder voyeuristischen Wünschen oder der Angst vor Selbstwertverlust bei Nichterreichen selbstgesteckter Ideale (Schamangst). Es wird also deutlich, dass trotz der Berücksichtigung möglicher biologischer oder genetischer Einflüsse, Angsterkrankungen nicht losgelöst vom biografischen, subjektiven Verständnis eines Menschen, seiner Interaktionen und seiner Lerngeschichte betrachtet werden können. Auskunft darüber, welches die zentralen Ängste eines Menschen sind, und wie er mit ihnen umgeht (vorherrschende Abwehr), gibt in der psychoanalytischen Diagnostik die Persönlichkeits-Strukturdiagnose. Die Achse der Persönlichkeitsstörungen im DSM-IV-TR bzw. DSM-5 und in der ICD-10 berührt ähnliche Aspekte, verbleibt aber weitgehend auf der Ebene der deskriptiven Verhaltensbeschreibung.

Insgesamt besteht in diesem Gebiet das Problem der Grenzziehung zwischen normaler Charakterausprägung und den eigentlichen Persönlichkeitsstörungen (z. B. Hoffmann, 1979).

Die klinische Erfahrung zeigt, dass insbesondere Fragen der (Psycho-)Therapieplanung (Motivation, Indikation, Prognose etc.) sich nicht alleine durch eine symptomzentrierte, operationalisierte Diagnose klären lassen, sondern hierzu eine multidimensionale Betrachtung unter besonderer Berücksichtigung der objektiven biografischen Dimensionen notwendig ist.

Die oben geschilderten Konflikte und Ängste sind ubiquitär. Typische familiäre Konstellationen und Beziehungsmuster können aber dazu beitragen, dass es später zur Ausbildung schwerer angstneurotischer Symptome kommt.

Mentzos (1984) beschreibt, dass es auf dem Boden einer engen Bindung an eine ängstliche und affektvermeidende Mutter bei manchen Menschen zu einem ebenfalls übervorsichtigen und affektvermeidenden Interaktionstil kommt. So kann Sicherheit beim Umgehen mit fremden Situationen, Aggression, Sexualität und anderen Emotionen nicht erlangt werden, und es entwickelt sich ein überangepasstes ängstliches Verhalten. In auslösenden Situationen (z. B. Lösung aus der Bindung, aggressive Impulse gegenüber der Bezugsperson) kommt es dann zum Ausbruch der manifesten Angst. Diese kann dann als Folge fehlender oder schwacher, wenig Sicherheit gebender innerer Repräsentanzen von «signifikanten Anderen» gesehen werden.

Auch König (1981) beschreibt eine überfürsorgliche Mutter-Kind-Interaktion, die wechselseitig von geheimen Aggressionen durchsetzt ist. Durch diese Interaktion komme es nicht zur Internalisierung eines sicherheitsgebenden Mutterbildes, und insbesondere aggressive Trennungsimpulse, aber auch sexuelle Wünsche oder neue Situationen allgemein werden hochgradig gefährlich erlebt. Dem gegenüber stellt König die überfordernde Mutter-Kind-Beziehung, in der vom Kind Selbständigkeit gefordert wird, ohne dass ausreichende «Übungsmöglichkeiten» zur Verfügung gestellt werden. Diese Überforderung kann ebenfalls zur mangelhaften Ausbildung von Angsttoleranz führen.

Psychodynamische Überlegungen zum Verständnis unserer Fallgeschichte

Überträgt man diese Überlegungen auf unsere Fallgeschichte, so lassen sich einige psychodynamische Aspekte herausheben: Herr F. wächst in enger Bindung zu seiner Mutter, einer ausgesprochen ängstlich-überfürsorglichen Frau auf, ohne dass der Vater ein Gegengewicht hätte sein können. Gleichzeitig wird er als Ersatzpartner der Mutter früh überfordert. Dennoch gelingt ihm in seiner Kindheit und Jugend äußerlich zunächst eine Anpassung. In Schwellensituationen kommt es jedoch zum Auftreten von Trennungsängsten. Eine erste auslösende Situation ist die Geburt der jüngeren Schwester. Eine für einen Neunjährigen überwältigende Neid- und Wutreaktion hemmt auf dem Boden einer starken Anhänglichkeit die weitere Entwicklung. Dies führt in der Adoleszenz zur ungenügenden Ausbildung des Selbstwertgefühls, es entwickeln sich soziale Ängste und Schüchternheit. Altersentsprechende Idealisierungen und Entidealisierungen des Vaters, die für die Identitätsbildung nötig sind, können nicht stattfinden, da Herr F. sich aus Loyalität die ablehnende Haltung der Mutter gegenüber dem Vater zu eigen macht. Typische Entwicklungsschritte wie das Lernen, mit aggressivem bzw. sexuellem Erleben umzugehen, gelingen nur unzureichend. Durch die familiäre Situation (drohende Trennung der Eltern mit gleichzeitiger Unmöglichkeit der offenen Auseinandersetzung) wird die Unsicherheit des Patienten verstärkt. Auslösend für die jetzige Erkrankung scheint uns der Versuch, innerlich mehr Abstand zum Elternhaus zu gewinnen sowie die Eltern zu kritisieren. Hierbei kommt es zum Zusammenbruch der bisherigen Abwehr. Die dabei akut auftretenden Verlassenheitsgefühle ergreifen im Übrigen auch die körperliche Ebene. So erklären sich auch die dysmorphophoben Befürchtungen bezüglich der eigenen körperlichen Integrität. Aggressive Impulse scheinen im Wesentlichen auslösend für die akut auftretende Angst.

An unserem Beispiel zeigt sich die enge Verknüpfung von Trennungsangst und Trennungsimpulsen, wie sie für die generalisierten Angsterkrankungen von zentraler ätiologischer Bedeutung sind.

ICD-10-Diagnose

F41.1 generalisierte Angststörung

26. Alles ist Schmerz

Wolfgang Hiller

Falldarstellung

Die Stirn ist voller Sorgenfalten, die Augen schauen traurig – und immer wieder nehmen die weichen Gesichtszüge von Frau W. für Sekunden einen angespannten, gequälten und schmerzverzerrten Ausdruck an. Die 52-jährige Hausfrau, die gemeinsam mit ihrem Ehemann und der bereits 27 Jahre alten Tochter in einem größeren Mietshaus am Rande der Großstadt wohnt, leidet schon seit vielen Jahren an rasenden Schmerzen am ganzen Körper. «Ich sehe nur noch Finsternis vor mir», sagt sie jetzt zermürbt und voller Resignation, «und habe Angst vor dem nächsten Schmerzanfall und ganz besonders vor der Zukunft».

Nach langem Zureden ihrer Hausärztin hat sich Frau W. vor wenigen Wochen entschlossen, eine psychosomatische Klinik aufzusuchen. Den Zustand der Schmerzfreiheit kann sie sich schon seit langem nicht mehr vorstellen, sie hofft jedoch auf Linderung und auf «ein bisschen mehr Freude am Leben». Nach einer Vielzahl von Arztbesuchen und Krankenhausbehandlungen, die alle mehr oder weniger erfolglos blieben, erscheint ihr eine psychologische Behandlung jetzt als letzter Ausweg. «Ich bin so verzweifelt, sehe alleine keine Hoffnung mehr und muss immer öfter an ‚Schluss-Machen' denken», klagt sie.

Die «Beschwerdenliste» von Frau W. ist umfangreich und erscheint schier endlos. Am schlimmsten seien die Schmerzen im Kopf, die im Laufe der Jahre auf alle Bereiche des Schädels, des Gesichts sowie auf Hals, Nacken und Schultern übergegriffen hätten. Anfangs seien die Kopfschmerzen immer nur vorübergehend in Form von Migräneattacken aufgetreten, seit einigen Jahren habe sich aber zunehmend ein Tag und Nacht gleichermaßen quälender Dauerkopfschmerz eingestellt. Frau W. klagt aber darüber hinaus über weitere Schmerzen – im Rücken, in sämtlichen Gliedern, in einer Vielzahl von Gelenken sowie im Brust- und Bauchbereich. Die meisten Schmerzen seien ständig da, andere kämen in Form unverhoffter Attacken, die sie dann oft tagelang ans Haus fesselten. «Es gibt eigentlich keinen Körperteil mehr, wo der Schmerz nicht hingekommen ist – alles ist Schmerz», sagt die Patientin mit Tränen in den Augen, als sie zu Beginn der Behandlung in der psychosomatischen Klinik ihre Beschwerden schildert.

Für Frau W. sind ihre körperlichen Beschwerden ganz zum Mittelpunkt des Lebens geworden. Sie hat sich auf das Aufnahmegespräch gut vorbereitet. Gleich zu Beginn holt sie einen ausführlichen, selbstgeschriebenen «Krankheitsbericht» aus der mitgebrachten Mappe, die zudem eine wohlgeordnete Sammlung von Kopien von Arzt- und Behandlungsberichten zur eigenen Krankengeschichte enthält. Auf zwei fein säuberlich ausgedruckten Seiten sind akribisch sämtliche bisherige Untersuchungen und Behandlungen aufgelistet – nach Datum geordnet, mit medizinischen Fachausdrücken gespickt (vgl. **Tab. 40**). Es fällt auf, dass alleine für den Zeitraum der ersten acht Jahre nach Beginn der Beschwerden nicht weniger als 17 Eintragungen aufgeführt sind.

Nach dieser Auflistung hatte der lange Leidensweg der Patientin schon im Alter von 20 Jahren mit einer damals ärztlich diagnostizierten Trigeminusneuralgie begonnen, die im Anschluss an eine Kiefernhöhlenvereiterung zunächst rechtsseitig aufgetreten war und sich später als «Gesichtsneuralgie» auf sämtliche Gesichtspartien ausgebreitet habe. Etwa zehn Jahre später, so geht sowohl aus dem detaillierten Bericht der Patientin als auch aus vorliegenden Arztunterlagen hervor, seien eine ausgeprägte Migräne, starke Schulterschmerzen sowie Depressionen hinzugekommen. Bei den auch heute noch gelegentlich auftretenden Migräneanfällen handele es sich stets um einseitige und vom Nacken her aufsteigende Kopfschmerzen, die mit Schwindelgefühlen, Übelkeit und übermäßiger Lichtempfindlichkeit verbunden seien. Derartige Anfälle könnten bis dreimal pro Woche auftreten und dann jeweils bis zu mehreren Stunden andauern. Seit etwa vier Jahren herrsche jedoch der unentwegte Dauerkopfschmerz vor. Schmerzmittel, so beteuert Frau W. nicht ohne Stolz, habe sie trotz der starken Schmerzen nie über einen längeren Zeitraum hinweg eingenommen, da die Medikamente ohnehin weder die Migräneanfälle noch die übrige Schmerzsymptomatik hätten bessern können.

Eine längere und ausführliche Exploration ergibt, dass Frau W. noch an einer Menge weiterer körperlicher Symptome leidet. Die Patientin berichtet – wortreich und detailliert –über ihre mannigfaltigen Symptome:

- Schmerzhafte Verspannungen im Unterleibs- und Bauchbereich (seit etwa 15 Jahren), die unregelmäßig und zunehmend häufig auftreten und oft mit starken Blähungen verbunden seien.
- Verdauungsbeschwerden, die sich hauptsächlich in über viele Jahre hinweg immer wieder auftretenden Durchfällen geäußert hätten (zu Beginn dieser Beschwerden vor etwa 15 Jahren habe der Durchfall ununterbrochen zwei Monate lang bestanden; in letzter Zeit werde er mehr und mehr durch Verstopfung «abgelöst»).

Tabelle 40: Krankheitsbericht der Patientin Frau W.

etwa 20. Lj.	Trigeminusneuralgie rechts nach Kiefernhöhlenvereiterung, später Gesichtsneuralgie beidseitig/ganzes Gesicht
etwa 30. Lj.	dazu linksseitige Migräne, starke Schulterschmerzen, Depressionen
32. Lj.	Entfernung der Gebärmutter und der Eileiter, nur kurze Besserung der Migräne
33.–36. Lj.	Behandlung durch Anästhesiespritzen. Gesichtsneuralgie hat sich bedeutend gebessert, Migräne nicht. Starke Schmerzen im Bereich der Lendenwirbelsäule.
37. Lj.	Röntgen: Magen/Darm Befund: chronische Gastritis und Blinddarmreizung, dazu Migräne, Schmerzen im Bereich der Lenden-WS mit rechtsseitigen Gehschwierigkeiten
37. Lj.	Entfernung des Blinddarms, überhaupt keine Besserung, erneut Schmerzen; Röntgen der Galle mit Kontrast ohne Befund; Röntgen der Wirbelsäule – Befund: Entzündung aller Wirbelgelenke
38. Lj.	Röntgen des Dickdarms – Befund: Bildung einer Dickdarmtasche rechts im Blinddarmnarbenbereich durch Verwachsung
38. Lj.	Magenspiegelung und Biopsie – Befund: chronische Gastritis
39. Lj.	rasende, linksseitige Schmerzen in Kopf, Gesicht, Ohr, Auge, Hals, Schulter und linkem Arm – acht Tage ununterbrochen, Schmerzverschlimmerung bei Liegen, sehr starke Depressionen
39. Lj.	HNO-Arzt: kein sichtbarer Befund, Verdacht auf Tumor. Tage-und nächtelange linksseitige Kopfschmerzanfälle in immer kürzeren Abständen, dazu Magen-Galle-Bauchschmerzen, überwiegend rechts
39. Lj.	Röntgen des Kopfes, HWS, Kopfnebenhöhlen ohne nennenswerten Befund
39. Lj.	Computer-Tomographie Kopf/HWS – Befund: Bandscheibendefekt der HWS
39. Lj.	im Krankenhaus zur Beobachtung: Röntgen: Lunge/Kopf, Kopf spezial, Kopf Rundum-Aufnahme, Kopf rechts – Kontrast
39. Lj.	Magenspiegelung/Laboruntersuchung wegen Schmerzen in rechter Körperhälfte – Befund: chronische Gastritis
39. Lj.	neurologische Untersuchungen wegen rechtsseitigen Kopf-/Schulter- und Armschmerzen und Ausfällen der ganzen rechten Körperhälfte
40. Lj.	Angiographie der HWS und des Hinterkopfes wegen sechs Tage und Nächte ununterbrochen rasender, linksseitiger Kopf- und Gesichtsschmerzen unter _ Beteiligung des Auges, Ohres und linker Hals-/Schulterseite Blutdruck: rechte/linke Körperhälfte unterschiedlich schlimmste Depressionen
40. Lj.	Röntgen: Schädel und Nebenhöhlen – Befund: Zyste in linker Kiefernhöhle
40. Lj.	operative Entfernung der Zyste nach zweimaliger erfolgloser Punktion
40. Lj.	15 Stunden psychotherapeutische Behandlung ohne nennenswerten Erfolg

- Unverträglichkeit gegenüber Vollkornbrot, Käse und Schokolade, die ebenfalls seit etwa 15 Jahren durchgehend bestehe (diese Nahrungsmittel würden stets fürchterliche Bauchschmerzen auslösen).
- Wiederkehrende Luftnot, verbunden mit Herzbeschwerden (schmerzhafte Herzstiche, beschleunigter und unregelmäßiger Herzschlag) sowie Schwindel- und Benommenheitsgefühle (diese Beschwerden sind nach den Angaben von Frau W. in den letzten Jahren immer häufiger aufgetreten und weder auf körperliche Anstrengung noch auf bestimmte Ängste oder Befürchtungen zurückführbar).
- Brustschmerzen, die bereits vor Beginn der anderen Symptome vor etwa 25 Jahren begonnen hätten und mittlerweile seltener geworden seien (nach Auffassung der damals behandelnden Ärzte habe es sich dabei um «nervöse Störungen» gehandelt).
- Muskelkrämpfe im Hals mit häufigen Schluckschwierigkeiten
- Sehschwierigkeiten, die vor allem in den letzten Monaten hinzugekommen seien, und die von Ärzten auf Durchblutungsstörungen der rechten Schädelhälfte und des rechten Augenhintergrunds zurückgeführt würden. In der Straßenbahn sei sie plötzlich und ohne erkennbare Vorzeichen auf dem rechten Auge «blind» geworden und habe im entsprechenden Gesichtsfeld nur noch einen «grauen Fleck» gesehen; dies alles habe «etwa acht Minuten» angedauert und sei dann von selbst und ohne ärztliche Behandlung wieder verschwunden. Ferner leide sie schon seit längerem unter verschwommenem Sehen, ohne dass dies offenbar durch eine Brillenkorrektur behoben werden könne.
- Beschwerden beim Laufen, was zum Jahreswechsel vor 13 Jahren aus unerklärlichen Gründen erstmals aufgetreten sei. Damals habe sie ihre Beine nicht mehr richtig bewegen und das Haus für zwei Monate nicht verlassen können («Ich bin immer an der Wand entlang geschlichen»).
- Weitere Klagen beziehen sich auf frühere Menstruationsbeschwerden (schon als junge Frau zwischen dem 18. und 23. Lebensjahr habe sie sehr stark unter schmerzhaften und übermäßigen Blutungen gelitten und sei deswegen auch manchmal in Ohnmacht gefallen; dies habe sich erst nach Geburt der ersten Tochter gebessert – allerdings habe sie in den ersten drei Monaten der Schwangerschaft fortlaufend erbrechen müssen).

Frau W. beklagt, dass die unterschiedlichsten Fachärzte trotz ausführlicher und oft langwieriger Untersuchungen den Beschwerden fast immer rat- und hilflos gegenübergestanden hätten und ihr nie die Ursache der Symptome hätten nennen können. Sie habe immer wieder gehofft, dass eines Tages der Grund ihres Leidens gefunden werde und sie dann endlich «Klarheit» haben würde.

In der Tat bleibt der somatische Hintergrund der vielfältigen Symptome durch die vorliegenden ärztlichen Vorbefunde und die aktuellen körperlichen Untersuchungen unklar. Aus der Kindheit ist neben üblichen Kinderkrankheiten nur die bereits erwähnte Schiefhalsoperation im fünften Lebensjahr bekannt. Weitere Operationen kamen in den letzten 30 Jahren hinzu (Hysterektomie, Appendektomie, Entfernung einer Zyste in der linken Kiefernhöhle).

Untersuchungen und Befunde

Bei einer erst kurz zurückliegenden stationären diagnostischen Abklärung in der neurologischen Abteilung eines Allgemeinkrankenhauses war **folgender Befund** erhoben worden: guter Allgemeinzustand, Blutdruck 150/90 mmHg., Puls 78/min und regelmäßig, schmerzhafte Verspannungen der Schulter- und Nackenmuskulatur, Druckschmerzhaftigkeit des N. occipitalis major rechts sowie des Tragus und Mastoids rechts, Klopf- und Druckschmerz HWK VI bis VII und BWK I bis V, Druckempfindlichkeit im gesamten Abdomen, im übrigen keine Auffälligkeiten.

Neurologische Untersuchung: rechtsseitig deutlich abgeschwächt auslösbarer Radiusperiostreflex und Bizepssehnenreflex, Hypästhesie und Hypalgesie im Dermatom C V bis C VII rechts sowie inkomplett im Dermatom L III rechts, im übrigen keine Auffälligkeiten.

Normalbefunde bei folgenden Untersuchungen: EEG, kraniale Computertomographie, Röntgenaufnahmen nach Schüller und Stenvers, des occipito-cervikalen Übergangs und des Thorax, Dopplersonographie der extrakraniellen hirnversorgenden Gefäße. Nachweis eines Bandscheibenprolapses bei C VI/VII und bei C VII/Th I mithilfe einer zervikalen Computertomographie. Laborbefunde bis auf Serumantikörper gegen Borrelien mit 1:160 grenzwertig. Augenärztliche Untersuchung bis auf auffallend betonte Gefäßsklerose und Makuladegeneration mit älterer Blutung ohne pathologischen Befund. Bei Entlassung aus der Klinik stellten die Ärzte einen unauffälligen neurologischen Befund fest.

Aus ihrer inneren Verzweiflung über die ständigen Beschwerden und die Hilflosigkeit der Ärzte macht Frau W. keinen Hehl. Sie fühle sich oft tagelang, oft auch über Wochen erbärmlich und niedergeschlagen («Depressionen nehmen mir die Freude am Leben») und frage sich nach dem Sinn ihres Leidens. Sie sei dann «wie gelähmt», könne sich zu nichts mehr «aufraffen», verliere das Interesse an den alltäglichsten Dingen – wie Haushalt, Familie oder den täglichen Kontakten zu den Hausnachbarn. Obwohl auch ihr Appetit häufig vermindert sei, habe sie dann manchmal regelrechte Heißhungergefühle nach Süßigkeiten. Schon zweimal sei es vorgekommen, dass sie so viele Bonbons und Schokolade gegessen habe, dass ihr davon schlecht geworden sei. Dies sei jeweils an einem Samstagnachmittag geschehen, nachdem ihr Mann die Wohnung verlassen habe, angeblich um Freunde zu besuchen. Sie habe ihm das aber nicht geglaubt und vermutet, dass er eine Freundin habe.

An dieser Stelle kann Frau W. ihr Schluchzen nicht mehr zurückhalten. Das Verhältnis zum Ehemann habe unter ihren vielen körperlichen Beschwerden und speziell unter den ständigen Schmerzen arg gelitten. Wegen der häufigen Schmerzanfälle sei sie schon seit langem zu einem Sexualleben gar nicht mehr in der Lage. Sie schildert weitere Symptome, die ihre sexuelle Erlebnisfähigkeit beeinträchtigten. So habe sie häufig ein «Gefühl des Brennens» in der Vagina, das sich manchmal auf den ganzen Körper ausbreite. Früher habe sie auch häufig Schmerzen beim Geschlechtsverkehr gehabt und Gefühle der sexuellen Gleichgültigkeit seien ihr seit jeher nicht fremd. Der Ehemann und sie lebten gewissermaßen «wie Bruder und Schwester» zusammen. Da wäre es ja eigentlich verständlich, wenn sich der Mann eine Freundin gesucht hätte, sagt Frau W., aber diese Vorstellung sei trotzdem für sie «nicht mehr zum Ertragen».

Angaben zur Biografie

Das Verhältnis zum Ehemann beschäftigt Frau W. in therapeutischen Gesprächen und in Kontakten mit Mitpatienten immer wieder. Sie beginnt, ihre Lebensgeschichte mit all den früheren Hoffnungen und Enttäuschungen aufzuschreiben. Durch die Heirat vor 40 Jahren, so glaubt sie, habe sie versucht, dem Einfluss der Mutter zu entkommen. Dieser Wunsch habe sich aber nicht erfüllt. Der Ehemann, der im zwölften Lebensjahr Vollwaise geworden sei, habe nämlich zu ihren Eltern ein gutes und enges Verhältnis entwickelt und in ihnen gewissermaßen seine «Ersatzeltern» gefunden. «Ich kam und kam von Mutter nicht los, und ich blieb auch in Zukunft der Sündenbock – zunehmend nun auch bei meinem Mann», schreibt sie.

«Sündenbock» – in dieser Rolle sieht sich Frau W. seit jeher. Sie war als zweites von drei Kindern einer Arbeiterfamilie geboren worden und hatte ihre Kindheit in einfachen Verhältnissen verbracht. Der Vater sei auf auswärtigen Baustellen beschäftigt gewesen. Er sei ihr immer «fremd» geblieben, da sie ihn auch an Sonntagen nur für ein paar Stunden gesehen habe. Die Kindererziehung habe fast ganz in den Händen der Mutter gelegen. Sie selbst, so Frau W., sei «wie alle Kinder» mal brav und mal ungehorsam gewesen, jedoch von der dominanten Mutter besonders streng behandelt worden. Frau W. schreibt: «Sie verprügelte und bestrafte mich sehr oft zu Unrecht, ohne mir zu sagen, warum. Ich wurde als ‚sturer Bock' bezeichnet, wo ich nur scheu und schüchtern war. Ich zog mich immer mehr in mich zurück, weil ich diese Ungerechtigkeit und Schuldzuweisung mir gegenüber nicht verstand. Ich weiß nicht, ob ich überhaupt geliebt wurde. Ich stand in späteren Jahren oft sehnsüchtig dabei, wenn Mutter und die kleine Schwester schmusten, jedoch für mich fiel nichts ab.»

Im Alter von fünf Jahren, so Frau W. weiter, sei sie wegen eines rechtsseitigen Schiefhalses operiert worden. Die dadurch bedingte Trennung von zu Hause habe ihr zunächst nichts ausgemacht. Als sie aber im Krankenhaus nackt ausgezogen worden sei, habe sie «wie am Spieß» gebrüllt, denn dies sei «absolut pfui» gewesen. Mit Schaudern erinnert sie sich auch noch an einen Missbrauch durch den Großvater im Alter von acht Jahren. Der ältere Bruder sei zufällig dazugekommen und habe sie «vor dem Schlimmsten» bewahrt, jedoch habe sie hinterher seinen Hohn und Spott zu spüren bekommen. «Keine Aufklärung durch meine Mutter, aber eisernes Schweigegebot», klagt Frau W., «die Schuld wurde mir zugeschoben, und ich wurde mit Verachtung bestraft».

Zur Schule habe sie täglich einen Weg von mehr als 6 Kilometern zurücklegen müssen. Durch stundenlanges Tragen des schweren Schulranzens habe sie schon damals Kopfschmerzen und Verspannungen in Hals und Schulter bekommen. Ärztliche Betreuung habe es nicht gegeben, nur ab und zu habe die Mutter sie etwas massiert.

Nach Beendigung der Schule habe sie zunächst als Dienstmädchen, später nach dem Besuch einer Handelsschule als Schreibkraft gearbeitet. Die Tätigkeiten hätten ihr aber nie rechten Spaß gemacht, und es sei ihr daher auch nicht schwergefallen, sie nach der Geburt der beiden Töchter (im 24. und 25. Lebensjahr) aufzugeben. Nach den Geburten habe sie aber unter «starken Wochenbettdepressionen» gelitten, da sie sich die Schuld dafür gegeben habe, keinen Sohn geboren zu haben. «Kinder, Beruf und Haushalt überforderten mich vollständig, da ich mich krank fühlte und fast keine Hilfe hatte, auch nur ganz selten durch meinen Mann», schreibt Frau W. In dieser Zeit habe dann schließlich auch ihr «nunmehr 30 Jahre dauernder Leidensweg» begonnen.

Marksteine dieses «Leidenswegs», wie sie aus den Aufzeichnungen der Patientin hervorgehen:

- langjährige Geldknappheit («Mein Verdienst fehlte, und das verzieh mir mein Mann nie.»)
- Unverständnis der Angehörigen gegenüber ihren ständigen Schmerzen («Ich sah ja in deren Augen aus wie das blühende Leben.»)

- Tod der Eltern («Ich weiß nicht, ob ich trauerte – ob ich ihnen verzeihen konnte.»)
- Auszug beider Töchter aus dem Elternhaus («Ich nahm VHS-Kurse, weil ich die Einsamkeit nicht mehr ertragen konnte.»)
- zunehmender Rückzug des Ehemanns («Ich wurde immer wieder im Stich gelassen.»).

Ihre vielfältigen körperlichen Symptome und wiederkehrenden depressiven Verstimmungen führt Frau W. auf ihre Lebensumstände zurück. Sie habe sich durch «die Herausforderungen des Schicksals» immer wieder gedemütigt und überfordert gefühlt.

In der psychosomatischen Klinik wurde Frau W. nach einem verhaltensmedizinischen Konzept behandelt, das auf eine Verbesserung der psychologischen Schmerzbewältigung und eine aktive Auseinandersetzung mit lebensgeschichtlichen und aktuellen auslösenden und aufrechterhaltenden Bedingungen abzielte. Die Patientin übte ein Entspannungsverfahren ein, erlernte eine Technik zur physiologischen Gegenkonditionierung von Migräneanfällen (Vasokonstriktions-Biofeedback), führte täglich ein Schmerztagebuch unter gezielter Beachtung von Auslösern und Konsequenzen von Schmerzanfällen und Schmerzverhalten und setzte sich unter psychotherapeutischer Anleitung mit ihrer depressiven Symptomatik und den häuslichen Lebensbedingungen auseinander (u. a. Selbstsicherheitstraining, Paargespräche mit dem Ehemann). Bereits nach wenigen Wochen stellten sich eine verbesserte Schmerztoleranz, ein Abbau des auf die multiplen körperlichen Symptome ausgerichteten Krankheitsverhaltens sowie eine Aufhellung der Stimmungslage ein. Frau W. konnte auch wieder mehr am Kontakt mit anderen Menschen gewinnen.

Diagnosenstellung und Diskussion

Aufgrund der geschilderten Symptomatik und den zur Vorgeschichte vorliegenden Angaben wurden folgende ICD-10-Diagnosen gestellt:

1. Somatisierungsstörung (ICD-10: F45.0)
2. Migräne (ICD-10: G43.x; F54)
3. rezidivierende affektive Störung (ICD-10: F33.8)

Bei der Hauptdiagnose handelt es sich um eine somatoforme Störung. Gemeinsames Merkmal dieser Störungsgruppe ist das Auftreten körperlicher Symptome, die nicht (oder nicht ausreichend) durch eine bekannte organische Krankheit erklärt werden können. Deswegen wird davon ausgegangen, dass psychophysiologische Mechanismen bei der Entstehung der körperlichen Symptome maßgeblich beteiligt sind. Viele Betroffene sind stark auf ihre Beschwerden fixiert, richten ihre Aufmerksamkeit einseitig auf die Körperfunktionen und neigen zu negativen Bewertungen, etwa dass die Körpersymptome vielleicht doch Zeichen einer unentdeckten schweren Krankheit sind oder man den Beschwerden hilflos ausgeliefert sei. Üblicherweise sind Patienten mit somatoformen Störungen über Jahre hinweg mit der Suche nach den «medizinischen Ursachen» ihrer Beschwerden beschäftigt und entwickeln ein dementsprechendes «Krankheitsverhalten». Dazu gehört zum Beispiel das «Doctor Hopping» mit einer Vielzahl von aufwendigen Untersuchungen. Ärztliche Befunde werden jedoch andererseits angezweifelt, die Patienten suchen immer wieder neue «Spezialisten» auf und drängen auf stationäre Behandlungen und operative Eingriffe. Lange Arbeitsausfallzeiten sind eine häufige Folge. Besonders charakteristisch für somatoforme Störungen ist, dass die ärztliche Aussage über das Nichtvorliegen einer ernsthaften Krankheit von den Patienten nicht oder nur schwer akzeptiert werden kann.

Bei der Somatisierungsstörung, einer speziellen Form der somatoformen Störungen, liegen multiple körperliche Symptome in unterschiedlichen Körperregionen und Organsystemen vor. Die einzelnen Beschwerden können im Verlauf der Störung wechseln, so dass sich das spezielle klinische Erscheinungsbild immer wieder verändern kann. Liegen multiple somatoforme Symptome vor, so werden Schmerzen als Teil eines solchen Somatisierungssyndroms angesehen. Liegen ausschließlich Schmerzen und keine anderen somatoformen Symptome vor, so sollte besser die anhaltende somatoforme Schmerzstörung (F45.4) diagnostiziert werden. In dem hier geschilderten Fall von Frau W. ist jedoch die multiple Somatisierung typisch und sollte daher Grundlage der diagnostischen Zuordnung sein, auch wenn im aktuellen Beschwerdebild die Schmerzsymptomatik deutlich im Vordergrund steht.

Die aus der Schilderung der Patientin sowie der Vorgeschichte erkennbaren Migräneanfälle werden nicht als Bestandteil der Somatisierungsstörung eingeordnet, sondern gesondert diagnostiziert. Migräne (G43) ist in ICD-10 dem Kapitel der neurologischen Erkrankungen zugeordnet (Diagnosenbeginn mit dem Buchstaben G). Allerdings kann im vorliegenden Fall davon ausgegangen werden, dass psychische Faktoren bei der Auslösung und dem Verlauf (Dauer, Schwere) der Migräneanfälle entscheidend mitbeteiligt sind. Daher kann die Migräne zusätzlich der Kategorie F54 zugeordnet werden («psychische Faktoren und Verhaltenseinflüsse bei andernorts klassifizierten Krankheiten»). F54 ist eine wenig spezifische, heterogene Kategorie, der alle psychosomatischen

Erkrankungen zugeordnet werden können, bei denen ein somatisches Krankheitsgeschehen mit erheblichen psychischen Begleit- und Folgesymptomen einhergeht.

Die dritte Diagnose bezieht sich auf die von Frau W. geschilderte depressive Symptomatik. Die Kombination von somatoformer und depressiver Symptomatik ist ausgesprochen häufig anzutreffen. In klinischen Studien wurde wiederholt gefunden, dass bei 60 bis 80 % aller Patienten mit somatoformen Störungen mit einer zusätzlichen depressiven Störung gerechnet werden muss. Dabei kann die depressive Störung der somatoformen Störung vorausgehen oder ihr auch folgen. Im historischen Konzept der «larvierten», «maskierten» oder «somatisierten Depression» wurde davon ausgegangen, dass es sich bei der Präsentation unklarer Körperbeschwerden nicht um eine eigenständige Störungsform handelt, sondern vielmehr um körperliche Klagen bei einer eigentlich zugrunde liegenden depressiven Basisstörung. Die Frage, ob Somatisierung und Depression zwei verschiedene Phänomene darstellen oder lediglich «zwei Seiten der gleichen Medaille», bleibt bis heute wissenschaftlich unbeantwortet. Im Sinne der deskriptiv-atheoretischen Diagnostik hat sich jedoch das Komorbiditätsprinzip durchgesetzt, wonach getrennte Diagnosen gestellt werden. Für eine Trennung spricht aus pragmatischen Gesichtspunkten auch die in den letzten Jahrzehnten erfolgte Entwicklung durchaus unterschiedlicher Therapieansätze für somatoforme und depressive Störungen (Kleinstäuber et al., 2012; Martin et al., 2013).

Im vorliegenden Fall von Frau W. entspricht die geschilderte depressive Symptomatik vom Typus her der in ICD-10 definierten «rezidivierenden depressiven Störung» (F33). Diese Diagnose wird vergeben, wenn wiederholt ausgeprägte depressive Episoden von mindestens zweiwöchiger Dauer aufgetreten sind. Allerdings ist nach den diagnostischen Kriterien ebenfalls gefordert, dass die Episoden in der Vergangenheit durch depressionsfreie Intervalle von mehreren Monaten Dauer unterbrochen waren. Derartige Intervalle ließen sich bei Frau W. nicht sicher explorieren, wobei einschränkend darauf hinzuweisen ist, dass die subjektiven Patientenangaben bei einer derart langen Vorgeschichte meist äußerst vage sind.

Bei der hier dargestellten Patientin konnten keine Hinweise gefunden werden, dass es in den letzten Jahrzehnten jemals längere Perioden mit guter, ausgeglichener Stimmungslage gegeben hat. In Anlehnung an die Empfehlungen der klinisch-diagnostischen Leitlinien der ICD-10 kann der Diagnosencode der sogenannten «anderen rezidivierenden depressiven Störung» (F33.8) herangezogen werden. Eine Dysthymia (F34.1) liegt nicht vor, da diese Diagnose leichteren Depressionsformen vorbehalten ist.

ICD-10-Diagnosen

F45.0 Somatisierungsstörung

F54 psychische Faktoren und Verhaltensfaktoren bei andernorts klassifizierten Erkrankungen

G43 Migräne

F33.8 sonstige rezidivierende depressive Störung

27. Eine versäumte Chance

Carsten Spitzer, Harald J. Freyberger und Alfred Behnisch

Falldarstellung

Frau P. wurde von zwei Krankenwagenfahrern in Begleitung ihrer Mutter und ihres Freundes liegend auf die Psychotherapiestation der Klinik gebracht. Im Vorfeld war die 22-jährige ledige Bürokauffrau, die zuvor mehrere Wochen in einer neurologischen Klinik behandelt worden war, mit einer allerdings dramatischen Beschwerdenschilderung von ihrem Hausarzt als gehfähig angekündigt worden.

Ohne der Patientin eine eigene Gelegenheit zur Schilderung ihrer Beschwerden zu geben, berichteten Mutter und Freund, dass sich die bei ihr diagnostizierte neurologische Bewegungsstörung in den letzten Tagen wieder verstärkt habe. Zwar hätte die Patientin zahlreiche persönliche Probleme, ihrer Ansicht nach sei jedoch eine psychiatrische Behandlung nicht gerechtfertigt, da sich die Patientin in der neurologischen Klinik gut erholt habe. Die Schwäche beider Beine und die wiederum aufgetretenen «Beinkrämpfe» seien wohl nur durch ihre Aufregung und ihre Angst vor der Psychiatrie zu verstehen.

Sowohl von dem Hausarzt als auch von dem zuvor behandelnden Neurologen war sehr auf eine stationäre Aufnahme gedrängt worden, da sich die seit vielen Jahren bestehende Problematik der Patientin in suizidalen Impulsen, einer fast wahllosen Einnahme verschiedenster Medikamente (Amitryptilin, Promethazin, Furosemid, Diazepam, Carbamazepin) und einer zunehmenden Essensverweigerung verdichtet habe.

Angaben zur Biografie

Frau P. wurde als viertes von vier Kindern 1970 in einer süddeutschen Kleinstadt geboren. Der Vater, ein heute 54-jähriger früherer U-Boot-Kommandant, sei in ihrer Kindheit wenig verfügbar gewesen, bis er 1983 – offenbar bedingt durch einen Suizidversuch der Mutter –zum Bürokaufmann umschulte. Als bestimmende Figur der Kindheit wird die heute 55-Jährige und bis zu ihrem 40. Lebensjahr als Krankenschwester tätige Mutter erlebt. Die Patientin sieht in ihr ihre eigentlich engste und intimste Freundin, schildert aber gleichzeitig eine wechselseitig abhängige Beziehung, in der z. B. die Mutter mit offen geäußerten Selbstbeschädigungs- und Suizidgedanken reagiert, als die Tochter zum ersten Mal ein Auszugswunsch thematisiert.

Die Entwicklung der beiden älteren Brüder (31 und 28 Jahre), die in Kiel Psychologie studieren, wird als normal geschildert. Die 26-Jährige, seit fünf Jahren heroinabhängige und sich zeitweise für die Beschaffung ihres Suchtmittels prostituierende Schwester habe bereits mit 16 Jahren das Elternhaus unter dramatischen Umständen verlassen. Sie sei – ebenso wie ihre sechs- und neunjährigen Kinder seit zwei Jahren an AIDS erkrankt. Jahrelang habe das Sorgerecht für diese beiden Kinder bei den Eltern der Patientin gelegen, wobei Frau P. diese Kinder seit ihrem 14. Lebensjahr weitgehend selbstständig habe versorgen müssen, gewissermaßen bei diesen die Mutterrolle übernommen habe.

Als einschneidendes Erlebnis ihrer Kindheit und Jugend berichtet Frau P. über einen Anschlag auf ihr Leben: Sie sei – zehnjährig – plötzlich und unvermittelt von einem Mann an einer Verkehrsampel mit einem Stein niedergeschlagen worden. Dabei deutet sie an, dass diesem Ereignis eine sexuelle Belästigung vorausging, ohne sich daran im Einzelnen erinnern zu können. Sie habe damals sechs Monate in einer kinderneurologischen Klinik gelegen, sei wegen intensivster «Beinkrämpfe» zeitweise schwerstbehindert und auf einen Rollstuhl angewiesen gewesen. Über Wochen habe sie damals nichts mehr sehen können, sei blind gewesen, zusätzlich ausgeprägt depressiv verstimmt. Von diesem Ereignis habe sie sich eigentlich nie wieder richtig erholt, habe die dritte Klasse wiederholen müssen und sei dann von den Eltern später trotz ausgezeichneter Schulnoten nicht in das Gymnasium, sondern auf die Realschule gebracht worden.

An den Realschulabschluss schließt sich eine von den Eltern, aber nicht von der Patientin gewünschte Konditorlehre an, die nach acht Monaten wegen einer Mehlallergie abgebrochen werden muss. Auf starkes Drängen des Vaters tritt die Patientin dann in dessen Firma ein, um eine Ausbildung als Bürokauffrau zu beginnen und mit Erfolg abzuschließen.

Als sie im Oktober 1991 ihren jetzigen Freund kennenlernt, wird ihr von dem Vater nahegelegt, die elterliche Wohnung zu verlassen, was Frau P. am gleichen Tage realisiert, um bei der Herkunftsfamilie des Freundes einzuziehen. Gerade mit der Mutter des Freundes verbinde sie eine enge Beziehung, mit dieser Frau könne sie über alles sprechen, sie sei in der Zwischenzeit zu ihrer besten Freundin geworden. Außer dem Freund, mit dem sie eine rein platonische Beziehung führe («... das reicht uns beiden aus ...») und einigen Familienangehörigen seien in ihrem Leben eigentlich keine anderen Personen von besonderer Bedeutung.

Psychiatrische Vorgeschichte

Im 14. Lebensjahr erster Suizidversuch durch Einnahme von 40 Tabletten Diazepam, die sie im Nachtschrank ihrer Mutter gefunden und niedrig dosiert bereits über längere Zeit genommen habe. Damals sei sie nicht damit fertig geworden, sich um die Kinder der Schwester kümmern zu müssen und für ihre eigenen Probleme und Schwierigkeiten keinen emotional beteiligten Gesprächspartner zu haben. Im Anschluss an den Selbstmordversuch mehrmonatige anorektische Episode mit selbstinduziertem Erbrechen, Laxanzien-Einnahme (auch diese Tabletten habe sie aus dem Schrank der Mutter entwendet) und Hungern bis auf ein Minimalgewicht von 39 kg.

Nach einem zweiten Suizidversuch im 17. Lebensjahr, dem eine Trennung von ihrem ersten Freund vorausgegangen war, erneute anorektische Phase von fünf Monaten.

Seit ihrem Suizidversuch im 14. Lebensjahr, so berichtete die Patientin, müsse sie während «schwieriger Zeiten immer mal» Diazepam bis zu maximalen Dosierungen von 30 mg/Tag einnehmen. Dies helfe ihr sehr dabei, Ängste zu mindern und im Alltag dann besser zu funktionieren. Im Verlauf der Jahre benötige sie allerdings zunehmend mehr von diesem Medikament, um überhaupt einen Effekt zu erzielen. Manchmal habe sie das Mittel überdosiert, sei dann taumelig geworden und habe die Schule oder den Arbeitsplatz verlassen müssen.

Psychopathologischer und körperlicher Befund

Pathologischer Befund: Insgesamt beinahe gläsern wirkende Patientin, die im Erstkontakt ohne situationsangemessene emotionale Ausdrucksfähigkeit selbst beängstigende Ereignisse und Szenen ihrer Kindheit fast fröhlich und durchgehend lächelnd beschreibt. Der Interviewer wird am Beginn des Gesprächs von der besonderen Attraktivität der Patientin, ihren teilweise entfremdet wirkenden Selbstschilderungen und der nur sehr hintergründig durchscheinenden Verzweiflung hin- und hergerissen.

Frau P. berichtet über situativ ungebundene, mindestens zweimal wöchentlich auftretende Angstanfälle seit dem 14. Lebensjahr, denen sie völlig hilflos gegenüberstehe und von denen sie sich überschwemmt fühle. Während dieser Angstanfälle, aber auch unabhängig davon, erlebe sie sich, ihren Körper und ihre Umgebung gelegentlich als fremd und eigentümlich verändert. Neben der Angst verrückt zu werden, klopfe ihr Herz dann sehr stark, und sie atme dann schneller. Außerdem könne sie sich weder in größeren Menschenmengen aufhalten noch sich alleine von Zuhause entfernen, da sie auch dann mit massiver Angst reagiere. Sie versuche so gut wie möglich, derartige Situationen zu vermeiden. Aus diesen Gründen sei sie zudem unfähig, zu verreisen.

In Zeiten, in denen es ihr besser gehe, müsse sie sich beim Verlassen ihrer Wohnung fünf- bis sechsmal hintereinander vergewissern, dass sie den Herd und alle Lichter ausgeschaltet habe. Bei weiterer Entfernung von der Wohnung müsse sie häufig über mehrere Minuten wiederholt ihre Handtasche durchwühlen, um sicherzugehen, dass sie ihren Schlüssel dabei habe. Daran leide sie seit dem 15. Lebensjahr, wobei sich die Störungen in letzter Zeit verstärkt hätten.

Bewusstseins-, Orientierungs- oder mnestische Störungen waren ebenso wie Hinweise auf psychotische Erlebnisanteile nicht vorhanden. Affektiv schilderte sich die Patientin als deutlich antriebsgemindert und psychomotorisch verlangsamt, ermüdbarer als sonst, hoffnungs- und perspektivlos mit vermindertem Selbstwertgefühl und Selbstvertrauen. Sie leide unter schweren Schuldgefühlen, vor allem im Hinblick auf ihre Mutter, die sie durch ihre Erkrankung besonders belaste und sich zu zerstören drohe. Häufig grüble sie über ihre Zukunft nach, was bei ihr eine erhebliche Einschlafstörung verursache. Erst bei gezieltem Nachfragen schildert sich Frau P. als zu dick und dadurch unansehnlich und bestätigt zumindest unterschwellig vorhandene Todeswünsche und Suizidgedanken.

Körperlicher Befund: Sehr gepflegt wirkende, 43 kg bei 172 cm Körpergröße wiegende Patientin ohne Auffälligkeiten in der körperlich-neurologischen Untersuchung. Abgesehen von einer Gamma-GT-Erhöhung auf 55 U/1 lagen alle Routinelaborparameter im Normbereich. EKG, Röntgen-Thorax, EEG und CCT ohne Besonderheiten. In der Untersuchungssituation berichtet die Patientin dem aufnehmenden Arzt über eine seit drei Monaten bestehende Amenorrhoe, für die sie selbst keine Erklärung habe.

Verlauf der stationären Behandlung und katamnestische Notiz

Bereits nach acht Tagen brach Frau P. die stationäre Behandlung ab, nachdem ihre Mutter darauf bestanden hatte, bei jedem psychotherapeutischen Einzelgespräch anwesend zu sein. Der behandelnde Arzt hatte dieses Ansinnen abgelehnt und der Mutter stattdessen eigene Einzelgespräche oder Familiengespräche angeboten. Diese reagierte darauf zutiefst empört und konfrontierte ihre Tochter unter Umgehung des Arztes mit der Drohung eines völligen Beziehungsabbruchs, sofern die Patientin die Station nicht sofort verlassen würde.

Nachdem die Patientin die Psychotherapiestation verlassen hatte, wurden in ihrem Nachtschrank eine erhebliche Menge an Abführmitteln und Appetitzügler sowie 150 Tabletten Carbamazepin retard 400 entdeckt, die ihr ursprünglich in der neurologischen Klinik verordnet worden waren. Sie hatte diese Tabletten während der stationären Behandlung meistens gesammelt und nur sporadisch eingenommen.

Zwei Monate später wurde Frau P. im Rahmen eines schweren Suizidversuchs mit 30 Tabletten Carbamazepin retard 400 und etwa 40 Tabletten Diazepam in einem städtischen Krankenhaus intensivmedizinisch behandelt. Auch nach mehreren Kontakten mit der für dieses Krankenhaus zuständigen psychiatrischen Konsiliarärztin gelang es Frau P. nicht, eine ambulante psychiatrisch-psychotherapeutische Therapie zu beginnen. Sie wurde in den folgenden Monaten jeweils nach erneuten Suizidversuchen zweimal psychiatrisch hospitalisiert, brach jedoch auch diese stationären Behandlungen immer wieder nach wenigen Tagen ab.

Diagnostische Einordnung

Aufgrund der äußerst vielfältigen Symptomatik der Patientin, die in der normalen psychopathologischen Befunderhebung kaum angemessen abzubilden war, entschloss sich der aufnehmende Arzt, durch einen Kollegen ein standardisiertes diagnostisches Interview (Composite International Diagnostic Interview [CIDI]; Wittchen und Semler, 1990) durchführen zu lassen. Die sich dabei ergebenen Diagnosen nach dem Kapitel V der ICD-10 konnten dann im weiteren Verlauf der stationären und ambulanten Behandlung verifiziert werden und werden zunächst in der in **Tabelle 41** angegebenen Reihenfolge diskutiert.

Das von der Patientin konstatierte Diazepam-Abhängigkeitssyndrom (F13.2) reichte nach den Angaben der Patientin und fremdanamnestischer Angaben ihrer Eltern mindestens bis in das 14. Lebensjahr zurück, wobei sich insgesamt ein phasenhafter Verlauf zeigte. Von der Patientin wurden zumindest die Kriterien A, B, E und H für das Benzodiazepin-Abhängigkeitssyndrom erfüllt (vgl. **Tab. 42**). Die zeitweise wahllose Einnahme verschiedenster nicht abhängigkeitserzeugender Medikamente wurde durch die standardisierte Diagnosenerhebung nicht erfasst, obgleich dies einen Grund für die stationäre Aufnahme bildete. Vor diesem Hintergrund ist eine zusätzliche Verschlüsselung dieses Missbrauchs unter der Kategorie F55 (Missbrauch von Substanzen, die keine Abhängigkeit hervorrufen) vorzunehmen, wobei entsprechend der konsumierten Substanzgruppen die Subkategorien F55.0 (Antidepressiva) und F55.8 (andere) zu klassifizieren sind.

Tabelle 41: ICD-10-Diagnosen gemäß der standardisierten Befunderhebung mit dem Composite International Diagnostic Interview (CIDI)

ICD-10-Diagnosen		Beginn der Störung
F13.2	Abhängigkeitssyndrom von Sedativa	mit 14 Jahren
F33.1	rezidivierende depressive Störung (gegenwärtig mittelgradige depressive Episode)	mit 10 Jahren
F40.01	Agoraphobie mit Panikstörung	mit 14 Jahren
F42	Zwangsstörung	mit 15 Jahren
F44.4	dissoziative Bewegungsstörung	mit 10 Jahren
F44.6	dissoziative Sensibilitäts- und Empfindungsstörung	mit 10 Jahren
F50.0	Anorexia nervosa	mit 14 Jahren

Tabelle 42: Zusammenfassende Darstellung der diagnostischen Kriterien für das Abhängigkeitssyndrom (F1x.2; nach Dilling et al., 1991a)

Die Diagnose eines Abhängigkeitssyndroms sollte nur gestellt werden, wenn irgendwann während des letzten Jahres mindestens drei der folgenden Kriterien vorhanden waren:

A. Ein starker Wunsch oder eine Art Zwang, psychotrope Substanzen zu konsumieren.

B. verminderte Kontrollfähigkeit bezüglich des Beginns, der Beendigung und der Menge des Substanzkonsums

C. Substanzgebrauch mit dem Ziel, Entzugssyndrome zu mildern und der entsprechenden positiven Erfahrung

D. ein körperliches Entzugssyndrom

E. Nachweis einer Toleranzentwicklung

F. ein eingeengtes Verhaltensmuster im Umgang mit der Substanz

G. fortschreitende Vernachlässigung anderer Vergnügen oder Interessen zugunsten des Substanzkonsums

H. anhaltender Substanzkonsum trotz Nachweis eindeutiger sozialer, psychischer oder körperlicher Folgen

Im psychopathologischen Querschnittbefund zeigt die Patientin Merkmale einer depressiven Verstimmung, die die diagnostischen Kriterien für eine gegenwärtig mittelgradige depressive Episode erfüllt (vgl. **Tab. 43**). In der Anamnese der Patientin fehlen hypomanische oder manische Episoden, Frau P. weist aber im Zusammenhang mit dem berichteten traumatischen Ereignis im zehnten Lebensjahr auf eine depressive Episode nicht mehr eindeutig verifizierbaren Schweregrades hin, so dass eine rezidivierende depressive Störung (F33.1) diagnostiziert werden muss.

Die Angstsymptomatik der Patientin, in der situativ ungebundene Angstanfälle neben phobischen Ängsten angesichts von Menschenmengen oder der Entfernung von Zuhause dominieren, ist als Agoraphobie mit Panikstörung (F40.01) zu klassifizieren (vgl. **Tab. 44**). Obwohl sich in den klinisch-diagnostischen Leitlinien ein Hinweis findet, dass depressive und zwanghafte Symptome sowie soziale Phobien bei der Agoraphobie vorhanden sein dürfen, ohne das klinische Bild zu beherrschen, werden Ausschlusskriterien für die Kombination der zugehörigen Diagnosen nicht in eindeutiger Weise formuliert. Damit ist die Zwangssymptomatik der Patientin, die sich im Wesentlichen auf häusliche Kontrollzwänge bezieht, als Zwangsstörung mit Überwiegen von Zwangshandlungen (F42.1) zu klassifizieren (vgl. **Tab. 45**).

Darüber hinaus weist Frau P. sowohl anamnestisch im Zusammenhang mit dem traumatisierenden Ereignis ihrer Kindheit als auch aktuell Merkmale dis-

Tabelle 43: Zusammenfassende Darstellung der diagnostischen Kriterien für die rezidivierende depressive Störung, gegenwärtig mittelgradige depressive Episode (F33.1)

A. Wenigstens zwei depressive Episoden sollten mindestens zwei Wochen gedauert haben und von mehreren Monaten ohne eindeutige affektive Symptomatik getrennt gewesen sein.

B. Mindestens zwei der drei angegebenen typischen Symptome (depressive Verstimmung, Verlust von Interesse oder Freude und erhöhte Ermüdbarkeit) und mindestens drei der im Folgenden angegebenen Symptome müssen erfüllt sein:

1. verminderte Konzentration und Aufmerksamkeit
2. vermindertes Selbstwertgefühl und Selbstvertrauen
3. Schuldgefühle und Gefühle von Wertlosigkeit
4. negative und pessimistische Zukunftsperspektiven
5. Gedanken oder erfolgte Selbstverletzung oder Suizidhandlungen
6. Schlafstörungen
7. verminderter Appetit

Tabelle 44: Zusammenfassende Darstellung der diagnostischen Kriterien für eine Agoraphobie mit Panikstörung (F40.01)

A. Die psychischen oder vegetativen Symptome müssen primäre Manifestationen der Angst sein und nicht auf anderen Symptomen wie Wahn oder Zwangsgedanken beruhen.

B. Die Angst muss in mindestens zwei der folgenden umschriebenen Situationen auftreten: in Menschenmengen, auf öffentlichen Plätzen, bei Reisen mit weiter Entfernung von Zuhause oder bei Reisen alleine.

C. Vermeidung der phobischen Situation ist oder war ein entscheidendes Symptom.

Tabelle 45: Zusammenfassende Darstellung der diagnostischen Kriterien für eine Zwangsstörung (F42)

Für eine eindeutige Diagnose sollen wenigstens zwei Wochen lang an den meisten Tagen Zwangsgedanken und/oder -handlungen nachweisbar sein; sie müssen quälend sein oder die normalen Aktivitäten stören. Die Zwangssymptome müssen folgende Merkmale aufweisen:

A. Sie müssen als eigene Gedanken oder Impulse für den Patienten erkennbar sein.

B. Wenigstens einem Gedanken oder einer Handlung muss noch – wenn auch erfolglos – Widerstand geleistet werden, selbst wenn sich der Patient gegen andere nicht länger wehrt.

C. Der Gedanke oder die Handlungsausführung dürfen nicht an sich angenehm sein.

D. Die Gedanken, Vorstellungen oder Impulse müssen sich in unangenehmer Weise wiederholen.

soziativer Störungen auf. War es in der Vergangenheit eine offensichtlich psychogene Lähmung beider Beine sowie eine psychogene Blindheit, die als Reaktion auf das Trauma gewertet werden können, so stehen aktuell wiederum Lähmungserscheinungen beider Beine mit Sensibilitäts- und Empfindungsstörungen im Vordergrund, so dass nach ICD-10 sowohl eine dissoziative Bewegungsstörung (F44.4) als auch eine dissoziative Sensibilitäts- und Empfindungsstörung (F44.6) diagnostiziert werden muss (vgl. **Tab. 46**).

Die offensichtlich anorektische Symptomatik der Patientin erfüllt die Kriterien für eine Anorexia nervosa (F50.0) nach ICD-10 (vgl. **Tab. 47**). Neben der Gewichtsproblematik führt Frau P. den Gewichtsverlust gezielt selbst herbei. Darüber hinaus besteht eine Körperschema-Störung und eine Amenorrhoe.

Tabelle 46: Zusammenfassende Darstellung der diagnostischen Kriterien für dissoziative Störungen (Konversionsstörungen; F44)

Für eine eindeutige Diagnose müssen folgende Merkmale nachweisbar sein:

A. Klinische Charakteristika, wie sie für die einzelnen Störungen ausgeführt sind.

B. Keine körperliche Krankheit, welche die Symptome erklären könnte.

C. Beleg für eine psychische Verursachung, d. h. zeitlicher Zusammenhang mit Belastungen, Problemen oder gestörten Beziehungen.

Tabelle 47: Zusammenfassende Darstellung der diagnostischen Kriterien für Anorexia nervosa (F50.0)

A. Tatsächliches Körpergewicht muss mindestens 15 % unter dem erwarteten oder BMI von 17,5 oder weniger sein.

B. Der Gewichtsverlust ist selbst herbeigeführt durch:

1. Vermeidung von hochkalorischen Speisen und eine oder mehrere der folgenden Möglichkeiten:
2. selbst induziertes Erbrechen
3. selbst induziertes Abführen
4. übertriebene körperliche Aktivitäten
5. Gebrauch von Appetitzüglern und/ oder Diuretika.

C. Körperschema-Störung in Form einer spezifischen psychischen Störung: Die Angst, dick zu werden, besteht als eine tiefverwurzelte überwertige Idee; die Betroffenen legen eine sehr niedrige Gewichtsschwelle für sich fest.

D. Eine endokrine Störung auf der Hypothalamus-Hypophysen-Gonaden-Achse. Sie manifestiert sich bei Frauen als Amenorrhoe und bei Männern als Libido- und Potenzverlust.

E. Bei Beginn der Erkrankung vor der Pubertät ist die Abfolge der pubertären Entwicklungsschritte verzögert oder gehemmt.

Diskussion

Auch wenn das Komorbiditätsprinzip innerhalb der operationalen Diagnostik besagt, dass so viele deskriptive Diagnosen zu stellen sind, bis die Symptomatik des Patienten vollständig abgebildet ist, erscheint die Stellung von insgesamt sieben Diagnosen für die hier vorgestellte Patientin sowohl unter klinischen, als auch unter therapeutischen und prognostischen Gesichtspunkten wenig sinnvoll zu sein. Zwar zeigen die ersten veröffentlichten Komorbiditätsstudien, die die ICD-10 als diagnostisches Bezugssystem verwenden, dass es durch die Auflösung sogenannter komplexer Diagnosen insgesamt zu einer durchschnittlichen Zunahme zu stellender Diagnosen kommt; mit operationalen Systemen scheinen jedoch Patienten mit im Verlauf stark wechselnder oder multipler Symptomatik nicht adäquat erfasst zu werden. Durch operationale Diagnosesysteme und die entsprechenden Erhebungsinstrumente, wie das hier verwendete Composite International Diagnostic Interview (CIDI) werden zwar außerordentlich präzise die verschiedenen Störungsanteile beschrieben, die Diagnosen werden jedoch nicht in eine sinnvolle hierarchische Reihenfolge gebracht oder in ein Gesamtkonzept integriert.

Wird die hier vorgestellte Patientin im Hinblick auf ihre lebensgeschichtlichen Entwicklungsschritte und die wichtigsten psychodynamischen Aspekte ihres Interaktions- und Krankheitsverhaltens diagnostisch betrachtet, so wird zweierlei deutlich:

1. Die Entwicklung der dissoziativen und depressiven Beschwerdeanteile beginnt mit einem traumatischen Erlebnis im zehnten Lebensjahr, während vor allem die sich in einer Anorexia nervosa manifestierende Identitätsstörung, die teilweise wahllose Einnahme verschiedenster Medikamente, die Angst- und Zwangssymptomatik im Rahmen der pubertären Entwicklung beginnt. Die weitere Entwicklung der Symptomatik lässt sich als multipel und instabil kennzeichnen, wobei es zu zwei Suizidversuchen kommt, die mit der zeitweisen Parentifizierung der Patientin und einer Trennungssituation assoziiert sind.
2. Die Fähigkeit der Patientin, stabile (therapeutische) Beziehungen einzugehen und diese über einen längeren Zeitraum aufrechtzuerhalten, erscheint deutlich eingeschränkt. Bestimmte Beziehungsaspekte werden nicht von der Patientin selbst, sondern durch andere Personen (z. B. Mutter) repräsentiert, die sich für Frau P. artikulieren und von denen sich die Patientin als weitgehend abhängig erlebt. Gleichzeitig werden in den entstehenden Beziehungen Spaltungsmechanismen deutlich, mit denen Frau P. etwa gegenüber verschiedenen Personen die unterschiedlichen Aspekte ihrer Erkrankung zu verheimlichen versucht.

Gerade dieser zuletzt genannte Aspekt lässt die Prognose der Patientin als ungewiss erscheinen, weist aber auch auf die seit der Adoleszenz bestehende umfassende Verhaltens- und Beziehungsstörung hin, die sich sowohl unter deskriptiven als auch unter psychodynamischen Gesichtspunkten im Sinne einer Persönlichkeitsstörung interpretieren lässt. Das vorherrschende Kennzeichen betrifft dabei die emotionale Instabilität, die in der multiplen Symptomatik zum Ausdruck kommt. Das Selbstbild der Patientin bleibt insgesamt unkonturiert und erscheint in den psychosexuellen Funktionen mit der Art ihrer Beziehungsgestaltung und der Essstörung deutlicher gestört. Innere Impulse oder Muster werden vorzugsweise über Dritte ausagiert, selbstschädigende Tendenzen finden sich im Krankheitsverhalten und in den Suizidversuchen sowie dem multiplen Substanzmissbrauch. Insgesamt sind damit sowohl im deskriptiven wie im strukturdiagnostischen Sinne (Kernberg, 1978) die diagnostischen Kriterien einer Borderline-Persönlichkeitsstörung erfüllt.

ICD-10-Diagnosen

F13.2 Sedativa-Abhängigkeitssyndrom

F33.1 rezidivierende depressive Störung, gegenwärtig mittelgradige Episode

F40.01 Agoraphobie mit Panikstörung

F42 Zwangsstörung

F44.4 dissoziative Bewegungsstörung

F44.6 dissoziative Sensibilitäts- und Empfindungsstörung

F50.0 Anorexia nervosa

28. Der Junge, der nicht mehr essen will

Michael Schulte-Markwort

Falldarstellung

Über die Poliklinik meldet sich eine verzweifelte Mutter, die berichtet, dass ihr vierjähriger Sohn kürzlich geäußert habe, dass er nicht mehr essen wolle. Er wolle dies tun, um zu sterben.

In der Sprechstunde erscheint dann Frau C, eine junge Mutter, mit ihrem vierjährigen Sohn sowie ihrer sechs Monate alten Tochter. Sie berichtet, dass Andreas die schon am Telefon geschilderte Äußerung noch einmal wiederholt habe. Frau C. vermutet einen Zusammenhang mit einer deutlichen Eifersuchtsproblematik ihres Sohnes, der seine kleinere Schwester auch häufig kneife oder sehr fest drücke, wenn niemand zusehe.

Andreas habe sich in der letzten Zeit häufiger mit Tod und Sterben auseinandergesetzt, so, als seine Urgroßmutter verstorben sei und er kürzlich einmal Fotos von hungernden Kindern in Somalia gesehen habe.

Andreas selbst schildert auf Nachfrage, dass er «nur Brot mit Honig» esse. Er beschwert sich darüber, dass das Essen seiner Mutter oft «viel zu heiß» sei, die Mutter müsse doch wissen, dass er das nicht möge. Andreas protestiert gegen die Aussage seiner Mutter, dass er mittags kaum etwas esse und betont, dass er «neulich» bei einem Freund «Spaghetti mit Soße» gegessen und seinen Teller leer gemacht habe.

Frau C. berichtet, dass es auch in anderen Situationen so sei, dass Andreas mittags kaum esse. Es sei zwar schon öfter vorgekommen, dass er bei der Großmutter mütterlicherseits gegessen habe, aber dann habe er zu Hause das Essen wieder verweigert, obwohl die Mutter von Frau C. ihr das Essen mitgegeben habe. Jede Essenssituation mittags sei sehr schwierig, Andreas esse nur mit Druck. Wenn ihm die abendliche Sesamstraße verboten werde, bemühe er sich manchmal, aber einen großen Effekt zeige auch diese Maßnahme nicht. Ebenfalls bei ihrem Mann sei die Situation nicht anders, Andreas esse eigentlich nur morgens und abends.

Anamnese

Erstes Kind einer bei der Geburt 26-jährigen Mutter. Unauffällige Schwangerschaft und Geburt, Geburtsgewicht 3450 g bei einer Geburtslänge von 52 cm. Statomotorische und sprachliche Entwicklung altersgerecht. Sauberkeitsentwicklung mit Beginn des dritten Lebensjahres abgeschlossen. Im Alter von fünf Monaten bei der Vorsorgeuntersuchung leichter Hypertonus des linken Armes und Beines, so dass eine krankengymnastische Behandlung angeordnet wird. Im Alter von 1,5 Jahren Vorstellung in einer orthopädischen Klinik wegen einer ausgeprägten Trichterbrust ohne therapeutische Konsequenzen. Andreas sei schon immer eine sehr infektanfälliges (rezidivierende Tonsollitiden) Kind gewesen, weshalb der Junge mit immunabwehrunterstützenden Medikamenten behandelt werde.

Zur Anamnese der Essproblematik berichtet Frau C, dass Andreas zunächst sehr gut getrunken habe. Als sie ihn im Alter von sechs Monaten habe abstillen wollen, habe er alles, was sie ihm zu essen gegeben habe, wieder ausgespuckt oder erbrochen. Sie habe daraufhin alle Sauger und Breisorten ausprobiert, die es auf dem Markt gebe, allerdings ohne Erfolg. Besuche bei der Kinderärztin hätten keine auffälligen Untersuchungsbefunde ergeben, die das Erbrechen hätten erklären können. Die Situation sei immer schlimmer geworden, sie selbst habe schließlich Albträume bekommen, in denen sie befürchtet habe, dass ihre Milch versiege und ihr Kind verhungere. Tatsächlich sei ihre Milch auch immer weniger geworden und Andreas habe oft und immer mehr nächtelang vor Hunger geschrien. Schließlich habe sie bei der Kinderärztin darauf bestanden, dass ein Allergietest durchgeführt werde. Dabei sei eine Kuhmilchallergie festgestellt worden und nach einer Umstellung der Ernährung auf Sojaprodukte habe sich das Erbrechen gegeben. Diese Umstellung habe allerdings etwa bis zum 13. Lebensmonat gedauert. Seitdem werde Frau C. die Angst nicht los, dass Andreas nicht genug zu essen bekomme und dass seine Infektanfälligkeit mit der mangelhaften Ernährung zusammenhänge.

Andreas habe seit einem halben Jahr eine Schwester, die ein unauffälliges und liebes Mädchen sei.

Befunde

Bei der **körperlichen Untersuchung** findet sich ein blasser vierjähriger Junge, der mit seiner Körpergröße von 110 cm auf der 90. Percentile und mit seinem Gewicht von 16,9 kg auf der 25. Percentile liegt. Das Untersuchungsheft zeigt einen gleichmäßigen Verlauf der Percentilenkurven. Ausgeprägte Trichterbrust ohne Beeinträchtigung der Atmung. Keine weiteren pathologischen Befunde.

Die **neurologische Untersuchung** zeigt einen altersentsprechend entwickelten vierjährigen Knaben, dessen Hirnnervenstatus unauffällig und dessen Muskeleigenreflexe seitengleich sind. Diskrete Tonuserhöhung der linken Seite, die bei Koordinationsübungen ihren Ausdruck in einer diskreten Neigung zum Faustschluss links zeigt. Koordination ansonsten unauffällig.

Der **psychische Befund** zeigt einen sehr schüchternen und dennoch sehr aufmerksamen Jungen, der schnell beleidigt und trotzig wirkt. Er gibt selbst an, dass er «nur Honigbrot» esse und dass er der Mutter versprochen habe, die kleine Schwester nicht mehr «so fest zu drücken». Andreas zeigt keinerlei Beunruhigung über eine kurzfristige Trennung von seiner Mutter, ist es aber deutlich gewohnt, dass ihm schnell große Aufmerksamkeit zukommt, auch wenn er sich über angemessene Strecken alleine (z. B. mit Bauklötzen) beschäftigen kann. Vom Affekt her erscheint der Knabe im Wesentlichen unauffällig, die von der Mutter beschriebene Depressivität taucht in den Untersuchungssituationen nicht auf, allerdings wird eine demonstrativ verstärkte Theatralik deutlich, mit der Andreas darauf hinweist, dass seine Mutter bestimmte Dinge nicht so mache, wie er das bräuchte (z. B. das Essen zu heiß zu servieren). Im Kontakt ist das Verhalten des Jungen angemessen, es ergeben sich keinerlei Hinweise auf das Vorliegen tiefgreifender psychischer Störungen oder Entwicklungsverzögerungen.

Die Mutter wirkt sehr besorgt und angespannt. Dabei steht für sie immer wieder im Vordergrund, dass sie etwas falsch gemacht habe oder noch machen könnte, was sie sich selbst nicht verzeihen würde. Zusätzlich scheint der Druck der eigenen Mutter sehr groß zu sein. Diese würde immer wieder darauf hinweisen, dass sie in der Erziehung ihrer Kinder nie derartige Schwierigkeiten gehabt habe, und außerdem esse Andreas bei ihr zwar auch mäkelig, aber dennoch mehr als bei seiner Mutter.

Im letzten Gespräch berichtet die Mutter, dass sie eine Geschwindigkeitsphobie habe: So traue sie sich nicht, mit dem Fahrrad einen Berg hinunter zu fahren. Sie habe keinen Führerschein und habe auch als Beifahrerin oft Angst bei höheren Geschwindigkeiten. Die Unterbringung der Kinder im Kindergarten mache eigentlich eine Motorisierung notwendig, weil sie zu Fuß täglich zwei Stunden unterwegs sei.

Psychodynamisch hat sich zwischen Andreas und seiner Mutter ein Konflikt etabliert, der schon jetzt zu fixieren droht. Ausgehend von der – realen – Bedrohung durch die zu lange nicht diagnostizierte Kuhmilchallergie hat sich ein Kreislauf zwischen Mutter und Kind entwickelt, bei dem die Mutter vorschnell Angst vor einem möglichen Verhungern ihres Kindes hat. Sie ist immer wieder mit massiven Schuldgefühlen belastet, dass sie die Fütterstörungen des Kindes nicht rechtzeitig erkannt hat (bzw. bei der behandelnden Kinderärztin erst später auf eine Diagnostik bestanden hat) und – im Konflikt mit der eigenen Mutter – immer wieder das Gefühl hat, zu versagen und den elterlichen Ansprüchen nicht gerecht zu werden. Die phobische Symptomatik der Mutter verweist auf unbewusste, nicht gelebte aggressive und sexuelle Impulse im Zusammenhang mit einer nicht ganz geglückten Autonomieentwicklung.

Bei Andreas hat sich offensichtlich das Essen als Gegenstand von Konfliktlösungsversuchen schon fixiert. Er weiß, dass er seine Mutter in der Hand hat, wenn er das Essen verweigert und kann sich sicher sein, dass ihm darüber immer wieder Aufmerksamkeit zukommt. Obwohl sicherlich ein Teil seiner Symptomatik auch Ausdruck derselben Angst ist, wie die Mutter sie hat – nicht ausreichend versorgt zu sein – findet auch die Geschwisterrivalität hierin ihren Ausdruck.

Diagnostische Überlegungen

Leitsymptom ist die Mäkeligkeit beim Essen sowie die Ankündigung, nicht mehr essen zu wollen, um zu sterben. Die affektive Komponente reicht nicht aus, um eine depressive Episode zu diagnostizieren, wenn auch unter psychodynamischen Gesichtspunkten eine depressive Reaktion auf die Geburt der Schwester bedeutsam sein dürfte. Die diagnostische Kategorie **Fütterstörung im frühen Kindesalter** (**F98.2**) fordert:

> Nahrungsverweigerung und extrem wählerisches Essverhalten bei angemessenem Nahrungsangebot einer einigermaßen kompetenten Betreuungsperson und in Abwesenheit einer organischen Erkrankung.

Schwierig ist in diesem Zusammenhang sicherlich der Begriff einer «einigermaßen kompetenten Betreuungsperson», weil dies sehr dehnbar ist und es keine Kriterien gibt, nach denen eine Eignung überprüft werden könnte. Im komplexen Zusammenspiel zwischen organischer Belastung (Kuhmilchallergie) und psychodynamisch wirksamen Faktoren durch die Mutter (eigene Unsicherheit, Schuldgefühle) ergibt sich eine **kindliche Essstörung**, die ihre Ursachen nicht nur beim Kind hat. Es wäre zu überlegen, ob es nicht sinnvoller wäre, derartige, in der Eltern-Kind-Interaktion eingebettete Wirkfaktoren von vorneherein einzuschließen, weil Fütterstörungen immer in einem komplexen Beziehungsgefüge entstehen – wenn nicht deutliche Hinweise auf Verwahrlosung oder Hunger aufgrund eines mangelnden Nahrungsangebots bestehen. Die Kategorie F98.2 fordert in den Leitlinien, dass sie erst diagnostiziert werden sollte, wenn das Ausmaß deutlich außerhalb des Normbereichs liegt, oder wenn die Art des Essproblems qualitativ abnorm ist, oder wenn das Kind kein Gewicht zunimmt oder über einen Zeitraum von wenigstens einem Monat Gewicht verliert.

Auch diese Leitlinien sind im vorliegenden Fall schwierig einzuschätzen, weil einerseits ein eindeutiger Percentilenunterschied zwischen Gewicht und Größe besteht, andererseits kein akuter Gewichtsverlust oder ein Schneiden der Gewichtspercentile vorliegt. Dennoch sollte an der **Diagnose F98.2** festgehalten werden, da auch **Symptome, die die Nahrungs- und Flüssigkeitsaufnahme betreffen** (**R63**) die Symptomatik nur unspezifisch erfassen.

ICD-10-Diagnose

F98.2 Fütterstörung im frühen Kindesalter

29. Stimmen und Stoff

Michael Krausz und Reinhard Maß

Situation unmittelbar vor der stationären Aufnahme

Der 43-jährige ledige ungelernte Arbeiter lebte bis zur stationären Aufnahme zusammen mit seinem früheren Mitpatienten in einer Zweizimmer-Wohnung, die er auch mit diesem eingerichtet hatte. Drei Monate vor der Indexaufnahme teilte er sein Zimmer zudem mit einem heroinabhängigen Bekannten.

In den letzten Wochen vor der aktuellen stationären Behandlung habe man morgens zu dritt zusammen gefrühstückt, daraufhin sei der heroinabhängige Bekannte zur Arbeit gegangen, der (alkoholabhängige) Mitbewohner habe sich in aller Regel wieder ins Bett gelegt. Herr B. selbst habe ebenfalls viel Zeit im Bett verbracht, Zeitung gelesen, Radio gehört, sei spazieren gegangen, dabei auch oft ohne eigentliches Ziel U-Bahn gefahren (der Patient hatte von seinem Vater eine Monatskarte bekommen). Besuche habe er (bis auf eine Ausnahme) weder erhalten noch gemacht; er habe praktisch keinen Freundes- und Bekanntenkreis mehr. Einmal habe er in den drei Monaten Besuch gehabt, aber das sei dem heroinabhängigen Bekannten nicht recht gewesen. Herr B. ist in keiner Weise in der Lage, sich gegen diesen Bekannten durchzusetzen; offenbar hat er auch Angst vor ihm. Der Bekannte habe ihn massiv animiert, gleichfalls Heroin zu spritzen, habe ihn unter Druck gesetzt, so dass er schließlich nachgab. Im Laufe der Zeit habe er dann Essen und Kleidung vernachlässigt, sein Geld für Heroin ausgegeben. Dabei sei er zunehmend verzweifelt über seine Lage gewesen und habe schließlich täglich Angstzustände («Horrorgefühle») und Selbstmordgedanken erlebt. Einige Tage vor der Aufnahme befestigte er einen Strick an der Gardinenstange mit der Absicht, sich daran zu erhängen; der Strick riss jedoch, als der Patient probeweise kräftig daran zog. Herr B. berichtete, er sei nicht sicher, was er getan hätte, wenn der Strick gehalten hätte.

Aufnahmesituation

Die freiwillige Aufnahme in der psychiatrischen Universitätsklinik (Herr B. hatte zunächst vergeblich versucht, in einem psychiatrischen Landeskrankenhaus aufgenommen zu werden, das er bereits von vorherigen Behandlungen kannte) war für den Patienten gleichbedeutend mit einer Flucht aus der für ihn unlösbaren Lebenssituation.

Nach einigen Tagen jedoch wurde der Aufenthalt auf der psychiatrischen Station für ihn ebenfalls unerträglich («Ich habe es hier nicht mehr ausgehalten.»), wobei er besonders unter den Nebenwirkungen der Neuroleptika litt. Zugleich konnte er keinen hinreichend tragfähigen Kontakt zum Personal der Station aufbauen. Ungünstig wirkten sich möglicherweise auch eine zeitweise Verlegung in die Chirurgie, die wegen einer Spaltung eines Abzesses in der linken Armbeuge notwendig wurde, sowie der Wechsel des behandelnden Stationsarztes aus.

So verließ Herr B. ohne Rücksprache die Station, um zu seiner 91-jährigen Großmutter zu fahren, was als eine weitere Flucht vor einer subjektiv als ausweglos erachteten Situation aufzufassen war. Die Großmutter nahm ihn für einige Tage auf, wurde dann aber krank, so dass Herr B. auch dort nicht bleiben konnte. Er ging daraufhin zu einer nahegelegenen Brücke in der Absicht, hinunterzuspringen. Jedoch war die Böschung bei dieser Brücke zu flach, so dass er von diesem Vorhaben abließ.

Nachdem Herr B. die Großmutter über das Scheitern dieses Suizidversuchs informiert hatte, benachrichtigte diese daraufhin seinen Vater, der ihn nach einer Woche zurück nach Hamburg brachte.

Kindheit und Jugend, Verhältnis zur Mutter

Die Mutter erkrankte nach der Geburt von Herrn B. an einer Schwangerschafts- bzw. Wochenbettpsychose und blieb zweieinhalb Jahre lang in stationärer psychiatrischer Behandlung; Herr B. lebte in dieser Zeit bei seiner Großmutter mütterlicherseits. Danach kehrte der Patient in sein Elternhaus zurück.

Er beschrieb seine Mutter als autoritär, unbeherrscht und oft ungerecht, sei habe viel mit ihm geschimpft. Öfters habe sie «hysterische Anfälle» bekommen, bei denen sie u.a. mit ihren Fäusten gegen ihren Kopf trommelte; das sei für ihn immer schrecklich gewesen. Der Vater sei selten zu Hause gewesen, habe viel gearbeitet, sich wenig um ihn gekümmert, sei eher emotionslos gewesen. Das Familienklima war spannungsreich; 1954 ließen die Eltern sich scheiden. An seine ersten vier Lebensjahre habe er nahezu keine Erinnerung.

Er sei gerne zur Schule gegangen, habe dem Unterricht anfangs gut folgen können; er sei ein stiller Junge gewesen, habe eher am Rande gestanden. Zeitweise sei er wegen seiner abstehenden Ohren gehänselt worden (es wurde mittlerweile ein kosmetischer Eingriff durchgeführt).

Herr B. gab an, dass er seine Wäsche bis Oktober 1990 von seiner Mutter habe waschen lassen, auch habe er etwa dreimal pro Woche bei ihr gegessen. Bei diesen häufigen Besuchen habe es oft Streitereien gegeben, bei denen sie ihm Vorwürfe hinsichtlich seiner Freizeitgestaltung machte.

Von Oktober 1990 bis März 1991 befand sich die Mutter von Herrn B. wegen erneut aufgetretener psychotischer Symptome in stationärer Behandlung in einer psychiatrischen Klinik. Für Herrn B., der etwa in dieser Zeit (März 1990 bis Februar 1991) dort ebenfalls behandelt worden war, war es ein «Schock», seine Mutter dort zu sehen. Seit März 1991 lebt die Mutter in einem Altenheim; seitdem habe sich sein Verhältnis zu ihr gebessert. Auch das Verhältnis zum Vater habe sich, im Vergleich zur Kindheit, positiv verändert.

Psychotische Ersterkrankung

Herr B. berichtet, dass seine Psychose 1979 ausgebrochen sei, nachdem seine Freundin sich nach eineinhalbjähriger Beziehung von ihm getrennt habe. Seine Freundin habe «etwas mit den Nerven» gehabt, «hysterische Anfälle» gezeigt, oft mit ihm geschrien und geschimpft, ihn auch geschlagen, was ihn an seine Mutter erinnert habe.

Zur Psychopathologie

Herr B. hatte zum Zeitpunkt der diagnostischen Erstgespräche akustische Halluzinationen. Eine weibliche, unbekannte, veränderliche, schrill-verzerrte Stimme beschimpfte ihn zuweilen («Du Idiot!») oder machte sexuelle Äußerungen («Du musst mal wieder bumsen!»). Häufig würde eine Stimme innerlich das mitreden, was er z. B. Ärzte sprechen höre, oder an deren Äußerungen eine Art zusammenfassenden Kommentar anschließen. Manchmal würden auch bei gesprochenen Radiosendungen einzelne Wörter ausgewechselt und durch andere ersetzt werden, die dann für ihn eine besondere Bedeutung hätten, z. B. sein aktuelles Befinden widerspiegelten.

Weiterhin berichtete er von optischen Halluzinationen, die vor allem dann aufträten, wenn er lese. Zur Veranschaulichung wies Herr B. auf das Wort «Dimension» auf einem Poster hin und sagte, es würde sich für ihn sekundenlag zu dem Wort «maskulin» verwandeln. Ein anderes, spontanes Beispiel war das Wort «Hilfesystem» auf einem Zettel, bei dem der Teil «sys» für ihn plötzlich zu «sos» wurde. Häufig sei es seine momentane Empfindung, die sich in einer Halluzination äußere; manchmal auch der Name seiner Mutter.

Herr B. hielt es für möglich, ja sogar für wahrscheinlich, dass er (zusammen mit allen anderen Menschen) von fremden Lebewesen aus einem anderen Sonnensystem beeinflusst werde.

Bei seinen Berichten wirkte Herr B. keineswegs völlig überzeugt von der Richtigkeit seiner Trugwahrnehmungen und Wahnideen; im Laufe des aktuellen Aufenthaltes nahmen Ausmaß und subjektive Evidenz dieser psychotischen Symptome weiter ab.

Vom Affekt war er durchgängig eher depressiv gestimmt und im emotionalen Kontakt wenig schwingungsfähig. Diese Grundstimmung hielt auch nach Abklingen der produktiven Symptome an und wurde vom Patienten als wesentlicher Grund für den Suchtmittelkonsum beschrieben.

Ergebnisse der klinischen Testung

Herr B. erreichte in der Paranoid-Depressivitäts-Skala (PDS; von Zerssen, 1976) acht Punkte, was im Vergleich zur Eichstichprobe der PDS einem Prozentrang von 94,9 entspricht; in der PDS-Depressivitäts-Skala betrug sein Prozentrang 99,7. Der Wert in der PDS-Krankheitsverleugnungs-Skala ist mit einem Prozentrang von 7,7 eher gering, was auf eine übermäßige subjektive Bewertung der im PDS abgefragten Symptome hinweisen kann.

Der Gesamtscore des Frankfurter Beschwerde-Fragebogens (FBF; Süllwold, 1991) von Herrn B. lag bei 43 Punkten; bei Heranziehung der von einer psychiatrischen Vergleichsgruppe (n = 87, Schizophrenie mit Suchtproblematik) erzielten FBF-Ergebnisse ergibt sich daraus ein Prozentrang von 64,8.

Suchtmittelvorgeschichte

Herr B. berichtete, dass er vom 16. Lebensjahr bis zur aktuellen Aufnahme regelmäßig Haschisch geraucht habe: vom 16. bis zum 18. Lebensjahr einmal pro Monat, vom 18. bis zum 30. Lebensjahr (Ausbruch der Psychose) mehrmals täglich; danach bis zur aktuellen Aufnahme einmal im Monat. Vom 22. bis zum 26. Lebensjahr habe er zusätzlich LSD genommen (einmal pro Monat). Es sei für ihn dabei das «Wir-Gefühl» in seinem damaligen Bekanntenkreis wichtig gewesen. Ebenfalls seit dem 22. Lebensjahr habe er Heroin gespritzt: vom 22. bis zum 26. Lebensjahr unregelmäßig, mehrmals wöchentlich; im 27. Lebensjahr mehrfach täglich. Er habe dann aus eigenem Antrieb 1976 eine ambulante Entziehung gemacht und seitdem Heroin nur noch selten (ca. einmal im Jahr) genommen.

Einen Rückfall habe es im Juli dieses Jahres gegeben, weil er einen obdachlosen alten Bekannten in sein Zimmer aufgenommen habe. Für Herrn B. sei das ein Versuch gewesen, seine sozialen Kontakte zu verbessern. Der Bekannte habe sich nach dem Einzug als heroinabhängig entpuppt und ihn selbst zum Heroinspritzen verleitet; in den drei Monaten vor der aktuellen Aufnahme habe er ca. dreißigmal gedrückt. Heroin würde bei ihm die zwar die produktive psychotische Symptomatik nicht unterdrücken, ihn aber allgemein entspannen. Als besondere Wirkung des Heroins berichtet er eine deutlich Abmilderung der quälenden Affekte bei konstanter produktiver Symptomatik.

Alkohol sei nie ein Problem gewesen, er habe mit 17 seinen ersten Alkoholrausch gehabt und seither ca. zehn weitere. Durchschnittlich trinke er einmal pro Woche ein Bier.

Verlauf

Herr B. ist seit längerer Zeit nicht in der Lage, den Ansprüchen des Alltagslebens gerecht zu werden, wie z. B. an seiner Unfähigkeit, sich gegen den heroinabhängigen Bekannten abzugrenzen, ersichtlich wird. Ein tragfähiges soziales Netz fehlt, der Patient ist kaum in der Lage, von sich aus Kontakt zu anderen aufzunehmen oder seinen emotionalen Zustand zu vermitteln. So beschrieb er auch seine der aktuellen Aufnahme vorangehende, mit tiefer Verzweiflung verbundene Lage nur auf gezieltes Nachfragen hin, bruchstückhaft und – scheinbar – ohne innere Anteilnahme. Das Unvermögen, sich in Notfällen irgendeine Art von Unterstützung zu suchen, lässt den Patienten zunehmend nur die Lösung der Selbsttötung sehen, das Suizidrisiko ist mithin als beträchtlich einzustufen. Die Beschreibungen des Patienten wirken, als hätte er den Suizid eher aus zufälligen Gründen bis jetzt nicht ausgeführt.

Es besteht eine erhebliche Heroin-Rückfallgefährdung, hier kommt eine durch die Labilität des Patienten bedingte hohe Verleitbarkeit hinzu.

Weiterhin liegt bei Herrn B. eine erhebliche Beeinträchtigung des Selbstwertgefühls vor, die sich u. a. in Minderwertigkeits- und Schuldgefühlen (z. B. gegenüber den Eltern), in Scham wegen seiner extrapyramidalen Symptome (Neuroleptika-Nebenwirkungen) und seiner äußeren Erscheinung zeigen. Der Patient äußerte auch wiederholt, dass er unter seiner momentanen Untätigkeit leidet und sich Arbeit, z. B. in einer therapeutischen Werkstatt wünscht. Eine regelmäßige Beschäftigung in geeignetem Rahmen hätte sicherlich positive Auswirkungen.

Wegen der anhaltenden Instabilität, Suizid- und Rückfallgefährdung wurde der Patient nach der stationären psychiatrischen Therapie in einer neu eingerichteten Übergangseinrichtung für Patientinnen und Patienten mit einer Psychose und stofflichem Missbrauch untergebracht.

Katamnese nach einem Jahr

Ein Jahr nach der Indexerhebung hat sich der Patient in der Übergangswohneinrichtung gut eingelebt und bisher keinen Rückfall bezüglich des Konsums gehabt. Kleinere psychotische Krisen wurden hingegen von den Mitarbeitern beschrieben, ohne dass sie zur erneuten psychiatrischen Aufnahme führten. Es zeichnet sich allerdings ab, dass die projektierte Behandlungszeit in der Einrichtung viel zu kurz ist und langfristige Behandlungsmaßnahmen darüber hinaus erforderlich werden.

Diskussion

Herr B. leidet seit mehreren Jahren an einer schizophrenen Psychose. Auch bei der Indexaufnahme waren Symptome ersten Ranges nach Schneider bzw. ein Kernsyndrom im Sinne des PSE 9 (Wing et al., 1978) nachzuweisen. Dies war verbunden mit einer subjektiv sehr quälend empfundenen depressiven Grundstimmung mit immer wieder auftretenden Suizidgedanken, Plänen und Versuchen, zuletzt unmittelbar nach der Aufnahme.

Herr B. erfüllt nahezu alle Kriterien der diagnostischen Eingangskriterien für schizophrene Störungen der ICD-10 (vgl. **Tab. 48**). Um überhaupt eine vierstellige (F20.x) Schizophrenie-Diagnose nach ICD-10 stellen zu können, sind diese Eingangskriterien prinzipiell zu überprüfen.

Ganz eindeutig erfüllt dieser Patient die diagnostischen Kriterien für die Untergruppe einer paranoiden Schizophrenie. Halluzinationen und Wahn stehen bei ihm im Vordergrund, während die Störung der Affektivität, des Antriebs und der Sprache sowie katatone Symptome eher im Hintergrund bleiben. Zudem weist der Patient das Merkmal akustischer Halluzinationen auf (vgl. **Tab. 49** und **Tab. 50**).

Die Anamnese des stofflichen Missbrauchs beginnt vor der psychotischen Ersterkrankung. Der Konsum wird von dem Patienten zum einen im Kontext sozialer Kontakte mit abhängigen Freunden und in der Subkultur gesehen, die für ihn gerade angesichts seiner sozialen Isolation große Bedeutung hat. Zum anderen dienen ihm der stoffliche Missbrauch zur Dämpfung insbesondere der quälenden depressiven Affekte.

Im Hinblick auf die Klassifikation der Störung durch psychotrope Substanzen wird deutlich, dass der Patient sowohl an einem schädlichen Gebrauch von Opioiden (F11.1) als auch an einem schädlichen Gebrauch von Canaboiden (F12.1) leidet. Die Kriterien für ein Abhängigkeitssyndrom sind vor dem Hintergrund fehlender Entzugssymptome, einer fehlenden Toleranzentwicklung und einer fehlenden verminderten Kontrollfähigkeit über die Substanzen nicht gegeben (vgl. **Tab. 51**)

Der stoffliche Missbrauch erreicht nach unserem Eindruck in dem von uns zu überblickenden Zeitraum nicht das Niveau eines Abhängigkeitssyndroms.

Bezüglich der nach ICD-10 möglichen Verschlüsselung der Verlaufscharakteristika mit der fünften Stelle muss am ehesten die Kodierung F20.03 (episo-

Tabelle 48: Zusammenfassende Darstellung der diagnostischen Eingangskriterien für schizophrene Störungen nach ICD-10

1. Gedankenlautwerden, Gedankeneingebung oder Gedankenentzug, Gedankenausbreitung
2. Kontrollwahn, Beeinflussungswahn, Gefühl des Gemachten deutlich bezogen auf Körper- oder Gliederbewegungen oder bestimmte Gedanken, Tätigkeiten oder Empfindungen; Wahnwahrnehmungen
3. Kommentierende oder dialogische Stimmen, die über den Patienten und sein Verhalten sprechen, oder andere Stimmen, die aus einem Körperteil kommen.
4. Anhaltender, kulturell unangemessener und völlig unrealistischer Wahn, wie der, eine religiöse oder politische Persönlichkeit zu sein, übermenschliche Kräfte und Möglichkeiten zu besitzen (z. B. das Wetter kontrollieren zu können oder im Kontakt mit Außerirdischen zu sein).
5. Anhaltende Halluzinationen jeder Sinnesmodalität, begleitet entweder von flüchtigen oder undeutlich ausgebildeten Wahngedanken ohne deutliche affektive Beteiligung oder begleitet von anhaltenden überwertigen Ideen, oder täglich für Wochen oder Monate auftretend.
6. Gedankenabreißen oder Einschiebungen in den Gedankenfluss, was zu Zerfahrenheit, Danebenreden oder Neologismen führt.
7. katatone Symptome wie Erregung, Haltungsstereotypien oder wächserne Biegsamkeit (flexibilitas cerea), Negativismus, Mutismus und Stupor
8. «Negative» Symptome wie auffällige Apathie, Sprachverarmung, verflachte oder in adäquate Affekte (dies hat zumeist sozialen Rückzug und ein Nachlassen der sozialen Leistungsfähigkeit zur Folge). Es muss sichergestellt sein, dass diese Symptome nicht durch eine Depression oder eine neuroleptische Medikation verursacht werden.

Tabelle 49: Zusammenfassende Darstellung der diagnostischen Leitlinien für paranoide Schizophrenie (F20.0) nach ICD-10

A. Die allgemeinen diagnostischen Kriterien für Schizophrenie (F20) müssen erfüllt sein.

B. Wahnphänomene oder Halluzinationen müssen vorherrschen (Verfolgungswahn, Beziehungswahn, Abstammungswahn, Sendungswahn, koenästhetischer oder Eifersuchtswahn; drohende oder befehlende Stimmen, Geruchs- und Geschmackshalluzinationen, sexuelle oder andere körperliche Sensationen).

C. Ein verflachter oder inadäquater Affekt, katatone Symptome oder Zerfahrenheit dominieren das klinische Bild nicht. Diese Phänomene können jedoch in leichter Form vorhanden sein.

Tabelle 50: Verlaufsbilder schizophrener Störungen nach ICD-10, die mit der fünften Stelle klassifiziert werden können.

Der Verlauf schizophrener Störungen kann mit Hilfe der fünften Stelle klassifiziert werden:

F20.x0 kontinuierlich

F20.xl episodisch, mit zunehmendem Residuum

F20.x2 episodisch, mit stabilem Residuum

F20.x3 episodisch remittierend

F20.x4 unvollständige Remission

F20.x5 vollständige Remission

F20.x8 andere

F20.x9 Beobachtungszeitraum weniger als ein Jahr

Tabelle 51: Zusammenfassende Darstellung der diagnostischen Leitlinien für schädlichen Gebrauch psychotroper Substanzen (F1x.1) nach ICD-10

A. Deutlicher Nachweis, dass der Substanzgebrauch verantwortlich ist (oder wesentlich dazu beigetragen hat) für die körperlichen oder psychischen Schäden, einschließlich der eingeschränkten Urteilsfähigkeit oder des gestörten Verhaltens, das zu Behinderung oder zu negativen Konsequenzen in den zwischenmenschlichen Beziehungen führen kann.

B. Die Art der Schädigung sollte klar festgestellt und bezeichnet werden können.

C. Das Gebrauchsmuster besteht mindestens seit einem Monat oder trat wiederholt in den letzten zwölf Monaten auf.

D. Auf die Störung treffen die Kriterien einer anderen psychischen oder Verhaltensstörung bedingt durch dieselbe Substanz zum gleichen Zeitpunkt nicht zu (außer akute Intoxikation F1x.0).

disch remittierend) gewählt werden, da der Patient Merkmale für einen Residualzustand nicht eindeutig aufweist.

Das Prinzip der Komorbidität der ICD-10 erweist sich als zweckmäßig und angemessen zur Beschreibung und Diagnose dieses Falles, zumal beide Prozesse unabhängig voneinander für den Verlauf und das psychopathologische Bild Bedeutung haben.

ICD-10-Diagnosen

F20.0 paranoide Schizophrenie

F11.1 schädlicher Gebrauch von Opioiden

F12.1 schädlicher Gebrauch von Cannabinoiden

30. Ein akuter Notfall mit langer Vorgeschichte

Volker Dittmann

Falldarstellung

Die 28-jährige Frau K. wurde an einem schönen warmen Sommerabend des Jahres 1991 von zwei sehr ungepflegt wirkenden jungen Männern auf die Notfallstation des Kantonsspitals einer schweizerischen Großstadt gebracht. Sie musste geschleift und getragen werden, da sie selbst nicht mehr gehen konnte. Die beiden Männer legten sie auf die Stühle des Wartezimmers und entfernten sich fluchtartig, so dass keine näheren Angaben von ihnen zu erhalten waren. Die erfahrene diensthabende Schwester registrierte sofort den akut lebensbedrohlichen Zustand der stark abgemagerten jungen Frau, deren Haut sich zunehmend livid verfärbte und die nur noch schnappend atmete, wobei die Pupillen noch stecknadelkopfgroß waren. Der diensthabende Arzt, der regelmäßig mit solchen Zustandsbildern konfrontiert war, handelte sofort: Die junge Frau wurde intubiert, beatmet und erhielt eine Injektion eines Opiatantagonisten, worauf nach kurzer Zeit wieder die Spontanatmung einsetzte.

Innerhalb weniger Minuten war Frau K. dann bewusstseinsklar. Inzwischen hatte man in der Patientenkartei nachgesehen und festgestellt, dass die junge Frau innerhalb der letzten beiden Jahre bereits dreimal mit ähnlichen Zuständen eingeliefert worden war. So war dann auch von ihr zu erfahren, dass sie sich einen «Schuss H» gesetzt hatte. Im Bereich des linken Handrückens war eine frische, noch blutende Einstichstelle feststellbar. Beide Arme waren mit unterschiedlich alten Injektionsmarken und kleinen Hämatomen übersät, die Venen teilweise schmerzhaft verhärtet, ein ähnlicher Befund fand sich an beiden Fußrücken und teilweise auch im Unterschenkelbereich.

Im ersten Gespräch beschimpfte Frau K. den behandelnden Arzt und beklagte sich, dass sie «schon wieder» gerettet worden sei. Sie habe sich doch «den Goldenen» geben wollen, weil ihr das Leben «stinke». Aufgrund dieser Äußerungen wurde konsiliarisch ein Psychiater zugezogen, der die Patientin nach kurzem Gespräch als suizidal einstufte und die Verlegung in die Psychiatrische Klinik empfahl. Frau K. war hiermit anfangs überhaupt nicht einverstanden und konnte sich erst widerwillig mit einer Verlegung abfinden, nachdem der Konsiliarpsychiater ihr angekündigt hatte, dass er notfalls auch eine Zwangseinweisung veranlassen würde.

In der Psychiatrischen Klinik war Frau K. bereits von mehreren kürzeren, zumeist nur wenige Tage dauernden Aufenthalten her bekannt. Zuletzt hatte sie 1990 eine stationäre Drogenentzugsbehandlung nach vier Tagen abgebrochen, da sie der Ansicht war, die Entzugsmethoden der Klinik seien «zu hart» und sie bekomme nicht in ausreichender Menge die gewünschten Medikamente.

Im Erstgespräch auf der psychiatrischen Aufnahmeabteilung wirkte die Patientin verschlossen, dysphorisch, verbal aggressiv. Deutlich gab sie zum Ausdruck, dass sie nur gezwungenermaßen in die Psychiatrische Klinik gekommen sei. Sie werde hier ihre Zeit «absitzen», im Übrigen solle man sich nicht einbilden, dass sie mit irgendjemandem über ihr Privatleben sprechen wolle.

Diese Haltung änderte sich nach wenigen Stunden. Frau K. bat dringend, den diensthabenden Arzt sprechen zu dürfen. Sie klagte über Übelkeit, Schmerzen «am ganzen Körper», Bauchkrämpfe und innere Unruhe. Die Pupillen waren weit, der Tränenfluss vermehrt, die Patientin schwitzte, der Puls war auf 120 Schläge/min beschleunigt. Nach Gabe von Baclofen und Promethazin in mittlerer Dosierung gingen diese Beschwerden zunächst zurück. Frau K. war nunmehr zu einem längeren Gespräch mit dem behandelnden Arzt bereit, der zur Anamnese Folgendes erfahren konnte.

Angaben zur Biografie

Frau K. wurde als einzige Tochter eines wohlhabenden Fabrikanten und seiner Ehefrau, einer Schauspielerin und Sängerin, in einer Schweizer Großstadt geboren. Beide Eltern seien in der Kindheit für sie wenig verfügbar gewesen, die Mutter habe bald nach der Geburt wieder als Schauspielerin und Sängerin gearbeitet und sei oft lange auf Tourneen gewesen. Der Vater habe sich ganz, zumeist auch an den Wochenenden, seiner Fabrik gewidmet, so dass die Erziehung und Betreuung im Wesentlichen in den Händen häufig wechselnden Hauspersonals lag. Die Mutter wurde von Frau K. rückblickend als oberflächlich, impulsiv und nicht nur auf der Bühne, sondern auch im täglichen Leben als theatralisch und unecht erlebt. Die emotionale Beziehung zum Vater sei besser gewesen, wirkliche Probleme habe sie jedoch mit ihm nie besprechen können. Kindergarten, Grundschule und die ersten Jahre des Gymnasiums absolvierte Frau K. ohne größere Probleme, sie brauchte sich nicht sehr anzustrengen, um gute Schulnoten zu erreichen. Zu einer krisenhaften Zuspitzung im Elternhaus kam es, als die Patientin 14 Jahre alt war. Sie entdeckte, dass beide Eltern sich mittlerweile andere, außereheliche Partner gesucht hatten. Die häuslichen Spannungen nahmen zu. Der Vater, der schon immer einen Hang zum Alkoholmissbrauch gehabt hatte, war nun fast täglich betrunken, die Eltern sprachen von Scheidung. Schließlich beschlossen sie, die Tochter auf ein Internat ins Berner Oberland zu schicken.

Frau K. war hiermit überhaupt nicht einverstanden, beugte sich zunächst dem Wunsch der Eltern, lief jedoch nach drei Wochen aus dem Internat fort und wurde wenige Tage später in einem zwielichtigen Lokal, in dem auch Drogenabhängige verkehrten, im Rahmen einer Polizeirazzia vorübergehend festgenommen und schließlich zu den Eltern zurückgebracht. Fortan durfte sie wieder zu Hause leben, bekam die Eltern jedoch kaum noch zu Gesicht und war weitgehend auf sich allein gestellt. Ihre schulischen Leistungen ließen stark nach, immer öfter blieb sie auch der Schule fern. Sie lud häufiger eine Reihe älterer Jugendlicher in das elterliche Haus ein, auf diesen «Partys» wurde reichlich Alkohol getrunken. Frau K. begann in diesem Zusammenhang erstmals regelmäßig Cannabis in Form von Haschischzigaretten zu konsumieren. Bald waren ihre Schulleistungen so schlecht geworden, dass sie das Gymnasium verlassen musste. Sie nahm dies eher gleichgültig auf und versuchte mit minimaler Anstrengung ihre Pflichtschulzeit auf der Realschule hinter sich zu bringen, die sie schließlich ohne Abschlusszeugnis verließ.

Zu diesem Zeitpunkt, 16-jährig, war sie mit einem 22-jährigen Mann befreundet, zu dem auch eine sexuelle Beziehung bestand. Dieser Mann faszinierte sie, weil er gutaussehend war, erfahren wirkte und über größere Geldmengen verfügte. Eines Tages nahm er sie mit auf eine Reise nach Amsterdam. Dort lernte Frau K. erstmals die Wirkung von Heroin kennen, das sie zunächst sniffte. Später überredete ihr Freund sie zum intravenösen Konsum, er selbst setzte ihr den ersten «Schuss». Sie erlebte die Wirkung als sehr angenehm, entspannend, hatte jedoch Angst davor, abhängig zu werden und beschränkte sich zunächst auf wenige Injektionen an den Wochenenden.

Nach einigen Wochen kehrte sie mit ihrem Freund in die Schweiz zurück. Sie erfuhr dann, dass während ihres Amsterdam-Aufenthaltes – den Eltern war ihr Aufenthaltsort nicht bekannt gewesen – der Vater in alkoholisiertem Zustand einen tödlichen Autounfall erlitten hatte. Durch diese Mitteilung geriet sie in tiefe Verzweiflung, sie war der Ansicht, dass nun «sowieso alles gelaufen» sei und bat ihren Freund, ihr Heroin zu verschaffen, was dieser auch tat. Nach zwei Wochen jedoch erklärte er ihr, dass das Ganze für ihn zu teuer sei. Sie müsse auch zur Heroinbeschaffung beitragen. Inzwischen benötigte sie selbst zumindest zwei Injektionen täglich. Ihr Freund versorgte sie dann plötzlich nicht mehr mit neuem Stoff. Frau K. erlebte erstmals ausgeprägte Entzugserscheinungen. Ihr zwanghaftes Verlangen nach Drogenkonsum war so stark geworden, dass sie dem Vorschlag ihres Freundes, sich das benötigte Geld durch Prostitution zu verschaffen, nichts mehr entgegenzusetzen hatte.

Die folgenden Jahre waren gekennzeichnet durch einen unsteten Lebenswandel mit zahlreichen sozialen und strafrechtlichen Komplikationen. Als ihr Freund eines Tages wegen Drogenhandels und Zuhälterei verhaftet wurde, saß Frau K. buchstäblich auf der Straße. Sie übernachtete in Parks. Ihren Lebensunterhalt bestritt sie weiterhin durch Prostitution, aber auch durch Heroin-Dealen in kleinerem Umfang. Immer wieder geriet sie in Polizeikontrollen und wurde wegen Drogenkonsums, -besitzes und -handels mehrfach verurteilt. Zunächst wurde zugunsten einer damals freiwillig von Frau K. angetretenen Entzugstherapie noch vom Strafvollzug abgesehen, als sie jedoch nach wenigen Wochen die Behandlung abbrach, musste sie mehrere Monate Gefängnis absitzen. Trotz der offensichtlichen Nachteile, die sie durch ihren Drogenmissbrauch erlitten hatte, begann sie noch am Tag nach der Entlassung aus dem Gefängnis wieder mit Heroininjektionen.

Innerhalb weniger Wochen benötigte sie wieder im Durchschnitt ein halbes Gramm täglich, zur Finanzierung des Konsums waren zwischen 300 und 500 SFr täglich erforderlich. In der Folge stand sie nahezu ununterbrochen unter Drogeneinfluss, wenn sie einmal nicht an Heroin herankommen konnte, konsumierte sie wahllos alles, was in der Szene angeboten wurde, insbesondere auch Benzodiazepine, stets stand für sie jedoch das Heroin im Vordergrund, das in seiner Wirkung für sie durch nichts zu ersetzen war. Schon längst musste sie für die Beschaffung des Heroins, den Konsum und die Erholung von den Folgen so viel Zeit aufwenden, dass sie nur noch im Drogenmilieu verkehren konnte. Mehrfach geriet sie in Zustände, in denen sie in ihrem Leben keinen Sinn mehr sah. Insgesamt dreimal versuchte sie, sich mit einer Überdosis Heroin zu suizidieren. Stets wurde sie jedoch rechtzeitig von anderen Drogenabhängigen, die mit dem Procedere bei Überdosierungen in der Regel bestens vertraut sind, rechtzeitig entdeckt und in klinische Behandlung gebracht.

Ausschlaggebend für den aktuellen Suizidversuch war, dass Frau K. morgens erfahren hatte, dass ein routinemäßig durchgeführter HIV-Test erstmals positiv ausgefallen war.

Bei den weiteren somatischen Untersuchungen in der psychiatrischen Klinik wurden keine Hinweise auf eine bereits manifeste AIDS-Erkrankung gefunden. Die Transaminasen waren deutlich, das Bilirubin leicht erhöht, die Hepatitis-B und C-Serologie positiv.

Im weiteren Verlauf der stationären Behandlung gelang es dann doch, einen guten psychotherapeutischen Zugang zu Frau K. zu gewinnen. Sie fasste Vertrauen zum Behandlungsteam, das gemeinsam mit ihr die Möglichkeit einer Methadon-Substitutionstherapie erörterte. Da Frau K. die Voraussetzungen für die geltenden kantonalen Bestimmungen erfüllte, insbesondere ihr Alter über 21 Jahre lag, ein jahrelanger Heroinkonsum bestand, mehrere stationäre Abstinenzversuche erfolglos waren und hinreichende Aussicht auf Kooperativität bestand, erhielt sie vom örtlichen Gesundheitsamt die Genehmigung zur Teilnahme an einem Substitutionsprogramm. Sie wurde in der Folge einschleichend auf Methadon eingestellt. Bei einer täglichen Dosis von 60 mg gab sie an, nunmehr keine Entzugserscheinungen zu verspüren. Ihr zwanghaftes Verlangen nach Heroininjektionen hatte deutlich abgenommen. Mithilfe des Sozialarbeiterteams wurde für Frau K. eine Wohnung gefunden, auch konnte eine Teilzeitbeschäftigung als Aushilfsverkäuferin vermittelt werden. Die regelmäßig abgegebenen Urinproben waren bis auf zwei Ausnahmen, in denen Cannabis und Benzodiazepine nachgewiesen werden konnten, frei von Suchtmitteln.

Diskussion der Falldarstellung

Nach dem Durchlesen der vorstehenden Fallgeschichte dürfte es dem Leser nicht schwer gefallen sein, die Diagnose einer **Drogensucht** bei der Patientin zu stellen. Wir wollen im Folgenden nun die diagnostische Zuordnung in den verschiedenen Diagnosesystemen näher betrachten.

In der **ICD-9** (WHO, 1977) werden als charakteristische Merkmale einer Drogenabhängigkeit (304) Verhaltens- und andere Störungen angesehen, die immer den Zwang einschließen, Drogen zeitweilig oder länger einzunehmen, um ihre psychischen Wirkungen zu erfahren oder um das Missbehagen bei fehlender Einnahme zu vermeiden. Toleranz kann vorliegen oder nicht. Bei unserer Patientin war der Zwang zum Drogenkonsum auch zur Vermeidung von Entzugssymptomen vorhanden, ebenso eine Toleranzentwicklung. Frau K. konsumierte zwar gelegentlich auch andere Medikamente, wenn kein Heroin vorhanden war, Letzteres stand aber ganz im Vordergrund, so dass nach ICD-9 die Diagnose 304.0 «Drogenabhängigkeit vom Morphintyp» gerechtfertigt ist. Außerdem kann noch die Diagnose «Drogenentzugssyndrom» (292.0) vergeben werden, wobei nach ICD-9 hierunter auch leichtere Entzugssyndrome gehören, die durch ein oder mehrere Symptome wie Krämpfe, Tremor, Angst, Unruhe, gastrointestinale und Muskelbeschwerden gekennzeichnet sind.

Das **DSM-IV-TR** fordert, dass mindestens drei der nachfolgenden Kriterien seit mindestens einem Monat oder über längere Zeit hinweg wiederholt aufgetreten sind:

- ausgeprägte Toleranzentwicklung
- für die Substanz charakteristische Entzugssymptome, Einnahme der Substanz zur Vermeidung von Entzugssymptomen

- Substanzeinnahme in größeren Mengen oder länger als beabsichtigt
- Kontrollverlust
- hoher Zeitaufwand zur Beschaffung, Konsum oder Erholung von den Folgen
- Aufgabe sozialer, beruflicher oder Freizeitaktivitäten wegen des Substanzmissbrauches
- fortgesetzter Substanzmissbrauch trotz Kenntnis der anhaltenden schädlichen Folgen.

Frau K. hat sämtliche dieser Symptome erfüllt.

Im Gegensatz zur ICD-9 und, wie wir noch sehen werden, auch zur ICD-10 sind im DSM-IV-TR die Entzugssymptome substanzspezifisch aufgelistet. Die wesentlichen Kriterien des Opiatentzuges (292.0) sind:

- dysphorische Stimmung
- Übelkeit und Erbrechen
- Muskelschmerzen
- Tränenfluss oder Rinorrhoe
- Pupillendilatation, Gänsehaut oder Schwitzen
- Diarrhoe
- Gähnen
- Fieber
- Schlaflosigkeit.

Mindestens drei der Merkmale müssen vorhanden sein. Bei unserer Patientin waren es fünf (dysphorische Stimmung, Übelkeit, Schmerzen, Tränenfluss, Pupillendilatation und Schwitzen), so dass auch diese Diagnose nach DSM-IV-TR gerechtfertigt ist.

In der **ICD-10** wird bei der Klassifikation der Störungen durch psychotrope Substanzen grundsätzlich anders vorgegangen: Mit den ersten drei Stellen wird die verursachende Substanz- oder Substanzgruppe gekennzeichnet. Dabei sollte die Diagnose nach dem wichtigsten Stoff oder der wichtigsten Stoffgruppe gestellt werden, da viele Konsumenten, wie auch unsere Patientin, mehrere Substanzen zu sich nehmen. In Zweifelsfällen soll der Stoff oder die Stoffgruppe kodiert werden, die am häufigsten missbraucht wird. Da bei Frau K. der Opiatkonsum ganz im Vordergrund stand und sie auf andere Mittel nur auswich, wenn kein Heroin verfügbar war, ist zunächst die Vergabe der Codenummer F11, Störung durch Opioide, angemessen.

Für die Diagnose eines **Abhängigkeitssyndroms** (F11.2) wird in den diagnostischen Leitlinien verlangt, dass irgendwann während des letzten Jahres mindestens drei von sechs Kriterien erfüllt waren, die in **Tabelle 52** aufgelistet

Tabelle 52: Diagnostische Leitlinien des Abhängigkeitssyndroms F1x.2

Kriterien	Symptome der Patientin
starker Wunsch oder eine Art Zwang, eine psychotrope Substanz zu konsumieren	Die Patientin hat durch Verhalten und auch durch Äußerungen immer wieder dieses zwanghafte Verhalten gezeigt.
verminderte Kontrollfähigkeit bezüglich des Beginns, der Beendigung und der Menge	Frau K. war nicht mehr in der Lage, ihren Heroinkonsum zu steuern, sie war in der Endphase nahezu ununterbrochen intoxikiert.
ein körperliches Entzugssyndrom bei Beendigung oder Reduktion des Konsums	Dieses Entzugssymptom trat bei der letzten stationären Behandlung mit mehreren substanzspezifischen Symptomen auf.
Nachweis einer Toleranz	Frau K. tolerierte tägliche Heroindosen, die für die Mehrzahl der nicht gewohnten Menschen tödlich gewesen wären.
fortschreitende Vernachlässigung anderer Vergnügungen oder Interessen zugunsten des Substanzkonsums, erhöhter Zeitaufwand, um die Substanz zu beschaffen, zu konsumieren oder sich von den Folgen zu erholen	Frau K. war zeitlich durch Beschaffung und Konsum so in Anspruch genommen, dass sie nur noch in der Drogenszene lebte, sich prostituieren musste und keiner anderen Beschäftigung mehr nachgehen konnte.
anhaltender Substanzkonsum trotz Nachweises eindeutig schädlicher Folgen	Frau K. hat auch noch weiterkonsumiert, nachdem sie körperliche Schäden (rezidivierende Thrombophlebitis, Hepatitis, starker Gewichtsverlust), erlitten hatte und mehrfach in depressive Zustände mit Suizidalität geraten war.

sind. Gleichzeitig sind die Symptome bei unserer Patientin gegenübergestellt. Es wird deutlich, dass unsere Patientin in typischer Weise nicht nur drei, sondern sämtliche der sechs geforderten Kriterien erfüllt.

Zum Zeitpunkt der Einlieferung in die Notfallstation litt sie auch an einer akuten, lebensbedrohlichen **Heroinintoxikation**. Diese Diagnose soll nach den Leitlinien der ICD-10 jedoch dann nicht gestellt werden, wenn längerdauernde Probleme mit einer psychotropen Substanz vorliegen, wie das bei Frau K. der Fall ist.

Während der ersten Phase der psychiatrischen stationären Behandlung trat bei ihr ein ausgeprägtes Entzugssyndrom auf. Dieses darf nach ICD-10 dann diagnostiziert werden, wenn es Grund für die gegenwärtige Konsultation ist oder wenn das Erscheinungsbild so schwer ist, dass es eine besondere medizinische Behandlung erfordert. In der ICD-10 werden im Gegensatz zum DSM-IV-TR und DSM-5 (292.0) die Entzugssymptome nicht substanzspezifisch aufgelistet. Bei Frau K. verlief das Entzugssyndrom ohne weitere Komplikationen, so dass die Diagnose F11.30 zu vergeben ist.

Als zusätzliche weitere Diagnose aus einem anderen Bereich ist im vorliegenden Fall noch der **Suizidversuch** zu diskutieren: Es ist grundsätzlich zu bedenken, dass Süchtige ein deutlich höheres Suizidrisiko haben als die Allgemeinbevölkerung, in der Regel lassen sich aber auch bei Abhängigen spezifische auslösende Situationen eruieren. Bei Frau K. war dies nachvollziehbar die Mitteilung der HIV-Positivität. Nach ICD-9 wäre die Diagnose 309.0 «kurzdauernde depressive Reaktion mit Suizidversuch» angemessen, da die depressiven Symptome in enger zeitlicher und inhaltlicher Beziehung zu dem belastenden Ereignis standen.

Im **DSM-IV-TR** fällt es schwer, eine entsprechende Kategorie zu finden, da dort die Anpassungsstörungen ausdrücklich nicht nur als Ausdruck einer einmaligen Überreaktion auf eine Belastungssituation verstanden werden. Allenfalls wäre noch die Vergabe der Diagnose Anpassungsstörung mit depressiver Stimmung (309.0) möglich.

In der **ICD-10** finden sich im Abschnitt F43 die Reaktionen auf schwere Belastungen. Bei Frau K. bestand durch die Mitteilung der HIV-Infektion, von der sie wusste, dass sie mit hoher Wahrscheinlichkeit tödlich verlaufen wird, ein erheblich traumatisierendes Erlebnis mit einer ernsthaften Bedrohung. Auch war ein klarer Zusammenhang zwischen dieser Belastungssituation und dem Beginn der depressiven Symptomatik feststellbar, so dass die Vergabe der Diagnose F43.0 «akute Belastungsreaktion» gerechtfertigt ist. Zur Kennzeichnung des **Suizidversuches** ist allerdings noch eine zusätzliche Kodierung aus dem Kapitel XIX der ICD-10 erforderlich: X84.9 «absichtliche Selbstbeschädigung».

Die vorstehende Fallgeschichte zeigt, dass es gerade bei längerfristiger Drogenabhängigkeit zu zahlreichen Komplikationen kommen kann, die einer gesonderten Betrachtung und einer unterschiedlichen diagnostischen Schwerpunktbildung bedürfen in Abhängigkeit davon, in welchem Stadium der Sucht man dem betreffenden Patienten begegnet und nicht zuletzt auch im Hinblick auf die therapeutischen Konsequenzen.

Bei unserer Patientin ist es nach nunmehr einjähriger Methadonsubstitution zu einer weitgehenden psychosozialen Stabilisierung gekommen. Sie ist strafrechtlich nicht mehr in Erscheinung getreten, so dass jetzt nach ICD-10 die Diagnose F11.22 «Heroinabhängigkeit, gegenwärtig Teilnahme an einem ärztlich überwachten Ersatzdrogenprogramm» gerechtfertigt ist.

ICD-10-Diagnosen

F11.2 Heroin-Abhängigkeitssyndrom

F11.30 Heroin-Entzugssyndrom ohne Komplikationen

F43.0 akute Belastungsreaktion

X84.9 absichtliche Selbstbeschädigung

31. Der Idealist

Werner Mombour

Grund der Aufnahme und Überblick

Der 29-jährige Herr X. wird aufgrund eines von den Eltern erwirkten Gerichtsbeschlusses unter vorläufige Betreuung gestellt und gegen seinen Willen auf die geschlossene Abteilung aufgenommen. Grund hierfür sind seit längerem geäußerte vage Suiziddrohungen sowie verbale und tätliche Aggressionen gegen die Eltern. Herr X. hat ein vor drei Jahren abgebrochenes Medizinstudium hinter sich, lebt seither in der Wohnung der Eltern, die meist abwesend sind, ist ohne berufliche Tätigkeit und «mit seinen Problemen beschäftigt». Dies änderte sich auch nicht nach einer zweijährigen ambulanten psychoanalytischen Behandlung und einer mehrwöchigen stationären Behandlung in einer psychiatrischen Universitätsklinik (Diagnose: Schizophrenie).

Bei der Aufnahme wirkt Herr X. in seiner Persönlichkeit sehr schizoid und aggresiv-gespannt, bedient sich aber trotzdem in seinem sprachlichen Ausdruck einer formalen Korrektheit. Hierbei werden pointiert-attackierende Nebensätze gegen das Verhalten seiner Eltern, die Justizverhältnisse in diesem Lande und die Psychiatrie im Allgemeinen (der anwesende Arzt natürlich ausgenommen) auf hohem intellektuellen Niveau in die Hauptsätze eingeschachtelt.

Er hält seine Aufnahme in die Klinik für unnötig, die vorläufige Betreuung für einen Rechtsverstoß, er sei nicht «geisteskrank», sei aber zu einer Psychotherapie zur erneuten Durcharbeitung seiner fehlgelaufenen Entwicklung und seiner ungelösten Auseinandersetzung mit seinen Eltern bereit, da die frühere Psychotherapeutin offenbar nicht «so recht kompetent» gewesen sei.

Im Laufe des folgenden achtmonatigen stationären Aufenthalts und einer kombinierten medikamentösen (schwach potentes Neuroleptikum) und psycho- sowie soziotherapeutischen Behandlung (dreimal wöchentlich konflikt- und verhaltenszentrierte Psychotherapie mit ein- bis eineinhalbstündigen Gesprächen; auf berufliche Rehabilitation ausgerichtete, stufenweise voranschreitende Arbeitstherapie) gelingt es, den Patienten als Bürokaufmann zu rehabilitieren.

Einige Jahre nach Entlassung unter anhaltender Berufsausübung heiratet er und hat zwei Kinder. Während dieser Jahre bedarf er jedoch weiter einer Medikation sowie einer regelmäßigen, engmaschigen stützend-psychotherapeutischen Führung, die in von Zeit zu Zeit immer wieder auftretenden Krisensituationen konfliktzentriert gehandhabt werden muss. Dabei ist auch sein Vater sehr hilfreich durch seine beruflichen Verbindungen und der Möglichkeit, negative Folgen von verbal und körperlich aggressivem Konfliktverhalten zu verhindern. Nach dem Tode des Vaters, einem Arztwechsel und dem immer wieder vom Patienten versuchten Absetzen der Medikamente verläuft die Entwicklung später ungünstig.

Lebensgeschichte und ihre Probleme als Inhalt der Simplex-Symptomatik

Herr X. wurde kurz vor dem Zweiten Weltkrieg in einer norddeutschen Großstadt als ältestes von fünf Kindern eines Juristen geboren, die Familie übersiedelte nach einem halben Jahr in eine süddeutsche Großstadt. Dort wurde er mit sieben Jahren eingeschult, jedoch kurze Zeit danach wegen Bombenangriffen in die österreichischen Berge evakuiert. Gegen Kriegsende entfiel dort der Schulbesuch. 1945 tauchte sein Vater unter, da er eine höhere Parteifunktion ausgeübt hatte, und die Familie verzog ohne ihn zur Großmutter mütterlicherseits nach Kiel, wo Herr X. die Volksschule beendete und die ersten Klassen eines Gymnasiums besuchte.

In den 50er Jahren verzog die Familie, inzwischen wieder mit dem Vater vereint, erneut nach Süddeutschland und lebte nacheinander in zwei Großstädten, wo der Vater, nachdem er sich vergeblich als Unternehmer versucht hatte, in leitender Funktion bei einer Bildungseinrichtung der Industrie tätig war. Er konnte seiner Familie ein durch bürgerlichen Wohlstand und gepflegte kulturelle Atmosphäre geprägtes Zuhause in einer Villenvorstadt ermöglichen. In einem Elitegymnasium dieser Großstadt machte Herr X. zwanzigjährig sein Abitur. Trotz des unregelmäßigen, durch viele Ortswechsel geprägten Schulbesuches war er immer ein guter Schüler, die Abiturnote war 2.

Das erste Semester des Medizinstudiums studierte er noch in seiner Heimatstadt. Da die Eltern fanden, zur Entwicklung von Selbständigkeit und zur besseren Ablösung von zu Hause wäre ein Studium in einer anderen Stadt empfehlenswert, verzog er nach Hamburg. Dort begannen die ersten Schwierigkeiten: Er war unfähig, sich ein eigenes Zimmer zu suchen, lebte bei der Großmutter 60 km entfernt auf dem Lande, war völlig isoliert und fiel beim Vorphysikum durch. Die Eltern holten ihn nach Hause, an der heimischen Universität bestand er das Vorphysikum nach einem Jahr mit Note 2. Danach nur unregelmäßige Fortsetzung des Studiums und schließlich mit 26 Jahren dessen Aufgabe.

Schon als Volksschüler und später im Gymnasium sei er isoliert gewesen, er sei von den anderen Kindern als Sohn besserer Eltern abgelehnt worden, habe als Streber gegolten, sei viel verhauen worden und habe keine Freunde gehabt. Er habe sich auch nicht männlich verhalten können, sondern sei immer sehr vorsichtig gewesen. Unter seiner Einsamkeit in Hamburg habe er sehr gelitten und sich damals auch merkwürdig verhalten: Er habe sich eine Klampfe gekauft und nachts im Wald gespielt, sei nachts baden gegangen oder habe nachts Orgel gespielt. Kurz vor seinem Versagen beim Vorphysikum habe er alle erdenklichen körperlichen Beschwerden gehabt, befürchtete auch, Krebs zu haben, suchte die Universitätsklinik auf und verlangte mehrmals eine Rektoskopie wegen Sigmoidcarcinophobie. Schließlich bekam er eine Mandelentzündung und einen nächtlichen Herzanfall, bei dem er glaubte, sterben zu müssen.

Nach den ersten Semestern glaubte er, seine Kräfte schonen und sich vor allem mit seinen Problemen beschäftigen zu müssen. In der – nach Konsultation bei einem Homöopathen – empfohlenen Psychotherapie wurden Probleme in der Auseinandersetzung mit den Eltern sowie auch sexuelle Probleme besprochen, die auch noch beim Klinikaufenthalt bei uns und unter der folgenden ambulanten Weiterbehandlung eine große Rolle spielten. Sie wurden erst unter längerer neuroleptischer Behandlung «einsichtig» gelöst, traten jedoch mehrfach wieder auf, wenn versucht wurde, die Neuroleptika abzusetzen.

In einer immer wieder zum Ausdruck kommenden, stark idealistischen Weltsicht konnte Herr X. es seinem Vater nicht vergeben, dass dieser nach dem Kriege eine Zeitlang mit falschem Namen untertauchte (es wurde lediglich der Anfangsbuchstabe geändert, von einem harten zu einem weichen Konsonanten), um der Entnazifizierung zu entgehen. Er meinte, der Vater hätte sich stellen sollen. Voller Enttäuschung war er, dass selbst ein so bekannter und moralisch hochstehender Geistlicher wie der evangelische Pastor Bodelschwingh, den der Vater deswegen konsultiert hatte, ein solches Verhalten als ethisch vertretbar erklärt habe. Von seiner Mutter war er enttäuscht, dass sie auf seinen totalen Besitzanspruch und sein Bedürfnis, in stundenlangen endlosen Diskussionen ihm bei seiner Selbstfindung und der Berufswahl eine entscheidende Lösung zu ermöglichen, nicht genügend einging. Für seine Kontakt- und Berufsschwierigkeiten machte er seine Eltern verantwortlich.

Starke Ambivalenzkonflikte bestanden auch wegen seiner seit der Pubertät betriebenen Onanie. Während er anfangs nur – aufgrund der religiösen Erziehung – moralische Gewissensbisse hatte, glaubte er im Laufe der Zeit, dass er durch Onanie impotent werden könne, dass andere gesundheitliche Schäden aufträten oder er deswegen kein guter Ehemann werden könne. Er befürchtete, dass andere ihm die Onanie ansehen würden, dass er deswegen keinen guten Kontakt mit ihnen bekäme und entwickelte sehr mechanistische Ideen: So hatte er die Vorstellung, dass seine Antriebs- und Energielosigkeit, sein Bedürfnis sich zu schonen, die direkte Folge einer Energieentleerung des Körpers durch Onanie sei, was nie wieder zu regenerieren wäre. Geschlechtsverkehr hatte er noch nie. Da die Psychotherapeutin, zu der er eine gute Beziehung hatte und die er liebte und verehrte, eine «so edle und vollkommene, gut katholische Frau» gewesen sei, habe er nie gewagt, sexuelle Dinge mit ihr zu besprechen. Er erwartete jedoch immer, dass sie ihm in allen Lebensbereichen raten würde, was er tun solle.

In seinem Charakter sei er immer empfindlich, leicht verletzbar, harmlos und der Vitalität des Lebens nicht so recht gewachsen gewesen.

Fremdanamnestisch war zu erfahren, dass Herr X. häufig, wenn seinem Bedürfnis nach totaler Zuwendung nicht entsprochen wurde und es in den endlosen Debatten zum Widerspruch kam, sehr aggressiv werden konnte, nicht nur verbal, sondern auch in tätlichen Angriffen. Deswegen erfolgte auch einmal eine polizeiliche Einweisung in eine psychiatrische Universitätsklinik für sechs Wochen.

Im Laufe der früheren Psychotherapie kam es zwar zur Entscheidung, das Medizinstudium aufzugeben. Herr X. wünschte dann in einem erneuten Aufflammen einer Reinheits- und Vollkommenheitsidee, seine frühere Existenz abzustreifen, Mönch zu werden, verschenkte seine Bücher und Kleider, vernichtete seine Zeugnisse und schlief nur noch auf einer harten Unterlage am Boden und entwickelte eine bestimmte Ernährungsdiät. Versuche seiner Familie, ihn einer ärztlichen Behandlung zuzuführen, die er ablehnte, und ein erneutes Versagen beim Versuch der Wiederaufnahme des Studiums führten dazu, dass er nach Oslo flüchtete, um in den norwegischen Wäldern zu sterben oder in einer unbestimmten Weise «aufzugehen». Dort angekommen, habe ihn aber der Gedanke an die Psychotherapeutin vom Selbstmord abgehalten, und er sei zurückgekehrt.

Weiterer Verlauf unter Therapie

Beim Aufnahmegespräch und in den ersten Wochen des stationären Klinikaufenthaltes zeigte sich folgendes Bild:

Der Patient ist örtlich, zeitlich und zur Person voll orientiert. In seinen Redewendungen und Handlungsweisen fällt eine ausgesprochen pedantische Umständlichkeit auf. Er ist überhöflich mit darunter lauernden Aggressionen, drückt sich ausgesprochen gespreizt aus. Es fällt ein deutlich unzusammenhängender Gedankengang auf. Trotz langatmiger Erklärungen ist nicht immer ersichtlich, was der Patient eigentlich sagen will und meint; einfache Fragen beantwortet er mit weit hergeholten und sehr umständlichen Ausführungen, die meistens keine direkte Antwort auf die gestellte Frage enthalten, sondern allgemeine Ausführungen oder ambivalente Einstellungen. Der Patient ist äußerst anhänglich, es ist sehr schwierig, seinen Redefluss zu unterbrechen oder irgendwelche Anmerkungen zu machen. Dabei beharrt er immer wieder mit großer Penetranz auf seiner Meinung. Bei Widersprüchen vonseiten des Arztes oder nur bei der Äußerung, dass nicht ganz verständlich sei, was er meine, reagiert er mit in höflichste Pedanterie gekleideter Aggression, indem er dem Arzt vorwirft, es sei so schade, dass er ihn nicht verstehen wolle.

Krankheitseinsicht besteht nicht. Der Patient fühlt sich von seiner Umwelt, insbesondere seinen Eltern, völlig missverstanden, hält seine Einweisung für völlig unberechtigt, verspricht aber, da zu bleiben, weil es das Gesetz so befiehlt. Kein Anhalt für Halluzinationen oder Wahnideen. Die körperliche Untersuchung war unauffällig. Die Intelligenz, eindrucksmäßig und testpsychologisch geprüft, war überdurchschnittlich.

Von Anfang an ist die Tendenz des Patienten zur Entwicklung einer positiven Einstellung zum Arzt zu bemerken. Er ist nicht nur sehr anhänglich, sondern erwartet gleich von Anfang an, dass der Arzt ihn nicht als Patient, sondern als Freund behandle und verstehe. Er sei zwar nicht bereit, sich als Patient betrachten und behandeln zu lassen, wolle wohl aber eine Reihe seiner persönlichen Schwierigkeiten und Probleme in einer Freundschaftsbeziehung mit dem Arzt erörtern. Diese Probleme sind:

- Seine Beziehungen zu den Menschen: Er würde immer sehr viel und eine große Ehrlichkeit und Sauberkeit von den Menschen erwarten, sei dann immer wieder enttäuscht, dass dies nicht vorläge.
- Er sei mimosenhaft empfindlich und werde immer wieder leicht verletzt, worauf er sich zurückziehe.
- Er habe noch keinen richtigen Sinn, vor allem keinen Berufssinn, in seinem Leben gesehen. Das könne er nur, wenn er an einen anderen Menschen gebunden sei und gleichsam für diesen anderen Menschen etwas täte.
- Er glaube, dass in seiner Beziehung zu seinen Eltern etwas nicht in Ordnung sei, wisse aber nicht, woran das liege, obwohl er sich immer bemühe, diese Beziehung in Ordnung zu bringen. Seine Aggressionshandlungen verschwieg er regelmäßig.

In den folgenden psychotherapeutischen Besprechungen wurde angestrebt, die stark idealistische und weltfremde Weltsicht von Herrn X. zu relativieren und ihn dahin zu bringen, sich und andere Menschen in ihren Schwächen mit einer toleranteren Haltung besser akzeptieren zu können. Wirksam war die Methode, ihm sein eigenes Verhalten spiegelbildlich vor Augen zu führen, und dessen zu erwartende Konsequenzen erkennen zu lernen. In vorsichtigen, zunehmenden Schritten von kontaktfördernden Tätigkeiten und der Entwicklung praktischer beruflicher Fertigkeiten auf Station und in der Arbeitstherapie wurde versucht, ihn von den endlosen theoretischen Diskussionen und den spekulativen Weltentwürfen weg und zu einer realistischen und tätigen Lebensgestaltung zu bewegen. Diese praktischen Übungen wurden in den psychotherapeutischen Sitzungen besprochen und für ihn einsichtig verstärkt. Bei der Besprechung der sexuellen Probleme war sehr viel Aufklärungsarbeit des mit 29 Jahren noch sehr unwissenden ehemaligen Medizinstudenten erforderlich, desgleichen bei der später in der ambulanten Behandlungszeit liegenden Eheschließung und der Geburt der beiden Kinder.

Erst nach vier Wochen stimmte Herr X. der Einstellung auf ein schwach potentes Neuroleptikum zu. Im Laufe der Behandlung lockerte sich die starre und rigide Haltung, und er wurde kontaktfähiger; in seinem Reden und Denken wurde er klarer und besser verständlich, die angedeutete Vagheit (Zerfahrenheit) verschwand, ebenso die Debattiersucht und der endlose Rededrang. Eine gewisse steife Devotheit mit dem Eindruck eines wenig vitalen, mehr «verkopften» Intellektuellen (erinnernd an Spitzwegs Bibliothekar) blieb jedoch erhalten. In langsamen Schritten, Herr X. wünschte «von unten anzufangen», konnte eine berufliche Rehabilitation aufgebaut werden, zunächst testend und erprobend in unserer Arbeitstherapie, dann an einem Reha-Arbeitsplatz in Bibliothek und Labor und schließlich in einem Arbeitsversuch außerhalb des Hauses. Hierbei arbeitete er äußerst gewissenhaft und zuverlässig, manchmal etwas langsam und anfangs mit objektiv unbegründeten Selbstzweifeln.

Nach der Besprechung mehrerer Berufsmöglichkeiten im nichtakademischen Bereich (Orgelbauer, Klavierstimmer, Gärtner, Kaufmann) unter Einschaltung unserer Sozialarbeiterin und der Berufsberatung des Arbeitsamtes entschied sich Herr X. zunächst für den Beruf des Gärtners und erhielt eine Lehrstelle. Bei Unterschrift des Lehrvertrages und der Aufforderung, einen Lebenslauf zu schreiben, brachen bei Herrn X. aber die alten Versagensängste und die Scham über ein abgebrochenes Studium plötzlich wieder hervor, und er machte einen Suizidversuch durch Aufschneiden der Pulsadern, brach ihn aber selber nach Auftreten körperlicher Beschwerden ab und veranlasste seine Klinikeinweisung. Dort distanzierte er sich rasch von Suizidalität und entschied sich für die Fortführung der Gärtnerlehre. Nach einem Jahr distanzierte er sich jedoch von diesem Berufswunsch, vor allem auch wegen der ungewohnten körperlichen Belastung, erwog zwischenzeitlich wieder Berufsmöglichkeiten als Bibliothekar oder Orgelbauer, um sich dann schließlich für den Bürokaufmann zu entscheiden. Er machte eine mehrjährige Ausbildung an einer Fachschule und fand eine Anstellung bei einer großen Versicherungsfirma. Er heiratete und hat zwei Kinder, lebt in eigener Wohnung.

Bei den in stationärer Therapie und jahrelanger ambulanter Weiterbetreuung erreichten Fortschritten hatte der behandelnde Arzt nie den Eindruck, dass die erfolgten Veränderungen durch die Psychotherapie allein erzielt wurden. Erst nach der einsetzenden Wirkung der Medikamente wurde Herr X. in der Psychotherapie zugänglicher und «einsichtiger». Diese Beobachtung wurde weiter belegt, als Herr X. später bei der ambulanten Nachbehandlung mehrfach ohne Rücksprache mit dem Arzt die Medikamente absetzte. Dabei trat jedes Mal die alte Symptomatik, insbesondere die aggressive Debattiersucht mit weltfremden Ideen und Anspruchsverhalten an andere wieder auf. Dies führte zu erheblichen Schwierigkeiten am Arbeitsplatz und in der Ehe, die einer Intervention des behandelnden Arztes und des Vaters bedurften. Herr X. interpretierte die Konflikte jedoch als Fehlverhalten seiner Frau bei der Erziehung der Kinder, egoistischer Rücksichtslosigkeit der Arbeitskollegen und völlig überholten Managementmethoden seines Arbeitgebers. Nach Wiedereinsetzen der Medikamente, eintretender Besserung und Wiederkehr seiner «Einsichten» meinte er, dass seine Frau sich inzwischen aufgrund seiner Vorhaltungen eines besseren Erziehungsstiles befleißige, die Arbeitskollegen rücksichtsvoller geworden seien und sein Arbeitgeber nach einem Gespräch mit ihm seinen Ansichten über moderne Managementmethoden zuneige. Dies wiederholte sich bei späteren Absetzversuchen mit regelhafter Stereotypie.

Nach 12-jähriger ambulanter Weiterbetreuung, medikamentös und mit stützender oder aktivberatender Psychotherapie, musste Herr X. aus klinikinternen Gründen an einen niedergelassenen Nervenarzt vermittelt werden. Er war zunächst ein weiteres Jahr stabil, nahm dann aber Kontakt mit der Scientology Kirche auf und setzte eigenmächtig die Medikamente ab. Ein halbes Jahr stellte er sich nicht mehr beim niedergelassenen Nervenarzt vor und blieb der Arbeit fern. Bei dem Versuch der Angehörigen, ihn erneut in eine Klinik einzuweisen, suizidierte er sich.

Diskussion der Diagnose

Die Stellung der Diagnose ergibt zunächst gewisse Schwierigkeiten, weil man immer wieder bei der geschilderten Entwicklung an eine Persönlichkeitsstörung denkt. Eine Symptomneurose, die durch im Vordergrund stehende Einzelsymptome charakterisiert ist, scheidet aus. Es kann kein Zweifel daran bestehen, dass bei Herrn X. vor Ausbruch der eigentlichen Erkrankung eine schizoide Persönlichkeitsstörung vorlag. Er war kontaktunfähig, hatte keine Freunde, wurde in der Schule meist von den anderen abgelehnt, seine einzigen Sozialbeziehungen spielten sich in seiner Familie ab. Dabei hatte er eher geistige Interessen, war wenig vital und «körperlich» orientiert, sehr empfindlich, aber trotz allem und trotz unregelmäßigem Schulbesuch war er immer ein guter Schüler gewesen. Die Diagnose einer schizoiden Persönlichkeitsstörung reicht aber nicht aus, um die seit der Hamburger Zeit einsetzenden Veränderungen zu beschreiben. Auch die Annahme eines zur Schizoidie zusätzlichen Typus von Persönlichkeitsstörung ist wenig überzeugend – welcher sollte es sein? Zur Schizoidie oder zur selbstunsicheren Persönlichkeit passen auch nicht die aggressiven Durchbrüche, der massive Leistungseinbruch und die sich entwickelnde Antriebsstörung. Die Vielseitigkeit der Symptomatik lässt sich nur mit der Diagnose einer Schizophrenia simplex befriedigend zusammenfassen.

In der ICD-10 wird die Diagnose einer Schizophrenia simplex mit folgenden Worten charakterisiert:

> Ein seltenes Zustandsbild mit schleichender Progredienz von merkwürdigem Verhalten, der Unmöglichkeit, soziale Anforderungen zu erfüllen und mit Verschlechterung der allgemeinen Leistungsfähigkeit.

Wahnvorstellungen und Halluzinationen treten nicht in Erscheinung. Die Störung ist weniger offensichtlich psychotisch als die hebephrene, paranoide und katatone Unterform der Schizophrenie. Die charakteristischen «negativen» Merkmale des schizophrenen Residuums wie Affektverflachung, Antriebsminderung usw. entwickeln sich ohne vorhergehende, floride psychotische Symptome. Die ICD-9 drückte sich ähnlich aus, war aber etwas vorsichtiger mit der Formulierung: «Wahnideen und Halluzinationen sind nicht deutlich», statt: «treten nicht in Erscheinung». Eine bekannte und alte klinische Formulierung schildert diese Diagnose so: «Hier geht die schizoide Persönlichkeit gleich in die schizophrene Minussymptomatik über.»

Die Krankheitsgeschichte bestätigt, dass Halluzinationen sicher fehlen; die berichteten merkwürdigen Ideen über eigene Krankheiten (Carcinophobie), aber vor allem die ganz mechanistisch aufgefassten Befürchtungen, sich durch Onanie von Energie entleert zu haben, was sich nie wieder regenerieren könne und woher seine Antriebsarmut stamme, klingen wahnhaft, da sie anfangs auch durch Sexualaufklärung nicht korrigierbar waren. Da sich solche Ansichten aber auch in reaktionären (christlichen) Aufklärungsbüchern finden lassen und sie früher bei neurotischen Patienten mit sog. Onaniekomplex (ein heute sehr selten gewordenes Krankheitsbild) vermutlich wegen der universellen Sexualaufklärung ein wichtiges Problem darstellten, sind sie wohl eher als überwertige Idee einzustufen. Auch die weltfremde Weltsicht, die in einem überzogenem Idealismus unerfüllbare Anforderungen an andere stellt und sie bei Nichterfüllung aggressiv verurteilt, sind nicht eigentliche Wahnideen, wohl aber sicher eine sehr stark ausgeprägte Realitätsverkennung. Solche Ansichten lassen sich zwar vorübergehend auch bei Pubertierenden, bei Konfessionsschülern oder jungen Studenten eines geisteswissenschaftlichen Faches finden, sind jedoch bei einem 29-Jährigen deutlich pathologisch.

Sie passen dagegen in die «Psychodynamik» eines Schizophrenen und finden sich bei vielen Schizophrenen. Auch

- die völlige Inbeschlagnahme eines anderen Menschen mit der Erwartung, der andere habe nur für ihn da zu sein
- die Vorstellung, der andere müsse ihm bei der Lösung seines Lebens durch genaueste Ratschläge helfen, die in endlosen Debatten hin und her gewendet und nie einer Lösung zugeführt werden
- die sofort einsetzende Enttäuschung und u. U. aggressive Vorwürfe, beleidigtes Zurückziehen oder
- das Flüchten in Suizid, wenn der andere sich nicht den unerfüllbaren Erwartungen gemäß verhält,

finden sich häufig bei der Psychodynamik dieses Krankheitsbildes, vor allem bei Beginn und vor Einsetzen einer affektiven Verödung.

Die **wesentlichen Argumente für Schizophrenia simplex** sind aber drei Beobachtungen:

1. Die «Unmöglichkeit, soziale Anforderungen zu erfüllen und Verschlechterung der allgemeinen Leistungsfähigkeit», die deutlich zu Anfang des Studiums einsetzt, ausgelöst durch die erste Trennung von zu Hause. Während bei sehr behütet aufgewachsenen und sozial isolierten Neurotikern eine solche Trennung durchaus auch zu vorübergehenden Störungen führen kann, ist der ziemlich plötzliche Leistungsknick zur Zeit der ersten Semester, der dann anhält, zu einer bleibenden Energielosigkeit (= Antriebs-

minderung) und einer der Schonung bedürftigen Schwäche führt und zu endloser Beschäftigung mit eigenen Problemen, die auch in der ersten, ohne Medikamentenschutz durchgeführten psychotherapeutischen Behandlung keiner Lösung nähergebracht werden, typisch für diese Diagnose. Dabei war er vorher, trotz schizoider Kontaktunfähigkeit, ohne Freunde sowie trotz unregelmäßigen Schulbesuches immer ein guter Schüler. Die Intelligenz war immer gut. Natürlich könnte man sagen, dass die Eltern alle früheren Belastungen immer wieder abgefangen haben, da er noch bei ihnen lebte, und dass die erste Trennung von ihnen zum Zusammenbruch führte. Aber in Norddeutschland lebte er bei der Großmutter und auch nach Rückkehr ins Elternhaus war er zwar gerade noch fähig, ein gescheitertes Examen erfolgreich zu wiederholen, anschließend bestand jedoch der Leistungsknick weiter und es kam zu weiterem autistischem Rückzug auf sich selbst. Eine solche Entwicklung ist typisch für die Schizophrenia simplex. Verstehbare Teilzusammenhänge können dabei durchaus eine Rolle spielen und sprechen nicht gegen die Diagnose. Der Verdacht dieser Diagnose wird erhärtet durch das seltsame Verhalten während des ersten Ausbruchs der Krankheit in Hamburg (nächtliches Klampfespielen im Wald, nächtliches Baden etc.) und auch später (alles verschenken, Zeugnisse vernichten, Fahrt in die norwegischen Wälder, um dort sich zu suizidieren oder «irgendwie zu vergehen»). Diese Entwicklung ist aber – wie die ICD-10 beschreibt – weniger offensichtlich psychotisch als die Symptomatik bei den anderen Unterformen der Schizophrenie, die deswegen differenzialdiagnostisch ausscheiden.

2. Die bei der Klinikaufnahme sichtbare, angedeutete Zerfahrenheit im Denken und Sprechen, die Vagheit und teilweise Unverständlichkeit seiner Ausführungen und Begründungen, trotz langatmiger Ausführungen, sprechen eindeutig für Schizophrenie und sind untypisch für Neurosen oder Persönlichkeitsstörungen. Diese Symptome verschwanden erst unter Neuroleptika und traten bei verschiedenen Absetzversuchen wieder auf.
3. Das klinisch überzeugendste Argument, das jedoch in der ICD-10 keine Erwähnung findet, ist die Beobachtung, dass sich die erwähnten Störungen erst unter einer neuroleptischen Behandlung zurückbildeten und bei mehrfachen Absetzversuchen wieder auftraten. Bei erneuter Einstellung auf das Neuroleptikum verschwanden sie und machten den in der Psychotherapie vermittelten «Einsichten» wieder Platz. Dies wiederholt sich mehrfach und bezog sich sowohl auf die formalen Denkstörungen (Vagheit, Zerfahrenheit) als auch auf die weltfremde idealistische Ideologie mit besitzergreifendem Anspruchsverhalten an andere, die endlose Debattiersucht und die bei

Nicht-Eingehen oder Widerspruch sofort auftretende verbale oder körperliche Aggressivität. Erst durch die neuroleptische Behandlung wurde Herr X. für psychotherapeutische Besprechungen und «Einsichten» zugänglich. Solche Beobachtungen sind bei der Therapie von Neurotikern oder Persönlichkeitsstörungen untypisch.

Verletzlichkeit und Kontaktstörungen, weltfremder Idealismus und Anspruchshaltung sowie daraus entstehende soziale Kommunikationsstörungen und berufliches Versagen finden sich bei vielen psychischen Störungen. Bei den Neurosen und Persönlichkeitsstörungen können diese lebensnegativen Haltungen und Verhaltensweisen jedoch durch Lebenserfahrung, Älterwerden und psychotherapeutische Lernerfahrungen modifiziert werden. Bei den schizophrenen Patienten mit chronischem Verlauf oder eingetretener Persönlichkeitsveränderung scheint dies jedoch nicht in gleicher Weise einzutreten. Erst die medikamentöse Therapie macht diese Patienten der modifizierenden Lebenserfahrung und den durch Psychotherapie vermittelten Einsichten, dem Umlernen und Neulernen zugänglich, was sich am besten mit einer biologischen Basis der schizophrenen Störung erklären lässt. Diese Unterschiede im Krankheitsverlauf und dem Ansprechen auf Therapie sind wichtige Hilfen bei der Differenzialdiagnose.

ICD-10-Diagnose

F20.6 Schizophrenia simplex

32. Ins Gras gebissen

Rolf-Dieter Kanitz

Falldarstellung

Es war zum Verrücktwerden. Das Telefon klingelte schon wieder. Der Stationspfleger der Aufnahmestation am anderen Ende der Leitung teilte mir das Eintreffen eines akut psychotisch erregten Mannes in Polizeibegleitung mit. Er sagte mir, der Mann habe sich auf einer begrünten Verkehrsinsel in der Innenstadt auf den Boden geworfen und begonnen, laut «Muh» zu rufen sowie Gras zu essen.

In der Aufnahmesituation sah ich dann Herrn D., einen Mitte 50-jährigen, etwas untersetzten Mann. Er wirkte auf den ersten Blick wie ein Büroangestellter. Der graue Anzug war verschmutzt. Das Gras hing ihm noch aus dem Mund. Er war nicht mehr erregt, aber ängstlich – ratlos und gespannt, fast starr. So tastete er mit erstauntem Gesichtsausdruck, wie um sich zu vergewissern, vorsichtig nach dem Gesicht des ihm gegenüber stehenden Pflegers, die einzelnen Eindrücke dabei fortwährend wiederholend: «Bart, Bart, Art, Brille, Brille, Rille, Augen, Augen, Augen.» Auf Ansprache wiederholte Herr D. echoartig einzelne Worte, antwortete teils angemessen, dann wiederum wie in schnellen Assoziationen abschweifend und zerfahren. Mit einem Strom von Worten und sich melodieartig wiederholenden Begriffen reagierte er so auf nur bruchstückhaft aufgefasste Umgebungsreize. Die visuellen und akustischen Eindrücke schienen ihn zu überfluten. Die anfänglich ängstliche Starre des Mannes wich plötzlich wechselnden Bewegungsstereotypen, die an gymnastische Übungen erinnerten. Ein geordnetes Gespräch war nicht möglich, Halluzinationen waren nicht zu erfragen. Herr D. ließ sich die neuroleptische Medikation ohne Widerstand, aber mit deutlicher Angst injizieren und wurde in der folgenden halben Stunde zunehmend schläfrig.

Am nächsten Tag zeigte Herr D. unter neuroleptischer Medikation starke extrapyramidale Nebenwirkungen. Ansonsten war er fast unauffällig. Im Kontakt reagierte er adäquat und im Gespräch war er völlig geordnet, aber noch ängstlich, verunsichert und wirkte etwas müde, dabei jedoch weiterhin gespannt, wie unter Druck. Auf Nachfrage war er orientiert und erinnerte sich auch an die Einzelheiten der Aufnahmesituation. Bei der körperlichen und neurologischen Untersuchung war in der akuten Situation lediglich die Reaktion der Pupillen auf Licht zunächst seitengleich nur sehr schwach auslösbar, im Sinne der Angstpupillen nach Bumke (1936), dann etwas verzögert überschießend mit schnellem Wechsel von Miosis und Mydriasis kurzfristig verändert.

Vom ersten klinischen Eindruck war ich einigermaßen verwirrt. Was war mit diesem Mann geschehen? Jedenfalls hatte er keine typische schizophrene Psychose. Aber für eine exogene Psychose fanden sich auch keine Hinweise. Sämtliche Laborparameter, insbesondere das Drogenscreening, waren ohne pathologischen Befund. Die später durchgeführte elektroenzephalographische Untersuchung sowie eine kraniale Computertomographie waren ebenfalls normal.

Im Aufnahmegespräch erfuhr ich dann von Herrn D., dass er seit fünf Jahren als Leiter der Zweigstelle eines Wohlfahrtsverbandes vorwiegend in der sozialrechtlichen Beratung arbeitete. Er schilderte in den vorrangegangenen Tagen eine vermehrte berufliche Belastung. Am Tag vor der Aufnahme sei dann ein taubstummes, in der NS-Zeit zwangssterilisiertes Ehepaar erstmals von ihm beraten worden. Deren Schicksale hätten ihn sehr betroffen gemacht, und er sei auch durch die Erinnerungen an die eigene Lebensgeschichte aufgewühlt gewesen. Er habe selbst eine Art Erschrecken und innere Unruhe bemerkt. Er habe noch am Abend mit seiner Ehefrau darüber gesprochen, weil ihm nun auch die Abendnachrichten im Fernsehen mit Berichten über Heroinabhängige beunruhigend vorkamen. Die Nacht über habe er kaum geschlafen und am Morgen hatte er Vergiftungsängste, da ihm die Frühstücksmilch komisch schmeckte. Er hätte das Gefühl gehabt, man wolle ihn mundtot machen, und so interpretierte er auch das Drängen der Ehefrau, seinen Nervenarzt aufzusuchen. Als seine Ehefrau dann mit ihm auf dem Weg zur Arztpraxis war, habe er das Empfinden gehabt, «zur Schlachtbank» geführt zu werden und sich angesichts der Praxis dann «voller Todesangst» losgerissen und sei auf die Wiese einer Verkehrsinsel gestürzt. Dort habe er unter der Vorstellung, wie «ein Stück Vieh» zu sein, «ins Gras gebissen».

In diesem Gespräch war Herr D. von diesen psychotischen Erlebnissen bereits weitgehend distanziert. Er berichtete zögernd und geordnet, wenn auch spürbar verunsichert über noch bestehende «ängstliche Unruhe» und «Fremdheitserleben». Es waren keine typisch schizophrenen Symptome, insbesondere keine Denkstörungen, keine Halluzinationen und auch keine Ich-Störungen festzustellen. Von der Ehefrau wurde der Ablauf im Wesentlichen bestätigt, insbesondere was den plötzlichen Beginn der Symptomatik betraf.

Im Behandlungsverlauf war Herr D. bereits nach wenigen Tagen bis auf eine leicht ängstlich-depressive Grundstimmung psychopathologisch vollkommen unauffällig. Die neuroleptische Medikation wurde deutlich reduziert, ohne dass dies zu einer Verschlechterung des Befindens führte. Es fand sich auch kein Hinweis für eine Residualsymptomatik.

Biografie und psychiatrische Vorgeschichte

Zum Lebenslauf erzählte Herr D., dass er aus Ostpreußen stamme und als drittgeborenes Kind mit insgesamt vier Geschwistern aufwuchs. Seine Mutter erzog die Kinder allein, da der Vater als Offizier eingezogen war. Den Vater lernte Herr D. bewusst erst nach dessen Rückkehr aus der Kriegsgefangenschaft im Alter von zehn Jahren kennen. Die Flucht der Familie bei Kriegsende schilderte er als sein Leben prägendes Ereignis. Die jüngste Schwester starb auf dem Treck. Er berichtete über verschiedene extreme Erlebnisse und Belastungen während des Marsches, immer verbunden mit ständiger Angst vor Trennung von der Mutter und Angst vor dem Tod. Im Herbst 1945 erreichte die Familie schließlich die Stadt Halle an der Saale, unterernährt und an Tbc erkrankt. Die Mutter starb daran im August 1946. Die Kinder wurden im Krankenhaus getrennt und Herr D., damals sieben Jahre alt, begann nachts einzunässen und die Nahrung zu verweigern. Auch ein älterer Bruder sei schon von den Ärzten aufgegeben und in den Keller gebracht worden. Er selbst habe ihn zweimal wieder aus dem Keller heraufgeholt und ihm so «das Leben gerettet». Einen Monat nach dem Tod der Mutter wurden die Geschwister von Verwandten (drei ledigen Tanten) abgeholt und wuchsen bei diesen in einer norddeutschen Kleinstadt auf. Sie blieben bei den Tanten auch, nachdem der Vater erneut heiratete.

Herr D. begann nach dem Realschulabschluss zunächst eine Lehre als Maschinenschlosser. Dann habe das Vorbild des «Vaters in Uniform» und der «Wunsch Deutschland zu schützen» dazu geführt, dass er sich für den damals gegründeten Bundesgrenzschutz verpflichtete. Dort war er über acht Jahre vorwiegend in der Verwaltung tätig, während dieser Zeit heiratete er. Mit dem Wunsch zur Sozialarbeit («befreiendes Gefühl, zu helfen») fing er vier Jahre später eine Ausbildung auf einer Fachschule für Sozialarbeit an. Im gleichen Jahr wurde das einzige Kind, ein Sohn, geboren. Diese Ausbildung wurde dann jedoch nach mehrmonatigem Krankenhausaufenthalt wegen Rückenbeschwerden aufgegeben, und Herr D. arbeitete sich dann über sechs Jahre im Außendienst verschiedener Versicherungsgesellschaften bis zum Gebietsleiter hoch. Ein von ihm mitverursachter Pkw-Unfall mit Todesfolge führte zum «Karriereknick». Herr D. kündigte seine Stelle, da er seiner Ansicht nach «als Vorgesetzter kein Vorbild mehr» sein konnte. Einige Jahre war Herr D. als Kellner angestellt. In dieser Phase betrieb er einen Alkohol- und Benzodiazepinmissbrauch.

Herr D. versuchte dann über zwei Jahre erneut im Außendienst einer Versicherung zu arbeiten, was ebenso scheiterte wie der Versuch, eine Autobahnraststätte zu leiten.

Mit etwa 40 Jahren unternahm Herr D. in alkoholisiertem Zustand einen Selbstmordversuch mit Tabletten und wurde erstmals psychiatrisch behandelt. Es entwickelte sich ein Alkoholentzugssyndrom und dann auch ein delirantes Bild mit Desorientiertheit und optischen Halluzinationen in Form «bunter Streifen». Herr D. ging nach diesem ersten und einzigen Entzug direkt in eine Entwöhnungsbehandlung. Nach dreimonatiger Therapie, gegen Ende des Aufenthaltes, wurde Herr D. erstmals (vom Alkoholdelikt abgesehen) psychotisch. Herr D. berichtete, aus der Erschütterung über den Rückfall eines Stubenkameraden und dessen Entlassung eine Selbstbefragung unternommen zu haben. Er sei dazu in seine Biografie so tief eingetaucht, als ob er «im eigenen Blut U-Boot fahre». Am Beginn dieser ersten Psychose schilderte Herr D. Wachträume mit Wiedergeburts- und Lichterlebnissen, Glücksgefühle wechselten mit Erschrecken und Angst schließlich Verfolgungsgefühl. Herr D. wurde in ein psychiatrisches Krankenhaus verlegt, wo diese Symptome innerhalb weniger Tage abklangen. Dabei erhielt Herr D. nur kurzfristig eine neuroleptische Medikation. Im weiteren Verlauf befand sich Herr D. lediglich in ambulanter nervenärztlicher Behandlung wegen rezidivierender, gehäuft im Winterhalbjahr auftretender, leichter depressiver Verstimmungen mit Antriebsverlust. Er war jedoch beruflich dadurch nicht eingeschränkt, sondern absolvierte erfolgreich eine zweijährige Berufsförderungsmaßnahme mit Umschulung zum Sozialversicherungsfachangestellten. Im Anschluss daran arbeitete er zunächst ehrenamtlich und später als fester Angestellter in leitender Position bei seinem jetzigen Arbeitgeber, einem gemeinnützigen Wohlfahrtsverband.

Im späteren Verlauf war Herr D. nach vierwöchiger Behandlung wieder voll berufstätig. Er erkrankte seither noch einmal für wenige Tage psychotisch kurz nach der Öffnung der Grenze zur ehemaligen DDR. Dabei berichtete Herr D. vom anfänglichen Glücksgefühl angesichts der über die Grenze strömenden Menschen. Dann entwickelte sich innerhalb von zwei Tagen innere Unruhe und Anspannung mit dem Gefühl, der «Kopf platze» sowie «Zittern am ganzen Körper». Er habe in den Nächten nicht geschlafen, sondern sich «abgefragt» und nur «negative Antworten gewusst». Er sei sich selbst fremd vorgekommen, habe sich wertlos, insuffizient und antriebslos gefühlt. Eine stationäre Aufnahme war indiziert, aber schon nach acht Tagen konnte Herr D. unter neuroleptischer Medikation erneut schnell stabilisiert, wieder entlassen werden.

Diskussion der Falldarstellung

Psychosen, bei denen neben prädisponierenden Faktoren psychische Traumatisierungen eine wichtige Rolle spielen und die sich in der Symptomatik und im Verlauf von Schizophrenien unterscheiden lassen, wurden schon früh immer wieder mit wechselnden Bezeichnungen beschrieben.

In Frankreich als Verwirrtheitspsychosen erstmalig von Legrain 1886 als «Délire des dégéneres» erwähnt, finden sich diese Krankheitsbilder unter verschiedenen Bezeichnungen wie «Delire aigu», «Bouffee delirante» und «Délire d'emblée».

Im deutschen Sprachraum wurden sie erstmals von Balz (1901) als Emotionslähmung und später von Bonhoeffer (1907) als Degenerationspsychosen beschrieben. Auch die von Leonhard (1986) beschriebene Gruppe der zykloiden Psychosen gehört dazu. Insbesondere die Angst-Glücks-Psychose ist hier von Bedeutung, bei der extreme Angst und paranoides Erleben mit Glücksgefühl und Größenideen sich schnell abwechseln.

Unter dem Begriff der psychogenen Psychose stammen systematische Übersichten zu dieser diagnostischen Gruppe vorwiegend aus der skandinavischen Psychiatrie – so von August Wimmer (1916), Poul Faergemann (1963) und vor allem von Erik Strömgren (1972).

Bezogen auf den geschilderten Fall ist der anamnestisch bekannte Alkoholmissbrauch mit delirantem Bild bei Entzugssyndrom diagnostisch relevant. Aktuell fanden sich einerlei Hinweise auf fortbestehenden Alkoholkonsum der nach dem Komorbiditätsprinzip der ICD-10 zu codieren wäre. Die Kriterien für die Diagnose einer Alkoholabhängigkeit nach ICD-10 sind nicht erfüllt. Das delirante Syndrom bei Alkoholmissbrauch ist jedoch unter den Aspekten der Ätiologie und Prädisposition zu diskutieren.

Zur Klassifikation nach ICD-10 erfüllt der geschilderte Fall auch im Verlauf die Kriterien der akuten polymorphen psychotischen Störung ohne Symptome einer Schizophrenie (F23.0). Der Ausdruck «psychotisch» wurde speziell in diesem Abschnitt im deskriptiven Sinne verwendet; er enthält, wie in der Einleitung zu den klinisch-diagnostischen Leitlinien beschrieben, «keine Annahmen über Psychodynamik, Einsichtsfähigkeit oder Realitätsbezug. Dieser Terminus soll vielmehr das Vorkommen von Halluzinationen, wahnhaften Störungen oder bestimmten Formen anormalen Verhaltens anzeigen. Hierzu gehören schwere Erregungszustände und Überaktivität, ausgeprägte psychomotorische Hemmung und katatone Störungen».

Es handelt sich bei der akuten polymorphen psychotischen Störung um eine Störung, bei der Halluzinationen, Wahnphänomene und Wahrnehmungsstörungen vorhanden, aber sehr unterschiedlich ausgeprägt sind und von Tag zu Tag oder sogar von Stunde zu Stunde wechseln. Häufig findet sich auch eine emotionale Aufgewühltheit mit intensiven vorübergehenden Glücksgefühlen und Ekstase oder Angst und Reizbarkeit. Ein vielgestaltiges, unbeständiges und wechselndes klinisches Bild ist charakteristisch.

Typisch für diese Störung sind ein abrupter Beginn innerhalb von 48 Stunden und eine rasche Rückbildung der Symptome; bei einem großen Teil der Patienten findet sich keine überzeugende auslösende Belastung.

Diagnostische Leitlinien

Für eine eindeutige Diagnose gilt:

1. Der Beginn muss akut sein: Übergang von einem nichtpsychotischen in einen eindeutig psychotischen Zustand innerhalb von zwei Wochen oder weniger.
2. Es müssen sich mehrere Formen von Halluzinationen oder Wahnphänomenen finden, die in Art und Ausprägungsgrad von Tag zu Tag oder während desselben Tages wechseln.
3. Es muss ein wechselndes affektives Zustandsbild vorliegen.
4. Trotz der Verschiedenheit der Symptome ist keines ausreichend konsistent, um die Kriterien für eine Schizophrenie (F20) oder eine manische oder depressive Episode (F30 oder F32) zu erfüllen.

In der ICD-10 wird eine Rangfolge angegeben, welche Priorität den ausgewählten Schlüsselsymptomen bei der Störungsgruppe zukommt:

1. akuter Beginn innerhalb von zwei Wochen als entscheidendes Kennzeichen der gesamten Gruppe von Störungen
2. das Vorhandensein typischer Syndrome
3. das Vorliegen einer akuten Belastung.

Es wird außerdem empfohlen, für alle Störungen dieses Abschnittes – wenn irgend möglich – eine weitere Unterteilung bezogen auf den abrupten Beginn innerhalb von 48 Stunden zu verwenden (abrupt = Beginn innerhalb von 48 Stunden; akut = Beginn nach mehr als 48 Stunden, aber weniger als zwei Wochen).

Bezüglich der Zeitkriterien von 48 Stunden und zwei Wochen ist wichtig, dass diese sich auf den gesamten Zeitraum beziehen, an denen die psychotischen Symptome deutlich werden und das tägliche Leben und die Arbeit zumindest erschweren oder gar unterbrechen. Der Krankheitsgipfel mag in beiden Fällen später erreicht werden; die Symptome und Störungen sollen zu den angegebenen Zeitpunkten jedoch vorhanden sein und die betroffene Person in Kontakt mit einer helfenden Institution oder mit einem Arzt gebracht haben. Prodromi mit Angst, Depression, sozialem Rückzug oder leicht abweichendem Verhalten sollten nicht in die angegebenen Zeiträume eingeschlossen werden.

Eine vollständige Besserung erfolgt in der Regel nach zwei oder drei Monaten, oft bereits nach wenigen Wochen oder nur Tagen. Nur wenige Patienten mit diesen Störungen entwickeln anhaltende und behindernde Beschwerdebilder. Rückfälle können aber wie in der dargestellten Kasuistik vorkommen.

ICD-10-Diagnose

F23.0 akute polymorphe psychotische Störung ohne Symptome einer Schizophrenie

F10.2 Verdacht auf Alkoholabhängigkeit (Verdacht auf, anamnestisch)

33. Ein Gläschen in Ehren

Wolfgang Trabert

Falldarstellung

Der 47-jährige Zollbeamte Herr M. stellte sich erstmals ambulant in der Poliklinik vor, weil sein Hausarzt ihm gesagt habe, dass er nun endlich einmal etwas gegen sein Alkoholproblem tun müsse.

Aktueller Hintergrund war gewesen, dass dem Hausarzt anlässlich einer Durchuntersuchung des Patienten wieder einmal stark erhöhte Leberwerte aufgefallen waren. Herr M. erzählte nun, dass die Sache mit dem Alkohol in den letzten Jahren wirklich immer drängender geworden sei. Begonnen habe das Ganze vor etwa 25 Jahren: Herr M., damals als Vollzugsbeamter bei Gericht tätig, hatte erhebliche Potenzprobleme (Ejaculatio praecox) in seiner Ehe; allerdings machte er bald die Erfahrung, dass er nach Konsum einer bestimmten Menge Alkohol den Koitus vollziehen konnte.

Die Ehe ging nach insgesamt 17 kinderlosen Jahren auf Drängen der dominierenden Ehefrau auseinander, nachdem sich die Partner über die Zeit hinweg auseinandergelebt hatten. Für Herrn M. begann daraufhin eine Phase zunehmender Vereinsamung, da er schon immer wenig kontaktfreudig gewesen war; frühere Besuche bei Verwandten und Freunden waren fast ausschließlich auf Initiative der Ehefrau erfolgt. In dieser Zeit steigerte sich auch der bis dahin eher noch sporadische Alkoholkonsum und wurde zunehmend regelmäßiger. Seit etwa einem halben Jahr trank Herr M. auch morgens, um ein leichtes Händezittern und verstärkte innere Anspannung zu kupieren. Mehrfach hatte er schon auf Anraten des Hausarztes (dem erhöhte Leberwerte aufgefallen waren) versucht, den Alkoholkonsum einzuschränken, was aber stets misslang. Bei einem Umtrunk mit Kollegen aus Anlass eines Dienstjubiläums eines Vorgesetzten hatte er sich fest vorgenommen, nur Mineralwasser zu trinken. Nachdem er mit den Worten «Ein Gläschen in Ehren soll keiner verwehren!» gedrängt worden sei, wenigstens doch ein Glas Sekt mitzutrinken, habe er danach immer weiter getrunken, so dass er letztlich sogar von einem Kollegen nach Hause gebracht werden musste.

Seine Scham über dieses einmalige Ereignis war so groß, dass er für zwei Tage der Arbeit fernblieb mit der Begründung eines grippalen Infekts. Obwohl er sich vorgenommen hatte, von nun an abstinent zu sein, trank er am Morgen des ersten Arbeitstages einen Cognac und putzte sich hinterher noch einmal die Zähne, damit keiner der Kollegen etwas rieche.

Schon sein ganzes Leben war Herr M. ein zur Ängstlichkeit neigender Mensch gewesen. Sein Selbstwertgefühl war eher gering ausgeprägt gewesen, und er hatte eigentlich in der ständigen Angst gelebt, dass er etwas falsch machen könnte. Er konnte sich noch gut daran erinnern, wie schon während der Schulzeit er einen ganz schnellen Herzschlag bekam, wenn der Lehrer ihn bloß beim Namen rief. Genauso erging es ihm während seiner Verwaltungsausbildung bei Gericht, hinzu kam eine hohe Empfindlichkeit gegenüber jeder, auch nur geringfügigen Kritik an seiner Arbeit; diese Empfindlichkeit konnte er allerdings nicht nach außen artikulieren, sondern «fraß» sie in sich hinein. Auseinandersetzungen mit Vorgesetzten ging er daher meist aus dem Weg, selbst wenn er im Recht war, weshalb er von seiner damaligen Frau wiederholt «Schlappschwanz» genannt worden war.

Mittlerweile lebte Herr M. vereinsamt in seiner Wohnung in A. und hatte außerhalb der beruflichen Sphäre so gut wie keine Kontakte mehr; war er früher am Wochenende wenigstens hin und wieder einmal in den Schachverein gegangen, dem er seit seinem 14. Lebensjahr angehörte, so saß er nun in seiner Freizeit fast ausschließlich vor dem Fernseher und trank Wein.

Zu Auffälligkeiten im Straßenverkehr war es bisher noch nicht gekommen, wie auch überhaupt nach seinen Worten nur wenige ahnten, dass er zu viel trinke.

Diskussion der Kasuistik

Ohne Schwierigkeiten wird jeder Leser erkennen, dass – egal welche Definition von Alkoholabhängigkeit nun benutzt wird – es sich hier um die Schilderung eines alkoholkranken, eines alkoholabhängigen Patienten handelt.

Auf dem Boden einer ängstlichen und selbstunsicheren Persönlichkeit wurde schon früh die Erfahrung gemacht, dass Alkohol Spannungen abzubauen und bestimmte funktionelle Störungen (Ejaculatio praecox) zu kupieren vermag. Nach Trennung von der eher dominanten Ehefrau kam es zu einer zunehmenden Vereinsamung, die zu einer Steigerung der Trinkmenge und zu einem nun fast täglichen Trinken führte. Es traten morgendliche Entzugserscheinungen auf, und Herr M. versuchte, sein Trinken zu verbergen. Trotz entsprechender Hinweise seines Hausarztes gelang es ihm nicht, seine Abstinenzabsicht aufrechtzuerhalten. Beruflich kam es offenbar mit einer Ausnahme zu keinen Auffälligkeiten, allerdings gab er außerberufliche Interessen – von jeher nie sehr ausgeprägt – fast völlig auf.

Alkoholabhängigkeit ist in der ICD-9 noch recht allgemein definiert und wurde im Wesentlichen durch den Drang charakterisiert, «ständig oder periodisch Alkohol zu sich zu nehmen, um dessen psychischen Effekt zu erleben». Weiterhin wird verwiesen auf die Vermeidung des Missbehagens bei fehlendem Alkoholgenuss und auf eine mögliche Toleranzentwicklung.

Im DSM-IV-TR werden sieben allgemeine Kriterien der Substanzabhängigkeit (F1x.2) genannt, von denen wenigstens drei erfüllt sein müssen. Zusätzlich müssen wenigstens «einige Symptome» seit mindestens einem Monat bestehen oder über eine längere Zeit hinweg wiederholt aufgetreten sein.

In der ICD-10 wurde erstmals der Versuch gemacht, alle substanzinduzierten psychischen Störungen in einem Abschnitt (F1) zusammenzufassen. Mit der dritten Stelle Fix ist es möglich, die Art der verwendeten Substanz zu kodieren (also z. B. Störungen durch Alkohol = F10, Störungen durch Kokain = F14 etc.). Die vierte und fünfte Stelle (also beispielsweise F10.x und F10.xx) dienen der Beschreibung des klinischen Zustandsbildes, das für alle Substanzgruppen gleichlautende Definitionen aufweist (vgl. **Tab. 53**).

Ähnlich wie in ICD-9 wird das entscheidende Charakteristikum der Abhängigkeit in dem starken, gelegentlich übermächtigen Wunsch gesehen, psychotrope Substanzen (einschließlich Tabak) zu konsumieren. Anders als in der ICD-9 wird dann aber eine Reihe von Kriterien (insgesamt acht) genannt, von denen mindestens drei irgendwann während des letzten Jahres vorgelegen haben müssen (vgl. **Tab. 54**).

Tabelle 53: Vierstellige Syndrom-Diagnosen nach ICD-10 für den Abschnitt F1 (psychische und Verhaltensstörungen durch psychotrope Substanzen)

F1x.0 akute Intoxikation (acht fünfstellige Unterteilungen)
F1x.1 schädlicher Gebrauch
F1x.2 Abhängigkeitssyndrom (sieben fünfstellige Unterteilungen)
F1x.3 Entzugssyndrom (zwei fünfstellige Unterteilungen)
F1x.4 Entzugssyndrom mit Delir (zwei fünfstellige Unterteilungen)
F1x.5 psychotische Störung (sieben fünfstellige Unterteilungen)
F1x.6 amnestisches Syndrom
F1x.7 Restzustand und verzögert auftretende psychotische Störung (sechs fünfstellige Unterteilungen)
F1x.8 andere psychische oder Verhaltensstörungen
F1x9 nicht näher bezeichnete psychische oder Verhaltensstörung

Tabelle 54: Diagnostische Leitlinien des Abhängigkeitssyndroms nach ICD-10 und Vergleich mit der Kasuistik

Diagnostische Leitlinien	Fallbezogene Kriterien
1. Ein starker Wunsch oder eine Art Zwang, Substanzen oder Alkohol zu konsumieren.	trotz Vorsatz, keinen Alkohol zu trinken, getrunken
2. verminderte Kontrollfähigkeit bezüglich des Beginns, der Beendigung und der Menge des Substanz- oder Alkoholkonsums	wollte bei Jubiläumsfeier gar nicht trinken; nach einem Glas Sekt «Kontrollverlust»
3. Substanzgebrauch mit dem Ziel, Entzugssymptome zu mildern und der entsprechenden positiven Erfahrung	morgendliches Trinken gegen Händezittern
4. ein körperliches Entzugssyndrom	in leichter Form als morgendliches Händezittern und verstärkte innere Anspannung
5. Nachweis einer Toleranz. Um die ursprünglich durch niedrigere Dosen erreichten Wirkungen der Substanz hervorzurufen, sind zunehmend höhere Dosen erforderlich.	Dosissteigerung, ohne dass es zu groben sozialen Auffälligkeiten gekommen wäre.
6. Ein eingeengtes Verhaltensmuster im Umgang mit Alkohol oder der Substanz, wie z. B. die Tendenz, Alkohol an Werktagen wie an Wochenenden zu trinken und die Regeln eines gesellschaftlich üblichen Trinkverhaltens außer Acht zu lassen.	nahezu tägliches Trinken
7. fortschreitende Vernachlässigung anderer Vergnügungen oder Interessen zugunsten des Substanzkonsums	zunehmende Isolierung; Aufgabe des zuvor im Verein betriebenen Schachspielens
8. Anhaltender Substanz- oder Alkoholkonsums trotz Nachweis eindeutiger schädlicher Folgen. Die schädlichen Folgen können körperlicher Art sein oder sozial oder psychisch.	vom Hausarzt auf erhöhte Leberwerte und Zusammenhang mit Alkoholkonsum hingewiesen; Gefühle der Scham nach einmaliger öffentlicher Trunkenheit

In vielen Fällen wird es zu einer Mehrfachkodierung kommen müssen, wenn beispielsweise ein Patient mit einer schweren Alkoholintoxikation (F10.0x) bei Alkoholabhängigkeit (F10.2x) in die Klinik kam und dort anschließend ein Delirium tremens (F10.4x) entwickelte. Allerdings sollte die Reihenfolge der Kodierung nicht allein vom zeitlichen Verlauf der Störungen bestimmt werden, sondern eher von der Bedeutung, die die einzelne Störung für die gegenwärtige Behandlungsepisode besitzt.

Ein anderer wichtiger Gesichtspunkt betrifft die häufige Komorbidität (Trabert, Dittmann und Mombour, 1992) mit anderen psychischen Störungen (v. a. Persönlichkeitsstörungen), wie es auch bei dem hier geschilderten Patienten der Fall war: Eine bis in die Jugend zurückzuverfolgende Ängstlichkeit, geringes Selbstwertgefühl, Überempfindlichkeit gegenüber Kritik und wenige persönliche Bindungen legen die Diagnose einer «ängstlichen (vermeidenden) Persönlichkeit» (F60.0) nahe.

ICD-10-Diagnose

F10.2 Alkohol-Abhängigkeitssyndrom

34. Berühren verboten

Horst Dilling und Ute Siebel

Falldarstellung

Die 37-jährige, in unauffälliges Grau gekleidete, eher kleine Patientin, Frau Z., wird uns von ihrem niedergelassenen Nervenarzt überwiesen. In den letzten Wochen hatte sie wiederholt Suizidgedanken geäußert, nachdem ihr Mann Trennungsabsichten ausgesprochen hatte.

Begonnen habe alles vor drei Jahren. Ihr Vater habe damals einen schweren Verkehrsunfall erlitten, man habe mit seinem Tod gerechnet. In dieser Situation wollten sich ihre beiden jüngeren Brüder möglichst rasch an das Erbe machen, und jeder war darauf aus, sich so viel wie möglich vom Besitz des Vaters zu sichern. Die Patientin jedoch war von ihrer Mutter vor deren Tod als zukünftiges Familienoberhaupt verpflichtet worden. So habe sie damals versucht zu schlichten, was zu einem schweren Zerwürfnis mit ihrem jüngeren Bruder führte, der sogar schließlich den Kontakt zu ihr abbrach. Der Vater habe sie nach seiner Genesung bei einer Weihnachtsfeier «hinausgeworfen». In der Folge dieses Familienkonfliktes entwickelte sich bei ihr ein ausgeprägtes Schulderleben, sozialer Rückzug, multiple, teils frei flottierende, teils phobische Ängste vor Menschenansammlungen, Busfahren und Benutzung von Fahrstühlen. Im Vordergrund stand eine Angst, sich mit AIDS zu infizieren, so dass auch der Intimverkehr zu ihrem Ehemann unmöglich wurde. Diese AIDS-Angst sei durch einen Zahnarztbesuch angestoßen worden, der ihre Amalgamfüllungen durch Gold habe ersetzen wollen. Er habe versucht, sie davon zu überzeugen, dass ihr andernfalls Immunschwäche drohe, wie den Opfern des Tschernobyl-Unglücks. Bei Erwähnung der Immunschwäche habe sie sofort an AIDS denken müssen, vor allem auch deshalb, da sie vor zwei Jahren Nachbarkinder bei sich zu Hause eingehütet habe, als deren Eltern zur Beerdigung eines an AIDS gestorbenen Freundes gegangen seien. Eines dieser Kinder habe sich an der Hand verletzt und an jenem Abend ihren Telefonhörer angefasst. Seither habe sie ständig Angst vor Blut, auch vor getrockneten Blutresten und könne daher verschiedene Gegenstände und Bereiche in der Wohnung nicht mehr berühren. Auch von ihrer Familie verlange sie, diese Bereiche zu meiden. Im Zusammenhang damit habe sich ein ausgeprägter Waschzwang entwickelt, verbunden mit dem Gefühl, Schuld abwaschen zu müssen. Sie wasche sich täglich mehrmals über eine halbe Stunde lang die Hände, vor allem wenn sie unter Druck oder allein sei, wenn Angst vor Kontrollverlust aufkäme. Wegen dieses Waschzwanges habe sie sich zunächst an eine Psychotherapeutin, dann aber an Nervenärzte gewandt, der zuletzt Konsultierte wies sie schließlich in unsere Klinik ein.

Zur Familienanamnese

Frau Z. stammt aus einer mit psychischen Störungen belasteten Familie. Eine Cousine väterlicherseits habe Alkoholprobleme, eine weitere Cousine väterlicherseits habe zweimal einen Suizidversuch unternommen, die 52-jährige, verheiratete Halbschwester leide unter Depressionen.

Zur Biografie

Frau Z. wurde als erstes von vier Geschwistern geboren, nachdem der Vater in erster Ehe bereits eine Tochter hatte. Der Vater ist ein 72-jähriger, seit 15 Jahren berenteter Maler, der seit dem frühen Tod der Mutter vor 17 Jahren vermehrt Alkohol trinke; er zeige Verwahrlosungstendenzen und habe mehrfach schwere Unfälle unter Alkoholeinwirkung erlitten. Die Mutter war Sekretärin gewesen, dann Hausfrau und starb nach einem Jahr Bettlägerigkeit mit 42 Jahren an einem metastasierenden Mamma-Karzinom an genau dem Tag, als Frau Z. ihre Prüfung zur Industriekauffrau abzulegen hatte. Ihre Geschwister seien in schneller Folge geboren worden: Ihr ein Jahr jüngerer Bruder ist ein in zweiter Ehe verheirateter Gerichtsdiener; der zwei Jahre jüngere Bruder habe mit 15 Jahren einen schweren Motorradunfall erlitten, sei dadurch zu 60 % schwerbehindert, er habe eine Betonbauerlehre nicht abschließen können, verschiedene Jobs gehabt und sei derzeit arbeitslos; er sei verheiratet und habe zwei Kinder. Ein sechs Jahre jüngerer Bruder lebe noch zu Hause; er sei Maurer, habe den von ihm gewünschten weiteren Aufstieg zum Architekten nicht geschafft; derzeit sei er arbeitslos, er habe eine Freundin.

Die Patientin wuchs bis zu ihrem vierten Lebensjahr im Haushalt der Großeltern mütterlicherseits auf, wo auch eine zu dieser Zeit noch kinderlose Schwester der Mutter lebte. Die Mutter habe damals an Tuberkulose gelitten, sie habe eigentlich die Patientin abgeben wollen, sie nach ihrer Gesundung dann aber doch unglücklicherweise zu sich zurückgenommen. Von Familienangehörigen weiß Frau Z., dass sie bis drei- oder vierjährig aufgeschlossen und fröhlich war. Danach kam es dann, als sie ganz bei ihrer Mutter lebte, zu Ängstlichkeit; sie habe sich zurückgezogen, sei introvertiert gewesen, sie litt unter

Dunkelangst, Verfolgungsangst, habe nicht allein sein können und auch Angst vor dem Wasser gehabt. Die Mutter warf ihr vor, dass sie zu verwöhnt sei, und sie wurde den Brüdern gegenüber zurückgesetzt, indem ihr beispielsweise Geschenke weggenommen wurden; eine Geschwistersolidarität bestand nicht. Nach dem Tod des Vaters ihrer Mutter, als sie zehn Jahre alt war, bestand zwei Jahre lang eine Enuresis.

Nach regelrechter Einschulung sei sie eine gute, vor allem sprachbegabte Schülerin gewesen. Sie absolvierte den Realschulabschluss und machte darauf eine Lehre zur Industriekauffrau. Fünf Jahre lang habe sie in diesem Beruf gearbeitet. Mit 22 Jahren habe sie einen sechs Jahre älteren Fernmeldebeamten geheiratet, mit dem sie schon in der Schule befreundet gewesen war, und der auch ihr erster Intimpartner war. Sie berichtet über die intime Beziehung, dass sie unter dem Mangel an Zärtlichkeiten seitens ihres Ehemannes leide. Seit jeher habe sie Schmerzen bei der Immissio gehabt, häufige Zystitiden; gegenwärtig habe nur noch sehr selten, in der letzten Zeit überhaupt kein Intimkontakt mehr stattgefunden. Der elfjährige Sohn sei ein Wunschkind gewesen. Erst nach längerer Hormonbehandlung wegen Infertilität sei sie schwanger geworden. Die Schwangerschaft sei durch zahlreiche Krankheitsbefürchtungen, wie z. B. Tuberkulose und Röteln, überschattet gewesen. Der Sohn wurde durch eine Sectio caesarea entbunden; wegen einer Leberreifungsstörung traten bei ihm früh Krämpfe auf, und er wurde aufgrund Epilepsieverdachts in der Kinderklinik behandelt. Eine Belastung sei nach wie vor seine Zöliakie. Mit Einschulung ihres Sohnes vor fünf Jahren sei sie zunächst putzen gegangen, dann war sie längere Zeit im Verkauf tätig, seit ihrer Erkrankung komme sie kaum noch mit der Hausarbeit zurecht, ihr Ehemann müsse sie dabei am Abend unterstützen.

Zur aktuellen Situation

Die Situation zu Hause sei so schwierig geworden, da sie immer mehr grübeln musste und immer ausgeprägtere Kontrollzwänge ausbildete. Sie entwickelte Tabubereiche in der Wohnung, beispielsweise in der Küche, im Bad, im Kinderzimmer; bestimmte Teile dieser Räume durften von ihr und ihren Angehörigen nicht mehr benutzt werden, da sie befürchtete, dass diese Möbel vom AIDS-Virus infiziert seien. Hinzu kam eine Essstörung: So habe sie nicht mehr essen können, wenn sie alleine gewesen sei; aber auch in Gegenwart von anderen habe sie nur sehr langsam und sehr wenig essen können. Auf diese Weise habe sie die Familie stark tyrannisiert, wie sie auch selbst sehe.

Vegetativ gab sie eine Obstipationsneigung an, eine Pollakisurie, Durchblutungsstörungen an den Händen und Füßen, Schweißausbrüche, sie sei allergisch auf Hühner- und Milcheiweiß, fraglich auch auf Sulfonamide und Penicillin, auf Eisenpräparate und Vaseline.

Bei der Aufnahme wirkte Frau Z. selbstunsicher, unterschwellig depressiv, sie war nicht akut suizidal; das Gespräch verlief stockend, sie war innerlich sehr zurückgezogen, hatte Schwierigkeiten, zu biografischen Ereignissen und Erlebnissen in der letzten Zeit eindeutige zeitliche Zuordnungen anzugeben. Sie war beherrscht von der AIDS-Thematik und fürchtete, bereits voll von der Krankheit ergriffen zu sein.

In den ersten Tagen der stationären Behandlung zog sich die Patientin mehr und mehr zurück. Sie war sehr irritierbar, sie vernachlässigte ihre Körperpflege, oft lag sie unbeweglich in Embryonalhaltung im Bett, und schließlich war sie fast stuporös. Zusätzlich traten psychogene Blickkrämpfe auf mit ungerichteten Augenbewegungen nach oben. Frau Z. vermittelte den Eindruck, dass sie täglich von morgens bis abends gepflegt werden wollte, ohne ihrerseits irgendwelche Aktivitäten zu zeigen. Es stellte sich heraus, dass Ehemann und Sohn sehr erleichtert über die Aufnahme der Patientin im Krankenhaus waren und zunehmend autonomer ihre Angelegenheiten, wie etwa die Hausarbeit, erledigten, ohne noch viel Rücksprache mit Frau Z. zu nehmen.

Diagnostisch bot Frau Z. zunächst keine Schwierigkeiten. Wir nahmen eine Zwangsneurose mit Zwangshandlungen und Zwangsgedanken an. Zusätzlich war eine AIDS-Angst zu konstatieren. In den Zusammenhang der Zwangsstörungen ordnen wir auch die Essstörung mit ein, die zeitweilig ausgeprägt war.

Die Therapie bezog sich auf zwei Schwerpunkte: Zum einen die medikamentöse Behandlung mit einem Serotoninwiederaufnahmehemmer: Frau Z. erhielt Clomipramin. Parallel zu dieser Behandlung, deren Wirkung erst allmählich einsetzte, wurde zum anderen eine Reihe von verhaltenstherapeutischen Maßnahmen angewandt. Frau Z. wurde täglich gewogen, sie fertigte Essensprotokolle und Gewichtsprotokolle an. Sie musste den Zeitaufwand für ihre Morgentoilette notieren. Wir begrenzten die Zeitdauer auf 45 Minuten und gingen dann entsprechend auf niedrigere Zeitwerte.

Entscheidend war das direkte Angehen der AIDS-Ängste, was auf der Station und zu Hause geschah. Die behandelnde Ärztin fuhr gemeinsam mit einer Krankenschwester und Frau Z. in die Wohnung der Patientin, wo Frau Z. zahlreiche Gegenstände in den Tabuzonen berührte, was ihr ohne allzu große Angst gelang. Auch in der Klinik berührte sie beispielsweise einen von ihr als infiziert angesehenen Hocker. Es erfolgten mehrere Gespräche gemeinsam mit der Familie, Frau Z. musste erleben, dass ihr Mann und Sohn keine Rücksicht auf ihre Vorschriften mehr nahmen. Es wurde ein Aktivierungsprogramm eingerichtet, das neben Musik- und Beschäftigungstherapie auch Treffen mit der Familie beinhaltete. Auch hier wurde die Patientin zunehmend größeren Leistungsanforderungen ausgesetzt.

Zum Erstaunen der Familie war die Patientin in der Lage, all die im Sinne einer Verhaltenstherapie gestellten Aufgaben zu bewältigen. Ihre Stimmung normalisierte sich zusehends, und wir konnten sie in gut gebessertem Zustand entlassen. Dieser Zustand blieb stabil, was sich bei mehreren späteren Vorstellungen zeigte. Frau Z. konnte ihre häuslichen Pflichten wieder voll erfüllen, ihre Beziehungen zu Ehemann hätten sich nach und nach wieder normalisiert.

Diskussion

Nach ICD-10 steht die Diagnose einer Zwangsstörung (F42) im Vordergrund. Es wurden Waschzwänge und Kontrollzwänge beobachtet, Frau Z. bildete zu Hause und in der Klinik Tabubereiche aus, die Nahrungsaufnahme wurde ritualisiert. Hinzu kam ständiges Grübeln, das sich auf gemachte Fehler und Angst vor AIDS bezog. Die in den Leitlinien gegebene Beschreibung, dass die Zwangshandlungen nicht als angenehm empfunden werden, keine nützlichen Aufgaben erfüllen, aber von der betroffenen Person als Vorbeugung gegen ein objektiv unwahrscheinliches Ereignis benutzt werden, also Schaden von ihr fernhalten sollen, diese Definition trifft für die Zwangshandlungen bei Frau Z. zu. Auch ein gewisser Widerstand gegen die Zwangshandlungen wurde von ihr erlebt. Die häufig mit Zwang verbundene depressive Stimmung ließ sich bei Frau Z. ebenfalls feststellen. Prämorbid zwanghafte Züge konnten von uns nicht erfragt werden, auf die Diagnose der Persönlichkeitsstörung kommen wir noch zurück.

Zusammenfassend ist festzustellen, dass alle vier in den Leitlinien erwähnten Kriterien erfüllt werden:

1. Die Gedanken oder Handlungen wurden als eigene erlebt.
2. Gewisse Widerstände gegen die Handlungen waren beobachtbar.
3. Die Gedanken oder Handlungen wurden nicht als angenehm erlebt.
4. Die Gedanken und Handlungen wiederholten sich in unangenehmer Weise.

Sodann stellt sich die Frage, ob Zwangsgedanken bzw. Grübelzwang oder eher Zwangshandlungen im Vordergrund standen. Selten werden sich Störungen finden, in denen nicht bis zu einem gewissen Grade beides gemischt ist. Man muss sich also entscheiden und sollte hier die Untergruppe F42.1, vorwiegend Zwangshandlungen (Zwangsrituale) wählen.

Die zeitliche Entwicklung des Leidens der Patientin führte ja zunächst über eine Angststörung, freiflottierende Ängste, daneben Ängste in belastenden sozialen Situationen, wie in Menschenansammlungen, in öffentlichen Verkehrsmitteln oder in Fahrstühlen. Dieses brachte die Patientin zum Rückzug. Hinzu kam dann die alles bestimmende AIDS-Angst, die Angst, an einer infektiös bedingten Immunschwäche zu leiden, die gegenwärtig dominierte. Hier könnte man im Sinne der Komorbidität F40.2 erwägen, die spezifische (isolierte) Phobie. Bei dieser Störung wechselt im Gegensatz zur Agoraphobie das Ausmaß der Furcht vor den phobischen Objekten nicht. Schädigung durch Strahlen und Geschlechtskrankheiten, in letzter Zeit auch AIDS, seien häufig Objekt der Krankheitsphobie. Von den drei genannten Merkmalen sind bei Frau Z. zwei erfüllt (s. **Tab. 55**).

Damit ist neben der Zwangsstörung eine spezifische Phobie zu diagnostizieren. Bei der hohen Komorbidität von Angst- und Zwangsstörungen bestehen widersprüchliche Ansichten über die Art der Beziehung und die Zusammenhänge. Entsprechend der Anweisung zur Komorbidität in den diagnostischen Leitlinien der ICD-10 erhält die Zwangsstörung Priorität als diejenige Diagnose, der aktuell die größte Bedeutung zukommt. Darüber hinaus besteht auch die Möglichkeit, die Priorität der Diagnosen entsprechend dem zeitlichen Auftreten zu setzen.

Differenzialdiagnostisch wird erwähnt, dass die Furcht vor spezifischen Erkrankungen wie Krebs, Herzkrankheit und Geschlechtskrankheit unter hy-

Tabelle 55: Diagnostische Leitlinien der ICD-10 zu F40.2 («spezifische Phobien») und die Befundkonstellation der Patientin

Kriterien	Frau Z.
1. Die psychischen oder vegetativen Symptome müssen Manifestation der Angst sein und nicht auf anderen Symptomen wie Wahn oder Zwangsgedanken beruhen.	Die psychischen Symptome stehen zwar im Zusammenhang mit der aktuellen Zwangssymptomatik, als primär muss jedoch die Angststörung angesehen werden.
2. Die Angst muss auf die Anwesenheit eines bestimmten phobischen Objektes oder eine bestimmte Situation begrenzt sein.	Die Angst bezieht sich auf die gefürchtete Infektion mit AIDS und ist gegenwärtig hierauf begrenzt.
3. Die phobische Situation wird – wann immer möglich – vermieden.	Die phobische Situation, d. h. der imaginierte Infekt mit AIDS, wird vermieden.

pochondrische Störung (F45.2) eingeordnet werden solle, es sei denn, sie beziehe sich auf eine spezielle Situation, in der eine Erkrankung erworben werden könnte. Dieses trifft hier zu, wenngleich Frau Z. sich gelegentlich bereits infiziert wähnt. Unter Hypochondrie (F45.2) dagegen sollten nur solche Störungen fallen, bei denen tatsächlich körperliche Erkrankungen vermutet werden. Diese Patienten aktivieren ihre Umgebung immer wieder, entsprechende Untersuchungen zu veranlassen. Bei Frau Z. also stand nicht der hypochondrische, sondern der phobisch zwanghafte Aspekt im Vordergrund.

Schließlich wirkte die Patientin besonders vorsichtig, ängstlich, schüchtern, gehemmt, dabei geschickt bei Manipulationen und Durchsetzung ihrer Forderungen. Aus der Kindheit wurde berichtet, dass sie, beträchtlich traumatisiert, sehr ängstlich gewesen sein soll. Sie litt unter Verfolgungs- und Dunkelängsten, Angst vor Wasser und war insgesamt introvertiert. Man kann also davon ausgehen, dass Frau Z. bereits als Kind nach dem Wechsel ihrer Bezugspersonen Zeichen einer neurotischen Entwicklung bzw. Primordial-Symptome aufwies. Andererseits kann aber auch das Vorliegen einer ängstlichen (vermeidenden) Persönlichkeitsstörung (F60.6) diskutiert werden.

Auf eine längere Erwägung dieser Störung soll hier verzichtet werden: trotz der überwiegend zutreffenden Kriterien der Leitlinien kann diese Diagnose nur als Verdachtsdiagnose gestellt werden, da uns nur unzureichende Angaben über die Entwicklung und prämorbide Persönlichkeit der Patientin vorliegen.

Abschließend im Vergleich zur ICD-10 die nach **DSM-IV-TR** zu stellenden Diagnosen: Die im Vordergrund stehende Zwangsstörung (oder Zwangsneurose) 300.3 entspricht sich in beiden Klassifikationen weitgehend. – Die spezifische Phobie (300.29) stimmt zwar weitgehend mit der isolierten Phobie der ICD-10 überein. Eine Komorbidität ist aber deshalb auch ausgeschlossen, da Verschmutzungsangst unter Zwangsneurose fällt; Krankheitsängste, Befürchtungen dagegen sind eher unter den somatoformen Störungen, nämlich der Hypochondrie (300.70), abgebildet; diese Diagnose trifft hier nicht zu.

Über der diagnostischen Diskussion sollte man die biografische Entwicklung der Patientin nicht übersehen, die ja aus einem behüteten Haus bei den Großeltern mütterlicherseits zu einer wenig verständnisvollen Mutter kam und dort die Konkurrenz der Geschwister bitter erlebte. Nachdem sie die ungeliebte Mutter über lange Zeit gepflegt hatte, diese verstorben war, und sie direkt mit dem Alkoholmissbrauch betreibenden Vater konfrontiert war, erlebte sie ihr Versagen, dem Auftrag der Mutter entsprechend die Verantwortung für die Familie zu übernehmen. So hatte sie den Impuls, möglichst bald das Elternhaus zu verlassen, ohne dass aber eine echte Verselbständigung stattgefunden hätte. Sie zog immer wieder zahlreiche Schwierigkeiten auf sich und in ihrer zwanghaft-perfektionistischen Weise brachte sie schließlich Vater und Bruder vor einigen Jahren in eine Koalition gegen sich. Als in dieser Situation die noch bestehende Verstärkung aus der Ursprungsfamilie zusammenbrach, traten Symptome auf, die vom Ausdruckscharakter gegen den Ehemann gerichtet waren, da mit der Belastung einer AIDS-Phobie kein befriedigender Intimkontakt mehr gelingen konnte.

Nach der beträchtlichen Besserung hat Frau Z. mit der wiedergewonnenen Beziehung zum Ehemann immerhin ein neues Gleichgewicht, das sie mit psychotherapeutischer Hilfe weiter stabilisieren will; darüber hinaus grenzte sie sich über die Symptomatik vom Männlichen im weiteren Sinne ab.

ICD-10-Diagnosen

F42.1 Zwangsstörung, vorwiegend Zwangshandlungen

F40.2 spezifische Phobie

35. Von schlechten und guten Leuten gemacht

Rainer Schaub und Rolf-Dieter Stieglitz

Der 21-jährige Herr K. kam in Begleitung seines Vaters nach Voranmeldung durch einen niedergelassenen Nervenarzt freiwillig auf die geschlossene Aufnahmestation der Klinik. Die Einweisungsdiagnose lautete «Psychose». Die Einweisung erfolgte, da sich die Symptomatik während der ambulanten Behandlung als resistent erwiesen hatte und auch zwei vorausgegangene stationäre Aufenthalte in anderen Kliniken keine wesentliche Besserung des Krankheitsbildes bewirkt hatten. Der Patient nahm die gesamte Aufnahmeprozedur gelassen und ohne deutliche Zeichen innerer Beteiligung hin.

Psychopathologischer Aufnahmebefund

Am stärksten beeindruckten die Ich-Störungen, die vollständig in das Wahnsystem eingebaut waren. Der Patient berichtete, dass sein Gehirn von den «schlechten und guten Leuten» gelähmt sei, dass ihm alle Gedanken telepathisch eingegeben werden, dass alle Handlungen, aber auch Gefühle und Affekte gemacht würden, so dass er ohne diese Beeinflussung völlig passiv sei und keinerlei Kontrolle über sich ausüben könne. Gedankenausbreitung erlebe er hingegen nicht, da er über keine eigenen Gedanken verfüge. Er komme sich in von ihm nur vage beschreibbarer Weise verändert und unwirklich vor, dieser Zustand bestehe allerdings schon, seit er von den «Leuten» gemacht worden sei, also schon seit seiner Geburt. Früher habe er dies noch nicht genau gewusst, jetzt sei er aber völlig sicher. Die Wahndynamik war dabei wenig ausgeprägt, Herr K. schilderte sein Erleben relativ unbeteiligt. Affektiv bestand eine deutliche Verflachung mit vorherrschend parathymem Ausdruck. Seine Stimmung war vom Moment der Aufnahme an während der gesamten Behandlungszeit ausgeglichen und zumeist positiv gefärbt. Im Antrieb war Herr K. deutlich reduziert, intentional war er auf die Wiederaufnahme seiner Ausbildung gerichtet, die er jedoch nur für möglich hielt, wenn die Behandlung die «Lähmung» seines Gehirns beseitigen könne. Von Anfang an ließ sich Herr K. auf die Behandlung mit der Überzeugung ein, dass es gelingen müsse, einen Beweis für das Wirken der ihn beeinflussenden «Leute»zu finden und diese im Weiteren dann zu hindern, ihre Macht über ihn auszuüben. Er war überzeugt, dass es sich dabei um «Alkoholiker oder Arbeitslose» handeln müsse, da nur sie die Zeit aufbrächten, ihn die ganze Zeit über zu beeinflussen. Die verschiedenen Aspekte des Wahns waren durch Begründungen und Beweise miteinander verknüpft (systematisierter Wahn).

Äußerlich wirkte Herr K. unauffällig, es fanden sich keine Hinweise auf mangelnde Sorgfalt in der Hygiene oder auf außergewöhnliche Bekleidungsgewohnheiten. Er war die ganze Zeit über gut konzentriert, aufmerksam, freundlich zugewandt und ging bereitwillig auf alle Fragen ein, auch wenn sie sehr intime oder mit seinem außergewöhnlichen Erleben verknüpfte Belange berührten. Der mimisch vorherrschende Ausdruck konnte als unsicheres Lächeln verstanden werden, das auch dann zutage trat, wenn Herr K. von sehr unangenehmen, bedrohlichen Erlebnissen sprach.

Herr K. war zeitlich, örtlich, situativ und zur Person orientiert. Es fanden sich keinerlei Hinweise auf Störungen der Konzentration, der Aufmerksamkeit oder der Mnestik, die Intelligenz lag nach dem klinischen Eindruck im Durchschnittsbereich. Formale Denkstörungen lagen nicht vor. Herr K. berichtete lebhaft von Sinnestäuschungen in der Art kommentierender und imperativer Phoneme, die durch die «Schlechten und die Guten» bedingt seien, außerdem von olfaktorischen Halluzinationen, derart, dass die «Schlechten» ihm häufig unangenehme Geruchswahrnehmungen (Schweiß, Fäkalien) verursachen würden; weiterhin von coenästhetischen Erlebnissen (u. a. sexuelle Empfindungen), die dadurch entstünden, das seine Körperfunktionen gesteuert würden.

Körperlicher Befund und Anamnese

Die neurologische Untersuchung ergab keine pathologischen Befunde, darüber hinaus fanden sich keine Hinweise auf neuropsychologische Störungen oder Systemerkrankungen. Auch der übrige körperliche und laborchemische Status war unauffällig.

Das EEG zeigte keine Veränderungen, eine kraniale Kernspintomographie ergab eine leichte Erweiterung des linken Temporalhornes des 2. Ventrikels, ansonsten keinen auffälligen Befund.

Herr K. berichtete, dass er nach unauffälliger Kindheit erste schulische Schwierigkeiten im Alter von neun und später von 15 Jahren gehabt habe, wobei ein Schuljahr wiederholt werden musste. Herr K. erreichte jedoch einen erweiterten Hauptschulabschluss mit 17 Jahren und begann im Anschluss eine Lehre als Schlosser, die bis zum 20. Lebensjahr auch weitgehend erfolgreich verlaufen sei, ohne bisher einen Abschluss zu erreichen.

Mit seinen Eltern, die beide als Arbeiter tätig waren, verstand er sich, abgesehen von einer Phase in der Pubertät, eigentlich ganz gut; auch zu seinem vier

Jahre jüngeren Bruder, der die Realschule besuche, habe er ein vorwiegend gutes Verhältnis.

Mit 17 Jahren begann seine erste länger andauernde Beziehung zu einem Mädchen, diese bestand etwa zwei Jahre. Seine Freundin trennte sich später von ihm, da er sich zu wenig Zeit für sie genommen habe und mit Freunden unterwegs gewesen sei. Seit dieser Zeit habe er dann keine erneute Beziehung mehr gesucht, da er unter der Trennung sehr gelitten habe. Eigentliche Hobbys berichtete er nicht, jedoch sitze er gerne mit Freunden in Kneipen, um sich zu unterhalten, sehr häufig sehe er auch fern. Grusel- und Horrorfilme bereiteten ihm dabei das meiste Vergnügen. Derartige Filme sehe er häufig auch als Videos, allein und mit Bekannten.

Herr K. gab an, seit dem 18. Lebensjahr regelmäßig Haschisch zu rauchen, zeitweise bis zu einem Gramm pro Tag. In der letzten Zeit, aber auch schon vor der ersten Erkrankungsepisode, habe er allerdings kaum noch Cannabis konsumiert, da er es nicht mehr richtig hätte genießen können. Er habe auch einmal Amphetamine probiert, die ihm allerdings nicht zugesagt hätten, so dass es bei dem einmaligen Konsum geblieben sei. Andere Drogenerfahrungen lagen nicht vor, Alkohol habe er nur gelegentlich getrunken.

Psychiatrischen Vorgeschichte

Mit 19 Jahren sei er gerade aus einem Urlaub zurückgekommen, vor dem die Trennung von der Freundin erfolgte. Er habe plötzlich befürchtet, dass ein Bekannter einen Killer auf ihn angesetzt hätte; deshalb sei er die ganze Zeit (mehrere Tage und Nächte lang) quer durch die Stadt geirrt, ständig auf der Flucht und von panischer Angst gehetzt. Die Stimmen unsichtbarer Menschen hätten dabei über ihn gesprochen und ihm Befehle erteilt (z. B. aus einem Fenster zu springen). Er hätte sich dem nur mit größter Mühe widersetzen können. Allerdings habe ihn die Verfolgung damals so sehr geängstigt, dass er daran gedacht habe, sich das Leben zu nehmen. Weiterhin war er sich sicher, dass sich in seinem Brustkorb Spinnen befänden, die ihn von innen heraus zerfressen würden. Er glaubte damals auch, andere könnten seine Gedanken lesen. Wer die Stimmen verursacht hatte, und wem sie gehörten, weshalb nur er und nicht auch seine Mitmenschen diese hörten – dies alles sei ihm damals gar nicht klar gewesen.

In dieser akuten Erkrankungssituation erfolgte seine erste stationäre Aufnahme. Die Therapie mit Medikamenten und die Gespräche mit den Ärzten und Mitpatienten hätten ihm geholfen, die Angst vor dem Mörder zu überwinden, so dass er sich schließlich wieder unter Menschen gewagt hätte, obwohl er weiterhin gewusst habe, dass seine Gedanken von anderen gelesen werden könnten. Er sei sich darüber bewusst geworden, dass dieser Zustand schon immer so existierte, schließlich habe er sich damit abgefunden. Die Angst, an Krebs oder Ähnlichem erkrankt zu sein, habe ebenfalls nachgelassen, da alle diesbezüglichen Untersuchungen negativ verlaufen seien. Schließlich habe man ihn dann entlassen, und er habe seine Arbeit wieder aufgenommen.

In der Folgezeit sei ihm dann klar geworden, dass seine Gedanken nicht nur gelesen, sondern auch eingegeben werden, dass sein Gehirn gelähmt und nur von außen gesteuert und aktiviert werde. Er sei zu keinerlei eigener gedanklicher oder sonstiger Aktivität in der Lage, nur die Außensteuerung könne Derartiges bewirken. Bei der Arbeit sei ihm dann aufgefallen, dass es zwei Gruppen von Menschen gebe, die ihn beeinflussten: Bösartige Menschen, die z. B. dafür verantwortlich wären, dass er Arbeitsunfälle verursache, indem er frischgeschweißte Rohre mit bloßen Händen anfassen müsse und sich naturgemäß Brandwunden zufüge – und gute Menschen, die immer versuchten, den Einfluss der «Schlechten» zurückzudrängen. Die Stimmen, die er höre, seien das Abbild der Auseinandersetzung von «Guten» und «Schlechten».

Aufgrund der gehäuften Arbeitsunfälle sei er dann nach etwa einem Jahr erneut für mehrere Monate stationär behandelt worden. Die Ärzte hätten versucht, den Einfluss der «Schlechten» in seinem Leben einzugrenzen, was allerdings nicht gelungen sei. Er sei nicht krank im eigentlichen Sinne gewesen, sondern nur schutzlos den Einflüssen preisgegeben, was sich auch durch die Behandlung nicht geändert habe. Nachdem sich die medikamentösen Therapieversuche erfolglos geblieben waren, sei er erneut entlassen worden. Da er in der Folgezeit nicht mehr arbeiten konnte, habe sein Nervenarzt darauf bestanden, dass er sich weiteren stationären Therapiemaßnahmen unterziehe, um mit den schädlichen Einflüssen besser fertig zu werden – deshalb habe er sich nun hier vorgestellt.

Aus den Epikrisen der vorbehandelnden Klinik war zu erfahren, dass beim ersten stationären Aufenthalt mit Benperidol und, wegen extrapyramidalmotorischer Störungen, später mit Perazin eine relative Zustandsbesserung erzielt worden war, die allerdings während des zweiten Aufenthaltes nicht mehr zu erreichen war. Ambulante, mehrwöchige Therapieversuche mit Clozapin und Zotepin (bis zur aktuellen Aufnahme) führten ebenfalls nicht zu einer Veränderung des Zustandes von Herrn K.

Therapie

Der Verlauf der stationären Behandlung gestaltete sich schwierig. Unter der Hypothese eines bereits chronifizierten Krankheitsgeschehens wurde eine mehrmonatige, hochdosierte Therapie mit Haloperidol durchgeführt. Da sich keine Änderung des psychopathologischen Bildes abzeichnete, erfolgte eine pharmakologische Augmentierung mit Carbamazepin, die wirkungslos blieb. Parallel dazu durchgeführte verhaltenstherapeutische Maßnahmen, die das Ziel verfolgten, Herrn K.s Bewältigungsstrategien im Umgang mit seinem halluzinatorischen Erleben zu verbessern, brachten nur vorübergehende und auf die akustischen Halluzinationen beschränkte Erleichterungen. Ein weiterer Augmentierungsversuch mit Lithium führte ebenso wenig zum Therapieerfolg, wie die sich anschließende zweimonatige Behandlung mit Clozapin, so dass schließlich, nach einer pharmakologischen Therapiepause, eine Elektrokrampftherapie (EKT) als indiziert angesehen wurde. Da Herr K. während der EKT-Phase ohne begleitende neuroleptische Medikation war, stellte sich etwa zwei Wochen nach Beginn der EKT eine dramatische Exazerbation der paranoid-halluzinatorischen Symptomatik ein, die sehr stark der Erstmanifestationssymptomatik mit im Vordergrund stehenden paranoiden Ängsten ähnelte, so dass erneut mit einer Pharmakotherapie begonnen werden musste. Unter Flupenthixol trat eine rasche Distanzierung von diesen Ängsten ein, jedoch wurde auch hierdurch keine Änderung des übrigen psychopathologischen Bildes, wie es während der gesamten Zeit des stationären Aufenthaltes bestand, erreicht. Die EKT wurde schließlich nach zwölf Behandlungen beendet, da sich ein therapeutischer Effekt nicht abzeichnete. Herr K. wurde schließlich in eine andere Klinik zur längerfristigen Behandlung verlegt, da zusätzliche pharmakologische Interventionen nicht aussichtsreich erschienen. Trotz intensiver, nahezu zehnmonatiger psychiatrischer Therapie hatte sich gegenüber dem Ausgangsbefund (insbesondere bezogen auf die Ich-Störungen und den systematisierten Wahn) kaum etwas geändert.

Diskussion der Falldarstellung

In Abschnitt F2 der ICD-10 werden Schizophrenien, schizotype und wahnhafte Störungen zusammengefasst, wobei die Kodierung F20 für die Schizophrenien vorgesehen ist. Wichtige Veränderungen bei der Diagnostik der Gruppe der Schizophrenien gegenüber der ICD-9 ergeben sich zum einen durch die Ausgliederung der schizoaffektiven Psychosen (F25) sowie der «latenten Schizophrenien», zum anderen durch die operationalisierte Diagnostik anhand von psychopathologischen Symptomen und Zeitkriterien. Die wichtigsten klinischen Unterformen der Schizophrenien sind dagegen von ICD-9 zu ICD-10 erhalten geblieben. Gegenüber der ICD-9 kann zusätzlich an fünfter Stelle der Verlauf der Erkrankung beschrieben werden, hierfür sind bisher acht charakteristische Verlaufsformen vorgesehen (von 20. x0 kontinuierlich bis 20.x9 Beobachtungszeitraum weniger als ein Jahr). In den diagnostischen Leitlinien werden zur Diagnostik der Schizophrenien acht Symptomgruppen vorgegeben (S1: Ich-Störungen, S2: Wahn, S3: akustische Halluzinationen, S4: Wahn, S5: andere Halluzinationen, S6: Denkstörungen, S7: katatone Symptome, S8: «negative» Symptome), wobei in zwei Symptomgruppen (S2 und S4) verschiedene als Kriterien aufgeführt sind. Auf Einzelsymptomebene betrachtet, orientiert sich diese Einteilung an den Symptomen ersten Ranges von Kurt Schneider (S1–S4) und den Grundstörungen (S6 und S8) sowie akzessorischen Störungen (S2–S4, S7) nach Bleuler. Mindestens ein eindeutiges Symptom (zwei oder mehr wenn weniger eindeutig) der Symptomgruppen 1–4 oder mindestens zwei Symptome der Symptomgruppen 5–8 müssen fast ständig während eines Monats oder länger deutlich vorhanden sein.

Hieran erkennt man bereits die eindeutig stärkere Gewichtung der Symptomgruppen 1–4, d. h. der Symptome ersten Ranges Schneiders und der akzessorischen Störungen Bleulers. Zudem werden für die Gruppe der Schizophrenien Ausschlusskriterien festgelegt (u. a. eindeutige Gehirnerkrankungen). Es wird ausdrücklich darauf hingewiesen, dass die festgelegten Symptome nicht eindeutig pathognomonisch zu sehen sind. Sie sind in Gruppen eingeteilt worden, haben eine besondere Bedeutung für die Diagnose und treten oft gemeinsam auf.

Für die Festlegung des Subtypus wird gefordert, dass neben den allgemeinen Kriterien für schizophrene Störung, die den spezifischen Subtyp charakterisierenden Symptome im Vordergrund stehen sollen. So stehen z. B. bei dem hier beschriebenen Patienten eindeutig Halluzinationen und Wahn im Vordergrund, die den paranoiden Subtyp (F20.0) charakterisieren. Bei den weiteren in ICD-10 unterschiedenen Typen stehen andere Symptome im Vordergrund: Die hebephrene Form (F20.1) ist vorwiegend durch affektive Veränderungen, Antriebsstörungen und Denkstörungen gekennzeichnet und erfordert zur sicheren Einordnung einen zwei- bis dreimonatigen Beobachtungszeitraum, für die katatone Form (F20.2) sollen psychomotorische Veränderungen im Vordergrund stehen, bei der undifferenzierten Form (F20.3) lassen sich die Veränderungen nicht einer Unterform zuordnen, d. h. es gibt kein Überwiegen von Symptomgruppen, außerdem können hier nur akute Krankheitsbilder kodiert werden. Die Schizophrenia simplex (F20.6) ist durch das Vorhandensein von «negativer» Symptomatik bei fehlenden «positiven» Zeichen zu diagnostizieren und meist nur durch die Anamnese vom schizophrenen Residuum (F20.5) zu unterscheiden, das früher vorhandene «positive» Symptome und einen mindestens einjährigen Verlauf mit deutlichem Überwiegen des «negativen» Syndroms voraussetzt. Eine gegenüber ICD-9 neu hinzugekommene Unterform stellt die postschizophrene Depression (F20.4) dar, die als depressive Episode im Anschluss an eine schizophrene Erkrankung auftritt. Zusätzlich gibt es zwei weitere, nicht näher definierte Restkategorien (F20.8 andere Schizophrenie, F20.9 nicht näher bezeichnete Schizophrenie).

Nach diesen Kriterien bereitet die Diagnose des geschilderten Falles keine Schwierigkeiten. In der **Tabelle 56** werden hierzu die in der ICD-10 geforderten Symptome der Symptomatik von Herrn K. gegenübergestellt.

Die diagnostischen Leitlinien für Schizophrenien in der ICD-10, die neben der Erfüllung des Zeitkriteriums (ein Monat oder länger) das Vorhandensein mindestens eines Symptoms aus den ersten vier Gruppe (s. Tab. 56) oder von zwei Symptomen aus der zweiten Gruppe erfordern, sind ohne Zweifel erfüllt. Hinsichtlich des Subtyps (vgl. **Tab. 57**) handelt es sich, wie bereits oben ausgeführt wurde, um eine paranoide Form (F20.0), da das klinische Bild eindeutig durch Wahn und Halluzinationen geprägt ist.

Hinweise auf eine Prodromalphase (u.a. gekennzeichnet durch Interessenverlust an Arbeit oder sozialen Aktivitäten) ergaben sich nicht, da weder Freunde noch die Eltern oder Arbeitskollegen eine der Erkrankung vorausgehende Phase der persönlichen Veränderungen bemerkt hatten.

Tabelle 56: Diagnostische Kriterien für schizophrene Störungen (F20) nach ICD-10 und die Symptomatik des Patienten

Symptomgruppe	Symptome bei Herrn K.
1. Ich-Störungen	telepathische Gedankeneingebung und -ausbreitung
2. Wahn	Kontroll- und Beeinflussungswahn, Gefühl des Gemachten (Gedanken, Körperempfindungen)
3. akustische Halluzinationen	kommentierende und dialogische, imperative Stimmen
4. Wahn	nicht vorhanden
5 andere Halluzinationen	olfaktorische (Schweiß, Geruch) und coenästhetische Halluzinationen
6. Denkstörungen	nicht vorhanden
7. katatone Symptome	nicht vorhanden
8. negative Symptome	Parathymie, Antriebsarmut

Tabelle 57: Diagnostische Leitlinien der paranoiden Schizophrenie (F20.0) und die Symptomatik des Patienten

Leitlinien	Symptome bei Herrn K.
Halluzinationen und/oder Wahn	Das Erleben und Verhalten des Patienten wird sowohl durch Halluzinationen auf verschiedenen Sinnesmodalitäten als auch durch einen systematisierten Wahn dominiert.
Störungen des Affektes, des Antriebes, der Sprache sowie Symptome eher im Hintergrund	Affektstörungen (insbes. Parathymie) während des Beobachtungszeitraumes immer wieder vorhanden sowie zeitweise Antriebsstörungen, jedoch beide das klinische Bild nicht prägend; Denkstörungen oder katatone Symptome nicht beobachtbar
Verlauf episodisch oder chronisch	chronisch, seit ca. eineinhalb Jahren

Ausgeprägte depressive oder manische Symptome konnten bei Herrn K. nicht festgestellt werden, eher beeindruckte das Vorherrschen einer freundlichen, zugewandten Wesensart mit zumeist heiterer Grundstimmung während der ganzen Dauer der stationären Therapie. Somit ergab sich kein Hinweis auf das Vorliegen einer schizoaffektiven Störung.

Weiterhin differenzialdiagnostisch abzugrenzen waren Gehirnerkrankungen und Intoxikationen sowie epileptische und drogeninduzierte Psychosen. Aufgrund insgesamt unauffälliger Befunde in EEG und Kernspintomographie sowie einem körperlichen und laborchemischen Status ohne pathologische Ergebnisse kam keine dieser Diagnosen in Betracht. Eine durch psychotrope Substanzen induzierte psychotische Störung, im Falle von Herrn K. durch Cannabinoide bedingt, erschien aufgrund des chronischen Verlaufs dann ebenfalls sehr unwahrscheinlich, wenngleich eine akute Cannabis-Intoxikation Auslöserfunktion für den Beginn der schizophrenen Störung gehabt haben könnte.

Zusammengefasst handelte es sich bei Herrn K. um eine schizophrene Störung vom paranoid-halluzinatorischen Typus, die nach einer akuten Erstmanifestation mit fraglicher Remission im Weiteren einen kontinuierlichen, therapieresistenten Verlauf nahm.

ICD-10-Diagnose

F20.0 paranoide Schizophrenie

36. Gott ist tot

Tomas Müller-Thomsen

Aufnahmesituation

Einen Monat nach Weihnachten kam Herr W. «vom heiligen Geist geleitet» zu einer ersten stationären Aufnahme in die psychiatrische Klinik. Er war damals 29 Jahre alt. Während er auf das Aufnahmegespräch wartete, breitete er den Inhalt einer von ihm mitgebrachten Bildermappe auf dem Fußboden der Station aus und begann den Mitarbeitern und Patienten die Bilder zu zeigen und eingehend zu erläutern.

Ins Zimmer gebeten, sammelte er die Bilder schnell zusammen und erklärte: «Gott ist tot.» Seitdem er dies wisse, sei er sicher, dass er der größte Künstler sei und die Welt retten müsse. Er habe jetzt immer schneller zu arbeiten, um sein gesamtes Wissen schnell zu Papier zu bringen. Sein künstlerischer Aktionsraum sei dabei keineswegs auf Bilder beschränkt. Um den gesamten Bedeutungszusammenhang der Weltgeschehnisse für seine Umwelt bewusst zu machen, habe er in den letzten Tagen den Auto- und Zugverkehr in seiner Heimatstadt regeln müssen. Dies sei ihm gleichsam vom Kosmos auferlegt worden, was er gespürt habe, da sich seine Arme und Beine wie Maschinenteile angefühlt hätten. Die roten Ampeln und Bahnsignale würden darauf hinweisen, dass die Welt brenne und die Feuerwehr zum Löschen kommen müsse. Dann verstummte er plötzlich, stammelte vor sich hin: «Gott ist tot», und fügte hinzu: «rot, rot ...» Es entstand eine lange Pause, er schaute zur Decke auf. Stimmenhören verneinte er für den Moment, jedoch habe es eine Zeit gegeben, in der Zwerge ihm vieles zugeflüstert hätten. Befragt zu seiner Vorgeschichte, gab er geheimnisvoll lächelnd an, dass diese ja wohl keine Rolle spiele, da er der Retter der Welt sei. Die Menschheit habe ja auch an Gott geglaubt, ohne dessen familiären Hintergrund zu kennen. Zu einer stationären Aufnahme sei er jedoch bereit, da er einen Raum zur inneren Sammlung brauche. Die Gedanken seien in den letzten Tagen zu sehr beschleunigt gewesen. Dies habe ihn bei der Ausführung der ihm gestellten großen Aufgaben behindert. Jesus habe sich schließlich auch in die Wüste zurückgezogen.

Insgesamt ergab sich in der Aufnahmesituation psychopathologisch das Bild eines wachen, voll orientierten, etwas adipösen und leicht verwahrlosten Mannes, der etwas Kindliches ausstrahlte. Er war im Kontakt erreichbar, obwohl er eine ausgeprägte motorische Unruhe zeigte: Er stand immer wieder auf, ging umher, sah aus dem Fenster, wanderte wieder und wieder durch das Zimmer, setzte sich und erhob sich erneut. Dabei sprach er schnell und zeitweise undeutlich bis verwaschen. Die Gesprächsstruktur musste immer wieder vorgegeben werden, da sein Denken assoziativ gelockert war und zeitweise abbrach. Der Patient wusste in diesen Momenten nicht mehr, was er ursprünglich sagen wollte. Dabei war er freundlich und erstaunt bis verärgert darüber, dass ihm die Gedanken durcheinandergingen. Es bestand ein Größenwahn sowie Derealisations- und Depersonalisationserleben. Akustische und optische Halluzinationen waren ihm aus seiner Vorgeschichte bekannt, bestanden aktuell jedoch nicht. Er war deutlich ambivalent: Gott ist tot, Gott lebt; er brauche sein schnelles Denken, das Denken sei ihm zu schnell. Suizidalität wurde verneint.

Die **internistische** sowie **neurologische Untersuchung** ergab keinen pathologischen Befund. **Laborparameter**, **EKG**, **EEG** und **CCT** waren der Altersnorm entsprechend unauffällig.

Biografie und Vorgeschichte

Im Verlauf der Behandlung war zur Biografie und Vorgeschichte Folgendes zu erfahren: Herr W. sei als erstes von zwei Geschwistern in einem kleinen Dorf in Schleswig-Holstein aufgewachsen. Der Vater sei Kunsterzieher an einem Gymnasium gewesen. Er sei «nicht ganz dicht» (vom Hausarzt war zu erfahren, dass er an Schizophrenie leide) und habe ihn und die anderen Familienmitglieder häufiger geschlagen. Seine Mutter sei Hausfrau, er habe sie immer als sehr «gluckenhaft» erlebt. Vom Hausarzt wird dieser Eindruck geteilt und ergänzt, dass der Patient seine Mutter in den letzten Jahren häufiger geschlagen habe. Herr W. erzählt, dass er zu seiner acht Jahre jüngeren Schwester ein schlechtes Verhältnis habe.

Als Kind habe er immer wieder wegen Schwierigkeiten mit seinen Eltern gehabt, so dass er längere Zeit bei seiner Großmutter gelebt habe. In der Schule sei er immer gut mitgekommen, sei jedoch häufig von seinen Mitschülern gehänselt und auch verprügelt worden. In der Pubertät sei er ein Störer gewesen und habe deswegen häufiger nachsitzen müssen. Trotz guter Leistungen verließ er das Gymnasium mit dem Realschulabschluss. Er machte ein Praktikum als Bühnenbildner, das er jedoch wegen einer allergischen Sensibilisierung gegen Lösungsmittel abbrechen musste. Daraufhin besuchte er eine Fachoberschule für künstlerische Gestaltung. Seit dem 22. Lebensjahr studiert er Kunst. Parallel dazu hat er eine Ausbildung zum Organisten absolviert.

Bis zum Tod seiner Großmutter vor vier Jahren habe er bei ihr gelebt. Er beschäftigte sich intensiv mit seinem Kunststudium und verbrachte viel Zeit in einer Nebentätigkeit als Organist. In dieser Zeit veröffentlichte er in einigen Fachzeitschriften Arbeiten zur Spieltechnik, für den Feuilletonteil einer Tageszeitung verfasste er regelmäßig Kritiken von Orgelkonzerten.

Seine Großmutter sei unerwartet an einem Herzinfarkt gestorben. Danach, so berichtete der Patient, sei er «aus dem Konzept geraten und in ein tiefes Loch gestürzt». Er musste aus dem Haus der Großmutter ausziehen, fand jedoch eine Wohnung in der Gemeinde. In der darauf folgenden Zeit habe er sich zunehmend bedroht gefühlt. Die Menschen aus dem Wohnblock, in dem er lebte, hätten sich gegen ihn verschworen und ihn umbringen wollen. Seine Wahrnehmung habe sich zunehmend verändert, er habe immer schneller gedacht. Am Anfang hätten ihn diese schnellen und sich rasch ändernden Gedanken verunsichert. Gleichzeitig sei er wiederholt von Bekannten darauf angesprochen worden, dass er viel fröhlicher und aktiver geworden sei, als sie ihn kennen würden. Er habe diesen Bemerkungen jedoch keinerlei Aufmerksamkeit geschenkt. Um die schnellen Gedanken zu verlangsamen und um sich besser konzentrieren zu können, habe er angefangen, Alkohol zu trinken. Dann habe er jedoch mit dem Alkohol wieder aufgehört, da das schnelle, einfallsreiche Denken wertvoll für seine künstlerische Arbeit gewesen sei: Er habe «anders denken lernen müssen», um dem Innovationsdruck des Kunstmarktes standhalten zu können. Zeitweise habe er Stimmen von Zwergen gehört, die seine Handlungen und Äußerungen kommentierten und ihn verbal bedrohten. Auch wären ihm kleine Teufel erschienen, die ihn umbringen wollten. Diese Zustände hätten in den letzten Jahren unterschiedlich stark ausgeprägt bestanden. Zudem habe er auch Energieströme in seinem Körper verspürt, die an ihm zerrten, Schmerzen im Bauch und Genitalbereich verursachten und dazu führten, dass er Dinge schmeckte und roch, die andere nicht wahrnahmen. Letzteres habe ihn jedoch nicht beunruhigt, da er das «synästhetische Erleben der Welt» für seine künstlerische Betätigung als bereichernd erlebte. Von dem Hausarzt und einem befreundeten Studienkollegen war zu erfahren, dass es bisher drei psychotische Episoden gegeben habe, die jeweils immer mit Wahn, Halluzinationen, einer Steigerung des Antriebs und einer teils gehobenen, teils gereizten Stimmung einhergingen. Außer Alkohol habe er nie Drogen genommen. Sexuelle Erfahrungen mit Partnern oder Partnerinnen habe er bisher nicht gemacht. Er sei sich nicht sicher, zu welchem Geschlecht er sich hingezogen fühle.

In der **Tabelle 58** sind die hierzu relevanten Befunde nach dem multiaxialen System zur Operationalisierten Psychodynamischen Diagnostik (OPD) wiedergegeben.

Tabelle 58: Befunde zum multiaxialen System der Operationalisierten Psychodynamischen Diagnostik (OPD)

Achse	Patient
I. Krankheitserleben und Behandlungsvoraussetzungen	Er erlebt sich insgesamt durch die Erkrankung beeinträchtigt, wünscht sich, mehr emotionalen Kontakt zu anderen, insbesondere Frauen, aufbauen zu können. Hinsichtlich der Medikamenteneinnahme hohe Adhärenz, jedoch wenig verlässlich hinsichtlich der Wahrnehmung der Einzel- und Gruppentherapieangebote.
II. Beziehung	• Auf der aktiven Ebene belehrend, fordernd und teilweise angreifend. • Auf der passiven Ebene Wechsel zwischen anvertrauen und sich absondern.
III. Konflikt	Autonomie und Abhängigkeit: Bis heute starke emotionale Bindung an Ursprungsfamilie und Lehrer und deren Idealisierung. Autonomiebestrebungen führen immer wieder zur manifesten Symptombildung. Psychotische «Bearbeitung» des Ödipus-Konflikts.
IV. Struktur	Das allgemeine Strukturniveau ist als desintegriert zu bewerten, auch wenn in einzelnen Bereichen, insbesondere der Abwehr, eine geringe Integration zu finden ist.

Behandlung und Verlauf

Da auf der einen Seite der Patient durch die psychotischen Symptome erheblich verunsichert und zeitweise auch geängstigt erschien, er diese aber auf der anderen Seite als notwendige, Ich-syntone Reizoffenheit für seine künstlerische Arbeit bewertete, gestaltete sich der therapeutische Zugang und die Erarbeitung eines adäquaten Krankheitskonzepts schwierig. Die stationäre Betreuung, zunächst ohne neuroleptische Medikation, führte nicht zum Abklingen der Akutsymptomatik. Erst nach langem intensivem Bemühen der Behandler akzeptierte Herr W. eine neuroleptische Therapie, die erst unter Hinzunahme von Carbamazepin zur allmählichen Besserung der Denkstörungen führte, so dass geordnete Gespräche möglich wurden.

Nach dreimonatiger stationärer Therapie wechselte Herr W. in die Tagesklinik. Hier kam es zu einer weiteren Besserung seines Zustandes. Herr W. distanzierte sich vollständig von seinen Größenideen. Die Denkzerfahrenheit, die im Übrigen auch in seinen Bildern gut zu erkennen gewesen war, bildete sich zurück.

Halluzinationen traten nicht mehr auf. Im Affekt war er bei seiner Entlassung ausgeglichen. Acht Monate später erfolgte eine Nachuntersuchung des

Patienten, bei der er psychopathologisch unauffällig erschien. Er hatte zwischenzeitlich den ersten, theoretischen Teil seines Examens mit der Note «gut» bestanden. Herr W. nahm weiterhin Carbamazepin ein und war sozial innerhalb seines Studentenwohnheims gut integriert.

Katamnese

In den Folgejahren gelingt es Herrn W., sein Studium abzuschließen. Er wohnt in einer eigenen Wohnung und lebt weitestgehend von Sozialhilfe bzw. Arbeitslosengeld II. Er arbeitet als Künstler, setzt sich dabei stark mit religiösen Themen auseinander und vertritt aushilfsweise als Organist. Er hatte mehrere kürzere Partnerschaften zu Frauen, die von ihm stark über die Sexualität definiert wurden. Über mittlerweile 20 Jahre blieb es bei dem einmaligen oben geschilderten Klinikaufenthalt. Er nimmt aber seitdem fast durchgängig, aber in wechselndem Ausmaß, die Angebote der Psychiatrischen Institutsambulanz wahr. Trotz einer kontinuierlichen Antipsychotika-Einnahme hört er immer wieder dialogisierende Stimmen, insbesondere in Konfliktsituationen. Er bewertet sie als Ratgeber, kann sie bestimmten Personen und eigenen gedanklichen Positionen zuordnen. Im Kontakt ist er in der Regel bei hyperthymer Grundstimmung recht raumfordernd, wenig in der Lage, Gedanken und Affekte des Gegenübers oder der Gruppe aufzunehmen. Die emotionale Modulations- und Schwingungsfähigkeit ist reduziert. Formalgedanklich ist er überwiegend geordnet, zeitweise aber assoziativ etwas gelockert. Es kommt immer wieder zu Phasen mit Größenphantasien und überwertigen Ideen. Es gibt aber auch immer wieder Phasen, in denen er wenig Kontakt sucht, sich eher zurückzieht und antriebsgemindert ist. In **Tabelle 59** ist eine summarische Zusammenfassung der entsprechenden Befunde nach der International Classification of Functioning, Disability und Health der Weltgesundheitsorganisation wiedergegeben (WHO, 2001; Linden et al., 2009).

Diskussion

Die diagnostische Einordnung der Symptome von Herrn W. bereitet Schwierigkeiten. Auf der einen Seite finden sich die sogenannten Grundsymptome im Sinne Bleulers (1911) bzw. die Schneider'schen Symptome ersten Ranges, die eine Schizophrenie-Diagnose nahelegen. Zu den Grundsymptomen zählte Bleuler die Störungen des Denkens, der Affektivität und des Antriebs sowie Ambivalenz und Autismus. Diese lassen sich bei Herrn W. finden, ebenso wie die sogenannten akzessorischen Symptome «Wahn» und «Halluzinationen».

Tabelle 59: Summarische Anwendung der ICF: Aktivitäten und Partizipation (Teilhabe) auf den gesamten Katamnesezeitraum des Patienten (http://www.dimdi.de/dynamic/de/klassi/downloadcenter/icf/endfassung/icf_endfassung-2005-10-01)

Domänen	Probleme des Patienten
d1 Lernen und Wissensanwendung	in manischen bzw. hypomanischen Phasen und depressiven Phasen in einigen Bereichen Probleme (xxx.3), ansonsten trotz psychotischer Symptome weitestgehend keine Probleme (xxx.0)
d2 Allgemeine Aufgaben und Anforderungen	in manischen bzw. hypomanischen Phasen und depressiven Phasen Probleme (xxx.3), ansonsten trotz psychotischer Symptome kaum Probleme (xxx.1)
d3 Kommunikation	auch in manische bzw. hypomanischen Phasen und depressiven Phasen erhalten, zu Beginn der Erkrankung durch die psychotischen Symptome voll ausgeprägte Probleme (xxx.4), im Verlauf trotz psychotischer Symptome weitestgehend schwach ausgeprägte Probleme (xxx.1)
d4 Mobilität	nicht eingeschränkt (xxx.0)
d5 Selbstversorgung	nicht eingeschränkt (xxx.0)
d6 Häusliches Leben	durchgängig Probleme im Bereich der Haushaltführung (d640.2 und dd650.2)
d7 Interpersonelle Interaktionen und Beziehungen	durchgängige Probleme, konventionelle Interaktionsmuster anzuwenden (d730–d779.2)
d8 Bedeutende Lebensbereiche	keine Probleme in der Erreichung von Hochschulabschlüssen (d830.0), jedoch durchgängig Probleme mit der wirtschaftlichen Eigenständigkeit durch die Arbeit als Künstler (d850.2)
d9 Gemeinschafts-, soziales und staatsbürgerliches Leben	Er ist kirchlich engagiert und in der Gemeinde integriert (d930.0).

Von den Symptomen ersten Ranges nach Schneider (1957) liegen folgende vor:

- dialogisierende Stimmen
- kommentierende und imperative Stimmen
- Gedankenlautwerden
- leibliche Beeinflussungserlebnisse
- Gedankeneingebung

- Gedankenausbreitung
- Willensbeeinflussung
- Wahnwahrnehmung.

Auf der anderen Seite zeigte sich bei Herrn W. ein im Verlauf immer parallel zu den schizophrenen Symptomen auftretendes manisches Zustandsbild mit Größenwahn und deutlich beschleunigtem Denken und gesteigertem Antrieb, so dass die Diagnose einer schizoaffektiven Psychose naheliegt.

Während die schizoaffektiven Psychosen in der ICD-9 und im DSM-II noch als Subgruppe der Schizophrenie (295.7) zugeordnet wurden, sind diese unter dem Begriff der schizoaffektiven Störung im DSM-III und DSM-III-R unter der Kategorie «psychotische Störungen, die nicht andernorts klassifiziert sind» aufgeführt:

> Die Kategorie wird in diesem Manual ohne diagnostische Kriterien für solche Fälle geführt, in denen der Kliniker eine Differenzialdiagnose zwischen affektiver Störung und entweder schizophreniformer Störung oder Schizophrenie nicht mit einer gewissen Sicherheit stellen kann.

Das heißt, eine Krankheitseinheit für die schizoaffektive Psychose/Störung oder deren Zuordnung zu einer solchen wurde nicht angenommen.

Im DSM-IV-TR und DSM-5 bildet die schizoaffektiven Störung (295.70) eine Unterkategorie von «Schizophrenie und andere psychotische Störungen».

In der ICD-10 wird dagegen den schizoaffektiven Störungen eine eigene diagnostische Hauptgruppe (F25) im Abschnitt F2 (Schizophrenie, schizotype und wahnhafte Störung) eingeräumt. Hierin heißt es:

> Es handelt sich hierbei um episodische Störungen, bei denen sowohl affektive als auch schizophrene Symptome in der gleichen Krankheitsphase auftreten, meistens gleichzeitig oder höchstens durch einige Tage getrennt. Ihre Beziehung zu den typischen affektiven und schizophrenen Störungen ist unsicher. Sie werden hier gesondert aufgeführt, weil sie zu häufig sind, um unberücksichtigt zu bleiben.

Es wird unterschieden zwischen schizoaffektiver Störung, gegenwärtig manisch (F25.0), gegenwärtig depressiv (F25.1) sowie gemischter schizoaffektiver Störung (F25.2).

Bei Herrn W. lag bei seiner Aufnahme eine deutlich gehobene Stimmung vor, die noch einige Zeit anhielt. Desweiteren erfüllt er die Kriterien 2, 3 und 4 der diagnostischen Leitlinien für Schizophrenie in eindrücklicher Form (vgl. **Tab. 60** und **Tab. 61**). Bezogen auf das aktuelle Krankeitsgeschehen waren die

Kriterien zur Stellung der Diagnose einer schizoaffektiven Störung gegeben. Im Verlauf der nächsten Jahre kam es immer wieder zu phasischen Verschlechterung mit inhaltlichen und formalen Denkstörungen und gleichzeitiger Änderung der Affektlage: sowohl zum depressiven als auch zum manischen Pol hin. Daher ist auch unter Verlaufsgesichtspunkten die Diagnose einer schizoaffektiven Störung nach ICD-10 gerechtfertigt.

ICD-10-Diagnose bei stationärer Aufnahme

F25.0 schizoaffektive Störung, gegenwärtig manisch

Tabelle 60: Zusammenfassende Darstellung der ICD-10-Eingangskriterien für Schizophrenie (F20) und Symptome des Patienten

Kriterien	Symptome des Patienten
1. Gedankenlautwerden, Gedankeneingebung, Gedankenentzug, Gedankenausbreitung	nicht vorhanden
2. Kontrollwahn, Beeinflussungswahn, Gefühl des Gemachten, Wahnwahrnehmungen	Verkehrsregelung, vom Kosmos auferlegt Arme und Beine wie Maschinenteile
3. kommentierende oder dialogisierende Stimmen	sprechende Zwerge und Teufel
4. anhaltender Wahn	«Gott ist tot» «vom heiligen Geist geleitet sein»
5. anhaltende Halluzinationen jeder Sinnesmodalität	Zoenästhesien, akustische, gustatorische und olfaktorische Halluzinationen
6. Gedankenabreißen	ja
7. katatone Symptome	nicht vorhanden
8. sog. «negative» Symptome	nicht vorhanden

Tabelle 61: Zusammenfassende Darstellung der diagnostischen Leitlinien der ICD-10 für schizoaffektive Störung, gegenwärtig manisch (F25.0) und Symptome des Patienten

Kriterien	Symptome des Patienten
a) gehobene Stimmung oder erhöhte Reizbarkeit	vorhanden
b) ein bis zwei der Kriterien von F20, 1 bis 4	Kriterien 2, 3 und 4 vorhanden

37. Wenn die Hormone verrückt spielen

Tilman Wetterling

Falldarstellung

Über viele Umwege und nach längerer Krankheit kam die zum Aufnahmezeitpunkt 37-jährige Frau F. in die psychiatrische Klinik.

Der Vater, so berichtete Frau F., sei Alkoholiker gewesen und ein Onkel Epileptiker. Eine Schwester habe sich im Rahmen einer Ehekrise suizidiert. Die Patientin wuchs in sehr einfachen Verhältnissen auf und erlernte nach dem Hauptschulabschluss keinen Beruf. Sie arbeitete später aber zeitweise als Raumpflegerin.

Nach der in ihrem 20. Lebensjahr erfolgten Geburt ihres einzigen Kindes, eines unehelichen Sohnes, bestand eine jahrelange Galaktorrhoe und eine persistierende Amenorrhoe. Gleichwohl konsultierte die Patientin keinen Arzt. Sie lebte sozial weitgehend isoliert und entwickelte einen zunehmenden Alkoholmissbrauch. Auch nahm sie deutlich an Gewicht zu (um ca. 40 kg auf 100 kg bei 1,72 m Körpergröße).

Frau F. begab sich im Alter von 37 Jahren wegen zunehmender Sehstörungen in augenärztliche Behandlung. Der erhobene opthalmologische Befund konstatierte eine konzentrische Gesichtsfeldeinschränkung links und einen rechts temporalen Gesichtsfeldausfall. Bei der apparativen Diagnostik konnte im Magnetresonanztomogramm (MRT) ein großer, suprasellär wachsender Hypophysentumor (Durchmesser ~3,5 cm) nachgewiesen werden. Anhand der Hormonuntersuchungen wurde ein Prolactinom diagnostiziert (Prolactin > 100 µg/1, Normwert bei Frauen < 25 µg/1). Die Hypophysenhormone LH (Luteinisierendes Hormon) und FSH (follikelstimulierendes Hormon) waren leicht erniedrigt, während die HGH- (human growth hormone, Wachstumshormon) und Cortisol-Werte im Normbereich lagen.

Da der Hypophysentumor für eine primäre operative Therapie (transnasale Resektion) zu groß erschien, wurde zur präoperativen Tumorreduktion eine Behandlung mit dem Dopamin-Agonisten Bromocriptin (z. B. Pravidel® bis 7,5 mg/d) eingeleitet. Darunter entwickelte die Patientin innerhalb einer Woche eine zunehmende psychotische Symptomatik mit paranoidem Erleben, starker Angst und akustischen Halluzinationen (kommentierende und beschimpfende Stimmen). Nachts trat dann ein Erregungszustand auf, und die Patientin wollte die Station verlassen, da sie sich verfolgt fühlte.

Nach einem Konsil wurde die Patientin von der neurochirurgischen in die psychiatrische Klinik übernommen. Bei Aufnahme war die Patientin bewusstseinsklar, allseits orientiert, aber etwas verlangsamt mit leichten Aufmerksamkeits- und Merkfähigkeitsstörungen sowie weiterhin einer produktiven Symptomatik (vorwiegend einem Beeinträchtigungswahn). Nach Absetzen des Bromocriptins und einer Neuroleptika-Therapie mit Clozapin (z. B.Leponex®) zeigte sich zunächst eine deutliche Besserung.

Während des anschließenden mehrmonatigen stationären Aufenthalts dominierte neben der beschriebenen Symptomatik eine zunehmende Vergröberung der Persönlichkeit mit einer affektiven Verflachung. Noch zweimal trat nach Wiederaufnahme der dopaminergen Therapie kurzzeitig eine produktive Symptomatik auf, die sich jeweils nach Clozapin-Gabe gut zurückbildete. Im weiteren Verlauf kam es dann zu einer deutlichen Persönlichkeitsveränderung mit einem distanzlosen klebrigen, teilweise auch aggressiv gefärbtem Kontaktverhalten. Im Gespräch fiel ein sehr umständliches und teilweise an Einzelheiten haftendes Denken auf. Nach einer etwa neunmonatigen medikamentösen Tumorreduktion auf ~ 2,5 cm im suprasellären Durchmesser erfolgte eine Teilresektion in einer neurochirurgischen Klinik. Postoperativ bestanden trotz einer Normalisierung des Prolactinspiegels die Persönlichkeitsveränderungen weiter. Im Vordergrund standen eine Antriebsschwäche sowie die Unfähigkeit, komplexere Aufgaben durchführen zu können bzw. einfachere Arbeiten durchzuhalten, so dass die Patientin schließlich in ein Heim eingewiesen werden musste.

Diagnostische Klassifizierung nach ICD-10

Der psychopathologische Befund der Patientin wechselte im Verlauf stark, so dass es zweckmäßig erscheint, zwei Diagnosen zu stellen – eine für die akute Symptomatik zu Beginn der Erkrankung und eine für die sich später ausbildende und fortbestehende Symptomatik. Akut traten starke Verfolgungsängste, kommentierende Stimmen und ein Erregungszustand auf. Da der Verfolgungswahn und die Stimmen trotz medikamentöser Therapie über einen Monat anhielten, sind die ICD-10-Kriterien für eine Schizophrenie (F20) erfüllt. Da aber bei der Patientin zum Zeitpunkt des Auftretens der Symptomatik ein suprasellär wachsendes Hypophysenadenom bekannt war, ist eine organische Genese wahrscheinlich. Die Diagnose könnte also lauten: organische schizophreniforme Störung (F06.2). Die allgemeinen ICD-10-Kriterien für ein organisches Psychosyndrom verlangen neben dem Nachweis einer cerebralen Erkrankung, Verletzung oder Funktionsstörung (in diesem Fall Hypophysenadenom mit erhöhter Prolactin-Sekretion), von der bekannt ist, dass sie mit einer entsprechenden Symptomatik einhergehen kann, dass ein zeitlicher Zusammenhang (Wochen oder einige Monate) zwischen der Entwicklung der zugrunde liegenden Krankheit und dem Auftreten des psychischen Syndroms besteht. Ein solcher Zusammenhang besteht bei unserer Patientin allerdings nicht, da der Tumor langsam über mehrere Jahre gewachsen ist.

Ein enger zeitlicher Zusammenhang findet sich dagegen zwischen der Gabe des Dopamin-Agonisten Bromocriptin und dem Auftreten der psychischen Symptome. Daher ist die Diagnose einer schizophreniformen Störung (F06.2), induziert durch eine dopaminerge Substanz zu stellen. Hierfür spricht auch die Rückbildung dieser psychischen Symptomatik nach Absetzen des Bromocriptins (Punkt 3 der allgemeinen ICD-10-Kriterien für eine organische Ursache). Dem suprasellären Adenom kommt sicherlich eine wichtige Triggerfunktion, im Sinne einer erhöhten Vulnerabilität (höhere Empfindlichkeit) gegenüber dem dopaminergen Medikament, zu.

Im weiteren Verlauf traten dann andere psychische Störungen in den Vordergrund – nämlich eine deutlich verminderte Belastbarkeit mit Unfähigkeit zu längeren Arbeiten, umständliches, haftendes Denken, affektive Veränderungen und insbesondere ein distanzloses, teilweise auch aggressiv gefärbtes Kontaktverhalten. Auch bestanden ein ausgeprägtes Misstrauen und paranoide Ideen weiter. Somit sind die ICD-10-Kriterien für eine organische Persönlichkeitsstörung erfüllt (F07.0). Als Ursache ist anzunehmen, dass es aufgrund der Größe des suprasellär wachsenden Tumors zu einer Schädigung des limbischen Systems gekommen ist. Diese war offensichtlich so schwerwiegend, dass sie nach der Teilresektion fortbesteht.

Differenzialdiagnostisch ist, da ein Prolaktin sezernierender Tumor nachgewiesen werden konnte, ein endokrines Psychosyndrom zu diskutieren. Die Symptomatik entspricht aber nur zum Teil der von Manfred Bleuler (1954) für ein endokrines Psychosyndrom angegebenen Merkmale (Antriebsarmut, Apathie, Interessenverlust etc.). Außerdem sind bisher in der Literatur keine Fälle mit einer Hyperprolactinämie beschrieben worden, bei denen es zu psychischen Auffälligkeiten kam (vgl. hierzu Wetterling, 2002).

Abschließende Diagnosen

F06.2 organische wahnhafte (schizophreniforme) Störung

F07.0 organische Persönlichkeitsänderung

D35.2 gutartige Neubildung sonstiger und nicht näher bezeichneter endokriner Drüsen: Hypophyse

38. Die Wurst bleibt drinnen

Michael Schulte-Markwort

Vorgeschichte

Im Foyer einer Klinik für Kinder- und Jugendpsychiatrie sitzt eines Morgens eine etwa dreißigjährige Frau mit ihrem schreienden kleinen Kind auf dem Arm. Die Frau ist völlig verzweifelt, weint, und fordert nachdrücklich Hilfe. Wenn ihr jetzt niemand helfen würde, würde sie einfach sitzen bleiben, bis etwas geschehe. Das Kind, das sich verzweifelt an seine Mutter klammert, wirkt erschöpft, quittiert allerdings jeden Versuch der Mutter, sie für einen Moment auf den Arm der begleitenden Freundin zu geben mit ohrenbetäubendem Schreien. Davon scheint es schon völlig heiser zu sein.

Im Gespräch mit dem diensthabenden Arzt stellt sich dann heraus, dass das vierjährige Mädchen – Mareike – seit zwei Jahren unter Stuhlverhalten leide. Die Mutter habe schon alles ausprobiert, sei verständnisvoll gewesen und habe bis zu drei Stunden mit ihrer Tochter auf der Toilette verbracht, sei streng gewesen oder habe Laxanzien angewandt – alles ohne Erfolg. Die Mutter, Frau A., mache sich große Sorgen, weil das doch nicht normal sei und körperliche Schäden nach sich ziehen könne. Zusätzlich habe sich Mareike im letzten Jahr auch auf anderen Gebieten mehr und mehr verweigert. So bestimme sie inzwischen, wo die Mutter oder auch der Vater einkaufen gehen, indem sie anfange zu schreien, wenn sie nicht ihren Willen durchsetzen könne. Mareike weigere sich, auf ihrem Kindersitz im Auto zu sitzen, so dass Frau A. nicht mehr alleine mit der Tochter fahren könne, weil sie im Fond neben der Tochter sitzen müssen. Seit einiger Zeit lasse sich Mareike zu Hause nicht mehr die Haare waschen oder duschen. Jedesmal gebe es ein riesiges «Theater», das ganze Badezimmer stehe dann nach dem Kampf zwischen Mutter und Tochter unter Wasser. In einen Kindergarten gehe Mareike nicht, weil sie es nicht wolle, nur ein Besuch eines Spielkreises einmal wöchentlich sei bisher von ihr toleriert worden, allerdings habe sie jetzt angekündigt, dass sie auch dort nicht mehr hin wolle. Mareike esse sehr schlecht und setze in letzter Zeit immer ihren Kopf durch, so dass Frau A. nicht mehr wisse, was sie tun solle. Sie könne überhaupt nicht mehr ihrem Haushalt nachgehen und müsse immer überlegen, wie sie den Tag mit ihrer Tochter überstehen solle, wie sie einfache Dinge des täglichen Lebens organisieren könne. Die größten Sorgen mache Frau A. allerdings das Stuhlverhalten ihrer Tochter, die nur etwa jeden fünften Tag Stuhlgang habe, bis dahin manchmal unter großen Anstrengungen anhalte, um dann schließlich in einem Zustand großer Angst, einem «Außer-sich-Sein» zu defäzieren, manchmal sei sie dann von oben bis unten mit Kot beschmiert. Waschen lassen wolle sie sich dann aber auch meistens nicht. Eindrücklich schildert Frau A. ein Erlebnis aus dem Sommer: Sie seien an der Ostsee gewesen und Mareike sei plötzlich im Wasser in Panik geraten, als sie gemerkt habe, dass – offensichtlich reflexhaft durch das kalte Wasser ausgelöst – ihre Defäkation einsetzte. Sowohl ihr Mann als auch sie selbst hätten versucht, beruhigend auf Mareike einzureden, hätten ihr gesagt, dass es nicht schlimm sei, sie würden auch alles wieder beseitigen, wenn sie doch nur die «Wurst rauslassen» würde – mit dem Erfolg, dass beide Eltern von oben bis unten mit Kot beschmiert worden seien und ihr schreiendes Kind kaum beruhigen konnten.

Angefangen habe die Symptomatik im Alter von zwei Jahren, als Mareike – für die Eltern völlig unvorhersehbar und unerklärlich – bei einem Stuhldrang in Panik geraten sei. Vorausgegangen sei ein Stuhltraining der Mutter ab dem Alter von einem Jahr. Allerdings sei Mareike im Gegensatz zu ihrem um zwei Jahre älteren Bruder nie auf dem Töpfchen sitzengeblieben. Frau A. habe das dann auch nicht weiter forciert. Im Alter von zwei Jahren sei Mareike allerdings schon trocken und sauber gewesen.

Eigenanamnese

Zweites Kind einer 38-jährigen Mutter und eines 32-jährigen Vaters. Unauffällige Schwangerschaft und Geburt. GG 3450 g, GL 52 cm. Mareike sei schon in utero nach Auskunft von Frau A. sehr unruhig gewesen. Sie habe damals schon gewusst, dass dieses Kind nicht so «pflegeleicht» wie ihr erstes Kind, ein Sohn, werden würde. Sprachliche und motorische Entwicklung altersgerecht. Beginn der Sauberkeitserziehung mit einem Jahr. Tag und Nacht sauber sei Mareike im Alter von knapp zwei Jahren gewesen.

Familienanamnese

Die 38-jährige Mutter ist von Beruf Arzthelferin, der 32-jährige Vater Bankfachangestellter. Der siebenjährige Bruder gehe in die zweite Klasse. Er sei ein unauffälliger und fröhlicher Junge, der allerdings oft Streit mit seiner Schwester habe, die in sein Zimmer gehe und ihm dort Spielsachen wegnehme. Die Familie bewohnt eine Vierzimmerwohnung in einer norddeutschen Stadt mittlerer Größe. Psychiatrische Erkrankungen lassen sich in der Familie nicht explorieren.

Psychodynamik

Ansatzpunkt psychodynamischer Überlegungen könnte die ausgeprägte Angst der Mutter sein. Bei ihr handelt es sich offensichtlich um eine Frau, die ihre eigene angstneurotische Entwicklung nur durch ihre eigene Zwanghaftigkeit und die Ehe mit einem deutlich zwanghaften Mann kompensiert. In der Abwehr aggressiver und destruktiver Impulse gerät der Mutter jede Eigenständigkeit der Tochter zur Bedrohung. Einerseits in Form einer selbsterfüllenden Prophezeiung (sie habe schon in utero wahrgenommen, dass das zweite Kind schwieriger werden würde), andererseits in der Beziehungsdynamik zu ihrem Ehemann lebt Frau A. zunehmend unter dem Eindruck, ihrem Mann beweisen zu müssen, dass sie alles «im Griff habe». Darüber manifestiert sich eine Dynamik zu Mareike, in der die Tochter das Gefühl entwickelt, die Mutter wolle Zugriff auf alles haben, was zu ihr gehört. Die Panikattacken des Kindes sind offensichtlicher Ausdruck der Angst des Kindes, dass sie nicht selbst darüber bestimmen darf, dass ihre Mutter bzw. ihre Eltern gebannt darauf starren, um jede Gelegenheit zu ergreifen, der Tochter «die Wurst» wegzunehmen. So wird das Kind Symptomträger in einer Familie mit einer angstneurotischen und selbstunsicheren Mutter und einem zwanghaften Vater. Die Ausweitung der verweigernden Symptomatik als Umdrehung der Grenzüberschreitung durch die Eltern mag ein Hinweis auf die Massivität sein, mit der die Eltern versuchen, das Kind zu kontrollieren. Die Unfähigkeit der Eltern, das Kind angemessen zu begrenzen, verweist auf die extreme aggressiv-gehemmte Verfasstheit der Eltern. Über ihre Angst, dass dem Kind körperlich etwas geschehen könnte, wenn die Stuhlverhaltung noch länger andauere, werden die aggressiven Impulse rationalisiert.

Verlauf

Durch die tagesklinische Aufnahme war Mareike offensichtlich schnell entlastet. Das anfängliche morgendliche Schreien war schnell vorüber, besonders, wenn die Mutter gegangen war. Im Kontakt mit den anderen Kindern und im «normalen» Umgang der Stationsmitarbeiter mit ihr entwickelte Mareike sich schnell zu einem fröhlichen, altersgerecht entwickelten Kind. Auch auf der Station ging Mareike nur zur Toilette, um Wasser zu lassen. Dabei nahm sie immer eine Puppe mit. Wurde sie von der Krankenschwester gefragt, was denn die Puppe müsse, so antwortete sie: «Die muss auch nur Pipi – die Wurst bleibt drinnen!» Ein wichtiges Gebot der Mitarbeiter war, sich mit Mareike nicht in einen Machtkampf einzulassen, sondern sehr klar Forderungen ihr gegenüber zu vertreten. Der Mutter wurde von Beginn an «verboten», sich mit den Körperöffnungen oder dem Stuhlgang der Tochter zu beschäftigen. Mareikes Essverhalten blieb zwar mäkelig, und sie behielt ihr Stuhlverhalten bei, jedoch entspannte sich die Situation auch zu Hause, so dass sie bald von alleine zur Toilette ging – allerdings weiterhin alle vier bis fünf Tage. Das Waschen der Haare wurde gemeinsam mit der Mutter auf der Station «geübt» und konnte bald auch zu Hause wieder in den Alltag aufgenommen werden.

Schwierig blieben die Bearbeitung der – latenten – Eheprobleme und die Erarbeitung einer Therapieempfehlung für die Mutter.

Diagnostische Überlegungen

Wenn auch eine psychodynamisch geleitete Diagnose wenig Schwierigkeiten bereitet, so erweist sich die Einordnung in die ICD-10 problematischer. In Betracht kommen die **Verhaltens- und emotionalen Störungen mit Beginn in der Kindheit und Jugend**, wie sie in **Abschnitt F90 bis F98** zusammengefasst sind. Das Leitsymptom der Stuhlverhaltung ist nicht mit einer eigenen Kategorie erfasst, wohl aber das «extrem wählerische Essverhalten bei angemessenem Nahrungsangebot, einer einigermaßen kompetenten Betreuungsperson und in Abwesenheit einer organischen Krankheit». So kommen in Bezug auf das Symptom der Essstörung auch die **Fütterschwierigkeiten und Betreuungsfehler** (**R62.3**) in Betracht.

Die Depressivität des Kindes reicht nicht aus, um daraus eine «längere depressive Reaktion» (F43.21) abzuleiten, zumal zwar ein belastendes Verhalten der Eltern konstatiert werden kann, sich daraus aber keine entscheidende Lebensveränderung ergibt. Auch für die Einordnung als «leichte depressive Episode» (F32.0) reichen die depressiven Symptome, die sich im Wesentlichen auf die gedrückte Stimmung und die – kurzfristige – Kontaktstörungen beziehen, nicht aus.

Eine «Zwangsstörung» (F42) wird man angesichts des Alters der kleinen Patientin und angesichts der – im Vergleich mit Erwachsenen, die an einer Zwangsstörung leiden – milden Symptome nicht ernsthaft in Betracht ziehen.

Auch wenn die Restkategorien ausdrücklich und sinnvollerweise nicht empfohlen werden, so bleibt doch in der vorliegenden Kasuistik nichts anderes übrig, als die Symptomatik unter **F93.9** als **nicht näher bezeichnete emotionale Störung des Kindesalters** zu klassifizieren, da auch die emotionalen Störungen des Kindesalters (F93.0 bis F93.8) nicht in Frage kommen. Im Vordergrund steht somit klinisch eine psychodynamisch orientierte Diagnose, die dann als eine Zwangsneurose in statu nascendi imponiert. Einige Phänomene, wie sie auch bei der erwachsenen Form der Zwangsstörung vorkommen, sind vorhanden: die übertriebene Angst vor Schmutz und ein ausgeprägter Ordnungssinn. Es ist deutlich, dass für die kleine Patientin der Kampf um die Selbstbestimmung im ursprünglichen Sinn – nämlich um die Kontrolle der Ausscheidung – bestimmend ist. Die Hergabe des Kots ist offensichtlich gleichgesetzt mit dem Gefühl eines Kontrollverlustes und mit einer Unterordnung unter die dominierenden Wünsche der Eltern. Man kann sich vorstellen, wie der Verlauf sein könnte, wenn nicht frühzeitig interveniert worden wäre.

Auf eine Diskussion der diagnostischen Kategorien im DSM-IV-TR und DSM-5 wird verzichtet, weil sich dort keine wesentlich anderen Möglichkeiten ergeben.

Viele kinderpsychiatrische Symptome des Kleinkindalters sind der entwicklungsbedingten Plastizität des kindlichen Erlebens und Verhaltens gemäß vorübergehender Natur. Dies bringt es mit sich, dass Kleinkinder eher selten in der kinderpsychiatrischen Praxis behandlungsbedürftig vorgestellt werden und die Prognose für viele Symptome gut ist. Es bedeutet aber auch, dass sich häufiger Schwierigkeiten der diagnostischen Klassifizierung ergeben, wie in diesem Fall deutlich geworden ist.

ICD-10-Diagnose

F93.9 emotionale Störung des Kindesalters, nicht näher bezeichnet

39. Ich heiße Anke

Clemens Veltrup

Falldarstellung und Vorgeschichte

Nach einem Gespräch in der Fachambulanz für Abhängigkeitserkrankungen lässt sich Frau M. in die psychiatrische Klinik einweisen. Bei der Aufnahme ist die 34-jährige Patientin deutlich alkoholisiert (Atemalkoholspiegel: 2,1 Promille), psychomotorisch verlangsamt, einerseits ängstlich und unsicher, andererseits sehr gereizt und im Kontakt nur schwer zugänglich. Von der Notwendigkeit der stationären Behandlung ist sie nicht voll überzeugt. Sie betont immer wieder, dass sie sich um ihren neunmonatigen Sohn kümmern müsse, da ihr Lebenspartner wegen seiner Berufstätigkeit dazu nicht in der Lage sei. Während der Akutbehandlung entwickelt Frau M. eine leichte vegetative Entzugssymptomatik und wird nach sieben Tagen entlassen.

Aus der Vorgeschichte ist seit mindestens 12 Jahren eine behandlungsbedürftige Alkoholproblematik bekannt. Mit 22 Jahren wird die Patientin nach einem Gelegenheitsanfall im Entzug in der neurologischen Klinik behandelt und vier Monate später, nach einer erneuten exzessiven Trinkphase, erstmals in der psychiatrischen Klinik aufgenommen. Frau M. berichtet, dass ihr nach der Ausbildung aus Rationalisierungsgründen gekündigt worden ist. Außerdem habe sich ihr Verlobter vor einigen Wochen von ihr getrennt. Sie habe zunehmend «Angst vor der Zukunft» bekommen und sich nur unter Alkoholeinfluss getraut, die elterliche Wohnung zu verlassen. Während des Klinikaufenthaltes wird mit Frau M. besprochen, dass sie sich um eine ambulante Psychotherapie zur Bearbeitung der Angst- und Alkoholproblematik bemühen soll.

Nach einer Abstinenzphase von ca. sechs Monaten kommt es zu einem moderaten Trinken, nach drei Jahren jedoch immer wieder zu vier- bis sechswöchigen Phasen exzessiven Alkoholkonsums. Frau M. trinkt dann meist heimlich, häufig schon morgens, vor allem Wein und Sekt, aber auch hochprozentige Alkoholika. Die durchschnittliche tägliche Trinkmenge liegt bei ca. 150 ml reinem Alkohol. Als Auslöser für diese Trinkphasen gibt die Patientin an, dass sie sich nach ihrer Heirat mit der Hausarbeit und der Versorgung des Sohnes überfordert gefühlt habe. Nach dem Konsum von Alkohol sei sie leistungsfähiger gewesen. Auch gebe es immer wieder erhebliche Auseinandersetzungen mit dem Ehemann, dessen «Perfektionsansprüchen» sie nicht genügen könne.

Mit 28 Jahren wird die Patientin zum dritten Mal stationär in der Psychiatrie behandelt. Frau M. beschreibt häufig auftretende Angstzustände, die sie mit dem Konsum von Alkohol reduzieren könne. In der Partnerschaft fühle sie keine Geborgenheit, auch die Kinder könne sie nur ertragen, wenn diese «lieb» zu ihr seien. Sie fühle sich einsam, habe keine Freundinnen oder gute Bekannte, bei denen sie sich aussprechen könne.

Kurz vor ihrem 30. Lebensjahr wird sie erneut massiv rückfällig und gibt Suizidgedanken an, so dass sie von ihrer Schwiegermutter nachts in die Klinik für Psychiatrie gebracht wird. Am darauffolgenden Tag entschließt sich Frau M. aber, den stationären Aufenthalt zu beenden und Kontakt zu ihrem früheren Psychotherapeuten aufzunehmen. Bereits acht Wochen später wird sie durch den Notarzt in alkoholintoxikiertem Zustand erneut in die psychiatrische Klinik eingewiesen und nach Abklingen der vegetativen Entzugssymptomatik in die ambulante Behandlung eines Nervenarztes entlassen. Die Patientin ist mit ihrer aktuellen Lebenssituation sehr unzufrieden, kann aber auch keine alternativen Zukunftsperspektiven entwickeln. Einerseits erkennt sie die Notwendigkeit der Trennung vom Ehemann, hat aber gleichzeitig Angst vor der von ihr erwarteten Einsamkeit.

Nach zwei Jahren wird Frau M. zum fünften Mal in der psychiatrischen Klinik aufgenommen. Sie berichtet, dass sie seit sechs Monaten von ihrem Ehemann und den drei Kindern getrennt lebe und zurzeit bei ihren Eltern wohne. Sie habe regelmäßig exzessiv (bis zu 0,7 l Korn täglich) getrunken. In den letzten Wochen habe sie die Wohnung nur verlassen, um sich Alkohol zu besorgen. Ihre Körperpflege habe sie vernachlässigt und kaum gegessen. Während dieses stationären Aufenthaltes nimmt die Patientin an einer erweiterten Entzugsbehandlung teil, die neben der körperlichen Entgiftung (Entzug I) eine strukturierte dreiwöchige psychiatrisch-psychologische Motivierungsbehandlung (Entzug II) umfasst. Ziel dieser Therapie ist die Entwicklung eines adäquaten Krankheitskonzeptes, die Förderung der Abstinenzkompetenz sowie der Bereitschaft, weiterführende Unterstützungsmaßnahmen in Anspruch zu nehmen. Frau M. entschließt sich daraufhin, eine viermonatige stationäre Entwöhnungsbehandlung bei ihrem Rentenversicherungsträger zu beantragen, die auch genehmigt wird.

Nach Abschluss dieser Therapie reicht Frau M. die Scheidung ein. Obwohl sie sehr darunter leidet, dass dem Ehemann das Sorgerecht für die Kinder zugesprochen wird und es erhebliche Probleme bei der Durchsetzung des Besuchsrechts der Kinder gibt, gelingt es Frau M., abstinent zu leben. Sie versucht, ihr Leben eigenständig zu gestalten, indem sie sich eine eigene Wohnung einrichtet und an Veranstaltungen der Volkshochschule teilnimmt. Frau M. schafft es, ein tragfähiges soziales Beziehungsnetz aufzubauen. Außerdem besucht sie regelmäßig zweimal wöchentlich eine Gruppe der Anonymen Alkoholiker. Hier lernt sie acht Monate nach der Entlassung aus der Langzeittherapie ihren Lebenspartner, einen 44-jährigen Koch, kennen. Mit diesem und dem gemeinsamen Sohn Jörg zieht sie zehn Monate später in das Haus der mittlerweile verstorbenen Großmutter. Einige Wochen später kommt es zu einem Alkoholrezidiv nach fast zweijähriger Abstinenz. Als Grund nennt Frau M. die chronische Rückfälligkeit des Partners, die sie erheblich belastet habe. Sie habe nicht die Kraft gehabt, sich von ihrem Partner zu trennen, ihm aber auch nicht helfen können und schließlich mitgetrunken.

Angaben zur Biografie

Aus ihrer Biografie berichtet Frau M., dass sie einziges Kind eines heute 63-jährigen, frühberenteten Bankkaufmanns und einer gleichaltrigen Hausfrau sei. Die Patientin erinnert sich, dass die Mutter wegen einer asthmatischen Erkrankung häufig über Wochen im Krankenhaus behandelt worden sei, und sie diese dann sehr vermisst habe. Von der schon vor ihrer Geburt bestehenden Alkoholabhängigkeit des Vaters habe sie nie etwas bemerkt. Diese Trinkproblematik führt zur Scheidung der Eltern, als die Patientin 13 Jahre alt ist. Sie wird nun weitgehend von der Großmutter aufgezogen, in deren Haus die Mutter und Frau M. nach der Trennung vom Ehemann bzw. Vater leben. Die Eltern heiraten erneut, als die Patientin 20 Jahre alt ist, nachdem der Vater über Jahre abstinent geblieben ist. Die Patientin beginnt nach der mittleren Reife eine Ausbildung zur Groß- und Einzelhandelskauffrau. Mit 24 Jahren heiratet sie wegen einer unerwünschten Schwangerschaft einen gleichaltrigen Verwaltungsbeamten. Der älteste Sohn ist mittlerweile zehn Jahre, die Töchter sind sechs bzw. vier Jahre alt. Die Ehe wird als sehr belastet beschrieben, der Ehepartner habe auf die Ängste und Sorgen der Ehefrau keine Rücksicht genommen. Die Patientin beschreibt voller Stolz, dass sie während der Schwangerschaften nie Alkohol getrunken habe. Zur Scheidung kommt es zwei Jahre nach der Geburt der jüngsten Tochter. Die ehelichen Kinder leben seit der Trennung beim Vater und dessen neuer Freundin. Frau M. ist seit Abschluss ihrer Lehre nicht wieder berufstätig gewesen. Jetzt lebt sie vor allem von der finanziellen Unterstützung durch ihren Lebenspartner.

Untersuchungen

Bei der **körperlichen** (einschließlich der **neurologischen**) **Untersuchung** ergeben sich keine Auffälligkeiten. Von den in der Literatur häufig genannten Alkoholismus-Markern (z. B. Aspartat-Aminotransferase, Alanin-Aminotransferase sowie Gamma-Glutamyltransferase) ist nur das mittlere Erythrozytenvolumen (MCV) diskret erhöht. Die **apparative Diagnostik** (EEG, CCT, Oberbauchsonographie) zeigt keinen pathologischen Befund.

In der Lebens- und Trinkgeschichte von Frau M. wird die Sehnsucht nach Geborgenheit im Sinne interpersoneller Sicherheit deutlich. Bei der Suche nach vertrauensvollen Beziehungen wird die Patientin immer wieder enttäuscht. Nur der Alkohol hat sich bislang als zuverlässiger «Partner» bewährt, da er jederzeit verfügbar ist und die Wünsche der Patientin erfüllt: Der Alkohol wirkt entlastend, anxiolytisch, macht leistungsfähiger und befreit sie von der Verantwortung für sich selbst.

Nach dem **stationären Aufenthalt** entschließt sich Frau M., weiter regelmäßig die Anonymen Alkoholiker zu besuchen und eine verhaltenstherapeutisch orientierte Gruppentherapie in der Fachambulanz für Abhängigkeitserkrankungen zu beginnen. Mittlerweile lebt sie seit sieben Monaten abstinent und hat sich von ihrem Partner getrennt, da dieser nicht bereit gewesen ist, sich nach längerdauerndem Alkoholabusus in Behandlung zu begeben.

Diskussion

In dem neuen internationalen Klassifikationssystem der WHO zur Erfassung psychischer Störungen (ICD-10) wird mit der Beschreibung des Abhängigkeitssyndroms eine Entwicklung nachvollzogen, die sich bereits im DSM-III-R findet und auf Überlegungen von Edwards und Gross (1976) zurückgeht. Die Definition von Missbrauch und Abhängigkeit mittels substanzspezifischer Verhaltensmerkmale ist damit aufgegeben worden. In der ICD-10 werden im Abschnitt F1 (psychische und Verhaltensstörungen durch psychotrope Substanzen) mittels der dritten Kodierungsstelle (F1x) Störungen durch verschiedene Substanzen bzw. Substanzgruppen unterschieden und auf einer weiteren diagnostischen Ebene mit der vierten und fünften Stelle das klinische Zustandsbild differenziert. Für das bei der beschriebenen Patientin zweifellos vorliegende (Alkohol-)Abhängigkeitssyndrom (F10.2) werden folgende diagnostischen Kriterien formuliert:

- ein eingeengtes Verhaltensrepertoire im Umgang mit der psychotropen Substanz
- ein starkes inneres Verlangen (Craving) nach dem Konsum eines Suchtmittels
- eine verminderte Kontrollfähigkeit
- ein Substanzgebrauch mit dem Ziel der Linderung von Entzugssymptomen

- ein körperliches Entzugssyndrom und eine Toleranzentwicklung
- die fortschreitende Vernachlässigung anderer Interessen zugunsten des Suchtmittelkonsums sowie
- die Fortsetzung des Konsums trotz nachweislich schädlicher Folgen.

Die Diagnose einer Abhängigkeit kann nach ICD-10 dann gestellt werden, wenn drei oder mehr der genannten Kriterien im Verlauf der letzten zwölf Monate aufgetreten sind. Im Gegensatz zum DSM-III wird nicht bezüglich des Verlaufs (andauernd, episodisch, in Remission) und wie im DSM-IV-TR nicht zwischen verschiedenen Schweregraden (leicht, mittel, schwer, partiell remittiert, voll remittiert) unterschieden. Das Alkoholentzugssyndrom (F10.3) wird in der ICD-10 als ein «Indikator» des Abhängigkeitssyndroms betrachtet und sollte nur dann vorrangig diagnostiziert werden, wenn es Grund für die gegenwärtige Konsultation ist, und wenn das Erscheinungsbild so schwer ist, das es eine besondere medizinische Behandlung erfordert. Bei unserer Patientin ist es damit als Zweitdiagnose zu stellen.

Der Begriff des Missbrauchs wurde in der ICD-10 durch den Terminus «schädlicher Gebrauch» ersetzt. Weitere im Zusammenhang mit dem Konsum psychotroper Substanzen stehende Verhaltensauffälligkeiten und psychische Störungen, wie beispielsweise psychotische Symptome oder amnestische Beeinträchtigungen, können mit der ICD-10 präzise erfasst werden.

Das Abhängigkeitssyndrom wird wahrscheinlich die klinische Anwendung der Alkoholismustypologie nach Jellinek (1960), der Konflikttrinken, Gelegenheitstrinken, dipsomanisches und gewohnheitsmäßiges vom süchtigen Trinken (Gamma-Alkoholismus) unterschieden hat, verdrängen. Inwieweit neuere Typologiemodelle, wie z. B. die Verlaufstypen nach Lesen (1985), für die Diagnostik und zur Therapieplanung genutzt werden, bleibt abzuwarten.

John (1991) hat vorgeschlagen, bei der Abhängigkeitsdiagnose zwischen Kernmerkmalen (u. a. körperliche und psychische Abhängigkeitssymptome) und Sekundärmerkmalen (u. a. berufliche, rechtliche Konsequenzen, Folgen für Partnerschaft und Familie, Einstellungen zu den Alkoholproblemen, Hilfesuchverhalten) zu unterscheiden. Aus einer solchen differenzierten Diagnosestellung lassen sich möglicherweise differentielle Therapieindikationen ableiten.

Im deutschen Sprachraum wird vor allem der Münchner Alkoholismustest (MALT; Feuerlein et al., 1979) als psychodiagnostisches Screening-Verfahren eingesetzt. Vom behandelnden Arzt wird das Vorliegen somatischer Folgeschäden durch Alkoholismus und die durchschnittliche tägliche Trinkmenge eingeschätzt (MALT-F). In einem Selbstbeurteilungsbogen (MALT-S) werden alkoholismusrelevante Einstellungen und Konsumgewohnheiten des betroffenen

Patienten erhoben. Wird ein bestimmter Gesamttestscore überschritten, so liegt mit hoher Wahrscheinlichkeit eine Alkoholabhängigkeit vor. Als sehr zeitökonomisches Verfahren zur Erfassung einer Alkoholproblematik ist der CAGE (Ewing, 1984) zu empfehlen. Werden zwei der vier Fragen bejaht, liegt eine Alkoholproblematik vor (s. **Tab. 62**).

Die Diagnosestellung einer Alkoholabhängigkeit wird auch bei der Anwendung der genannten Verfahren durch Phänomene psychischer Abwehr der alkoholischen Realität erschwert (John, 1990).

Von großer Bedeutung für den therapeutischen Umgang mit Alkoholabhängigen ist die Berücksichtigung des Verlaufs der Alkoholabhängigkeit. Matakas, Berger, Koester und Legnaro (1984) sprechen von der Alkoholismus-Karriere als einem langdauernden Prozess der Abfolge unterschiedlicher, die Trinkproblematik aufrechterhaltender und verstärkender Lern- und Sozialisationsbedingungen bei gegebener Vulnerabilität. Wenn sich eine Alkoholabhängigkeit im jungen Erwachsenenalter manifestiert, ist ein langdauernder chronisch rezidivierender Krankheitsprozess zu erwarten (Driessen und Veltrup, 1992). Nach einer einzelnen Behandlungsmaßnahme ist daher in den meisten Fällen nur eine kurz- bis mittelfristige Stabilisierung erreichbar. Das bisherige Versorgungssystem für Alkoholiker berücksichtigt zu wenig den Verlauf der Abhängigkeit, Rückfälle werden oft als Scheitern des Betroffenen gewertet. Mehrfach- und Wiederbehandlungen werden durch die Kostenträger, aber auch durch die Einstellungen vieler professioneller Hilfen erschwert. Wie Wienberg (1992) zeigt, gibt es erhebliche Defizite in der medizinischen Basisversorgung von Alkoholabhängigen, aber auch die Psychiatrie muss für ihre «ungeliebten Kinder» (Schwoon und Krausz, 1990) effektivere Therapieprogramme entwickeln. Häufig ist das emotionale Klima zwischen den Behandlern und ihren alkoholabhängigen Patienten beeinträchtigt. Dadurch kommt

Tabelle 62: Screening-Verfahren zur Erfassung einer Alkoholproblematik (in Anlehnung an den CAGE)

Beurteilen Sie die letzten zwölf Monate:

1. Haben Sie einmal das Gefühl gehabt, dass Sie Ihren Alkoholkonsum einschränken sollten?
2. Hat es Sie geärgert, dass andere Ihr Trinken kritisiert haben?
3. Haben Sie sich einmal schlecht oder schuldig wegen Ihres Trinkens gefühlt?
4. Haben Sie morgens als Erstes Alkohol getrunken, um Ihre Nerven zu stärken oder einen Kater loszuwerden?

es zu Fehlern im Umgang mit den Betroffenen: Süchtiges Verhalten wird nur mangelhaft exploriert, die Bagatellisierungs- und Verleugnungstendenzen des Patienten werden mitgemacht, dies führt dann verstärkt zu moralischen Appellen an den Willen und an die Einsicht des Patienten, wobei eine Nichtbeachtung dieser Appelle «bestraft» wird, indem beispielsweise eine angemessene Weiterbetreuung nach Rückfall abgelehnt wird (Reimer, 1988). Eine hilfreiche therapeutische Beziehung zu gestalten, ist für die Patienten sehr wichtig, für die Berater und Behandler jedoch oftmals schwer durchzuhalten (Schwoon, 1988).

«Ich habe endlich, nach über zwölf Jahren, aufgehört mich zu schämen und mich zu belügen», sagte Frau M. vor kurzem in der ambulanten Therapie zu einem neuen, seine Alkoholabhängigkeit stark bagatellisierenden Gruppenmitglied. «Sowohl in der Gruppe der Anonymen Alkoholiker als auch vor anderen Menschen kann ich sagen: Ich heiße Anke und bin Alkoholikerin.»

ICD-10-Diagnose

F10.2 Alkohol-Abhängigkeitssyndrom

40. Symbiose auf zwei Beinen

Kurt Meszaros, Thomas Wenzel, Michaela Amering und Elmar Etzersdorfer

Falldarstellung

Herr K., ein 47-jähriger Patient, wird der psychiatrischen Ambulanz nach eingehender neurologischer und internistischer Abklärung mit der Diagnose einer «spastischen, beinbetonten Hemiparese rechts mit subjektiver Verschlechterung aufgrund ängstlich-phobischer Mechanismen» vorgestellt und zur Einleitung einer psychotherapeutischen Behandlung stationär aufgenommen.

Bei der Aufnahme zeigte sich das Bild eines hageren, großen Mannes, der sich offenbar nur unter großen Mühen und mit Hilfe zweier Krücken immer nur kurze Strecken entlang des Stationsganges fortbewegen konnte. Immer wieder schien ihn die Kraft zu verlassen, er zögerte, musste innehalten, sich an den Wänden stützen.

Im Aufnahmegespräch wirkte Herr K. ängstlich, aber sehr kontrolliert, schien um Fassung bemüht. Er zeigte sich betont kooperativ, war auch bereit, seine «Gangschwäche» wiederholt zu demonstrieren. Er vermittelt das Gefühl, dass er die Aufmerksamkeit, die ihm zuteil wurde, sehr genoss.

Die Stimmungslage erschien subdepressiv, die Affizierbarkeit vermindert; nach Angabe des Patienten gebe es allerdings noch viele Dinge, die «ihm Spaß bereiten können». Es bestanden keine Schlafstörungen, der Appetit war unbeeinträchtigt, zur Libido wollte der Patient sich nicht äußern. Die Konzentrations- und Merkfähigkeit erschien unauffällig. Herr K. klagte über immer wieder beim Gehen auftretende anfallsartige «Schauer» am gesamten Körper, die von einer Versteifung des rechten Beines gefolgt wären. Gleichzeitig würde er ein Schwindelgefühl wahrnehmen. Er könne die Wohnung deswegen nur noch mit Krücken oder einem Stock und immer nur in Begleitung seiner Frau verlassen. Er berichtete, dass er daher auch nicht mehr wie früher einkaufen oder arbeiten gehen könnte. Das Bewusstsein hätte er bei diesen Anfällen noch nie verloren. Neurologisch wäre keine ausreichende Erklärung für diese Symptome gefunden worden, seine Erkrankung wäre den Ärzten überhaupt «unklar». Ein Berentungsverfahren wäre nicht anhängig. Auf seinen Alkoholkonsum angesprochen, gab Herr K. an, dass er seit etwa zwei Jahren überhaupt keinen Alkohol mehr trinken würde, was durch seine Frau bestätigt wurde.

Weiter berichtete er, dass er sich durch seine schlechte körperliche Leistungsfähigkeit und Mobilität erheblich beeinträchtigt fühle. Sorgen um den Zustand seines Körpers machte er sich aber sonst keine; er habe keine Ängste vor geschlossenen Räumen, Verkehrsmitteln, belebten Plätzen oder davor, alleine zu Hause zu sein. Angstzustände, die unvermittelt, «aus heiterem Himmel» auftreten, kenne er ebenfalls nicht.

Hinsichtlich seiner neurologischen Symptomatik berichtete Herr K., dass diese durch eine Hirnblutung vor zwei Jahren bedingt wäre. Entsprechend den Befunden der neurologischen Abteilung hatte Herr K. vor zwei Jahren eine linksseitige parietale Blutung bei hepatisch bedingter Gerinnungsstörung erlitten. Im Verlauf hatte Herr K. sich gut von seinem initial sehr schweren Krankheitsbild erholt.

Nach einem einmaligen generalisierten Anfall war der Patienten auf Clonazepam eingestellt worden. In der Folge wäre es zu komplex partiellen Anfällen gekommen (Frequenz bis zu drei pro Monat), die er als «Blackouts» beschrieb. Die damaligen Anfälle würden jedoch in keiner Weise den jetzigen «Anfällen» ähneln. Die spastische Hemiparese rechts bildete sich weitgehend zurück, und der Patient konnte ohne Hilfsmittel auch wieder weitere Wanderungen unternehmen. Etwa ein halbes Jahr vor der Aufnahme in der Psychiatrischen Universitätsklinik wäre Herr K. zweimal gestürzt. Er hätte sich eine Fraktur der Skapula und des linken Oberarms zugezogen. In der Folge kam es zu einer deutlichen Unsicherheit beim Gehen und schließlich zum Auftreten der zur stationären Aufnahme führenden Symptomatik.

Untersuchungen

Die **körperliche Untersuchung** ergab einen guten Ernährungs- und Allgemeinzustand.

Alle **Laborparameter** einschließlich der Gerinnungswerte und der Lues-Serologie waren ohne pathologischen Befund, nur Bilirubin und die Transaminasen waren im Grenzbereich der Norm. Im EKG zeigte sich kein Hinweis auf ein Herzleiden.

In der **psychologischen Testung** ergaben sich bei im Durchschnitt liegender verbaler und nicht-verbaler Intelligenz keine Hinweise auf eine Hirnleistungsschwäche, allerdings waren «hysterische Zeichen» im Rahmen eines «labilen Persönlichkeitsbildes» erhebbar. Im EEG fand sich eine gering abnorme okzipitale Alpha-Beta-Aktivität mit Thetaeinlagerung beidseits frontotemporal ohne Anzeichen einer erhöhten Erregungsbereitschaft. Im CCT zeigte sich links hochparietal ein unregelmäßiger, aber scharf begrenzter hypodenser Defekt in Marklager und Rindengebieten, die Liquorraumzeichnung über der frontalen Konvexität war verstärkt, die Cella media zum Defekt hin verzogen und verplumpt.

Zur Vorgeschichte

Der Patient war gegen Ende des Zweiten Weltkrieges als «ungeplanter» zweiter Sohn eines SS-Offiziers, der Aufseher in einem Konzentrationslager gewesen war, geboren worden. Zu den Eltern, wie auch zu seinem älteren Bruder, hatte er einen schlechten Kontakt. Der Vater hätte ihn immer wieder sadistisch gequält; er sei von ihm häufig bestraft und misshandelt worden. Auch die Mutter sei «heimtückisch» gewesen; auch sie hätte ihn oft körperlich misshandelt, ihn einmal sogar auf einer heißen Herdplatte niedergedrückt. Aufgrund dieser Familiensituation wäre er auch überhaupt nicht betrübt gewesen, als zuerst sein Vater und dann seine Mutter starben, als er etwa elf Jahre war. In der Folge wäre er bei Verwandten aufgewachsen. Lange Zeit hätte er regelmäßig Alkohol konsumiert, er wäre aber immer sozial integriert gewesen. Seit zwei Jahren würde der Patient keinen Alkohol mehr konsumieren.

Eine Lehre im Handel («in einem jüdischen Geschäft») schloss er erfolgreich ab. Er machte Karriere in diesem Beruf, fühlte sich jedoch immer unterfordert und gelangweilt. Aus diesem Grunde hätte er seinen «bürgerlichen» Beruf aufgegeben und begonnen, Musik zu studieren. Er hätte in der Folge in verschiedenen Städten als Berufsmusiker gearbeitet. Zu dieser Zeit hätten seine Beziehungen oft gewechselt. Kurze Zeit hätte er auch Drogen (Cannabis, Morphium) genommen.

Vor 14 Jahren heiratete Herr K. eine wesentlich jüngere, an Morbus Crohn erkrankte Bürokraft. Aus Krankheitsgründen wäre seine Frau seit ca. zwei Jahren frühpensioniert. Die Ehe wird von Herrn K. als gut bezeichnet. Sie wären ausschließlich füreinander da, hätten dadurch aber so gut wie keine Freunde. Bedingt durch seine jetzige Erkrankung bzw. der Verschlechterung seines Zustandsbildes wäre er nun völlig auf die Hilfe seiner Frau angewiesen.

Während des stationären Aufenthaltes fiel eine stetige und deutliche Besserung des Beschwerdebildes des Patienten insbesondere auf Zuwendung durch Ärzte, das Pflegepersonal und die Mitpatienten auf. Im Kontakt mit anderen Patienten erschien Herr K. sehr ruhig, konzentriert und durchaus kontaktfreudig. Durch stützende verhaltenstherapeutisch orientierte Einzel- und Gruppentherapie kam es schrittweise zu einer Besserung des Beschwerdebildes von Herrn K. Bei der Entlassung war der Patient so weit gebessert, dass er wieder selbständig und ohne Krücken gehen konnte. Er betonte jedoch, weiterhin von einer somatischen Genese seiner Erkrankung überzeugt zu sein.

Diskussion der Falldarstellung

Anhand des Vergleiches der Diagnosennummern der «organisch dissoziativen Störung» in den einzelnen Klassifikationssystemen werden wir versuchen, Veränderungen und Entwicklung in der Diagnosenerfassung dieser Erkrankung darzustellen.

In der **ICD-9** wird die «organische dissoziative Störung» je nach Wertung der neurologischen Vorerkrankung des Patienten einerseits unter «spezifische nicht-psychotische psychische Störung nach Hirnschädigung» (ICD-9: 310.8) bzw. unter «Neurosen, Persönlichkeitsstörungen und andere nicht-psychotische psychische Störungen» zu finden sein.

Für die Diagnose einer spezifischen nicht-psychotischen psychischen Störung nach Hirnschädigung spricht die organische Vorerkrankung des Patienten. Gegen die Diagnose einer hirnorganischen Verursachung der bei Herrn K. zur stationären Aufnahme an der Psychiatrischen Universitätsklinik führenden Symptome spricht jedoch, dass zwischen dem Auftreten der Hirnblutung und der Aufnahme ein Zeitraum von zwei Jahren liegt, in denen der Patient beinahe beschwerdefrei war (im Sinne einer nur gering eingeschränkten Beweglichkeit seines rechten Beines). Auch die unmittelbar vor der stationären Aufnahme an der Universitätsklinik für Psychiatrie durchgeführten neurologischen Untersuchungen erbrachten keine Verschlechterungen der hirnpathologischen Befunde. Unter dem Gesichtspunkt einer möglichen Konversionssymptomatik würde jedoch gerade die Lähmung des bereits vorerkrankten Beines zu einer genaueren Spezifizierung des Erkrankungsbildes beitragen. Der durch die Symptomatik hervorgerufene Krankheitsgewinn von Herrn K., gekennzeichnet u. a. durch eine verstärkte Zuwendung seiner Ehefrau, könnte ebenfalls auf die Diagnose einer hysterischen Neurose bzw. einer Konversionsstörung hinweisen. Die vom Patienten angegebenen «Anfälle» im Sinne epileptischer Anfälle konnten durch den EEG-Befund nicht verifiziert werden. Ebenso die in der Vorgeschichte erhobenen Alkohol- bzw. Drogenanamnese durch den Labor- bzw. Harnbefund.

Im **DSM-IV-TR** erscheint die «organische dissoziative Störung» unter den «somatoformen Erkrankungen» bzw. unter der Subklasse «Konversionsstörungen» (300.11). Für die Diagnose einer Konversionsstörung sprechen:

- Verlust oder Einschränkung psychischer Funktionen, die an eine organische Erkrankung denken lassen.
- keine bewusste Auslösung der Symptome
- nicht durch Schmerz oder eine sexuelle Funktionsstörung bedingt
- psychosoziale Stressoren im zeitlichen Zusammenhang zum Auftreten der Symptome.

Zu diskutieren wäre auch hier die organische Vorerkrankung des Patienten. Hinsichtlich der Darstellung des Krankheitsbildes der «organischen dissoziativen Störung» bestehen Ähnlichkeiten zwischen ICD-9 und DSM-III-R.

Anders in der **ICD-10**: Hier findet sich die Verschlüsselungsmöglichkeit «andere psychische Störungen aufgrund einer Schädigung oder Funktionsstörung des Gehirns oder einer körperlichen Erkrankung» (ICD-10: F06). Unter dem Begriff der «organisch-dissoziativen Störung» werden Störungen, die einerseits den diagnostischen Erfordernissen einer der unter «dissoziativer Störung» (ICD-10: F44) angeführten Zustandsbildern entsprechen und andererseits gleichzeitig die «allgemeinen Kriterien für organische Verursachungen» (ICD-10: F0) erfüllen, zusammengefasst.

Zunächst bezugnehmend auf die organische Verursachung der bei Herrn K. vorliegenden Erkrankung werden die in den diagnostischen Leitlinien geforderten «allgemeinen Kriterien der organischen Störung» (ICD-10: F0) erfüllt (vgl. **Tab. 63**).

Die in der Einführung zu Abschnitt F0 beschriebenen Symptome liegen bei Herrn K. ebenfalls vor. Die während des stationären Aufenthaltes durchgeführten Untersuchungen (EEG, CT) konnten keine Hinweise auf eine neuerliche hirnorganische Verursachung der beim Patienten vorliegenden Symptome darstellen. Der für eine «andere psychische Störung aufgrund einer Schädi-

Tabelle 63: Diagnostische Leitlinien der ICD-10 zur Kategorie F06: andere psychische Störungen aufgrund einer Schädigung oder Funktionsstörung des Gehirns oder einer körperlichen Erkrankung

Kriterien	Symptome bei Herrn K.
Nachweis einer cerebralen Erkrankung	St. p. li. parietale Blutung, Grand-mal-Anfall
zeitlicher Zusammenhang	schleichender Beginn mit langsamer Verschlechterung; Beginn der Störung im Erwachsenen- bzw. späten Lebensalter
Rückbildung der psychischen Störung, nach Rückbildung Besserung der zugrunde liegenden vermuteten Ursache	schrittweise Besserung während des stationären Aufenthaltes, keine pathologischen laborchemischen EEG-CT-Befunde in der aktuellen Untersuchung
kein überzeugender Beleg für eine andere Verursachung des psychischen Syndroms	keine unmittelbar belastende Familiengeschichte

gung oder Funktionsstörung des Gehirns oder einer körperlichen Erkrankung» notwendige zeitliche Zusammenhang von Wochen oder einigen Monaten kann bei unserem Patienten nicht gefunden werden.

Die Symptome traten bei ihm ca. zwei Jahre nach dem Blutungsereignis auf. Auch der neuropsychologische Befund zeigte keine organische Hirnleistungsschwäche oder sonstige Störungen der mnestischen Funktionen bzw. der Konzentrationsfähigkeit. Im Gegensatz dazu zeigen sich jedoch durchaus neurotische Zeichen.

Neben den bei F06 angeführten Kriterien stellt, wie bereits oben erwähnt, der Abschnitt F44 «dissoziative Störung» (Konversionsstörung) den zweiten Teil zur endgültigen Diagnosenerstellung von Herrn K. dar. Bezogen auf den geschilderten Fall wollen wir auch hier versuchen, die in den diagnostischen Leitlinien geforderten Kriterien der «dissoziativen Störung» (Konversionsstörungen) darzustellen, und diese den vom Patienten geschilderten Symptomen gegenüberzustellen (vgl. auch **Tab. 64**).

Die bei der Kategorie F44 in der Einleitung angegebenen Symptome, wie z. B. ein hoher Grad bewusster Kontrolle darüber, welche Bewegungen ausgeführt werden, schienen uns auch bei Herrn K. vorzuliegen. Der in den Leitlinien angegebene wechselhafte Verlauf der Funktionen war ebenfalls bei unserem Patienten zu erkennen. Beginn und Ende des dissoziativen Zustandsbildes war bei Herrn K. eher schleichend. Stützende und zielorientierte psychotherapeutische Einzel- und Gruppengespräche führten zu einer deutlichen Remission des dissoziativen Zustandes von Herrn K. innerhalb einiger Wochen. Herr K. «leugnete» in den psychotherapeutischen Gesprächen insbesondere die von uns angesprochenen sozialen und interpersonellen Schwierigkeiten. Seine Probleme auch in diesen Bereichen führte Herr K. auf organische Ursachen zu-

Tabelle 64: Zusammenfassende Darstellung der diagnostischen Leitlinien der ICD-10 zur Kategorie F44: dissoziative Störungen, Konversionsstörungen

Kriterien	Symptome von Herrn K.
klinische Charakteristika	Lähmung, bizarrer Gang, Unfähigkeit ohne Hilfe zu gehen
Keine körperliche Erkrankung, die die Symptome erklärt.	Zustand nach links-parietaler Blutung
Beleg für eine psychische Verursachung	«symbiotische» Beziehung zu Morbus-Crohn-kranker Ehefrau

rück. Wie bereits dargestellt waren diese Störungen, belegt durch den psychologischen Test, nicht mit Leistungseinbußen in den Bereichen Wahrnehmung und Gedächtnis verbunden.

Zusammenfassung und Schlussfolgerung

Anders als in den diagnostischen Leitlinien von ICD-9 und DSM-III-R konnte durch die Etablierung einer Diagnose «organisch-dissoziative Störung» in der ICD-10 ein bedeutender Beitrag zur genaueren Spezifizierung dieses Krankheitsbildes erbracht werden. Durch die Zusammenführung von Kriterien, die einerseits den diagnostischen Erfordernissen einer «dissoziativen Störung», in unserem Fall der «dissoziativen Bewegungsstörung» (ICD-10: F44.4), andererseits den unter den «allgemeinen Kriterien für eine organische Verursachung» angeführten Symptomen entsprechen, führten zu einer deutlichen Spezifizierung in der Beschreibung dieses Krankheitsbildes. Das klinische Erscheinungsbild allein erlaubt es nicht, die Verdachtsdiagnose einer «organischen psychischen Störung» zu stellen. Vielmehr war das klinische Erscheinungsbild ähnlich den Störungen, die als nicht-organisch in der spezifischen Bedeutung dieses Klassifikationsabschnittes angesehen werden. Gerade durch die Tatsache, dass bei Entsprechen der im Kapitel F06 angegebenen Punkte 1 bis 4 sich gleichzeitig auch der Sicherheitsgrad der diagnostischen Klassifikation erhöht, ist dieser Teil der Diagnose als besonders wertvoll anzusehen.

Abschließend wollen wir erwähnen, dass gerade durch die enge Verknüpfung organischer und psychopathologischer Symptome sich die Störung dieses Patienten besonders eindrucksvoll darstellen ließ. Im weiteren Verlauf zeigte sich immer eine rasche Verschlechterung im Gangbild des Patienten, sobald Schwierigkeiten im Kontakt mit Mitmenschen auftraten. Gerade durch das Vorliegen einer organischen Komponente in der Diagnose «organisch dissoziative Störung» zeigt sich das mögliche enge Zusammenspiel zwischen psychopathologischen und hirnorganischen Symptomen in der Beschreibung einer psychiatrischen Erkrankung.

ICD-10-Diagnose

F44.4 dissoziative Bewegungsstörung

41. Tante Cäcilie

Annette Richert und Hans Gutzmann

Ihre Nichten und Großnichten begleiteten die 78-jährige Cäcilie S., als sie nach einem 14-tägigen Aufenthalt in der inneren Abteilung eines Allgemeinkrankenhauses in eine gerontopsychiatrische Klinik verlegt wurde. Ursprünglich wurde sie eingewiesen, weil Frau S. nicht mehr aufstehen und wegen eines heftigen Zitterns nicht einmal mehr eine Tasse zum Mund führen konnte, und die Nichten nicht mehr wussten, was sie tun sollten. In der internistischen Abteilung war probehalber die Einstellung des seit zehn Jahren insulinpflichtigen Diabetes mellitus verändert und dann, da die Patientin ständig jammerte, ein Psychiater hinzugezogen worden. Dieser stellte die Diagnose eines psychogenen Tremors und einer «Jammerdepression» und veranlasste die Verlegung.

Bei der Aufnahme jammerte und stöhnte Frau S. fast ununterbrochen, so dass es nicht möglich war, ein Gespräch zu führen. Als Grund gab sie starke Schmerzen in den Beinen an. Die Frage, ob es ihr sehr schlecht gehe, bejahte sie und führte das Zittern an, das sie an jeder Tätigkeit hindere. Die Krankheit habe mit dem Zittern vor vierzehn Tagen begonnen. Zu ihrer Lebensweise vorher, früheren Erkrankungen oder biografischen Daten machte sie keine Angaben, sondern wiederholte stereotyp ihre Klagen. Auch eine körperliche Untersuchung war wegen des Jammerns, der starken Schmerzen und des Zitterns nur eingeschränkt möglich. Das Zittern imponierte dabei als ein grobschlägiger, ausfahrender Halte- und Intentions-, zeitweise auch Ruhetremor vor allem der Arme, der bei Ablenkung sistierte und es der Patientin zwar unmöglich machte, ein Glas zum Mund zu führen und zu trinken, wobei aber keine Flüssigkeit verschüttet wurde. Außerdem sackte Frau S. beim Versuch aufzustehen in sich zusammen; wenn eine andere Person versuchte, sie zu halten, wurde ihr Oberkörper steif, während ihre Beine wegrutschten; setzte man sie in einen Rollstuhl, fiel sie nach vorne heraus.

Ihre Nichten schilderten Frau S. fremdanamnestisch als eine ausgesprochen freundliche, an den Familienmitgliedern interessierte, gleichzeitig aktive und unabhängige alte Dame. Früher hätten sie sie nur zu besonderen Anlässen wenige Male im Jahr gesehen, da die Tante einen großen Freundes- und Bekanntenkreis gehabt habe und viele feste Termine zum Kartenspielen, Tanzengehen, zu Kaffeekränzchen und Ausflügen. Ihren Haushalt habe sie selbstverständlich allein besorgt und ihre Wohnung sei immer tipptopp gewesen, selbst zuletzt noch, als es ihr nicht mehr gut ging und sie das Haus nicht mehr verlassen konnte. Vor anderthalb Jahren habe sie angefangen, über Schmerzen in den Füßen zu klagen und Hilfe beim Einkauf in Anspruch zu nehmen. Sie habe immer mehr geklagt und immer schlechter laufen können. Sie habe sich von allen Freunden und Bekannten zurückgezogen und auch Besucher nach und nach entmutigt, da sie diese offensichtlich nicht wünschte. Sehr mitgenommen habe sie auch der Dachausbau des Hauses, zumal sie im obersten Stockwerk wohne. Sie sei vielleicht ein bisschen zwanghaft sauber und ordentlich, und der Dreck und die immer wieder neuen Wasserflecken an der Decke, Bohrlöcher für Rohre und Flecken an den Wänden und zusätzlich ein Rohrbruch hätten sie sehr belastet. Es sei ihr insgesamt immer schlechter gegangen, das Zittern habe dann aber ganz plötzlich eingesetzt. Von einer im Ausland lebenden Schwester ihrer Tante hatten die Nichten erfahren, dass Frau S. erstmals im Alter von 20 Jahren wegen nervlicher Schwäche mehrere Wochen in einer Nervenklinik gewesen war. Mit 45 Jahren, nach dem Tod ihrer Mutter, war Tante Cäcilie wiederum für einige Wochen in eine Nervenklinik eingewiesen worden, da sie nicht aß und sich nicht wusch und anzog.

Stationäre Behandlung

Frau S. wurde im Verlauf der stationären Behandlung zunächst mit einem Serotoninwiederaufnahmehemmer behandelt; trotzdem verschlechterte sich ihr Zustand in den ersten Wochen des stationären Aufenthalts. Sie wurde mutistisch, aß nicht mehr und interessierte sich nicht für die dadurch entstehenden Blutzuckerschwankungen. Sie vernachlässigte ihr Äußeres, putzte ihre Zähne nicht und kämmte sich nicht die Haare, protestierte auch nicht, wenn sie statt ihrer eigenen Kleidung versehentlich ein Kleidungsstück einer anderen Patientin angezogen bekam. Das Zittern hörte auf, es blieb aber eine Unfähigkeit, zu stehen oder zu gehen und schließlich auch, ohne Unterstützung zu sitzen. Die wenigen Äußerungen, die von Frau S. noch zu hören waren, bezogen sich darauf, dass es ihr verboten sei, die Toilette zu benutzen, da sie AIDS habe, und dass dies eine Strafe für schwere frühere Verfehlungen sei, deren Art sie nicht angeben konnte. Die Nichten waren von diesen Veränderungen sehr schockiert, vor allem auch davon, dass die Tante, die immer sehr freundlich und dankbar für Hilfe gewesen war und sie häufig umarmt und gestreichelt hatte, jetzt auf Berührungen anscheinend angeekelt reagierte.

In der fünften Woche des Aufenthalts erkrankte Frau S. an einem hochfieberhaften Atemwegsinfekt, anschließend an durch die Antibiose an einer Clostridium-difficile-Enteritis. Als das schnell ansteigende Fieber 40° Celsius erreichte, begann Frau S. zu sprechen und Wünsche zu äußern, über Husten und Kälte zu klagen und sich für Hilfeleistungen zu bedanken, wobei ihr die Durchfälle sehr peinlich waren. Sie hielt Schwestern und Ärzten die Hand und streichelte sie. Sie fragte bei Kontrollen nach den Blutzuckerwerten und freute sich über Besuche ihrer Nichten.

Wegen der Durchfälle und der bis dahin fehlenden Response wurde der Serotoninwiederaufnahmehemmer ersatzlos abgesetzt.

Auch nach ihrer körperlichen Genesung änderte sich die für das Krankenhaus neue, für die Nichten alte Tante Cäcilie nicht wieder. Sie war eine offene, freundliche, kontaktfreudige, an ihren Mitpatienten und dem Stationsablauf interessierte und sehr gepflegte alte Frau. In den Wochen, die zur Neueinstellung des Blutzuckers und zur Mobilisierung (sie litt unter einer mäßigen diabetischen Polyneuropathie und deformierten Füßen, die nach der langen Immobilität eine krankengymnastische Gehschulung nötig machten) erforderlich waren, versuchte sie einerseits, den Schwestern durch weitgehende Selbständigkeit möglichst nicht zur Last zu fallen, beteiligte sich andererseits aktiv an den therapeutischen Maßnahmen und nahm die notwendige Unterstützung dankbar, aber auch als ihr zustehend an. Schließlich konnte sie in ihre Wohnung entlassen werden.

Diskussion

Das bei der Aufnahme bestehende Zittern, die Gehunfähigkeit und das ausschließliche Klagen über körperliche Symptome hätten auch als Ausdruck einer dissoziativen oder konversionsneurotischen Störung verstanden werden können. Andererseits waren bis auf Suizidgedanken, Morgentief und Libidoverlust alle, auch die «somatischen» Symptome einer schweren depressiven Episode (F32) vorhanden, und die neurotisch anmutenden Symptome verschwanden völlig mit der Depression. Erst später erhielten wir durch die Angehörigen die Information, dass zwei Episoden psychischer Erkrankung, die die Patientin im Nachhinein gleichfalls als schwere depressive Episoden schilderte, vorausgegangen waren. Manische oder hypomanische Episoden waren nicht eruierbar, so dass die Diagnose einer bipolaren affektiven Erkrankung nicht gestellt werden konnte.

ICD-10-Diagnose

F33.3 rezidivierende depressive Störung, gegenwärtig schwere Episode mit psychotischen Symptomen

42. Die Stationshilfe

Annette Richert und Hans Gutzmann

Falldarstellung

Die 68-jährige Frau B. kam mit einem Unterbringungsantrag des Sozialpsychiatrischen Dienstes zur Aufnahme, da sie alleine in ihrer Wohnung nicht mehr leben könne und sich deshalb selbst gefährde. Sie wirkte körperlich gesund, kräftig und freundlich, wenn auch über den erzwungenen Wechsel ihres Aufenthaltsortes verwundert und etwas empört, zumal sie sich nicht krank fühlte. Zu Person, Zeit und Situation orientiert berichtete sie selbst zur Vorgeschichte, dass sie seit etwa einem Jahr ihre Wohnung nicht mehr verlassen und auch niemand hineingelassen habe, da «Die» ihr auflauerten, weil sie ihre Machenschaften durchschaut habe. Wer «Die» seien, wolle sie nicht sagen, «Die» wüssten schon Bescheid. Sie habe noch keinen direkten Kontakt mit «Denen» gehabt, aber sie aus ihrem Fenster auf der Straße vorbeigehen sehen. Sie wisse, dass sie beobachtet werde, und dass ein Teil ihrer Nachbarn zu «Denen» gehörten. In ihrer Wohnung sei sie sicher, da könnten «Die» nicht hinein.

Eine Nachbarin habe ihre Rente von der Post abgeholt, die Miete bezahlt und für sie eingekauft. Strom und Gas habe sie nicht mehr bezahlt, weil «Die» alle früheren Läden und Kneipen in ihrer Straße in Puffs umgewandelt hätten, und die Versorgung dieser Puffs über ihre Zähler liefe, so dass sie das alles hätte mitbezahlen müssen. Sie hätte das auch dem Gasmann, der zum Ablesen kam, durch ihre Wohnungstür erklärt. Die Strom- und Gasgesellschaft stecke jedoch eindeutig mit «Denen» unter einer Decke. Vor vier Wochen seien sie mit der Polizei gekommen und hätten die Zähler abgeschraubt, so dass sie weder Licht noch Heizung gehabt habe. Sie habe sich dann von der Nachbarin Stövchen und Teelichter besorgen lassen, auf einem habe sie warmes Wasser für Tee und Tütensuppen, auf dem anderen Wasser zum Waschen bereitet. Gegen die Kälte habe sie sich in Decken gewickelt und viel Zeit im Bett verbracht, es sei schon gegangen. «Die» könnten so einiges versuchen, sie ließe sich nicht einschüchtern. Sie wisse noch nicht recht, was sie von uns zu halten habe, ob wir wirklich ein Krankenhaus seien, oder auch unter einer Decke mit «Denen» steckten.

Die Nachbarin bestätigte von ihrer Seite diese Angaben über die Versorgung. Gesehen habe sie Frau B. auch schon seit Monaten nicht mehr, sie habe immer wunschgemäß alles vor die Tür gestellt und sich dann zurückgezogen, man habe die arme Frau ja nicht verhungern lassen können. Eine ausführlichere Fremdanamnese war nicht zu erhalten, da die Patientin offenbar schon viele Jahre sehr zurückgezogen gelebt hatte, ledig und kinderlos war, und keine Angehörigen angab. Ihre Altersberentung lag fünf Jahre zurück, bis zu diesem Zeitpunkt war sie, mit einigen Stellenwechseln, in Anlernberufen ohne aktenkundige Probleme arbeitsfähig gewesen und sehr stolz darauf.

Krankenhausaufenthalt und Behandlung

Im Verlauf ihres sechs Wochen dauernden Krankenhausaufenthaltes waren Halluzinationen nicht zu beobachten. Die erste Nacht verbrachte sie ausgesprochen misstrauisch auf dem Flur, akzeptierte dann jedoch ein Bett in einem Zimmer und fühlte sich auf der Station vor «Denen» genauso sicher wie in ihrer Wohnung. Nach etwa einer Woche wurde jedoch aus Äußerungen der Patientin ersichtlich, dass sie sich als Stationshilfe (eine von ihr in der Jugend ausgeübte Tätigkeit) angestellt wähnte. In der Beschäftigungstherapie vorgeschlagene Handarbeiten erledigte sie als Auftrag. Sie fühlte sich für ihre Mitpatientinnen verantwortlich, berichtete über deren Befinden und teilte ihnen das Essen zu. Sie war dabei gleichbleibend ruhig und freundlich. Gelegentlich traten Überforderungssituationen mit neuen Mitpatientinnen auf – sie saß dann wieder abends ratlos auf dem Flur, statt zu Bett zu gehen, bis sie genaue Instruktionen erhalten hatte, wie weit ihre Verantwortlichkeit gegenüber der betreffenden «Neuen» gehen sollte. Sie sprach gleichbleibend davon, dass sie gerne wieder für sich in ihrer Wohnung wäre, dass ihr die Arbeit in ihrem Alter eigentlich zu viel sei, dass man sich aber in solchen Notsituationen seiner Verantwortung nicht entziehen könne. Ansonsten fiel sie nur dadurch auf, dass sie eine rote Wollmütze und einen roten Schal, die sie schon bei der Aufnahme anhatte, ununterbrochen weiter trug und sich auch ohne Begründung weigerte, sie abzulegen. Eine Unterhaltung mit ihr war schwierig, da sie sich häufig verschwommen und in Andeutungen ausdrückte und Themen wechselte, ohne dies deutlich zu machen.

Ein Versuch, mit Neuroleptika den Wahn zu beeinflussen, hatte keinen Erfolg, zumal Frau B. den Sinn einer solchen Behandlung nicht einsah und das Medikament nur gelegentlich bestimmten Schwestern zuliebe einnahm. Diagnostische Maßnahmen ließ die Patientin – bis auf die körperliche Untersuchung und das unauffällige Labor in der Aufnahmesituation – erst ab der dritten Woche allmählich zu. Blutdruckmessungen zeigten durchgehend erhöhte Werte zwischen 140/90 und 175/105 Torr. In der Langzeitblutdruckmessung fand sich ein paradoxer Tag-Nacht-Rhythmus mit nächtlichen Werten von

160/90 bis 190/120 Torr. Die Kernspintomographie zeigte diffuse wolkige Marklageränderungen im Sinn einer subkortikalen arteriosklerotischen Enzephalopathie. Auf den hohen Blutdruck angesprochen, sagte Frau B., das hätte auch eine Betriebsärztin schon mal festgestellt, aber die Hausärztin hätte dann gesagt, das sei nicht so schlimm, Tabletten müsse sie nicht nehmen. Nachdem ihr anschaulich das Risiko von Herzinfarkt, Hirninfarkt und vollständiger Verblödung geschildert worden war, beschloss sie, «Denen» diesen Gefallen nicht zu tun, sondern die Blutdrucktabletten zu nehmen. Die frühere Hausärztin habe möglicherweise mit «Denen» unter einer Decke gesteckt und sie vorzeitig aus dem Verkehr ziehen wollen.

Unter der Blutdruckbehandlung ließ die Wahndynamik nach, Frau B. konnte sich besser auf die Situation, selbst Patientin zu sein, einstellen und kümmerte sich weniger intensiv um Mitpatientinnen.

Nachdem eine Betreuung nach dem Betreuungsgesetz eingerichtet, die ausstehenden Rechnungen beglichen und die Wohnung in Ordnung gebracht worden war, konnte Frau B. wieder nach Hause entlassen werden. Es war allerdings erforderlich, ihr eine Woche vor der Entlassung formal zu kündigen, und ihr mitzuteilen, dass sie jetzt endgültig berentet worden sei.

Diskussion

Der von der Patientin geschilderte Wahn war nicht besonders organisiert, beeinträchtigte sie aber in allen Lebensbereichen. Während des stationären Aufenthaltes fiel sie außerdem durch etwas exzentrisches Verhalten und ein eher vages und verschwommenes Denken auf, so dass differenzialdiagnostisch auch die Diagnose einer Schizophrenie erwogen wurde. Da der Wahn im Vordergrund stand und Krankheitsbeginn und -verlauf nicht zu eruieren waren, entschieden wir uns schließlich für die «wahnhafte Störung». Die paraklinischen Befunde führten schließlich zur Diagnose einer organischen Störung, bei der die symptomatologisch orientierte Trennung zwischen «wahnhaft» und «schizophreniform» nicht mehr vorgesehen ist.

ICD-10-Diagnose

F22.0 wahnhafte Störung

43. Die alte Dame

Annette Richert und Hans Gutzmann

Falldarstellung

Frau K., eine ausgesprochen gepflegte, modisch gekleidete, 84-jährige Dame mit wachem, interessiertem Gesichtsausdruck, wurde von ihrem Sohn zur stationären Aufnahme gebracht. Im Aufnahmegespräch gab sie selbst auf Fragen keine Antwort, sondern schaute nur etwas ratlos ihren Sohn an. Dieser schilderte, dass seine Mutter seit etwa sieben bis acht Jahren sehr vergesslich sei, in letzter Zeit nur noch für die Familie verständlich sprechen könne, und dass sich ihre Persönlichkeit sehr verändert habe – sie sei eine zwar bestimmte, aber eher sanfte Frau gewesen, er könne sich selbst aus seiner Kindheit nicht erinnern, dass sie laut geschimpft habe. Jetzt tue sie dies aber und könne in solchen Situationen auch deutlich Schimpfwörter von sich geben, von denen er nicht gewusst habe, dass sie sie kenne, gelegentlich schlage sie auch ihn oder seine Frau. Bisher habe seine Mutter in ihrer eigenen Wohnung gelebt und sei dort von einer Sozialstation und der Familie betreut worden. Außer für ihre persönliche Hygiene habe für alles gesorgt werden müssen. In letzter Zeit habe sie nicht mehr richtig gegessen und sei häufiger unzureichend bekleidet im Viertel herumgeirrt. Da sie sich dadurch selbst gefährde, habe er sie nun ins Krankenhaus gebracht, bis ein Heimplatz gefunden sei. Der jetzige Zustand habe sich schleichend eingestellt, plötzliche Verschlechterungen seien nicht aufgefallen, zwischenzeitliche Verbesserungen habe es auch nicht gegeben. Diese Angaben wurden durch andere Familienmitglieder und den Hausarzt bestätigt.

Untersuchungen und Befunde

In Abwesenheit ihres Sohnes gab Frau K. im Erstgespräch kurze Antworten. Sie konnte den Namen ihres Sohnes nicht nennen, auch ihren eigenen Vornamen nicht. Als sie nach ihrem korrekt angegebenen Geburtsdatum nach ihrem Geburtsort gefragt wurde, perseverierte sie beim Datum. Manche Fragen verstand sie anscheinend, fand aber nicht die Wörter zur Antwort, meistens jedoch schien sie schon die Frage nicht zu verstehen. Im Token Test (DeRenzi und Faglioni, 1978) bestätigte sich die Sprachverständnisstörung: Frau K. erreichte nur neun von 36 Punkten. In der internistischen und neurologischen Untersuchung fanden sich bis auf eine diskrete Rechtsbetonung der Muskeleigenreflexe und eine leichte Apraxie keine Auffälligkeiten. Beim Auskleiden stellte sich jedoch heraus, dass Frau K., die ansonsten sehr gepflegt war, keinen Schlüpfer unter der Strumpfhose trug und schon längere Zeit ihre Füße nicht gewaschen hatte.

Ein Bluthochdruck war nicht festzustellen, die Patientin war Zeit ihres Lebens Nichtraucherin. Laborchemische Untersuchungen gaben keinen Anhalt für eine Hormon- oder Stoffwechselstörung, die Luesserologie war negativ. Im EKG zeigte sich ein Sinusrhythmus. Im EEG überwogen Delta- und Thetawellen ohne Herdbefund, Krampfpotenziale waren nicht nachweisbar. Im CMRT zeigten sich neben einer deutlichen Rinden- und beidseitigen Hippokampusatrophie mehrere kleine kortikale und subkortikale Hirninfarkte, unter anderem im linken Temporallappen. In der transösophagealen Echokardiographie fand sich ein erweiterter linker Vorhof, Thrombosen konnten aber nicht gesehen werden. Ein Langzeit-EKG wurde von der Patientin nach kurzer Zeit abgenommen und in den Papierkorb befördert, die Aufzeichnungen bis zu diesem Zeitpunkt zeigten erneut einen Sinusrhythmus. Bei den regelmäßigen Blutdruck- und Pulsmessungen durch die Pflege wurde aber immer wieder eine Arrhythmie festgestellt, so dass die Vermutung eines paroxysmalen Vorhofflimmerns nahe lag.

Im Verlauf stellte sich heraus, dass die Patientin unabhängig von der Aphasie nicht in der Lage war, sich auf der Station zu orientieren oder ihre engsten Angehörigen wiederzuerkennen. Wie weit sie die Situation verstand, war nicht sicher herauszufinden, gelegentlich versuchte sie die (geschlossene Station) zu verlassen und wurde aggressiv und ausfallend, da ihr das nicht gelang, klagte dann in diesen Situationen auch darüber, dass ihre Familie sie abschieben wolle (dies waren die einzigen verständlichen und vollständigen Sätze, die sie während des stationären Aufenthaltes von sich gab), andererseits ließ sie sich nach Spaziergängen oder Ausflügen widerspruchslos und gut gelaunt von ihren Angehörigen wieder auf die Station bringen.

Diskussion

Nach der (in diesem Fall zuverlässigen) Verlaufsschilderung und der Klinik und Paraklinik handelte es sich bei Frau K.s Erkrankung am wahrscheinlichsten um eine senile Demenz vom Alzheimer-Typ. Klinisch konnten lediglich die sehr diskrete Rechtsbetonung der Reflexe als Herdzeichen gewertet werden; eigentliche Herdsymptome gab es nicht, da sich in der stationären Beobachtung herausstellte, dass Aphasie, Orientierungs- und Gedächtnisstörung in etwa dasselbe Ausmaß hatten. Das CMRT bestätigte Alzheimer typische Veränderungen, zeigte jedoch zusätzlich ein Multiinfarktsyndrom. Wir entschieden uns deshalb für die Diagnose einer gemischten Demenz.

ICD-10-Diagnose

F00.2 Demenz bei Alzheimer-Krankheit, atypische oder gemischte Form

alternativ Doppeldiagnose:

F00.1 Demenz bei Alzheimer-Krankheit mit spätem Beginn

F01.1 Multiinfarktdemenz

44. Der Ingenieur

Annette Richert und Hans Gutzmann

Falldarstellung

Der 78-jährige Herr L., vor seiner Berentung mit 70 Jahren Ingenieur für Maschinenbau und leitender Angestellter, suchte die Gedächtnissprechstunde einer gerontopsychiatrischen Klinik auf Anraten seines Hausarztes wegen seiner Vergesslichkeit auf. Er klagte darüber, dass er seiner invaliden Ehefrau nicht einmal mehr die Einkäufe abnehmen könne, da er schon den Einkaufszettel zuhause vergesse, oder aber im Laden vergesse, dass er einen dabei habe. Er sei so froh gewesen, dass er nach seiner Berentung seiner Frau, die schon seit ihren Vierzigerjahren schwer an Gelenkrheuma leide, einen wesentlichen Teil der Hausarbeit habe abnehmen können, jetzt sei er bald zu gar nichts mehr nütze. Er möge auch keine früheren Arbeitskollegen mehr sehen, weil er deren Gesprächen nicht mehr folgen könne, obwohl er noch wisse, dass er die Themen früher beherrschte. Wenn er ganz ehrlich sei, beherrsche er nicht einmal mehr die Addition dreistelliger Zahlen. Seine Frau beklage sich nie über seine Nutzlosigkeit, aber er fühle sie natürlich trotzdem. Früher, als sie nach dem Tod ihres einzigen Kindes im Säuglingsalter völlig gelähmt war, habe er sie auch körperlich gepflegt, aber jetzt könne er bald nichts mehr für sie tun. Das Auto habe er jetzt auch verkauft. Es bliebe ihm im Leben bald nichts mehr zu tun übrig.

Während der Anamneseerhebung fiel einerseits auf, dass Herr L. Klagen und Alltagsschilderungen zum Teil mehrfach wiederholte, andererseits, dass er seinen persönlichen Wert offenbar ausschließlich an seiner Leistungsfähigkeit maß. Außerdem suchte er gelegentlich erfolglos nach Wörtern. Seine Stimmung war durchgehend gedrückt und wenig modifizierbar, während er von seiner Frau sprach, weinte er kurz.

Die Ehefrau von Herrn L., die sich entgegen seiner Schilderung als recht rüstig erwies, bestätigte die Vergesslichkeit ihres Mannes. Für sie stand als Alltagsproblem jedoch nicht seine verminderte Leistungsfähigkeit im Vordergrund, sondern eine von ihm nur mangelhaft kontrollierte Reizbarkeit, die er früher nicht gehabt habe. Er sei schon immer sehr genau, vielleicht auch pingelig gewesen, vielleicht auch etwas rechthaberisch, allerdings habe er auch meistens recht gehabt. Jetzt verlege und vergesse er Dinge und behaupte dann fest, dass sie seine Ordnung durcheinandergebracht habe, und werde bei Widerspruch ausgesprochen wütend. Mehrfach habe er türenschlagend das Zimmer, einmal auch die Wohnung verlassen, und sie befürchte, dass er sie irgendwann schlage. Die Ärzte hätten ihr geraten, solche Situationen zu vermeiden oder ihm nicht zu widersprechen, hätten ihr aber nicht raten können, wie sie das tun solle. In Gesellschaft sei er entweder moros oder eben auch rechthaberisch und streitsüchtig, so dass sie schon niemand mehr nach Hause einladen könnte – seine eigenen Bekannten, richtige Freunde habe er nicht, wolle er selbst nicht mehr sehen, aber auch ihren besten Freundinnen könne sie nicht zumuten, sich immer beschimpfen zu lassen.

Sie leide allerdings sehr unter der daraus entstandenen Einsamkeit, zumal sie sich mit ihm auch nicht mehr richtig unterhalten könne. Es sei schleichend zum jetzigen Zustand gekommen, sie könne sich selbst nicht mehr so genau erinnern, wann ihr klar wurde, dass ihr Mann nicht in Ordnung sei. Anfangs, vor etwa drei Jahren, habe er vor allem über Vergesslichkeit geklagt und sei trübsinnig gewesen, habe sich auch für sein Hobby Fotografie nicht mehr interessiert. Dann seien ihr Schwierigkeiten beim Autofahren aufgefallen, er habe sich verfahren, und sie habe den Eindruck gehabt, dass er Entfernungen falsch einschätze. Dann habe er Schwierigkeiten beim Rechnen gehabt und sich häufiger mit Verkäufern um das Wechselgeld gestritten. Als Nächstes habe er angefangen, sich auch mit Bekannten und ihr zu streiten. Er rede auch häufiger davon, dass er sterben wolle.

Untersuchungen und Befunde

In den Screening-Tests erreichte Herr L. 20 von 30 Punkten im Mini Mental State und 34 von 55 Punkten des «Strukturierten Interviews zur Diagnose der Demenz vom Alzheimer-Typ und anderer Demenzformen (SIDAM)» (Zaudig et al., 1990). Auffällig war, dass er neben dem Versagen des Kurz- und Einschränkungen des Langzeitgedächtnisses große Schwierigkeiten im Rückwärtsrechnen und Buchstabieren und beim Abzeichnen geometrischer Figuren, z. B. eines Würfels, hatte. Im Token Test (De Renzi und Faglioni, 1975) erreichte er 30 von 36 Punkten entsprechend einer leichten Sprachverständnisstörung. Detailliertere Tests bestätigten die Gedächtnisstörung sowohl im verbalen wie averbalen Bereich und eine Störung von abstraktem und kombinatorischem Denken. Die internistische und neurologische Untersuchung ergab bis auf einen enthemmten Glabellareflex keine Auffälligkeiten. Laborchemische Untersuchungen gaben keinen Anhalt für eine Hormon- oder Stoffwechselstörung, die Luesserologie war negativ. Im EKG zeigte sich ein unauffälliger Sinusrhythmus, ein Bluthochdruck war nicht festzustellen. Im EEG überwogen Delta-

und Thetawellen, Krampfpotenziale waren nicht nachweisbar. Im CMRT zeigte sich eine mäßige Vergrößerung der inneren und äußeren Liquorräume bei rindenbetonter Atrophie und symmetrischer Atrophie des Hippocampus beidseits.

Diskussion

Klinik und Vorgeschichte dieses Patienten sind typisch für eine Demenz vom Alzheimer-Typ, ebenso, dass im Alltag für ihn und vor allem die Angehörigen weniger der intellektuelle Abbau als die Änderung des Verhaltens relevant ist. Vor allem in frühen Demenzstadien ist eine depressive Begleitsymptomatik bis hin zur schweren depressiven Episode häufig und als Reaktion auf die erfahrenen Einbußen und Veränderungen nachvollziehbar (viele Patienten zeigen allerdings auch bis in späte Stadien der Demenz Gefühle von Verlust und Unglück). Andere häufiger vorkommende Demenzursachen wurden durch die aufgeführten Zusatzuntersuchungen ausgeschlossen.

Die ICD10-GM 2013 lässt eine Verschlüsselung mit vierter Zahl bei Demenzerkrankungen nicht zu.

Alternativ kann deshalb zusätzlich die organische Depression F06.3 verschlüsselt werden. Dies wäre bei einer Demenzdiagnose nach ICD10-WHO-Kriterien nicht möglich, aber nach der ICD10-GM 2013. Eine dritte Möglichkeit wäre, die Ausprägung der Symptomatik nur im Diagnosentext deutlich zu machen. Da (auch von der ICD10-WHO) zwingend die Verschlüsselung der – neuropathologisch definierten und deshalb zu Lebzeiten ohne Hirnbiopsie nicht stellbaren – Diagnose «Alzheimer-Krankheit» vorgeschrieben ist, die die klinische Diagnose der Alzheimer-Demenz zu einer abhängigen Diagnose macht, wäre dann die Diagnose «Alzheimer-Krankheit mit spätem Beginn» (G30.1) die Hauptdiagnose.

ICD-10-Diagnose

F00.1 Demenz bei Alzheimer-Krankheit mit spätem Beginn

45. Die kinderlose Witwe

Annette Richert und Hans Gutzmann

Falldarstellung

Frau A. wurde aus der chirurgischen Abteilung eines Allgemeinkrankenhauses in eine geriatrische Klinik verlegt, weil sie nach der Operation einer Schenkelhalsfraktur nicht mehr mobilisierbar war. Ursprünglich war sie von ihrer Hausärztin wegen Herzrhythmusstörungen und Bluthochdruck in eine internistische Abteilung eingewiesen worden, dort hatte sie sich bei einem Sturz über die Bettgitter die Fraktur zugezogen. Angehörige waren nicht bekannt und sowohl Hausärztin als auch Nachbarn waren im Urlaub.

Die 78-jährige Patientin lag in einer extremen Beugehaltung auf der Seite im Bett, vorwiegend mit dem Gesicht zur Wand. Anfangs wurden Kontrakturen vermutet, es stellte sich jedoch heraus, dass alle Gliedmaßen bis auf die operierte Hüfte frei beweglich waren. Die neurologische Untersuchung ergab bei nicht beurteilbarer Kraft und Sensibilität ein allgemein gesteigertes Reflexniveau, einen rechts positiven Babinski und einen beidseits positiven Palmomentalreflex. Die Patientin war in der psychopathologischen Befunderhebung wach, es war jedoch keine Kommunikation mit ihr möglich. Sie reagierte weder auf ihren Namen noch auf Geräusche, blieb stumm und nahm keinen Blickkontakt auf.

Vorgeschichte und Untersuchungen

Die Nachbarn berichteten zur Vorgeschichte, dass die Patientin mit ihrem Mann in einer kinderlosen, aber glücklichen Ehe gelebt habe, und die beiden Partner sehr stark aufeinander bezogen gewesen seien. Da beide unter der Kinderlosigkeit litten, hätten sie früher in der Bekanntschaft und weitläufigeren Verwandtschaft viele Patenkinder mit engem und herzlichem Kontakt gehabt, dieser Kontakt sei aber durch die Spätaussiedlung nach Berlin auf Briefe beschränkt worden. Der Ehemann sei sieben Jahre zuvor unheilbar an Krebs erkrankt und habe sich ein Jahr danach das Leben genommen. Nach diesem Schock seien bei Frau A. die ersten Sprachstörungen aufgetreten, sie habe gestottert und unverständlich geredet. Sie habe auch einen sehr hohen Blutdruck gehabt. Man habe das als Reaktion auf den Tod des Mannes verstanden, und es habe sich auch wieder gebessert. Später habe sie dann nicht mehr schreiben und lesen können, so dass die Nachbarin Behördengänge erledigte, Briefe vorlas und beantwortete. Dann sei auch das Sprechen wieder schlechter geworden. Frau A. sei immer sehr sauber und ordentlich gewesen, in der Zeit vor der Krankenhausaufnahme habe man aber den Eindruck gehabt, dass sie etwas den Überblick verliere, und man habe kaum noch mit ihr reden können. Die Nachbarin war entsetzt über die äußere Veränderung der Patientin – sie habe so sehr abgenommen, und wer ihr denn den schönen langen Zopf abgeschnitten habe, auf den Frau A. immer so stolz gewesen sei?

Durch laborchemische Untersuchungen konnten Hormon- oder Stoffwechselstörungen ausgeschlossen werden, die Luesserologie war negativ. Im EKG zeigte sich eine absolute Arrhythmie. Der anamnestisch berichtete Bluthochdruck war nicht (mehr) festzustellen. Im EEG überwogen Delta- und Thetawellen, es gab wechselnde Herdbefunde, Krampfpotenziale waren nicht nachweisbar. Das CCT zeigte multiple lakunäre Hirninfarkte vorwiegend kortikal, aber auch subkortikal.

Stationäre Behandlung

Im Verlauf der stationären Behandlung ließ sie sich zunächst widerstandslos füttern, zeigte aber von sich aus keine Bedürfnisse an. Nach einigen Tagen entspannte sie sich beim morgendlichen Waschen etwas und fing an, die Schwester anzusehen, auch beim Füttern nahm sie Blickkontakt auf. Sie begann mit einer Verzögerung von mindestens einer halben Minute auf Anrufen mit ihrem Namen zu reagieren. Später beobachtete sie auch Mitpatienten und lächelte bestimmte Schwestern an, wenn sie mit ihr sprachen. Auf Kalenderbilder von Hunden oder Kleinkindern reagierte sie, wenn auch verzögert, mit Freude. Nach und nach wurde deutlich, dass sie ausgesprochen ängstlich und misstrauisch war. Als es gelang, ihr Vertrauen zu gewinnen, normalisierte sich ihre Reaktionszeit, so konnte sie z. B. in der Gruppengymnastik auch unvorangekündigt zugeworfene Bälle fangen. Gleichzeitig stellte sich heraus, dass sie zwar nicht unter Lähmungen, aber unter einer hochgradigen Apraxie und einem partiellen Neglect für die linke Körperhälfte litt. Die Apraxie machte es ihr unmöglich, zu essen oder zu gehen. Ihre Sprache war stotternd und zerhackt, Wörter waren in der Regel nicht zu erkennen, und es zeigte sich eine Sprachverständnisstörung. Diese Sprachstörung schien sie selbst nicht wahrzunehmen. Durch wochenlange konsequente krankengymnastische und beschäftigungstherapeutische Übungsbehandlung konnte schließlich die Gehfähigkeit und die Fähigkeit, selbständig zu essen, wiederhergestellt werden. Die Patientin nahm am Stationsleben Anteil, interessierte sich für ihr Aussehen und zeigte deutliche Vorlieben und Abneigungen. Im Alltag zeigte sich, dass sie ein gutes Gedächtnis für Personen und Gegenstände hatte, so erkannte sie ihre Nachbarin und freute sich sehr über deren Besuch, sie erkannte aber auch Schwestern, Ärztinnen und Mitpatienten.

Sie war jedoch bleibend räumlich desorientiert und in ihrer Lernfähigkeit deutlich eingeschränkt. So war sie zwar im urologischen Sinn kontinent, bemühte sich auch, den Harn möglichst lange zu halten, konnte aber weder lernen, selbst zur Toilette zu gehen, noch, den Schwestern ihr Bedürfnis deutlich zu machen. Gelegentlich unterhielt sie sich angeregt oder aufgebracht mit nicht sichtbaren Personen; ihrer Gestik war dabei zu entnehmen, ob sie einen oder mehrere Gesprächspartner hatte.

Diskussion

Zu Beginn wirkte die Patientin im Endstadium dement, nach dem Verlauf ist dieser regressiv-mutistische Zustand eher als Ausdruck einer schweren depressiven Reaktion auf die erfahrenen, nicht mehr überschaubaren und kontrollierbaren Lebensumstände zu werten. Alternativ könnte hier auch eine schwere depressive Episode F32.2 verschlüsselt werden. Die spätere Symptomatik mit der im Vordergrund stehenden Aphasie und Apraxie bei teilweise erhaltenem Gedächtnis weicht von der in der Regel bei einer primär degenerativen Demenz auftretenden Psychopathologie ab und weist mit dem neurologischen Befund auf eine Multiinfarktdemenz hin, die das CCT bestätigt. Nach der ICD10-GM 2013 ist die Einbeziehung der Halluzinationen in die Demenzdiagnose mittels vierter Zahl nicht möglich, hier könnte zusätzlich die organische Halluzinose F06.0 angegeben werden. Nach der ICD10-WHO wäre diese Kombination nicht zulässig.

ICD-10-Diagnose

F01.1 Multiinfarktdemenz

F43.2 Anpassungsstörung

46. Die böse Mutter

Annette Richert und Hans Gutzmann

Falldarstellung

Frau F., eine kleine, magere, schwer herzinsuffiziente 79-jährige Frau, wurde aus der internistischen Aufnahmestation eines Allgemeinkrankenhauses auf eine geschlossene psychiatrische Station verlegt, nachdem sie dort zwölf Stunden lang getobt hatte. Injektionen verschiedener Neuroleptika hatten sie nicht zur Ruhe bringen können. Diazepam hatte einen Atemstillstand, aber ansonsten keine Sedierung bewirkt. Nach der Verlegung lief die Patientin ununterbrochen mit bösem Gesicht den Flur auf und ab oder in die Zimmer, warf Tassen vom Tisch und riss Zettel von den Wänden, verweigerte Nahrungs- und Flüssigkeitsaufnahme, schubste andere Patienten und schlug die neben ihr hergehende Schwester. Dabei schimpfte und drohte sie, größtenteils jedoch inkohärent. Ein Gespräch war nicht möglich, abgesehen von ihrer Feindseligkeit konnte sie offenbar ihre Aufmerksamkeit nicht länger als ein paar Sekunden einer Person oder Sache zuwenden. Ihren Äußerungen war jedoch zu entnehmen, dass sie zumindest zur Situation nicht orientiert war. Nach weiteren zwölf Stunden wurde sie nach und nach etwas ruhiger, trank dann auch, lehnte allerdings misstrauisch jedes Medikament ab und schlief schließlich. Bemerkenswert war, dass trotz der körperlichen Belastung und der Medikationskarenz (wie sich herausstellte, hatte sie ihre Herzmittel seit Tagen nicht mehr genommen), keine Herzinsuffizienzzeichen auftraten.

Die Tochter der Patientin berichtete, dass ihre Mutter seit etwa zwei Jahren krank sei. Sie habe Luftnot und Ödeme gehabt, dann auch Herzrhythmusstörungen. Vor einem Jahr sei sie im Krankenhaus medikamentös eingestellt worden, habe dann aber ein halbes Jahr später wegen einer medikamentös bedingten Gelbsucht und vor einem Vierteljahr noch einmal wegen Luftnot wieder mehrere Wochen im Krankenhaus gelegen, zuletzt sei sie vor sechs Wochen entlassen worden. Sie habe sehr stark abgenommen und sei körperlich sehr hinfällig geworden. Da die Tochter sie nur einmal wöchentlich besuchen könne, hätten sie einen Tiefkühlschrank und einen Mikrowellenherd gekauft, damit habe Frau F. ihre Mahlzeiten zubereitet. Sie habe zwar sehr auf die achtzehn Tabletten geschimpft, die sie täglich wegen des Herzens habe einnehmen müssen, sich aber sehr gewissenhaft an die Verordnung gehalten. Seit etwa einer Woche habe ihre Mutter sich verändert. Anfangs habe sie das nicht so wahrgenommen, da ihre Mutter schon immer zänkisch, unzufrieden und böse gewesen sei und sowohl ihrem Vater als auch ihr in ihrer Kindheit zeitweise das Leben zur Hölle gemacht hätte. Aber nach und nach sei der Inhalt der Vorwürfe und Schimpftiraden merkwürdig geworden, so habe ihre Mutter z. B. am Telefon gefragt, was für eine Höllenmaschine die Tochter in der Nacht in die Wohnung geschleppt habe, und bei Nachfragen habe sich herausgestellt, dass der Mikrowellenherd gemeint war. Am Besuchstag habe sie ihr das Essen fast vor die Füße geworfen, obwohl es genau das gewesen sei, was sie sich telefonisch bestellte, und schließlich die Tochter fortgeschickt. Am Abend habe ein Nachbar die Tochter angerufen, weil Frau F. im Haus herumlaufe und Krach mache. Sie sei hingefahren und habe ihre Mutter sehr aufgebracht vorgefunden. Es sei nicht möglich gewesen, mit ihr zu reden, so dass sie schließlich den Notarzt gerufen habe. Dessen Beruhigungsspritze habe nicht geholfen, und beim zweiten Mal sei die Mutter dann ins Krankenhaus eingewiesen worden.

Befunde

Die Labordiagnostik zeigte eine akute Dekompensation bei chronischer Niereninsuffizienz; eine Infektion, eine Elektrolyt- oder Blutzuckerentgleisung konnten ausgeschlossen werden. Das CCT zeigte einen altersentsprechenden Normalbefund. Bei den achtzehn täglich einzunehmenden Tabletten handelte es sich um 0,07 mg Digitoxin, 120 mg Furosemid, 100 mg Spironolacton, 25 mg Captopril, 4 mg Molsidomin, 240 mg Verapamil, 250 mg Theophyllin, Kalinor Brause und NaCl-Kapseln. Der Digitoxinspiegel war von der Hausärztin monatlich kontrolliert worden und hatte im oberen Normbereich gelegen, bei der Aufnahme lag er etwas darüber.

Die Patientin blieb ruhiger, aber misstrauisch bis feindselig. Sie schimpfte und drohte weiterhin und lehnte alle Medikamente ab, weil man sie damit einschläfern wolle (es wurde auch nicht auf einer Medikamenteneinnahme bestanden). Sie war zur Person orientiert, zu Zeit, Ort und Situation nicht, verstand auch Erklärungen dazu nicht. Ihr Kurzzeitgedächtnis war beeinträchtigt, so beklagte sie sich abends, dass sie den ganzen Tag noch nichts zu essen bekommen hätte, erkannte auch Schwestern und Ärzte nicht wieder. Nach Ausgleich der Exsikose traten Knöchelödeme und eine leichte Lippenzyanose als erste Herzinsuffizienzzeichen auf. Sie konnte dann vom Chefarzt («Der Professor hat gesagt ...») davon überzeugt werden, Herztabletten zu nehmen und wurde vorsichtig diuretisch behandelt, zusätzlich erhielt sie wieder Verapamil und Molsidomin. Auf Theophyllin und Digitoxin wurde verzichtet. Unter der

Diurese besserte sich die kardiale Situation, aber es traten sehr schnell wieder Dekompensationszeichen der Niereninsuffizienz auf.

In den folgenden Wochen wechselte der psychische Zustand der Patientin, zeitweise war sie etwas besser orientiert und in Denken und Reden kohärenter, dann hatte sie wieder Vergiftungsvorstellungen und war vorübergehend aggressiv, zeitweise über die ihr unbekannte Umgebung ausgesprochen erstaunt. Körperlich war es sehr schwierig, den Grat zwischen Dekompensation der Herzinsuffizienz durch Überwässerung und Dekompensation der Niereninsuffizienz durch Entwässerung zu treffen und zu halten.

Insgesamt war bei fluktuierender Symptomatik eine leichte Tendenz zur Besserung zu erkennen. Sie erzählte, dass sie froh sei, wieder klar sehen zu können – mit den Streifen und dem Schneegestöber habe sie manchmal das Gefühl gehabt, die Welt sei ein defekter Fernseher. Nach zwei Monaten überwogen die Zeiten, in denen sie weitgehend orientiert, wenn auch weiterhin in ihrer Konzentrations- und Denkfähigkeit beeinträchtigt, aber adäquat und einigermaßen umgänglich war, so dass sie schließlich in ein Pflegeheim entlassen werden konnte.

Diskussion

Differenzialdiagnostisch käme auch ein Delir bei Demenz infrage, Angehörige und Hausärztin verneinten jedoch übereinstimmend eine frühere Vergesslichkeit und schilderten, dass die Patientin gelernt hatte, mit für sie neuen Geräten umzugehen.

Möglicherweise persistieren die kognitiven Defizite nach dem schweren protrahierten Delir, formal kann dann nach einem halben Jahr eine Demenzdiagnose gestellt werden. Als Ursache kann wohl nicht nur ein einzelnes Medikament angeschuldigt werden, sondern am ehesten die Interaktion einer leichten Digitalisintoxikation mit der dekompensierten Niereninsuffizienz.

ICD-10-Diagnose

F05.0 Delir ohne Demenz

47. Die geistig behinderte Betriebsleiterin

Annette Richert und Hans Gutzmann

Falldarstellung

Frau M., 63 Jahre alt, wurde nach sechsmonatiger Behandlung aus einer anderen psychiatrischen Klinik mit der Bitte um Zweitsicht bei Therapieresistenz verlegt. Die Verlegungsdiagnosen waren schizoaffektive Erkrankung und Alkoholmissbrauch, der die Verlegung organisierende Kollege sagte aber, wenn die Biografie dies zuließe, würde er die Diagnose einer mittelschweren geistigen Behinderung stellen.

Frau M. hatte Abitur gemacht, ein Ingenieurstudium absolviert und viele Jahre in leitender Position in einem Angestelltenverhältnis gearbeitet, bis sie sich schließlich zehn Jahre vor ihrer ersten stationären psychiatrischen Aufnahme zusammen mit ihrem zweiten Mann selbständig gemacht hatte. Die Tochter aus erster Ehe berichtete, dass das gemeinsame Baugeschäft wohl gut angelaufen sei, sie habe allerdings zu ihrer Mutter nur noch zu Weihnachten und zum Geburtstag Kontakt gehabt, da sie weit weg wohne und sich mit dem zweiten Mann auch nicht gut verstanden habe. Vor drei Jahren habe es aber wohl Probleme gegeben, der Ehemann habe die Scheidung betrieben und den Betrieb aufgelöst, wobei er anscheinend für die eigene finanzielle Situation gut gesorgt habe; soweit der jetzt für die Mutter bestellte Betreuer rekonstruieren konnte, habe sie wohl alles unterschrieben, was er ihr vorgelegt hätte. Sie selbst habe davon erst im Nachhinein erfahren. Bei dem Telefonat zu Weihnachten sei die Mutter sehr einsilbig gewesen, aber sie habe sonst auch nie viel erzählt. Sie sei dann von der Klinik informiert worden, in die die Mutter eingewiesen worden sei, nachdem sie monatelang ohne Einkommen, Versicherungsstatus oder soziale Kontakte gelebt habe, und schließlich vom Gesundheitsamt aus ihrem verwahrlosten, mit leeren Weinflaschen vollgestellten Haus geholt worden sei. Auch das mit den Weinflaschen könne sie nicht verstehen, ihre Mutter sei zwar nicht totalabstinent gewesen, hätte aber lebenslang nur bei besonderen Gelegenheiten ein kleines Gläschen getrunken, vielleicht drei oder vier Mal im Jahr.

Frau M. kann keine Angaben zu ihrer Geschichte machen. Sie ist nicht ablehnend im Kontakt, aber sie spricht nicht. Die Stimmung erscheint gut, sie klatscht oft rhythmisch in die Hände, singt manchmal und läuft viele Stunden des Tages auf dem Stationsflur hin und her, wobei sie nicht getrieben wirkt, sich aber freundlich wieder losmacht und weiterläuft, wenn man sie festhält. Ihre körperliche Gesundheit ist hervorragend, und sie ist trotz des hohen Kalorienverbrauchs rundlich, weil sie alles isst, was sie bekommen kann, wobei sie auch Mitpatienten Essen wegnimmt. Unfreundliche oder aggressive Reaktionen scheint sie nicht wahrzunehmen, außer wenn ein Mitpatient sie schlägt – dann schaut sie ihn traurig an, setzt das angestrafte Verhalten aber fort. Das Gedächtnis erscheint nicht schwer beeinträchtigt – sie findet ihr Zimmer und ihr Bett, ebenso die Stationsküche, und kann sich merken, wer von ihren Mitpatienten in anderen Zimmern regelmäßig Kekse oder andere Esswaren im Nachttisch hat. Einen Umzug innerhalb der Station kann sie nicht akzeptieren, sie kehrt konsequent in ihr früheres Zimmer und Bett zurück, so dass der Umzug schließlich rückgängig gemacht werden muss. Eine Apraxie ist nicht erkennbar, sie ist geschickt im Gebrauch von selbst kleinen Gegenständen, wenn sie ihr helfen, an Essbares zu kommen. Sie schläft fast nicht, nur etwa eine von 24 Stunden, und zieht sich häufig ohne erkennbaren Anlass oder Bezug zu einer anderen Person komplett aus. Behandlungsversuche mit Valproat oder Neuroleptika haben so lange keinen Einfluss auf die Symptomatik, bis – schon bei mittleren Dosierungen – ein schweres Parkinsonoid einsetzt, das sie beim Laufen behindert. Dann wirkt sie unglücklich, sitzt und trommelt stundenlang auf dem Tisch oder anderen Gegenständen, ohne dass der Schlaf oder die Kommunikationsfähigkeit besser würden. Quetiapin führte zu einer schweren Orthostasereaktion.

Das CMRT zeigt eine «bei hohem Alkoholkonsum nicht unübliche leichte frontale Atrophie». Alle anderen paraklinischen Befunde sind unauffällig.

Unter der Behandlung mit Citalopram bessert sich die Symptomatik deutlich. Frau M. spricht wieder in kurzen, oft kindlich wirkenden, aber situationsangepassten Sätzen («Da fährt ein Laster vorbei», «Ich habe dicke Beine»), zieht sich nicht mehr aus und kann nachts drei bis vier Stunden schlafen. Bewegungsdrang und Essverhalten bleiben unbeeinflusst.

Diskussion

Die ICD-10 sieht für die Diagnose «frontotemporale Demenz» keinen Schlüssel vor. Näherungsweise sollte F02.2 «Demenz bei Pick-Krankheit» mit geändertem Diagnosentext verschlüsselt werden, obwohl Kernsymptome des M. Pick häufig fehlen bzw. der M. Pick nur als eine klinische Variante der frontotemporalen Demenzen zu betrachten ist. Dabei ist nach der Kreuz-Stern-Verschlüsselung zwingend als führende Diagnose G31.0 «umschriebene Hirnatrophie» zu verschlüsseln. Die ICD10-WHO hat zumindest die Operationalisierung der Diagnosen F02.0/G31.0 so angepasst, dass die Verschlüsselung der frontotemporalen Demenzen zulässig ist. Die führende Symptomatik der Verhaltensauffälligkeiten kann zusätzlich mit F07.8 verschlüsselt werden. Der anamnestische Alkoholmissbrauch erfordert als aktuell therapeutisch nicht mehr relevantes Symptom der Grunderkrankung keine gesonderte Verschlüsselung.

ICD-10-Diagnosen

F07.8 sonstige organische Persönlichkeits- und Verhaltensstörung

F02.0 frontotemporale Demenz bei Pick-Krankheit

G31.0 umschriebene Hirnatrophie

F10.1 schädlicher Gebrauch von Alkohol (Zustand nach)

48. Das konspirative Treffen droht

Annette Richert und Hans Gutzmann

Falldarstellung

Der 86-jährige Herr P. wird in Handschellen von der Polizei zur Aufnahme gebracht, weil er seine Frau mit einem Brotmesser angegriffen hat, wobei sie zum Glück nur leicht verletzt wurde. Er ist außer sich, schreit und tobt, lässt sich nicht beruhigen; es ist nicht einmal möglich, mit ihm in Kontakt zu treten. Erst nach der Gabe von Diazepam i.m. wird er etwas ruhiger und zugänglicher. Es stellt sich heraus, dass er Angst hatte, man werde ihn im Auftrag der Stasi bzw. des KGB foltern und umbringen. Durch die Information, dass (zufällig) die beiden anwesenden Ärzte aus Westdeutschland bzw. Westberlin stammen, beruhigt er sich so, dass das Fixierungsbett wieder weggeschoben und die Handschellen gelöst werden können. Zu der Attacke auf seine Frau gibt er an, dass er in zweiter Ehe mit ihr verheiratet ist und eigentlich immer Vertrauen zu ihr hatte. Aber in den letzten Tagen habe er sie zweimal gesehen, wie sie sich mit Stasi-Mitarbeitern konspirativ getroffen habe, um ihn zu verraten, so dass er ergriffen und umgebracht werden könne. Er habe nicht hören können, was sie mit den drei Männern – immer denselben, er kenne sie von früher – gesprochen habe, dafür seien sie zu weit weg gewesen, aber er habe sie genau gesehen, obwohl er zuhause in der Wohnung gewesen sei, und das Treffen habe auf dem Bootssteg an der früheren Liegestelle seines Segelbootes stattgefunden, «wie im Fernsehen». Eine Erklärung, wie das möglich sei, hat er nicht. Als sie heute nach Hause kam, habe er gewusst, dass die Stasi gleich hinterherkommen werde. Als es klingelte, habe er sie nur daran hindern wollen, die Tür aufzumachen. Das sei Notwehr gewesen, und er habe sie auch nicht wirklich verletzen wollen. Er habe erst gedacht, die Polizei hätte ihn in die Normannenstraße gebracht, aber es sehe hier ja ganz anders aus, das sehe er jetzt.

Angaben zur Biografie

Herr P. hat nach dem Kriegsabitur den Volkssturm mitgemacht und überlebt («Ich war der Gruppenführer, ich habe gesagt: ‹Jungs, Uniformen aus und weg hier!›»). Er saß 1944, 1945 und 1946 unter drei verschiedenen Regimes wegen des Verdachts staatsfeindlicher Verschwörung im Gefängnis. In der DDR machte er eine akademische Karriere, wurde aber von der Staatssicherheit überwacht. Er litt unter mehreren depressiven Episoden und nach einer Herzklappenoperation im Alter von 82 Jahren erstmals unter einer halluzinatorischen Episode, anschließend erneut unter einer Depression. Bei der Behandlung dieser letzten depressiven Episode stellte sich heraus, dass er eine Reihe von Medikamenten, die er früher gut vertragen hatte, nicht mehr vertrug – unter Haloperidol entwickelte er schon in der Dosierung von 1 mg/Tag ein Parkinsonoid, Amytryptilin löste schon mit 25 mg am Abend Albträume aus, in denen er seine Frau trat und sich selbst am Arm verletzte, weil er die Nachttischlampe zerschlug. Er war bislang nur ambulant psychiatrisch behandelt worden, weder er noch seine Frau hatten eine Aufnahme in «eine Anstalt» in Erwägung ziehen können. Die Ehefrau bestätigte die Anamnese. Sie gab außerdem an, dass ihr Mann in den letzten beiden Jahren etwas vergesslicher geworden sei. Sie habe sich nicht viel dabei gedacht, weil er sich während der Depression immer schlecht habe konzentrieren können. Zuletzt sei er aber nicht mehr depressiv gewesen. Die Attacke sei für sie völlig aus heiterem Himmel gekommen. Er habe ihr nie vorher misstraut und wisse eigentlich, dass sie selbst nie offizielle oder inoffizielle Stasi-Mitarbeiterin gewesen sei.

Untersuchungen

Die körperliche Untersuchung und das Labor waren unauffällig, das CMRT zeigte leichte unspezifische Atrophiezeichen und einzelne kleine Marklagerveränderungen. Im Mini Mental State erreichte Herr P. 29 Punkte, in der differenzierten neuropsychologischen Testung zeigten sich allerdings Defizite im Kurzzeitgedächtnis und in der Visuokonstruktion bei einem weit überdurchschnittlichen prämorbiden Intelligenzquotienten. In den ersten Tagen bot Herr P. neben den Albträumen flukturierende kognitive Leistungen, manchmal wusste er nicht mehr, wo er sich befand, und wurde dann unruhig und ängstlich.

Aufgrund der ambulanten Vorerfahrungen entschieden wir uns für die Behandlung mit einem Acetylcholinesterasehemmer. Darunter stabilisierte sich die Kognition rasch, und Herr P. konnte sich nach einer Woche vollständig von dem halluzinatorischen Erleben distanzieren («Es war, als wäre man in einen Film gestiegen, oder als ob ein Albtraum im Wachen weiterginge.»). Seine Frau versöhnte sich mit ihm, und er konnte nach Hause entlassen werden.

Diskussion

Die ICD-10 sieht für das Krankheitsbild «Lewy-Körper-Demenz» keine psychiatrische Verschlüsselung vor. Näherungsweise kann der Schlüssel F00.2 «atypische Alzheimer Demenz» zum Schlüssel G31.82 verwendet werden. Dies erleichtert die ambulante Weiterverordnung des oft gut wirksamen Acetylcholinesterasehemmers.

ICD-10-Diagnose

F05.1 Delir bei Demenz

49. Schelmisch und schlampig, zornig und verzweifelt – «Fall Nr. 9» von Emil Kraepelin

Paul Hoff

Vorbemerkung

Die manisch-depressive Psychose stellt neben der damals noch als «Dementia praecox» bezeichneten Schizophrenie den zweiten großen Formenkreis «endogener» Psychosen dar. Wie im Kontext des Kraepelin'schen Schizophrenie-Falles in diesem Band (Kap. 50) ausgeführt, geht diese Zweiteilung auf den Psychiater Emil Kraepelin (1856–1926) zurück, der sie in der sechsten Auflage seines Lehrbuches von 1899 erstmalig klar voneinander schied. Dabei führte er vorwiegend Verlaufs-, also letztlich prognoseorientierte Argumente an (Hoff, 1985, 1988). Ohne hier auf Einzelheiten dieses sehr facettenreichen Prozesses eingehen zu können, sei festgehalten, dass die Gruppe der affektiven Psychosen bei Kraepelin eine kontinuierliche Weiterentwicklung zeigt von den zunächst als getrennt angesehenen Krankheitsbildern der Manie, der Melancholie und des «zirkulären Irreseins» in den frühen Auflagen seines Lehrbuches über die Abgrenzung der manisch-depressiven Erkrankung bis hin zu einer umfangreichen inhaltlichen Ausdifferenzierung und Erweiterung des manisch-depressiven Bereiches in den letzten Auflagen. Im Gegensatz zur «Dementia praecox», der hypothetisch ein destruktiver organischer Prozess der Hirnrinde zugrunde gelegt wird, verlegt Kraepelin die Ätiologie der manisch-depressiven Psychose in den nicht nur begrifflich schillernden und sogar von ihm selbst mehrfach als zu diffus kritisierten Bereich der «Degeneration» (Hoff, 1993; Kendler, 1986).

Die folgende Krankengeschichte – «Fall Nr. 9» – ist Kraepelins «Einführung in die psychiatrische Klinik» entnommen, die unmittelbar aus seiner klinischen Vorlesungstätigkeit entstand und 1921 in vierter Auflage erschien.

Der Fall

Die 29-jährige Dienstmagd [...] bietet eine lebhafte Erregung dar. Sie läuft unruhig im Saale herum, trommelt an der Türe, greift alle beweglichen Sachen an und wirft sie fort, spuckt um sich, tanzt, pfeift, singt und schreit. Es ist kaum möglich, ihre Aufmerksamkeit zu fesseln; ihre Äußerungen sind zusammenhangslos, abschweifend; sie bezeichnet sich bald als Papst, Deutschen Kaiser, die Jungfrau Maria, bald als syphilitisches Rindvieh. Die Stimmung erscheint selbstbewusst, zeitweise gereizt; die Kranke zeigt Neigung zuzuschlagen, schimpft in derben Ausdrücken. Diese Verbindung von erhöhter Ablenkbarkeit mit gehobener, leicht wechselnder Stimmung und ungeordnetem Betätigungsdrang gehört ohne Zweifel in das Gebiet der Manie.

Ergänzend zu dieser Schilderung des psychopathologischen Befundes wird zur Vorgeschichte Folgendes ausgeführt:

Vor wenigen Tagen jedoch, bis gestern früh, bot sie ein ganz anderes Bild dar. Sie jammerte und weinte bitterlich über ihre vielen Sünden, meinte, sie habe die anderen Kranken mit Läusen angesteckt; sie müsse sofort sterben, werde hingerichtet. Hier seien eine Menge von Engeln und Teufeln, Adam und Eva, die Mutter Gottes, Christus. Auffallend war, dass sie durch Zureden leicht zum Lächeln zu bringen war und auf Verlangen nicht nur sofort anfing zu singen, sondern auch schwer zum Aufhören gebracht werden konnte. [...] Das Leiden begann vor einem Monate ziemlich plötzlich, indem die bis dahin stille, zurückgezogene und fleißige Kranke abends anfing zu schreien und erklärte, aus ihrem Dienste nach Hause reisen zu wollen. Am nächsten Tage machte sie ihre Arbeit verkehrt, erschien verstört, bekreuzigte sich und brachte eine Menge von Selbstbeschuldigungen vor. Sie verschwand dann, irrte die ganze Nacht planlos umher, sah das irdische Paradies offen, sang und betete, legte sich auf die Schienen, warf einen Baum um und wurde endlich von der Polizei aufgegriffen. Bei der Aufnahme lächelte sie schelmisch und erklärte in gehobener Sprache, sie habe Mord und zahllose Sünden begangen, Leib und Seele vernachlässigt, sich nicht gewaschen und gekämmt; sie habe schmutzige Hände und Füße gehabt, sei immer schlampig, scheinheilig, zornig, naschhaft, verlogen gewesen, habe nichts lernen wollen. Mit Freuden nehme sie jede Buße an; man solle sie martern, denn sie verdiene es. Sie wolle sich bessern, ein anderes Leben anfangen. Ihre Stimmung erschien dabei keineswegs niedergeschlagen, eher übermütig. Auf Wunsch sagte sie mit drolliger Miene einige Gedichte auf. Schon am nächsten Tage hatte sich eine heftige Erregung entwickelt. Die Kranke rang die Hände, faltete sie wie zum Gebete, flüsterte leise vor sich hin, schlug sich dann plötzlich an die Stirn, riss sich einen Büschel Haare aus, warf sich auf den Boden, stand wieder auf, griff mit ausgebreiteten Armen in die Luft, bekreuzigte sich, rieb sich kräftig das Gesicht, schloss die Augen, blieb kurze Zeit regungslos. Dann wieder kniete sie nieder, rutschte zum Arzte hin, ergriff seine Hand, sprang auf, stürmte davon, streifte die

> Strümpfe ab, stampfte mit den Füßen und begann zu singen; sie schnitt Gesichter, klatschte wie toll in die Hände, auf die Oberschenkel, die nackten Fußsohlen, öffnete ihre Bluse, krümmte und wand sich, alles ohne ein Wort zu sprechen, nur hier und da ein kurzes Lachen ausstoßend. Plötzlich warf sie sich zu Boden und brach in eine Flut von Selbstvorwürfen aus. Unmittelbar darauf war sie imstande, über ihre Vorgeschichte und ihre Verhältnisse leidlich geordnete Auskunft zu geben, wenn sie sich dabei auch als sehr ablenkbar erwies und schließlich mehr und mehr den Zusammenhang verlor. In den nächsten Tagen hatte sich die Kranke wieder etwas beruhigt, kniete, betete, weinte, rang wie verzweifelt die Hände. Ihr Gewissen schlage; sie sei die Allerböseste gewesen, habe Gott beleidigt, ihn ans Kreuz geschlagen, sich benommen wie eine Närrische, solle alle um Verzeihung bitten. Vorübergehend zeigte sie erhöhte Beeinflussbarkeit, ließ die Arme in den Stellungen, die man ihnen gab, sprach einer Mitkranken alles nach, ahmte auch deren Gebärden nach und ließ sich widerstandslos in die Zunge stechen, «weil sie damit Gott beleidigt habe»; die Zunge solle eigentlich herausgerissen werden; man solle sie kreuzigen, hinrichten, zerstückeln. Aus diesem Zustande entwickelte sich dann plötzlich die Erregung, in der Sie die Kranke jetzt vor sich sehen. [...] Wir erfahren, dass die Kranke schon eine Reihe von leicht und rasch verlaufenden, aber ganz ähnlichen Anfällen durchgemacht hat, mit 15, 16, 23, 25 und 28 Jahren. Nähere Nachrichten besitzen wir über die drei letzten Anfälle. Beim Ersten war die Kranke manisch mit religiösen Ideen, zeigte aber vorübergehend auch traurige Verstimmung. Mit 25 Jahren war sie wieder wenige Tage ausgeprägt manisch, mit 28 Jahren einige Wochen melancholisch unter Anschluss leichter manischer Züge; sie soll auch einige Zeit Stimmen gehört haben. In den Zwischenzeiten war sie vollkommen gesund. Eine Großmutter soll geisteskrank gestorben sein. Während somit ein unvermittelter Wechsel der Zustände auch schon früher beobachtet wurde, ist eine Mischung der Krankheitszeichen, für die solche Übergangszeiten besonders günstige Bedingungen bieten, jetzt zum ersten Male deutlich geworden. Auch in dieser Form aber lässt sich die Eigenart des zugrunde liegenden Krankheitsvorganges erkennen.

Der Verlauf der Erkrankung und der diagnostische Prozess werden von Kraepelin so kommentiert:

> Wir finden also einen mehrfachen Wechsel des Krankheitsbildes. Der Beginn trug ein manisches Gepräge; dann trat Beruhigung mit zahlreichen Versündigungsideen ein, während die heitere Stimmung und die Anregbarkeit des Willens fortbestanden. Dieses Verhalten wurde unvermittelt durch

eine wilde Erregung abgelöst, die in der bunten Folge der verschiedensten Handlungen ganz der Manie entsprach, aber von Selbstvorwürfen begleitet war; auffallend war auch das Fehlen des Rededranges. Nunmehr kam ein melancholischer Zustand zur Ausbildung mit lebhaften Ausdrucksbewegungen, zeitweise mit Hemmung der selbständigen Willensregungen; den neuerlichen Umschlag in manische Erregung haben wir zurzeit vor uns. Eine derartige Mannigfaltigkeit in der Zusammensetzung der Zustandsbilder und in ihrer zeitlichen Folge beobachtet man durchaus nicht selten. Immer aber sind es dieselben Grundstörungen, die sich als Bausteine in allen den wechselnden und schillernden Gestaltungen nachweisen lassen. Dass der vorliegende Fall trotz seiner vielfachen Abweichungen doch dem großen Gebiete des manisch-depressiven Irreseins angehört, wird weiterhin noch durch seinen bisherigen Verlauf dargetan.

Sehr typisch für die grundlegende Ausrichtung der Kraepelin'schen Psychiatrie auf den Verlauf und damit die Prognose seelischer Krankheiten ist seine abschließende Bemerkung:

> Die Vorgeschichte liefert uns die Bestätigung der aus dem Zustandsbilde gewonnenen Auffassung, und wir dürfen daher erwarten, dass der vorliegende Anfall, wenn auch vielleicht etwas langsamer, wieder in volle Genesung ausgehen wird. Freilich werden wir die Möglichkeit späterer Neuerkrankungen ins Auge fassen müssen, die entweder wieder die Formen der Manie und der Melancholie oder von Mischzuständen dieser oder jener Zusammensetzung annehmen können. Auch bei dieser Kranken sind die Bemühungen, etwas über ihre weiteren Schicksale zu erfahren, erfolglos geblieben.

Der Blickwinkel der aktuellen Diagnostik

Dieser Fall zeigt einen wichtigen Unterschied zwischen ICD-9 und ICD-10, nämlich die in der zehnten Revision vorgenommene Präzisierung von Zeitkriterien. Besonders die nur scheinbar präzise, letztlich aber zu «weiche» Definition des affektiven Mischzustandes nach ICD-9 warf praktische Probleme auf: «Eine affektive Psychose, bei der manische und depressive Symptome gleichzeitig vorhanden sind» (ICD-9 296.4).

Je nach weiter oder enger Auslegung des Begriffs «gleichzeitig» ergaben sich nämlich sehr differente diagnostische Einstufungen. Auf die Zeitkriterien der ICD-10 und deren Anwendung auf den vorliegenden Fall wird unten eingegangen. Hier ist zunächst festzuhalten, dass aufgrund des – im engen Sinn –

«gleichzeitigen» Auftretens manischer («heitere Stimmung, Anregbarkeit des Willens») und depressiver Symptome («zahlreiche Versündigungsideen») gemäß ICD-9 am ehesten die Diagnose «Mischzustand im Rahmen einer zirkulären Verlaufsform einer manisch-depressiven Psychose» (296.4) zu stellen ist.

Nun zu den Kriterien der ICD-10: Zunächst ist auch an dieser Stelle die aus methodischen Gründen problematische Annahme zu machen, dass keine «organische» Verursachung der vorliegenden seelischen Auffälligkeiten besteht. Unterstellt man dies einmal, so wird die Einordnung als «bipolare affektive Störung» nach ICD-10 (F31) keine Schwierigkeiten bereiten. In die diagnostischen Leitlinien gehen dabei jeweils die für unipolare, also rein depressive oder rein manische Verläufe angegebenen Kriterien ein, auf deren detaillierte Wiedergabe hier verzichtet werden kann.

Die in unserem Fall dokumentierte Verknüpfung einer schwerwiegenden affektiven Störung mit raschem Alternieren manischer und depressiver Symptomatik innerhalb weniger Wochen, ja Tage, lässt zunächst sowohl an die Diagnose einer – in erster Linie – manischen als auch einer «gemischten» Episode denken. Betrachtet man die Kriterien genauer, so muss die letztere Alternative gewählt werden.

Somit ist der geschilderte Fall gemäß ICD-10 als «bipolare affektive Störung, gegenwärtig gemischte Episode» einzuordnen (F31.6; vgl. **Tab. 65**).

Tabelle 65: Zusammenfassende Darstellung der ICD-10-Kriterien für «bipolare affektive Störung, gegenwärtig gemischte Episode» (F31.6) und die Symptomatik der Patientin

«Gemischte» Episode: ICD-10-Kriterien (gekürzt)	«Fall 9»
wenigstens eine gut belegte manische, hypomanische oder gemischte affektive Episode in der Anamnese	ja
gegenwärtig entweder simultanes Auftreten von depressiver Stimmung und Überaktivität oder Rededrang oder	(ja)
von manischer Stimmungslage mit Größenideen und Agitiertheit, Antriebs- und Libidoverlust	(ja)
oder rascher Wechsel von Tag zu Tag oder von Stunde zu Stunde	ja
Beide Gruppen von Symptomen stehen während des überwiegenden Teils der gegenwärtigen Episode gleichermaßen im Vordergrund.	ja
Die aktuelle Phase dauert seit mindestens zwei Wochen an.	ja

Eine weitere Qualifizierung, etwa hinsichtlich des Vorliegens psychotischer Merkmale und ihrer Stimmungskongruenz oder -inkongruenz, ist zumindest im alphanumerischen System der ICD-10 nicht vorgesehen. Dies ist ein Unterschied zum DSM-IV, das explizit auch bei der «gemischten bipolaren Störung» (296.6x) zu einer Klassifizierung des Typus auffordert.

Soweit das ja nicht unproblematische Kriterium der «Stimmungskongruenz» aufgrund der Angaben in der Krankengeschichte hinreichend beurteilt werden kann, ergibt sich nach DSM-IV in unserem Fall die Diagnose einer «gemischten bipolaren Störung mit stimmungskongruenten psychotischen Merkmalen» (296.64). Abgesehen von der detaillierteren Subklassifizierung zeigen sich demnach keine Differenzen zur ICD-10.

Auf zwei ICD-10-Differenzialdiagnosen kann nur kurz eingegangen werden, weil nicht alle erforderlichen Informationen aus der Krankengeschichte zu entnehmen sind: Die «schizoaffektive Störung» und die «katatone Schizophrenie». Bemerkenswerterweise erwähnt Kraepelin eher beiläufig, dass die Patientin früher einmal Stimmen gehört haben soll und dass sie bei der aktuellen stationären Behandlung, wenn auch nur kurzfristig, Haltungsverharren, Nachsprechen sowie einen raschen Wechsel von «Regungslosigkeit» und Erregung geboten habe. Nun müssten für die Diagnose einer Katatonie (F20.2) diese zweifellos «katatonen» Symptome mindestens einen Monat «fast ständig deutlich vorhanden gewesen sein». Dies wird in der Kasuistik nicht belegt. Die ICD-10 geht sogar noch einen Schritt weiter und fordert, die Diagnose Schizophrenie solle «bei ausgeprägten depressiven oder manischen Symptomen nicht gestellt werden, es sei denn, schizophrene Symptome wären der affektiven Störung vorausgegangen».

Die vom klinischen Erscheinungsbild her zumindest nicht unplausible Differenzialdiagnose einer – im Leonhard'schen Sinne verstandenen – «periodischen Katatonie» ist demnach mit den ICD-10-Kriterien nicht in Übereinstimmung zu bringen.

Die Zuordnung zu einer «schizoaffektiven Störung» (F25) würde das eindeutige Vorliegen mindestens eines «typisch schizophrenen Symptoms» während der betreffenden Episode voraussetzen; zu derartig typischen Auffälligkeiten werden an dieser Stelle – also im Kontext der schizoaffektiven Psychosen – interessanterweise die katatonen Symptome nicht gerechnet.

Zusammenfassende Schlussbemerkung

Das Kapitel über die affektiven Störungen (F3) gehört zu den am tiefgreifendsten umgestalteten Abschnitten beim Übergang von der neunten zur zehnten

Version der ICD. Auch zeigt sich hier die konzeptionelle Nähe zum DSM-IV besonders deutlich.

Der deskriptive, dabei aber nicht etwa «theoriefreie» Ansatz distanziert sich ausdrücklich von der kategorialen Unterscheidung neurotischer von psychotischen sowie endogener von nichtendogenen affektiven Störungen. Als Alternative bietet er – vor allem für die depressiven Syndrome – eine vorwiegend quantitativ gestufte Einteilung in leicht, mittelgradig und schwer an. An das Konzept der «Affektpsychose» endogener – und auch Kraepelin'scher – Provenienz erinnern allerdings die sowohl in der ICD-10 als auch im DSM-IV enthaltenen Untergruppen affektiver Störungen «mit psychotischen» und – im Falle depressiver Störungen – «mit somatischen Symptomen».

Bemerkenswerterweise sind nach ICD-10 wahnhaftes und halluzinatorisches Erleben selbst dann mit der Diagnose einer «rein» affektiven Störung zu vereinbaren, wenn sie kaum oder gar nicht der affektiven Grundtönung entsprechen: «parathyme psychotische Symptome». Dies dürfte in der Praxis zu Abgrenzungsschwierigkeiten gegenüber den «schizoaffektiven Störungen» führen, die in der ICD-10 «trotz ihres umstrittenen Charakters» im Abschnitt F2 (Schizophrenie, schizotype und wahnhafte Störungen) behandelt werden.

Zusammenfassend kann festgehalten werden:

1. Die diagnostische Zuordnung des Kraepelin'schen Falles nach ICD-10 gelingt in klinisch plausibler Weise, wenn auch einige differenzialdiagnostische Fragen offen bleiben.
2. Mit den sehr vielgestaltigen psychopathologischen Erscheinungsbildern affektiver Psychosen geht die ICD-10 wie auch das DSM-IV ähnlich «großzügig» um – im Sinne eines «weiten Zyklothymiebegriffs» – wie Kraepelin.
3. Gerade die im Vergleich zur ICD-9 weitaus differenzierteren und miteinander verknüpften Zeitkriterien, aber auch der operationale diagnostische Prozess in seiner Gesamtheit erfordern eine ausreichende Vertrautheit mit dem System, will man nicht seine Vorteile durch eine schematisierende, den psychopathologischen Befund unterbewertende Anwendung aufs Spiel setzen.

ICD-10-Diagnose

F31.6 bipolare affektive Störung, gegenwärtig gemischte Episode

50. Das zerschmissene Wort – «Fall Nr. 48» von Emil Kraepelin

Paul Hoff

Vorbemerkung

Die weltweit bekannte, zumeist auch praktisch angewandte Zweiteilung endogener Psychosen in schizophrene und manisch-depressive Erkrankungen geht auf den Psychiater Emil Kraepelin (1856–1926) zurück, in dessen Texten allerdings zumeist von «Dementia praecox» und «manisch-depressivem Irresein» die Rede ist. Dabei wird oft verkannt, dass die Kraepelin'sche Nosologie zwar auf bestimmten festen wissenschaftstheoretischen Grundannahmen beruhte, hinsichtlich des deskriptiven und ordnenden Umgangs mit der Fülle klinisch-psychopathologischer Erfahrung jedoch keineswegs zu dogmatischer Erstarrung neigte. Ganz im Gegenteil hat Kraepelin im Laufe seiner Tätigkeit als psychiatrischer Lehrstuhlinhaber an den Universitäten Dorpat/Baltikum (1886–1891), Heidelberg (1891–1903) und München (1903–1922) die spezielle Nosologie wiederholt erheblich modifiziert, freilich ohne an seinem Grundpostulat – der Existenz und wissenschaftlichen Erkennbarkeit «natürlicher Krankheitseinheiten» – Abstriche zu machen (Hoff, 1985).

Die komplexe Entwicklung des Dementia-praecox-Konzeptes bei Kraepelin kann hier nicht angesprochen werden. Ein wesentliches Moment sei aber genannt: Die «Dementia praecox» ist diejenige unter den von Paul Julius Möbius «endogen» genannten Psychosen, für die Kraepelin ätiologisch am ehesten einen organischen Prozess der Großhirnrinde verantwortlich machen wollte, sei es infolge eines «primären» Zelluntergangs oder einer «Autointoxikation» des Organismus. Allerdings – und das darf nicht übersehen werden – war er sich durchaus darüber im Klaren, dass es sich möglicherweise nicht nur um einen, sondern um mehrere «Krankheitsvorgänge» handelt und dass die Differenzierung der klinischen Erscheinungsformen vorwiegend mit psychopathologischen Mitteln erfolgt (Hoff, 1988, 1993; Kendler, 1986). Bei aller sonstigen Diskrepanz wird deutlich, dass in dieser speziellen Hinsicht keine wesentlichen Unterschiede zu Eugen Bleulers Vorschlag bestehen, nicht von der einen «Dementia praecox», sondern von der «Gruppe der Schizophrenien» zu sprechen (Bleuler, 1911).

Kraepelin hat kontinuierlich über die Entwicklung und empirische Absicherung seiner nosologischen Konzepte publiziert. Darüber hinaus engagierte er sich stark für die studentische Ausbildung sowie die psychiatrische Wissensvermittlung an Ärzte und Juristen.

Unmittelbar aus der praktischen Lehrtätigkeit entstand die «Einführung in die psychiatrische Klinik» anhand von Vorlesungen und Kasuistiken, die in vier Auflagen von 1901 bis 1921 erschien. Die folgende Kasuistik zum Thema Schizophrenie ist der vierten Auflage dieser «Einführung» von 1921 entnommen.

Der Fall

Hinter dem Kürzel «Fall 48» verbirgt sich die Lebens- und Krankheitsgeschichte eines bei Klinikaufnahme 43-jährigen Sägewerksbesitzers. Zum biografischen Hintergrund erwähnt Kraepelin in charakteristischer Terminologie die folgenden Fakten:

> Wir erfahren, dass er sechs lebende Geschwister hat, in einem Bankgeschäft lernte, dann eine landwirtschaftliche Schule besuchte und endlich in sein väterliches Geschäft eintrat, das er später übernahm. Er diente zwei Jahre, heiratete vor 17 Jahren, lebt in guter Ehe und hat sechs gesunde Kinder. Getrunken hat er nicht viel. [...] Im Kriege wurde er eingezogen und hatte einmal einen Ohnmachtsanfall, kam dann ins Lazarett und wurde wegen Nervosität entlassen.

Zur speziellen Vorgeschichte erfährt der Leser Folgendes:

> Die Entwicklung des Leidens geht etwa vier Jahre zurück. Der Kranke war damals in einer Spiritistenvereinigung, las dann auch entsprechende Bücher, meinte, er sei Jesus, und hörte auf zu essen. Deswegen kam er zwei Monate in eine Anstalt. Er hörte eine innere Stimme, glaubte, die Welt retten zu können, verschenkte seine Habe an Arme, entkleidete sich. Die Nahrung verweigerte er auf höheren Befehl. Sein Zustand besserte sich rasch. Dann übernahm er wieder sein Geschäft, verlor aber allmählich den Drang zur Arbeit und ging viel spazieren. Als er eingezogen wurde, hatte er mehrfach Ohnmachten. Nach der Entlassung dachte er viel darüber nach, wie alles so zusammenhängt, wollte die evangelische und katholische Kirche vereinen, redete und schrieb unverständliche Dinge. Er zog sich zurück, wollte keine fremden Leute um sich haben und machte allerlei Verkehrtheiten, setzte die Uhr ins Wasser, vergrub Grammophonplatten, fütterte das Vieh ungenügend, ließ sich nicht drein reden. Zeitweise war er gereizt, bedrohte die An-

gehörigen, schlug das Vieh, sprach von Selbstmord. Früh schlief er lange, erklärte, er werde im Bett festgehalten; wenn die Karbidlampe flackerte, meinte er, die Verwandten seien schuld.

Der aktuelle Befund während der stationären Behandlung wird so geschildert:

> Der ziemlich große, kräftige, aber etwas blasse Mann, dessen ausdruckslose Züge auffallen, gibt auf die an ihn gerichteten Fragen zunächst sinngemäße, zutreffende Auskunft. [...] Über seinen Aufenthaltsort, die Zeit und seine Umgebung ist er im Klaren. Seine Kenntnisse entsprechen seinem Bildungsgange. [...] Lassen wir nun den Kranken selbst erzählen, statt nur kurze Fragen an ihn zu richten, so beginnt er, sich in ganz merkwürdigen, vollkommen unverständlichen Wendungen zu bewegen, die immer verworrener werden, je mehr man ihn zu weiteren Erläuterungen veranlasst. So erklärt er: «Der Militarismus nimmt ein großes Wort her, dreht es um, gibt ihm einen großen Halt, und dadurch werden ein paar viehische Nerven umgedreht, und daher kommt die Nervosität. Die Stimmung des Viehs ist einheitlich; das Viehfleisch verteilt sich auf Himmel und Erde. Von der Politik kenne ich das. Die Sonne, das ist derjenige Teil, der sich in der Oberfläche bewegt, und der Widerschein der Sonne, den wir sehen, ist die Entfernung von der Sonne bis zum Mittelpunkt der Erde. Die Erde und die Sonne suchen größeren Halt und rufen z. B. Frankreich an, aber das geht hier doch gar nicht. Beim Blitz ist doch die Einrichtung so, dass einer hält, der andere ruft und der dritte zeiht. Ich habe doch die Dummheit selber mitgemacht; ich habe doch einen Blitz aufgefangen. Wie der Feldwebel kommandiert hatte, wie er die Wache ausgab, da fuhr er nieder. Da wurde das Wort Hohenzollern dreimal ausgesprochen, und da wurde das Wort zerschmissen. Es war eben so straff gespannt, dass es zerplatzte. Der Kaiser hat durch die Zugkraft der englischen Sprache das Halsleiden bekommen. Die Nerven rufen Berge an oder Schiffe oder Luftschiffe, um sich etwas abzulenken». Sagt man ihm, dass alles ganz unverständlich sei, so antwortet er: «Das ist eben der Viehsinn. Der Viehsinn legt eben die Menschenwürde in größere und breitere Formen aus. Der Viehsinn fängt jedes Wort auf.» [...] [Es ist] jederzeit möglich, ihn durch straffe Fragen von seinem Redeflusse abzubringen und von ihm über verschiedene Dinge geordnete Auskunft zu erhalten, namentlich über seine geschäftlichen Angelegenheiten [...]. Er hat ferner einen ganz tadellosen Lebenslauf verfasst, bei dem er nur zum Schlusse anfügt, dass er in München sei, um das Vorleben, Eltern zu überstehen; sein Vorleben könne sich nicht in die gewaltsame Belehrung der militärischen Organisation finden. Es habe ihn auf

> lügnerische Weise ins Krankenhaus gebracht, damit sein Vorleben den Militärkörpertätigkeitsgeschmack nicht zu kosten brauche. «Es will sich nun mit Wortrederei aushelfen, was nach meinem Vorleben gegen die allgemeine Menschheit verstößt.» [...] Er spricht von einer Beeinflussung durch die Tierwelt, der er durch einen in der Jugend erlittenen Hufschlag unterworfen sei. [...] Die Tiere, die alles hören und verstehen, wirken durch den Hufschlag hindurch; was die Pferde mit den Hufen trappen und die Kühe wollen, wird dem Kranken durch «Hufstimmen» in Flüstersprache mitgeteilt. [...] Bisweilen drängen sich ihm viele Gedanken auf; dann wieder werden sie ihm plötzlich abgeschnitten. Andere Male muss er tun, was er gar nicht will, besonders bei der Landwirtschaft, nicht im Walde, wo er die Kraft des Holzes hat. Er untersteht dem Einflusse des Militarismus, der vereinigten Kraft der 60 Millionen Krieger des Weltkrieges, der einen Menschen als Klöppel in die Glocke zu hängen vermag. [...] Er muss daran arbeiten, die über die ganze Welt verteilte tierische und weibliche Kraft zusammenzuziehen und wieder zu beleben. Darin wird er durch das Karbid unterstützt. Unter dem Boden seines Hauses lagern große Eisenmassen von früheren Schmiedearbeiten, die er in sich aufgenommen hat. Dieses Eisen zieht den Kalk von den Wänden an sich und vereinigt sich in ihm zu Karbid, das aus ihm heraus wirkt. In seinem äußeren Verhalten bietet der Kranke wenig Auffälliges. Er fügt sich ohne Widerspruch in seinen hiesigen Aufenthalt und äußert nicht den Wunsch nach Entlassung. Zu irgendeiner Beschäftigung hat er keine Neigung; er kann stundenlang mit den Händen in den Taschen herumstehen oder auf seinem Bett liegen. Dagegen unterhält er sich mit seinen Mitkranken, bald geordnet, bald in seinen verworrenen Redewendungen. Seine Stimmung ist gleichmütig. Körperliche Störungen sind nicht nachzuweisen. Die Kniesehnenreflexe sind sehr lebhaft. Die Pupillenunruhe ist vorhanden; die übrigen seelischen Reflexe sind schwach. Die Wa.-R. ist im Blute negativ.

In diagnostischer sowie – typisch für Kraepelin – prognostischer Absicht nennt er als auffälligsten psychopathologischen Befund den

> Gegensatz zwischen dem geordneten Benehmen des Kranken und seinen völlig verworrenen Reden, denen wieder seine verständigen und sachgemäßen Antworten auf bestimmte Fragen gegenüberstehen. [...] Dieses merkwürdige Verhalten bezeichnen wir als Sprachverwirrtheit, um damit anzudeuten, dass offenbar der sprachliche Ausdruck in erster Linie durch die Krankheit gestört ist. Wir sind zu einer solchen Auffassung berechtigt, nicht nur, weil der Kranke in der Tat in seinem Denken weit geordneter

> sein muss, als seine krausen Reden vermuten lassen, sondern auch deshalb, weil wir aus eigener Erfahrung Zustände kennen, in denen die Worte nur in äußerst unvollkommener Weise unsere Gedanken wiedergeben, nämlich den Traum. [...] Außerdem aber bestehen offenbar noch allerlei abenteuerliche Wahnvorstellungen, die anscheinend in wechselnden Formen auftauchen. Aus ihnen geht hervor, dass sich der Kranke in mannigfaltiger Weise beeinflusst fühlt und in geheimnisvollen Beziehungen zu seiner Umgebung zu stehen scheint. Im Anfange scheint er auch Sinnestäuschungen gehabt, wenigstens innere Stimmen gehört zu haben; jetzt ist davon nichts mehr zu erkennen. Dazu kommt endlich noch eine allmähliche Verödung des Gemütslebens und des Willens. Alle die letztgenannten Züge entsprechen dem Krankheitsbilde der Dementia praecox. In der Tat stellt die Sprachverwirrtheit nur eine nicht gerade häufige Erscheinungsform der Dementia praecox dar; wir dürfen vielleicht annehmen, dass ihr eine eigenartige Ausbreitung der jenem Leiden zugrunde liegenden krankhaften Veränderungen entspricht.

Zum weiteren Verlauf heißt es knapp: «Der Kranke wurde nach Hause entlassen und schrieb uns von dort nach zwei Jahren auf unsere Anfrage einen sprachverwirrten Brief.»

Der Blickwinkel der aktuellen Diagnostik

Aus psychopathologischer Sicht demonstriert dieser Fall sehr nachdrücklich die Person- und Zeitgebundenheit psychotischer Inhalte, spricht der Patient doch von Hufstimmen, von Klöppeln einer Glocke, von Spiritisten – Themen, die der psychotische Patient unserer Tage doch eher selten vorbringt. Demgegenüber kommen auch dem heute tätigen Psychiater die formalen Merkmale der bestehenden seelischen Erkrankung vertraut vor. Auf diese Thematik kann hier jedoch ebenso wenig eingegangen werden wie auf die hier von Kraepelin angesprochene – und in mehreren anderen Veröffentlichungen ausführlich bearbeitete – These von der Verwandtschaft des schizophrenen Denkens mit demjenigen im Traum (des psychisch Gesunden).

Stellt man die methodischen Vorbehalte gegen die retrospektive Anwendung heute gültiger diagnostischer Kriterien auf eine vor Jahrzehnten unter anderen Voraussetzungen entstandene Krankengeschichte einmal hintan, so wird man sich nach ICD-9 im vorliegenden Fall unschwer auf die Diagnose einer paranoiden Schizophrenie (295.3) festlegen können. Selbstverständlich ist dabei der damalige Stand der somatischen Diagnostik – etwa im Hinblick auf die heute möglichen Blut- und Liquoruntersuchungen sowie auf neurophysiologische und bildgebende Verfahren – in Rechnung zu stellen, was den für die Schizophreniediagnose erforderlichen Ausschluss einer «organischen» Verursachung der Psychose relativiert.

Auf die grundlegenden Änderungen im Übergang von der neunten zur zehnten Version der ICD wird an anderer Stelle dieses Bandes ebenso eingegangen wie auf besondere Gesichtspunkte, etwa die Behandlung der Psychose-/Neurose-Dichotomie oder den Endogenitätsbegriff. Daher wird es im jetzigen Kontext ausschließlich um die konkrete Ausgestaltung der Schizophrenie-Diagnostik nach ICD-10 gehen. Diese betont, dass «keine eindeutig pathognomonischen Symptome zu benennen» seien. Vorwiegend aus Gründen der Praktikabilität werden aber dennoch acht Gruppen von Symptomen (vgl. **Tab. 66**) herausgearbeitet, von denen nach einem bestimmten Schlüssel einige mindestens einen Monat bestanden haben müssen.

Die Verknüpfungsregel der ICD-10 hat die folgende Struktur: Es liegt mindestens ein eindeutiges, alternativ mindestens zwei weniger eindeutige Symptome der Gruppen 1–4 vor oder mindestens zwei Symptome der Gruppen 5–8. Zur zeitlichen Ausdehnung wird festgelegt, dass die Symptome fast ständig

Tabelle 66: Diagnostische Symptomgruppen (Eingangskriterien) für schizophrene Störungen in der ICD-10 und die Symptomatik des Patienten

Symptomgruppen nach ICD-10 (gekürzt)	«Fall 48»
Gedankenlautwerden, -eingebung, -entzug, -ausbreitung	ja
Kontroll-, Beeinflussungswahn, Gefühl des Gemachten, Wahnwahrnehmungen	ja
kommentierende oder dialogische Stimmen; Stimmen, die aus einem Körperteil kommen	fraglich
anhaltender, kulturell unangemessener und völlig unrealistischer Wahn	ja
anhaltende Halluzinationen jeder Sinnesmodalität	ja
Gedankenabreißen oder Einschiebungen in den Gedankenfluss mit Zerfahrenheit, Danebenreden oder Neologismen	ja
katatone Symptome	nein
«negative» Symptome, etwa auffällige Apathie, Sprachverarmung, verflachte oder inadäquate Affekte	fraglich

während eines Monats oder länger deutlich vorhanden gewesen sein müssen. Sind diese Bedingungen erfüllt, liegt eine schizophrene Psychose im Sinne der ICD-10 vor. Dies trifft, soweit aus der Krankengeschichte zu entnehmen, auf den geschilderten Fall zu, der somit der dreistelligen Kategorie F20 zuzuordnen ist.

Den Verlauf wird man als «episodisch mit zunehmendem Residuum» einstufen müssen, was auf der nächsten Differenzierungsebene zu der Diagnosennummer F20.xl führt. Auf die Frage der Verlaufserfassung wird allerdings im Zusammenhang mit der DSM-Diagnostik noch einmal zurückzukommen sein.

Hinsichtlich der an der vierten, hier zunächst mit «x» bezeichneten Stelle vorzunehmenden Subtypisierung der schizophrenen Psychosen unterscheidet die ICD-10 zwischen paranoider, hebephrener, katatoner und undifferenzierter Form sowie der mit gewissen Vorbehalten aufgeführten «Schizophrenia simplex»; außerdem erscheinen die üblichen Restgruppen («andere» und «nicht näher bezeichnete» Schizophrenie).

Denkt man – analog zur Einordnung nach ICD-9 – an eine paranoide Schizophrenie, so treffen nahezu alle Kriterien der ICD-10 für diese Untergruppe zu – mit einer wesentlichen Ausnahme: Denkstörungen können im akuten Zustand zwar deutlich sein, aber sie dürfen die klare Beschreibung der typischen Wahngedanken durch den Patienten selbst nicht verhindern. Anders ausgedrückt: Die Störung des sprachlichen Ausdrucks darf nicht im Vordergrund stehen. Genau das ist aber bei diesem Patienten zumindest streckenweise der Fall. Kraepelin ordnet das Zustandsbild deswegen sogar einer eigenen Unterform der «Dementia praecox», der «Sprachverwirrtheit», zu. Legt man die Forderung der diagnostischen Leitlinien der ICD-10, die gestörte Sprache müsse «eher im Hintergrund» bleiben, eng aus, so scheidet die –ansonsten plausible – Zuordnung zum paranoiden Typus aus.

Die Einordnung als Hebephrenie scheitert, abgesehen von dem zu hohen Ersterkrankungsalter von 39 Jahren, an der dabei geforderten Prädominanz affektiver Veränderungen sowie der Charakterisierung auftretender Wahnsymptomatik oder Sinnestäuschungen als «flüchtig und bruchstückhaft». Bei aller streckenweise ausgeprägten Zerfahrenheit des Gedankenganges wird man die paranoiden Inhalte des Patienten nicht generell als «flüchtig» bezeichnen können, drängen sich doch – soweit beurteilbar – manche Themen recht konstant und zumindest in Ansätzen systematisiert in den Vordergrund. Darüber hinaus stehen die durchaus vorhandenen affektiven Auffälligkeiten nicht im Mittelpunkt des klinischen Bildes. Auch die Kriterien der katatonen Unterform und der «Schizophrenia simplex» sind nicht erfüllt.

Zusammenfassende Schlussbemerkung

Will man die ICD-10-Kriterien für den paranoiden Typus nicht bewusst aus- bzw. überdehnen, dann muss der vorliegende Fall als «undifferenzierte Schizophrenie» eingestuft werden; als dazugehöriger Begriff wird im Text die «atypische Schizophrenie» genannt. Nach der Operationalisierung der ICD-10 erscheint ein solches Vorgehen konsequent. Jedoch mag es für den Kliniker, je nach persönlichem Erfahrungshintergrund, etwas Unbefriedigendes haben, einen Kasus wie diesen als «atypisch» zu klassifizieren. Zusammenfassend erfüllt dieser Kraepelin'sche Vorlesungsfall einer «Sprachverwirrtheit» die ICD-10-Kriterien einer «undifferenzierten Schizophrenie, episodisch, mit zunehmendem Residuum» (F20.31).

Betrachten wir kurz die Kriterien des DSM-IV: Hier kommt noch deutlicher als in der ICD-10 die Zuordnung zur paranoiden Schizophrenie deswegen nicht in Frage, weil kein einziges der folgenden Merkmale vorhanden sein darf: Zerfahrenheit, auffallende Lockerung der Assoziationen, flacher oder deutlich inadäquater Affekt, katatones Verhalten oder deutlich desorganisiertes Verhalten. Auch hier ist der vorliegende Fall als «undifferenzierter Typus» einer Schizophrenie einzustufen mit der zusätzlichen Qualifizierung als «chronisch mit akuter Exazerbation» (295.94).

Es wird deutlich, dass sich im konkreten Fall zwischen ICD-10 und DSM-IV doch deutliche Akzentverschiebungen bemerkbar machen. So etwa unterscheidet die ICD-10 zwischen «kontinuierlichen» und «episodischen» Verläufen, das DSM-IV hingegen teilt nur ein nach der Länge des – ansonsten nicht näher bestimmten – Langzeitverlaufes zwischen «chronischen» (länger als zwei Jahre) und «subchronischen» Fällen (zwischen sechs Monaten und zwei Jahren). Jedoch legt auch die ICD-10 nicht eindeutig fest, welche Symptome «kontinuierlich» vorhanden sein müssen, also stets produktiv-psychotische Symptome wie Wahn und Sinnestäuschungen oder auch «nur» dauerhafte Antriebsdefizite im Sinne der sogenannten Minussymptomatik. Der Kontext lässt vermuten, dass erstere Alternative gemeint ist, so dass in unserem Fall der Qualifikation «episodisch mit zunehmendem Residuum» der Vorzug gegeben wurde.

Ein zentraler zeitgenössischer und später aufrechterhaltener Kritikpunkt an der «Dementia praecox»-Konzeption Kraepelins war deren prognostisch eindeutig pessimistische Grundeinstellung. Allerdings lässt sich diese, was nicht immer angemessen berücksichtigt wird, lediglich in Kraepelins früher und mittlerer Entwicklungsphase im Sinne nahezu apodiktischer Formulierungen klar am Text belegen. Die weitaus differenzierteren Möglichkeiten der Verlaufsdokumentation, die die ICD-10 im Vergleich zur neunten Version eröffnet und dem Kliniker abverlangt, stellen eine wesentliche Bereicherung psychiatrischer Diagnostik gerade auf dem Gebiet schizophrener Erkrankungen dar.

ICD-10-Diagnose

F20.3 undifferenzierte Schizophrenie

51. Eine eigenartige Erkrankung der Hirnrinde –«Fall A. D.» von Alois Alzheimer

Paul Hoff

Vorbemerkung

Der Name des Psychiaters und Histopathologen Alois Alzheimer (1864–1915) ist durch das weltweit steigende Interesse an geriatrischen Fragen und besonders an der Demenzforschung im Zusammenhang mit der nach ihm benannten Erkrankung bekannt geworden. Jedoch darf aus dieser aktuellen Perspektive der durchaus breite Ansatz seines Psychiatrieverständnisses nicht verkürzt werden: Der historische Kontext von Alzheimers Lebenswerk zeigt nämlich sehr deutlich, dass er sich der klinischen Psychiatrie in ihrer Gesamtheit als praktischer medizinischer Disziplin verpflichtet fühlte (Berrios, 1990; Hoff und Hippius, 1989; Hoff, 1991). Immerhin verließ er 1912 sein mittlerweile weltbekanntes «Anatomisches Labor» an der Münchner Universitätsklinik, um die Leitung der Breslauer Klinik mit all den damit verbundenen administrativen und organisatorischen Pflichten zu übernehmen. Forschung musste für ihn klinische Relevanz haben. Er war ein dezidierter Kritiker aller spekulativen Ansätze, zu denen er auch die zunehmend an Gewicht gewinnende Psychoanalyse zählte, doch mied er – anders als etwa Kraepelin – ironische oder gar spöttische Untertöne.

Die psychiatrische Krankheitslehre Kraepelins bildete für ihn das Raster, das er über die Ergebnisse histopathologischer Studien legte. Nicht nur diskutierte er dessen stetig in Abänderung begriffene spezielle Krankheitseinteilung immer wieder aufs Neue, sondern – was weitaus wichtiger ist – er übernahm auch sein Postulat der Existenz natürlicher Krankheitseinheiten. In besonders charakteristischer Weise hat er seine psychiatrischen Grundannahmen in der Studie über «Die diagnostischen Schwierigkeiten in der Psychiatrie» entwickelt (Alzheimer, 1910).

Letztlich hatten die Untersuchung Alois Alzheimers und seines Freundes und Kollegen Franz Nissl (1860–1919) das Ziel, die Kraepelin'sche Nosologie und dabei besonders die Dichotomie von Dementia praecox und manisch-depressiver Erkrankung mit histopathologischen Mitteln zu untermauern. Dieses Ziel wurde nicht erreicht: Während sich andere Forschungsbereiche, etwa die Lokalisationslehre, zu dieser Zeit rasch fortentwickelten – 1918 richtete der noch im selben Jahr verstorbene Korbinian Brodmann eine eigene topographisch-histologische Abteilung an der Münchner Forschungsanstalt ein –, blieben die Berichte über kortikale Veränderungen bei Psychotikern widersprüchlich. Dessen ungeachtet hatte Alzheimer mehrfach angekündigt, sein Lebenswerk lehrbuchartig in einer «Histopathologie der Psychosen» darstellen zu wollen; wegen seines frühen Todes im Alter von nur 51 Jahren entstanden lediglich Entwürfe.

Mit der Patientin «A. D.», deren Krankengeschichte hier dargestellt werden soll, kam Alzheimer noch während seiner Tätigkeit an der Frankfurter psychiatrischen Klinik, nämlich im November 1901, in Kontakt. Er dokumentierte Symptomatik und Verlauf bei der damals 51-jährigen Frau sehr genau. Nach 4½ Jahren starb die Patientin im April 1906. Pathologisch-anatomisch fanden sich eine diffuse Atrophie des gesamten Gehirns und charakteristische Veränderungen der Binnenstruktur vor allem kortikaler Zellverbände. Es war Emil Kraepelin, der später vorschlug, dieses Krankheitsbild als «Morbus Alzheimer» zu bezeichnen.

Die zunächst angenommene nosologische Sonderstellung wurde vor allem mit dem «präsenilen» Auftreten und der verhältnismäßig raschen Progredienz des dementiellen Prozesses begründet. Demgegenüber hat sich in den letzten Jahren die Abgrenzung der Alzheimer'schen Krankheit von den «senilen» Demenzen als nicht haltbar herausgestellt; vielmehr sind nicht das Alter bei Erkrankungsbeginn, sondern unterschiedliche pathophysiologische Bedingungen Grundlage der heute weltweit anerkannten Unterscheidung zwischen Multi-Infarkt-Demenz (MID) und (seniler) Demenz vom Alzheimer-Typ ([S] DAT); Letztere wird auch als wichtigste Unterform der primär degenerativen Demenz (PDD) aufgefasst.

Nun war Alzheimer nicht der einzige Forscher, der sich mit dem psychopathologisch wie histopathologisch vielgestaltigen Umfeld von Demenz und «Presbyophrenie» beschäftigte. Vielmehr reihte sich sein Referat «Über einen eigenartigen, schweren Erkrankungsprozess der Hirnrinde», das er 1906 auf der «37. Tagung der Südwestdeutschen Irrenärzte» in Tübingen hielt, in einen sehr aktiven, kompetitiven und im Zentrum des Interesses stehenden wissenschaftlichen Sektor ein (Beach, 1987; Berrios, 1986; Bick und Amaducci, 1989; Kreutzberg und Gudden, 1988).

Der Fall

Der Fall, so Alois Alzheimer in einem im darauffolgenden Jahr veröffentlichten Autoreferat (Alzheimer, 1907), bot schon klinisch ein so abweichendes Bild, dass er sich unter keiner der bekannten Krankheiten einreihen ließ, anatomisch ergab er einen von allen bisher bekannten Krankheitsprozessen abweichenden Befund. Eine Frau von 51 Jahren zeigte als erste auffällige Krankheitserscheinung Eifersuchtsideen gegen den Mann. Bald machte sich eine rasch zunehmende Gedächtnisschwäche bemerkbar, sie fand sich in ihrer Wohnung nicht mehr zurecht, schleppte die Gegenstände hin und her, versteckte sie, zuweilen glaubte sie, man wolle sie umbringen und begann laut zu schreien. In der Anstalt trug ihr ganzes Gebaren den Stempel völliger Ratlosigkeit. Sie ist zeitlich und örtlich gänzlich desorientiert. Gelegentlich macht sie Äußerungen, dass sie alles nicht verstehe, sich nicht auskenne. Den Arzt begrüßt sie bald wie einen Besuch und entschuldigt sich, dass sie mit ihrer Arbeit nicht fertig sei, bald schreit sie laut, er wolle sie schneiden, oder sie weist ihn voller Entrüstung mit Redensarten weg, welche andeuten, dass sie von ihm etwas gegen ihre Frauenehre befürchtet. Zeitweilig ist sie völlig delirant, schleppt ihre Bettstücke umher, ruft ihren Mann und ihre Tochter und scheint Gehörshalluzinationen zu haben. Oft schreit sie viele Stunden lang mit grässlicher Stimme. Bei der Unfähigkeit, eine Situation zu begreifen, gerät sie jedesmal in lautes Schreien, sobald man eine Untersuchung an ihr vornehmen will. Nur durch immer wiederholtes Bemühen gelang es schließlich, einiges festzustellen. Ihre Merkfähigkeit ist aufs schwerste gestört. Zeigt man ihr Gegenstände, so benennt sie dieselben meist richtig, gleich darauf aber hat sie alles wieder vergessen. Beim Lesen kommt sie von einer Zeile in die andere, liest buchstabierend oder mit sinnloser Betonung; beim Schreiben wiederholt sie einzelnen Silben vielmals, lässt andere aus und versandet überhaupt sehr rasch. Beim Sprechen gebraucht sie häufig Verlegenheitsphrasen, einzelne paraphasische Ausdrücke (Milchgießer statt Tasse), manchmal beobachtet man ein Klebenbleiben. Manche Fragen fasst sie offenbar nicht auf. Den Gebrauch einzelner Gegenstände scheint sie nicht mehr zu wissen. Der Gang ist ungestört, sie gebraucht ihre Hände gleich gut. Die Patellarreflexe sind vorhanden. Die Pupillen reagieren. Etwas rigide Radialarterien, keine Vergrößerung der Herzdämpfung, kein Eiweiß. Im weiteren Verlaufe treten die als Herdsymptome zu deutenden Erscheinungen bald stärker, bald schwächer hervor. Immer sind sie nur leicht. Dagegen macht die allgemeine Verblödung Fortschritte. Nach 4½-jähriger Krankheitsdauer tritt der Tod ein. Die Kranke war schließlich völlig stumpf, mit angezogenen Beinen im Bett gelegen, hatte unter sich gehen lassen und trotz aller Pflege Dekubitus bekommen.

Der Blickwinkel der aktuellen Diagnostik

Nun ist es – daran muss auch bei diesem «klassischen» Fall erinnert werden – methodisch nicht unproblematisch, die Kriterien operationaler Diagnostik des Jahres 1992 gleichsam unbesehen auf Befunde anzuwenden, die nahezu ein Jahrhundert zuvor erhoben worden sind. Behält man diese kritische Einschränkung im Auge, erscheint aber ein solcher Vergleich psychopathologischer Referenzsysteme durchaus reizvoll.

In der neunten Revision der ICD wäre das vorliegende Krankheitsbild in Anbetracht des frühen Erkrankungsalters und der typischen Symptomatik ohne Frage der Kategorie «präsenile Demenz» (ICD-9: 290.1) zuzuordnen. Zwar werden auch hier schon Merkmale der Oberbegriffe Psychose und Demenz aufgezählt, jedoch bei weitem nicht so straff operationalisiert wie in der ICD-10. Diese nämlich sieht vor, dass in einem Fall wie dem unseren insgesamt vier Entscheidungsebenen zu durchlaufen sind. Der diagnostische Prozess nach ICD-10 hat demnach die folgende Struktur (s. **Tab. 67a–d**).

Bei Frau A. D. erscheint wegen der Vielgestaltigkeit des klinischen Verlaufes, der sowohl paranoide als auch halluzinatorische und deutlich ausgeprägte affektive Zustandsbilder beinhaltete, die Einordnung in die letztgenannte Gruppe am angemessensten. Somit ergibt sich für unseren Fall abschließend nach ICD-10 die Diagnose «Demenz bei Alzheimer'scher Erkrankung mit frühem Beginn (Typ 2) und gemischten Zusatzsymptomen» (F00.04).

Aufgrund der knappen Schilderung der in der Krankengeschichte als «delirant» bezeichneten Zustände muss offenbleiben, ob diese intermittierenden Episoden die Kriterien für die zusätzliche ICD-10-Diagnose «Delir bei Demenz» (F05.1) erfüllen oder nicht, was aber an der Hauptdiagnose nichts ändern würde.

Auch die Kriterien des DSM-IV sind hier nur mit einem Vorbehalt anzuwenden, da für die Diagnose einer Demenz vom Alzheimer-Typus ausdrücklich der «Ausschluss aller anderen spezifischen Ursachen einer Demenz durch Anamnese, körperlichen Befund und technische Zusatzuntersuchungen» gefordert wird. Unterstellt man diesen Ausschluss einmal als gegeben, so wären die Kriterien für eine «primär degenerative Demenz vom Alzheimer-Typus mit präsenilem Beginn» erfüllt (DSM-IV: 290.1).

Schwierigkeiten bereitet die Subklassifizierung des Falles, da eine «gemischte» Symptomatik, wie sie klinisch ja oft zu beobachten ist, im Gegensatz zur ICD-10 hier nicht abgebildet werden kann; als Alternativen stehen nur die Gruppen «mit Delir», «mit Wahn», «mit Depression» und «unkompliziert» zur Verfügung. Man wird sich wegen der vorherrschenden paranoid-halluzinatori-

Tabelle 67a–d: Struktur des diagnostischen Prozesses nach ICD-10

a) Ebene 1: Demenz

Kriterien nach ICD-10 (gekürzt)	Patientin «A. D.»
Abnahme des Gedächtnisses und des Denkvermögens mit beträchtlicher Beeinträchtigung der Aktivitäten des täglichen Lebens	ja
Schwerpunkt der Gedächtnisstörung bei Merkfähigkeit und Kurzzeitgedächtnis	ja
Bewusstseinsklarheit (sofern Demenz als einzige Diagnose)	ja
Dauer der Symptomatik mindestens sechs Monate	ja

b) Ebene 2: Demenz bei Alzheimer'scher Erkrankung

Kriterien nach ICD-10 (gekürzt)	Patientin «A. D.»
wie Tabelle 67a	siehe oben
schleichender Beginn mit langsamer Verschlechterung	ja
Fehlen klinischer Hinweise oder spezieller Untersuchungsbefunde, die auf eine System- oder Hirnerkrankung hinweisen, welche eine Demenz verursachen kann.	ja
Fehlen eines plötzlichen apoplektischen Beginns oder neurologischer Herdzeichen in der Frühphase der Krankheit	ja

c) Ebene 3: Demenz bei Alzheimer'scher Erkrankung mit frühem Beginn (Typ 2)

Kriterien nach ICD-10 (gekürzt)	Patientin «A. D.»
wie Tabelle 67a und b	siehe oben
Beginn vor dem 65. Lebensjahr	ja
deutliche und vielfältige Störungen der höheren kortikalen Funktionen, in den meisten Fällen frühzeitiges Auftreten von Aphasie, Agraphie, Alexie und Apraxie	ja
gewöhnlich rasche Progredienz	ja
mitunter positive Familienanamnese für Alzheimer'sche Demenz, Down-Syndrom oder Lymphome	keine Information

d) Ebene 4: Subtypisierung nach klinischem Erscheinungsbild

Hier werden für alle denkbaren Demenzformen fünf Alternativen angeboten:

1) .x0 – ohne zusätzliche Symptome
2) .x1 – mit vorwiegend wahnhaften Zusatzsymptomen
3) .x2 – mit vorwiegend halluzinatorischen Zusatzsymptomen
4) .x3 – mit vorwiegend depressiven Zusatzsymptomen
5) .x4 – mit gemischten Zusatzsymptomen

schen Begleitsymptomatik wohl am ehesten für die Untergruppe «mit Wahn» entscheiden, was zu der DSM-IV-Diagnose 290.12 führt; wie in der ICD-10 bestünde dann die Möglichkeit, die deliranten Episoden mit einer Zusatzdiagnose zu belegen (290.11).

Zusammenfassende Schlussbemerkung

Der Fall, der zur Namensgebung der «Alzheimer'schen Erkrankung» führte, lässt sich nach den operationalen Kriterien der ICD-10 in plausibler Weise der Kategorie «Demenz bei Alzheimer'scher Erkrankung mit frühem Beginn» zuordnen.

Sowohl in den beiden operationalen Klassifikationen ICD-10 und DSM-IV/DSM-5 als auch in der ICD-9 taucht hierbei ein Problem auf, das für die klinische Praxis zunächst irrelevant erscheint, jedoch auf grundlegende Fragen jeder psychiatrischen Diagnostik hinweist: Gemeint ist die jeweils erhobene Forderung nach einer «Doppeldiagnostik» zum einen der psychopathologischen («Demenz vom Alzheimer-Typ»), zum anderen der organischen Ebene («Alzheimer'sche Erkrankung»). Im Kapitel V (F) der ICD-10 über psychische Störungen heißt es dazu ganz konsequent:

> Die Diagnosenstellung [...] erfordert somit in den meisten Fällen [von organischen Störungen; P. H.] die Verwendung zweier Kodierungen: Eine Kodierung für das psychopathologische Syndrom und eine andere für die zugrunde liegende Störung. Der ätiologische Code soll aus dem entsprechenden Kapitel des Gesamtverzeichnisses der ICD-10 ausgewählt werden.

Jeder entsprechende Patient müsste somit bei konsequenter Anwendung der operationalen Kriterien zwei Diagnosen erhalten, nämlich «Demenz vom Alzheimer-Typus» und «Morbus Alzheimer», was von der Struktur her vergleichbar ist mit den Diagnosen «paranoid-halluzinatorische Psychose» und bzw. bei «Vitamin B12-Mangel».

Diese Thematik kann hier nicht vertieft werden; jedoch werden auch so zwei wesentliche Sachverhalte deutlich:

1. Psychiatrische Diagnostik ist und bleibt unabhängig vom Grad ihrer Operationalisierung ganz wesentlich angewandte Psychopathologie.
2. Gerade der Begriff der «organischen» Seelenstörung – etwa in Form des organischen Psychosyndroms, der organisch begründbaren Psychose oder der organischen Angststörung – führt in Dilemmata theoretischer wie praktischer Art: Soll in Anbetracht des von der operationalen Diagnostik metho-

denkritisch begründeten Wegfalls des Endogenitätskonzeptes die Dichotomie organisch/nicht-organisch eine bestimmte Position zum Leib-Seele-Problem andeuten? Sind «organische» Seelenstörungen nichts als organisch begründet? Sind alle anderen Erkrankungen, etwa die Schizophrenien, grundsätzlich «nicht-organisch»? Wie unterscheiden sich «organische» von «symptomatischen» Störungen? Die Liste derartiger Fragen ließe sich unschwer erweitern.

Die ICD-10 sieht diese Problematik durchaus und nimmt in pragmatischer Weise Stellung, versucht also mit möglichst wenigen ätiologischen und epistemiologischen Vorannahmen auszukommen:

Im vorliegenden Kontext bedeutet der Begriff «organisch» nicht mehr und nicht weniger, als dass das so klassifizierte Syndrom auf jeden Fall einer unabhängig davon diagnostizierbaren zerebralen oder systemischen Erkrankung oder Störung zugeordnet werden kann.

(Dilling et al., 1991a)

ICD-10-Diagnose

F00.0 Demenz bei Alzheimer-Krankheit mit frühem Beginn

52. Ein verwirrter älterer Mann

Tilmann Wetterling

Aktuelle Anamnese und Aufnahmegrund

Zur Aufnahme des 79-jährigen Herrn S. in die psychiatrische Klinik führte die Einweisung durch die Hausärztin wegen eines akuten Verwirrtheitszustandes bei Verdacht auf Demenz. Von der Hausärztin, die Herrn S. seit 15 Jahren kennt, war zu erfahren, dass sich seit zwei Wochen sein Zustand erheblich verschlechtert habe, nachdem sich seine Lebenspartnerin vor etwa vier Wochen getrennt habe. Er sei völlig wesensverändert und ziellos umhergelaufen. Auf seine Angehörigen habe er sehr traurig und weinerlich gewirkt. Bislang habe er mit seiner Lebenspartnerin in seinem Eigenheim gewohnt.

Bei Aufnahme gibt Herr S. an, dass er gewisse Angst habe, etwas Verkehrtes zu sagen, und er klagt über Augenbeschwerden und dass er seine Uhr nicht mehr erkenne. Auch sagt er, dass er verschweigen müsse, wo seine Probleme und seine Unzufriedenheit herrühre, man nehme ihm seine Arbeit weg. Seiner Partnerin sei dies alles zuviel gewesen. Es folgen dann rasche Themenwechsel zum Fahrrad, Wandern und zu anderem. Er kann den Ort und personelle Daten richtig benennen. Weiterhin klagt er über leichte Einschlafstörungen und Husten sowie über dumpfen Kopfschmerz.

Vorbekannte internistische Erkrankungen:

- arterielle Hypertonie (I10)
- koronare Herzerkrankung (I25.11)
- obstruktive Lungenerkrankung (J44.9)
- Schrittmacher-Implanation.

Aufnahmebefunde

Psychopathologischer Befund: wach, kontaktbereit, wegen Hypakusis vermindert kontaktfähig; zu Ort, Person und Situation ausreichend orientiert, zur Zeit nicht ausreichend orientiert. Mnestik: Defizite im Langzeitgedächtnis und Kurzzeitgedächtnis. Affektiv-emotional ausreichend moduliert. Stimmung leicht bedrückt. Psychomotorik ruhig. Mimik und Gestik natürlich differenziert. Antrieb regelrecht. Formales Denken: normales Tempo, etwas sprunghaft, jedoch weitgehend geordnet. Inhaltlich berichtet Herr S. mit geringer affektiver Beteiligung vom Weggang der Lebenspartnerin. In der Aufnahmesituation kein Anhalt für produktiv-psychotisches Erleben. Lebensüberdrussgedanken werden negiert. Starke Schmerzen ebenso wie Nikotin werden verneint. Gelegentlicher Alkoholkonsum wird eingeräumt. Fremdanamnestisch: Laut Angehörigen in den letzten Tagen vermehrt verbal und tätlich aggressiv bei Personenverkennung.

Mini Mental Status Test (MMST; Folstein et al., 1975): 19 Punkte (Defizite im Bereich zeitlicher Orientierung und Erinnerungsfähigkeit sowie Nachzeichnen).

Neurologischer Befund: kein Meningismus; Pupillen mittelweit, rund, isikor, mit prompter Reaktion auf Licht und Konvergenz; Bulbusmotilität o. B.; Herztöne rein, rhythmisch, Frequenz 64/min; hyposonorer Klopfschall und Vesikuläratmen über allen Lungenfeldern; Bauchdecke weich, kein Druckschmerz oder Resistenzen; Leber nicht tastbar; peripherer Pulsstatus unauffällig.

Laborbefunde: pathologisch: Thrombozyten 134000. Chlorid 110 mol/l, ansonsten Normalwerte einschließlich Blutzucker, Blutfette und B-Vitamine.

Lumbalpunktion: Zellzahl 0; Gesamtprotein leicht erhöht 461 mg/l. Es liegt eine Blut-Liquor-Schrankenfunktionsstörung ohne intrathekale Synthese von Immunglobulinen vor.

Infektionsserologie: Lues, Borrelien negativ.

CCT: Kein Nachweis eines frischen Infarktareals. Darstellung kleinerer lakunärer älterer Infarkte bds. subkortikal insulär. Flächige Hypodensitäten bds. paraventrikulär frontal und occipital, wobei die links-frontale Region deutlich ausgeprägt ist im Rahmen chronischer Durchblutungsstörungen. Diese setzen sich über das Centrum semiovale nach kranial bis subkortikal bds. fort. Kortikale Hirnatrophie mit deutlicher Erweiterung des Interhemisphärenspalts frontal und hochparietal sowie erweiterten kortikalen Sulci im Bereich der Konvexität, wobei auch hier bds. die Parietalregion betont ist. Mäßige, linksbetonte subkortikale Hirnatrophie. Diskrete Kleinhirnatrophie im Oberwurmbereich.

EEG: Bei leichter Störung der Allgemeinfunktion findet sich ein Herd rechts temporal bis basal, Maximum mehr hinten.

EKG: AP/VP-Modus eines 2-Kammer-Schrittmachers, Frequenz um 70/min; regelrechte Reizbeantwortung (atrial und ventrikulär).

Stationärer Verlauf

Zu Beginn des stationären Aufenthaltes wurde Herr S. unter der Verdachtsdiagnose einer Demenz mit einem Cholinesterasehemmer behandelt. Darunter kam es zu einer leichten Stabilisierung des psychischen Zustandes. Im weiteren Verlauf entwickelte Herr S. ein schweres depressives Syndrom mit substuporösen Zuständen und Äußerungen von unkorrigierbaren nihilistischen Gedanken mit begleitenden schweren verzweifelten Affekten mit psychomotorischen Erregungszuständen und zeitweiliger Suizidalität. Daraufhin wurde ihm ein Antidepressivum verabreicht, worunter es zunächst zu einer kurzzeitigen partiellen Remission der depressiven Symptomatik kam. Der Verlauf war jedoch weiter fluktuierend, so dass zusätzlich zeitweilig Benzodiazepine verordnet wurden.

Unter der so eingeleiteten komplexen Medikation kam es dann im Verlauf zu einer weitgehenden kognitiven und affektiven Stabilisierung des Patienten, so dass er sich dann zunehmend auch mit dem möglichen Umzug aus seinem Einfamilienhaus in ein Seniorenheim auseinandersetzen konnte. Im weiteren Verlauf kam es zum Abklingen der depressiven Symptomatik, so dass Herr S. in ausgeglichener Stimmungslage in ein Seniorenheim entlassen werden konnte.

Diagnostische Einschätzung

Schon von der Hausärztin wurde bei Herrn S. der Verdacht auf eine Demenz geäußert. Auch der klinische Befund sowie der Wert von 19 im Mini Mental Status Test (Folstein et al., 1975) wies auf eine kognitive Störung hin. Daher wurde überprüft, ob und inwieweit die ICD-10-Kriterien für eine Demenz erfüllt waren (s. **Tab. 68**).

Tabelle 68: Überprüfung der diagnostischen ICD-10-Leitlinien für eine Demenz

Kriterien	Symptome des Patienten
Abnahme des Gedächtnisses und des Denkvermögens mit beträchtlicher Beeinträchtigung der Aktivitäten des täglichen Lebens	Defizite in allen Gedächtnisbereichen (Kurz- und Langzeitgedächtnis) sowie Gedankeninhalten Personenverkennung (Fremdanamnese)
Fehlen der Bewusstseinstrübung	keine Bewusstseinstrübung
Verminderung der Affektkontrolle und des Antriebs oder eine Veränderung des Sozialverhaltens manifestiert sich in mindestens einem der folgenden Merkmale: emotionale Instabilität, Reizbarkeit, Apathie, Vergröberung des Sozialverhaltens	deutliche Affektlabilität, depressiv, Vergröberung des Sozialverhaltens (Aggressivität, Erregungszustände)
Symptome sollen mindestens 6 Monate vorhanden sein.	nicht gesichert, aufgrund der Hausärztin aber wahrscheinlich

Da im cCT kleinere lakunäre ältere Infarkte bds. sowie flächige Hypodensitäten bds. paraventrikulär nachgewiesen wurden, die auf chronische Durchblutungsstörungen wie bei einer vaskulären Demenz hinweisen, ist trotz des Fehlens einer entsprechenden Vorgeschichte mit transitorisch-ischämischen Attacken oder flüchtigen Paresen oder Herdzeichen bei der neurologischen Untersuchung die Diagnose einer vaskulären Demenz i. S. einer subkortikalen vaskulären Demenz (häufig auch als Binswanger-Enzephalopathie bezeichnet) zu stellen (s. **Tab. 69**).

Weiterer Verlauf

Im weiteren Verlauf wurde Herr S. noch zweimal stationär aufgenommen. Die Diagnose einer Demenz konnte im Verlauf u. a. durch die Testung mit dem MMSE bestätigt werden.

Zweite Aufnahme etwa neun Monate nach Erstaufnahme: 15 Punkte bei Entlassung. Zwei Monate später nach komplikationsreichem Verlauf mit Delir: 11 Punkte, bei der dritten Aufnahme etwa 15 Monate nach Erstaufnahme nur noch 4 Punkte.

Tabelle 69: Überprüfung der ICD-10-Leitlinien für eine vaskuläre Demenz

ICD-10-Kriterien für vaskuläre Demenz	Symptome des Patienten
Demenz wie oben beschrieben	vorhanden, allerdings Zeitkriterium 6 Monate durch fremdanamnestische Angaben der Hausärztin wahrscheinlich erfüllt
ungleichmäßige kognitive Beeinträchtigung	vorhanden im MMSE: Defizite im Bereich zeitlicher Orientierung und Erinnerungsfähigkeit sowie Nachzeichnen, andere Qualitäten nicht beeinträchtigt
neurologische Herdzeichen	nicht vorhanden, aber EEG-Herdbefund
Computertomographie: Nachweis vaskulärer Läsionen	vorhanden
vaskuläre Erkrankungen, z. B. Hypertonie, Herzerkrankungen bekannt	vorhanden: Hypertonie sowie koronare Herzerkrankung

Diskussion der Falldarstellung

Zur Diagnose einer Demenz sollen standardisierte diagnostische Leitlinien herangezogen werden (s. S3 Leitlinie Demenz, DGPPN/DGN, 2010). Eine Demenz ist ein durch das gleichzeitige Vorhandensein mehrerer psychopathologischen Symptome und Verhaltensauffälligkeiten definiertes Syndrom (s. Tab. 68). Diese können verschiedene Ausprägungen (Schweregrad) haben.

Eine Demenz kann durch eine Vielzahl von Erkrankungen mit unterschiedlichen Verläufen verursacht werden (vgl. S3 Leitlinie Demenz, DGPPN/DGN, 2010; Wetterling, 2002). Neuroradiologische Untersuchungen und Laborparameter können, wie in diesem Fall die cCT, zur Differenzierung der möglichen Ursache der Demenz beitragen.

Das Konzept der vaskulären Demenz ist Gegenstand vieler wissenschaftlicher Untersuchungen gewesen (s. Übersicht bei Gorelick et al., 2011). Diese haben gezeigt, dass unterschiedliche vaskuläre Erkrankungen zu einer Demenz führen können, so dass eine weitere Differenzierung, die über die in der ICD-10 genannten Subtypen hinausgeht, zumindest für Forschungszwecke sinnvoll erscheint.

Wahrscheinlich wird die ICD-11 eine weitere Differenzierung vorsehen. Die verschiedenen Formen unterscheiden sich vor allem hinsichtlich des klinischen Verlaufs und der neurologischen und neuroradiologischen Befunde (s. Gorelick et al., 2011). Die weitaus häufigste Form einer vaskulären Demenz ist die subkortikale vaskuläre Demenz, die in der Fallbeschreibung dargestellt wurde.

Neben der Demenz stand zeitweilig klinisch eine ausgeprägte depressive Symptomatik im Vordergrund, die psychotische Züge (unkorrigierbare nihilistische Gedanken) zeigte, so dass auch eine affektive Störung zu verschlüsseln ist. Da zerebrovaskuläre Erkrankungen, insbesondere mit subkortikalen Schädigungen einhergehende, häufig zu depressiven Störungen führen (s. Wetterling, 2002), ist sie als organisch bedingt anzusehen.

ICD-10-Diagnosen

F01.2 subkortikale vaskuläre Demenz

F06.32 organische depressive Störung

53. Dann kippte ich aus den Latschen

Philipp Kuwert und Harald Freyberger

Falldarstellung

Eine sehr gepflegte, dezent nach Kölnisch Wasser duftende 64-jährige Dame betritt an einem nasskalten Wintertag den Untersuchungsraum des psychiatrischen Konsiliardienstes. Kritisch mustert sie den Untersucher und kommentiert diesen Moment der Begegnung mit den Worten: «Ich weiß nicht, was ich hier soll – aber warm haben Sie es ja immerhin ...» Aus der mitgebrachten Krankenakte der neurologischen Klinik geht hervor, dass Frau K. dort seit 13 Tagen stationär wegen diagnostisch unklarer Synkopen unter dem Verdacht eines Anfallsleidens behandelt wird. Die kryptische Fragestellung an den psychiatrischen Konsiliarius lautet: «Psychogene Anfälle? – wiederholte Synkopen OHNE Nachweis einer organischen Ursache, Ereignisse seit zwei Jahren! Diagnostik und Therapievorschlag erbeten.»

Zu ihrer Problematik befragt, führt Frau K (mittlerweile «aufgetaut») aus: Seit zwei Jahren treten diese Zustände auf. Seitdem habe sie ein Gefühl «wie Watte im Kopf». Manchmal werde ihr «schwindelig und schwummrig» und dann «kippe sie plötzlich aus den Latschen!» Sie habe keine Erklärung für diese «Anfälle». Durch die Mitteilung der neurologischen Oberärztin, dass sie «Nichts» habe, sei sie einerseits erleichtert, andererseits ratlos und auch etwas ärgerlich. Sie verstehe sich selbst nicht mehr. Auf die Frage nach belastenden Lebensereignissen vor dem Symptombeginn schweigt Frau K. und fängt leise an zu weinen. Vor zwei Jahren sei ihr Mann, mit dem sie eine ausgesprochen harmonische Ehe geführt habe, an einer Krebserkrankung 67-jährig verstorben. Seitdem fühle sie sich unendlich einsam und traurig, wenngleich sie die Angelegenheiten des Alltagslebens mittlerweile auch ohne ihn gut bewältigen könne. Erstaunt meint sie, bislang nicht auf die Idee gekommen zu sein, ihre Anfälle im Zusammenhang mit dem Trauerfall zu sehen. Könne das denn sein, dass ihr Abschiedsschmerz solche Anfälle auslöse? Sie sei doch nicht verrückt ...

Angaben zur Biografie

Zu ihrer Biografie befragt, berichtet sie zunächst zögerlich, dass sie in einem kleinen Fischerdorf an der pommerschen Ostseeküste geboren und aufgewachsen sei. Auf die Frage nach den Eltern schweigt Frau K. nun länger und kämpft sichtlich mit den Tränen. Mit sehr leiser Stimme fährt sie fort, dass sie an ihre Mutter keine eigene Erinnerung habe. Sie wisse aber aus Erzählungen, dass diese eine sehr liebevolle und «herzensgute» Frau gewesen sei. Erst später habe der Vater berichtet, was 1945 passiert sei. Die Front sei näher gerückt und in der Umgebung habe eine furchtbare Angst vor Übergriffen der russischen Armee gegenüber der Zivilbevölkerung geherrscht. Ihre Mutter müsse völlig verzweifelt und hoffnungslos gewesen sein. Aus Angst vor einer Vergewaltigung habe sie sich mit Gift das Leben genommen und ihre Kinder in den Tod mitnehmen wollen. Lediglich Frau K., damals knapp zwei Jahre alt, habe überlebt, da sie das Gift ausgebrochen habe. Durch diesen erweiterten Suizid habe sie die Mutter und ihre drei Geschwister 1945 verloren. Sie sei dann nach dem Krieg bei ihrem Vater und einer Stiefmutter aufgewachsen. Letztere sei eine verhärmte und streitsüchtige Frau gewesen, von der sie häufig beschimpft, seltener auch geschlagen worden sei. Liebe habe sie von ihr keine erfahren. Der Vater, selbst Soldat im Zweiten Weltkrieg, sei nach dem Kriegsende ein schwacher, gebrochener Mann gewesen und habe sie nicht schützen können. Später sei er an einer Krebserkrankung verstorben. In den häufigen Phasen großer Einsamkeit habe ihr der Gedanke an die liebevolle Mutter geholfen, da sei so ein Sehnsuchtsgefühl in ihr aufgestiegen. Später habe sie nach dem Abitur zu «DDR-Zeiten» auf der erweiterten Oberschule ein Lehramtsstudium absolviert. Der Beruf als Lehrerin habe ihr in den folgenden Jahren viel Freude bereitet. Nach Berufsbeginn habe sie ihren späteren Mann kennengelernt, bald geheiratet und vier Kinder bekommen, die sich alle gut entwickelt hätten. Bis zu dem Tod ihres Ehemannes sei es ihr gut gegangen, sie habe aufgrund der vielen Arbeit und der lebendigen Familie auch keine Zeit gefunden, an das Vergangene zu denken.

Psychischer Befund

Im psychischen Befund kommt szenisch der Dialog mit einer Patientin zur Darstellung, die von sich selbst einerseits das Bild einer Frau vermittelt, die sich pragmatisch und mit viel Energie «durch das Leben schlägt». Andererseits wird eine zerbrechliche Abwehr mit mühsam beherrschten Affekten von tiefer Sehnsucht und Trauer deutlich. Im Interviewer entsteht die Gegenübertragungsphantasie, Frau K. wie «ein rohes Ei» behandeln und wie ein «kleines Kind» beschützen zu müssen. Frau K. ist traurig, jedoch nicht deprimiert. Bei durchaus guter Modulationsfähigkeit für positive, negative und komplexe Affekte wie Schuld und Scham fehlt im bewussten Erleben das aggressive Spektrum. Strukturell bestehen keine höhergradigen Defizite im Sinne einer persönlichkeitsstrukturellen Störung. Szenisch wird deutlich, wie schwierig

Trennungen für Frau K. sind: Mehrfach möchte der Referent das Gespräch beenden, immer wieder «übersieht» die Patientin entsprechende Signale und erzählt ein weiteres Erlebnis aus ihrer Familie. Unbewusst scheint sie die mit der Trennung verbundenen aggressiven Affekte an ihren Gesprächspartner zu delegieren. Zum Ende des Interviews wird die zunehmende Ungeduld durch das Gefühl neutralisiert, dass Frau K. ein schlimmes Schicksal hinter sich hat, das sie hier erstmalig in ihrem Leben kohärent erzählen kann. Diese Gegenübertragungsreflexion hilft dem Untersucher, sich der Patientin bis zum Schluss des Gesprächs voll zuzuwenden. Frau K. verlässt nach dem Gespräch erleichtert das Untersuchungszimmer.

Diagnostische Implikationen

Kriegsereignisse können in diesem Kontext zu komplexen Traumatisierungen führen, die körperliche Verletzungen, Todesängste, Heimatverlust, gewaltsamen Tod von Bezugspersonen, emotionale Vernachlässigung und Mangelerleben (Hunger, Armut) einschließen (Berman, 2001). Kinder stellen eine sehr verletzliche Untergruppe dar, deren Nöte im Kriegsgeschehen in der Regel wenig Beachtung und Schutz finden (Barenbaum et al., 2004). Frau K. erlitt als zweijähriges Kind (also in einer entwicklungspsychologisch bedeutsamen Phase, in der es typischerweise um die zunehmende Autonomieentwicklung bei Persistenz der Bindung an das zentralen Bindungspersonen geht) den traumatischen Verlust von Mutter und Geschwistern vor dem Hintergrund der Kriegswirren gegen Ende des Zweiten Weltkrieges. Kennzeichnend für die damit verbundenen psychischen Verarbeitungsmechanismen im Sinne der posttraumatischen Abwehr sind häufig Verleugnung und Dissoziation unerträglicher Erlebnisfragmente, so dass den Betroffenen ein Zusammenhang zwischen der psychischen Symptomatik mit der eigenen Kriegskindheit häufig nicht bewusst ist. Frau K. war über den Großteil ihrer bisherigen Lebensspanne im Wesentlichen symptomfrei, bis es über den Tod ihres Ehemannes zu einer Reaktualisierung des frühen Verlusterlebnisses kam. Wahrscheinlich triggerte der aktuelle Todesfall kindliche Gefühle von Einsamkeit und traumatischer Überwältigung, mit dem die bislang ausreichende Abwehr als «unbewusstes Filtersystem» überfordert war. Mittels dissoziativer Symptombildung (Diagnose: dissoziatives Anfallsleiden, ICD-10: F44.5) konnte Frau K. sich und ihrer Umwelt deutlich ihre Überforderung signalisieren («... aus den Latschen kippen ...»), ohne sich den kindlichen und späteren Affekten in voller Intensität aussetzen zu müssen. Interessanterweise bestand bei Frau K. außer der oben genannten Symptomatik ein unauffälliger psychischer Befund, auch ihre Biografie war nicht durch nen-

nenswerte Einschränkungen gekennzeichnet. Es bestand eine von Frau K. zu Recht als gelungen bezeichnete familiäre und berufliche Entwicklung. Dementsprechend war der testdiagnostische Befund komplett unauffällig. Eingesetzt wurde hier als Screeninginstrument die Symptom-Check-Liste 90 (SCL-90-R; Derogatis et al., 1973; Franke, 2002), ein Selbstbeurteilungsfragebogen zur Abbildung unterschiedlicher psychischer Syndrome sowie zur Erfassung der Traumasymptomatik die Posttraumatic Diagnostic Scale PDS (Foa et al., 1996; Ehlers et al., 1997), ein Selbstbeurteilungsfragebogen zur Erhebung der DSM-IV-Symptome der posttraumatischen Belastungsstörung.

Aus salutogenetischer Sicht spricht einiges dafür, dass sich Frau K. trotz kindlicher Traumatisierung ein hohes Kohärenzgefühl über die Lebensspanne hinweg erhalten konnte. Die ihr aufgrund der frühkindlichen Amnesie nicht bewusst erinnerliche – gleichwohl als liebevoll eingeschätzte – Mutterbeziehung der ersten zwei Lebensjahre mag hier einen bedeutenden protektiven Effekt für die weitere Entwicklung gehabt haben. An Kindern, die in aktuellen Kriegszonen (über-)leben, konnte nachgewiesen werden, dass ein sicherer Bindungsstil vor der Entwicklung posttraumatischer Symptome schützen kann (Finzi-Dottan et al., 2006). Eine gute frühkindliche Mutterbeziehung mag Frau K. vor gravierenderen psychischen Störungen bewahrt haben. Gleichwohl bleibt eine Narbe, die bei erneuten Belastungen wieder aufreißen kann. Dass es sich dabei durchaus auch um eine biologische Vulnerabilität handelt, konnte bereits gezeigt werden: Menschen, die ein Elternteil in der Kindheit verloren haben, zeigen Auffälligkeiten in der Stresshormonausschüttung – auch, wenn sie psychopathologisch unauffällig sind (Nickelson, 2004). Im Sinne eines szenischen Handlungsdialoges («Enactment»; Klüwer, 2001) aktualisierte die Patientin das kaum verbalisierbare Lebensthema in der Untersuchungssituation, «sie wollte sich nicht trennen!» Die Reflexion der «Szene» als Übertragungs-Gegenübertragungs-Inszenierung bewahrte den Psychiater vor dem Impuls des «Loswerden-Wollens», der dem Schicksal der Patientin nicht gerecht werdend, zu erneuter (Mikro-)Retraumatisierung hätte führen können.

ICD-10-Diagnose

F44.5 dissoziative Krampfanfälle

54. Eine Fremde im Leben

Harald J. Freyberger und Philipp Kuwert

Die erste Begegnung

Auf der geschlossenen Aufnahmestation der Klinik traf der zuständige Oberarzt die 32-jährige verwitwete, seit langem arbeitslose Köchin zur Zweitsicht im Bad an. Sie war am Tag zuvor in schwer alkoholisiertem Zustand mit 3,5 Promille als «hilflose Person» auf der Straße aufgefunden und in die Klinik eingeliefert worden. Frau B. war gerade mit dem Versuch beschäftigt, sich mit einem Bademantelgürtel zu erdrosseln und befand sich in einem tranceartigen Zustand, der zunächst kein Gespräch erlaubte.

Zur **Vorgeschichte** hatte die behandelnde Assistenzärztin bereits berichtet, dass die in einer ostdeutschen Kleinstadt geborene Patientin bereits zum 14. Mal in unserer Klinik in Behandlung war und bei einem langjährig vorbestehenden Alkoholismus und einer instabilen «schizoaffektiven Psychose» vor kurzem eine mehrmonatige Entwöhnungsbehandlung absolviert habe, die aber nur in eine sechswöchige Abstinenz mündete. Sie habe einen zehnjährigen Sohn, lebe mit ihm in einer Sozialwohnung und halte sich in einem «trinkenden Milieu» auf. Kommentierende Stimmen würden ihr immer wieder den Auftrag geben, sich selbst zu töten, zu trinken oder sich auf andere Weise zu schädigen oder zu zerstören. Die Patientin habe kaum Affekte gezeigt, wirke emotional starr und leer, gebe wenig Auskunft über ihre Lebenssituation und ihre Biografie und sei im interpersonellen Kontakt oft brüsk, abweisend und sehr wechselhaft. Sie sei im Heim aufgewachsen und der Ehemann und Vater des Sohnes sei an den Folgen einer Krebserkrankung auf tragische Weise verstorben. Die breit und mit mehreren Substanzen erfolgende neuroleptische und antidepressive Behandlung habe sich bisher als weitgehend erfolglos erwiesen und die Patientin habe zumeist die bisher erfolgten stationäre Therapieversuche nach relativ kurzer Zeit abgebrochen. Die zusätzlich aus der schriftlich vorliegenden Krankengeschichte ersichtlichen Daten erschienen bruchstückhaft.

Nachdem wir die Patientin aus dem Bad mit in das Behandlungszimmer genommen hatten und sich der tranceartige Zustand zunehmend auflöste, kam ein durchaus differenziertes Gespräch zu Stande. Frau B. berichtete, seit dem Tod des Mannes vor sechs Jahren den Boden unter den Füßen verloren zu haben. Sie sei, wie bereits einige Male während ihrer Jugendzeit und Adoleszenz, in einen ausgeprägt depressiven und zeitweise völlig erstarrten Zustand hineingeraten, den sie nur durch einen exzessiven Alkoholkonsum habe ertragen können. Das Einzige, was ihr Leben aufrechterhalte, sei der zehnjährige Sohn, der die Realschule in Stralsund besuche und der wegen eines Aufmerksamkeits-Defizit-Hyperaktivitätssyndroms auf Anregung unserer Klinik in ambulanter kinder- und jugendpsychiatrischer Behandlung sei. Der Zustand, in dem wir sie im Bad angetroffen hätten, sei ihr selbst nicht erklärlich, sie sei dann nicht mehr sie selbst. Sie kenne derartige «Ausnahmezustände», die episodenhaft mehrmals im Jahr auftreten würden, seit ihrer Kindheit. In solchen Zuständen werde sie von einer ausgeprägten inneren Spannung beherrscht, sie spüre ihren Körper nicht mehr und die Umgebung erscheine ihr fremd oder eigenartig verändert. Sie neigen dann zu Selbstverletzungen und der Drang, sich das Leben zu nehmen, sei dabei sehr stark. Oft höre sie dann Kommentare oder Befehle von Erziehern, Pflegeeltern oder anderen zentralen Personen ihrer Lebensgeschichte, und manchmal sehe sie dann auch Bilder von früher, die ihr große Angst einjagen würden. Es sei so, dass sie viele Erinnerungen einfach nicht abschütteln könne.

Die Intervallbehandlung und die biografische Rekonstruktion

Nach einer siebentägigen Krisenintervention, die ein leicht ausgeprägtes vegetatives Alkoholentzugssyndrom einschloss, wurde Frau B. auf die Psychotherapiestation der Klinik verlegt. Hier wurde vor dem Hintergrund der komplexen Störung die Indikation für eine stationäre Intervallbehandlung mit drei Behandlungsphasen von jeweils sechswöchiger Dauer mit einem dazwischen geschalteten gruppenpsychotherapeutischen Ansatz gestellt und in den folgenden 1,5 Jahren durchgeführt. Am Ende dieses Behandlungsansatzes stellte sich die mühsam und nur schrittweise rekonstruierbare **Biografie und Entwicklungsgeschichte** der Patientin wie folgt dar:

Zum Zeitpunkt ihrer Geburt war die ungelernte, alkoholkranke und promisk lebende Mutter der Patientin 18 Jahre alt und lebte mit dem gleichaltrigen Vater, einem gelernten Maurer in sozial verwahrlosten Verhältnissen. Die Schwangerschaft war durch gewalttätige Übergriffe des Vaters auf die Mutter gekennzeichnet und ihre Geburt sei bei geringem Gewicht und Köpergröße schwierig gewesen. Sie sei ein unruhiges Kind gewesen, habe sich in der Schule nicht konzentrieren können und beim Schreiben oft Buchstaben vertauscht. Mit zwei Jahren sei sie von Polizei und Jugendamt gemeinsam mit ihrem um zwei Jahre älteren Bruder aus der Familie herausgenommen worden und in ein

Heim gekommen. Dort habe sie zwei Jahre gelebt, dann seien ihr Bruder und sie in unterschiedliche Pflegefamilien gekommen. An die erste Pflegefamilie habe sie keine Erinnerungen mehr, man habe sie nach 2,5 Jahren in das Heim zurückgegeben. Auch die Erinnerungen an die sich anschließende Heimzeit sind zunächst fragmentiert («... jeder kämpfte wohl um sein Überleben ...») und die Erzieher werden als streng, kalt und emotional distanziert geschildert. In der 4. Klasse sei sie dann in ein Heim für schwer erziehbare Mädchen gekommen und von der 5. bis 8. Klasse in ein «normales Heim». Dann sei sie in die zweite Pflegefamilien gekommen, die eine kleine Landwirtschaft betrieben und sie als «billige Arbeitskraft» benutzt habe. Bis zum 18. Lebensjahr sei sie dann wieder in ein Heim für schwer erziehbare Kinder gekommen. Dort habe sie eine Lehre als Köchin absolviert und sei auch später in diesem Beruf tätig geworden. Mit 22 habe sie dann den späteren gleichaltrigen Ehemann kennengelernt, der auch ein Heimkind gewesen sei und der ihr das Trinken beigebracht habe. Er sei der erste Mann in ihrem Leben gewesen und sie sei sofort mit ihrem Sohn schwanger geworden. Ein Jahr später habe man geheiratet und die Ehe sei «eigentlich ganz gut» verlaufen, bis der Mann plötzlich und unvorhersehbar an den Folgen eines Speiseröhrenkarzinoms verstorben sei. Nach dessen Tod habe sich eine sechsmonatige schwere depressive Phase bei ihr angeschlossen, in der sie kaum Antrieb und Energie gehabt habe und sich nur sehr begrenzt habe überhaupt um ihren Alltag kümmern können. Der Stiefbruder des Ehemannes habe sie zu dieser Zeit öfter besucht und sie habe sich nicht dagegen wehren können, mit ihm zu schlafen. Dafür habe er sie bezahlt. Als sie wieder klarer im Kopf geworden sei, habe sie ihn hinausgeworfen. Er habe sich aber gerächt und sie in der Herkunftsfamilie des Mannes schlecht gemacht, so dass diese weitgehend den Kontakt zu ihr und ihrem Sohn abgebrochen habe.

Behandlungsverlauf

Der Behandlungsverlauf mit der Patientin gestaltete sich schwierig: Immer wieder kam es bei Thematisierung besonders schmerzlicher und angstbesetzter Aspekte der Lebensgeschichte zu suizidalen Phasen und Alkoholkonsumepisoden, die jedoch in ihrer Dauer und Heftigkeit zunehmend abnahmen, so dass die Intervallbehandlung abgeschlossen und in eine ambulante Gruppenpsychotherapie überführt werden konnte, in der die Patientin noch vier Jahre verblieb. Aus den berichteten inneren Spannungszuständen von Frau B. wurden zunehmend von ihr beschreibbare, stark angstbesetzte innere Bilder und Szenen (Intrusionen), die sie in eine Rangreihe nach subjektiver Bedeutsamkeit in ihrer familiären Erlebniswelt bringen konnte:

1. Als Strafe von den zweiten Pflegeeltern entweder über Nacht in den dunklen Keller oder bei Gewittern auf dem Dachboden ohne Bettzeug, Essen oder Trinken eingesperrt zu werden («Seitdem habe ich diese Angst, gegen die ich manchmal überhaupt nichts tun kann und die mich beherrscht.»).
2. Von der zweiten Pflegemutter plötzlich und unvorhergesehen geschlagen zu werden, wenn der Pflegevater nicht da war und Verleugnung dieser Vorfälle durch die Pflegemutter, wenn sie versucht habe, das mit dem Pflegevater zu thematisieren («Er hat immer ihr geglaubt und mich im Stich gelassen.»).
3. In der Schule wegen eines Aufmerksamkeits-Defizit-Hyperaktivitätssyndroms und einer Lese-Rechtsschreibschwäche bestraft zu werden, «obwohl ich es nicht besser konnte».
4. Vergewaltigung durch den Bruder des verstorbenen Mannes und Bezahlung hierfür.

Als die vier subjektiv bedeutsamsten Traumata in der Heimwelt beschrieb sie:

1. Ab dem sechsten Lebensjahr regelmäßiges Eingesperrtwerden in eine «Gefängniszelle» über 48 Stunden ohne Essen und Trinken als individuelle oder kollektive Strafe, wahllos, ohne erkennbare innere Logik («Die wollten uns zerstören.»).
2. Massive körperliche Misshandlung durch andere Heimkinder («Die Erzieher standen manchmal lachend daneben ... Ich habe aber auch ordentlich zugeschlagen.»).
3. Verhöhnung durch Erzieher («Aus dir wird sowieso nichts.») verbunden mit plötzlichen Gewaltübergriffen oder sexuellen Grenzüberschreitungen während der Adoleszenz («Aus dir machen wir eine sozialistische Persönlichkeit.»).
4. Ohnmachtserfahrung («Auch wenn ich mich angestrengt habe, passierte immer dasselbe ....»).

Katamnese drei Jahre nach Abschluss der Therapie

Die Patientin berichtete beim Katamnese-Termin, allein und teilberentet gemeinsam mit zwei Hunden in einer Etagenwohnung zu leben. Sie sei tagsüber für einige Stunden als Köchin in einer psychosozialen Einrichtung tätig. Ihr Sohn sei wie sie Koch geworden und lebe inzwischen in einer norddeutschen Großstadt.

Nach 23 stationären Entgiftungs- und zwei längeren Enwöhnungsbehandlungen sei sie seit fünf Jahren abstinent. Ihre Geschichte habe sie zuletzt noch über ihre Jugendamtsakte recherchiert und über ihren Bruder, den sie nach fast 25 Jahren wiedergetroffen habe. Er habe viele Jahre in einem Jugendwerkhof verbracht. Einige Täter (zwei Erzieher und den Stiefbruder des Ehemannes) habe sie angezeigt, ohne dass die strafrechtlichen Verfahren zu einem Ergebnis geführt hätten («Aber die wissen jetzt endlich, dass sie «Scheiße» gebaut haben ...»).

Als wichtigste subjektive Wirkfaktoren in der Therapie nennt die Patientin:

1. «Egal was ich gemacht habe, Sie sind bei mir drangeblieben.»
2. «Gemeinsam in der Gruppe Probleme bewältigen» (z.B. Besuch der alten Heime).
3. «Dass ich die besondere Beziehung zu meinem Sohn behalten konnte» (Hilfestellung der Klinik durch Einleitung einer kinder- und jugendpsychiatrischen Intervention).

Diagnostische Implikationen

Die Biografie von Frau B. ist auf der Ebene der frühen und späteren Bindungen und Beziehungen durch latente und manifeste Vernachlässigungserfahrungen, Gewalt und eine Vielzahl von Kontaktabbrüchen gekennzeichnet, die sich in ihrem Leben als Erwachsene weitgehend fortsetzen und auch ihr Beziehungsverhalten gegenüber der Klinik zunächst determinieren. Die beschreibbaren Ereignisse oder Prozesse erreichen dabei einschließlich der speziellen Bedingungen der DDR-Heime ein insgesamt katastrophales Ausmaß mit einer daraus abzuleitenden Hyperarousalsymptomatik, angstassoziierten willkürlich nicht unterdrückbaren inneren Bildern («Intrusionen») und einem entsprechenden Vermeidungsverhalten, so dass die diagnostischen Kriterien für eine posttraumatischen Belastungsstörung (ICD-10: F43.1) erfüllt sind. Darüber hinaus bildet sich eine auf verschiedenen Ebenen beschreibbare dissoziative Symptomatik mit einem initialen Trancezustand, einer lange in der Behandlung evidenten dissoziativen Störung des autobiografischen Gedächtnisses im Sinne der dissoziativen Amnesie sowie insgesamt psychosennah anmutende Depersonalisations- und Derealisationserscheinungen mit Pseudohalluzinationen ab. Damit sind zusätzlich die diagnostischen Kriterien einer kombinierten dissoziativen Störung (ICD-10: F44.7 erfüllt). Eine derart vielschichtige, traumaassoziierte Symptomatik kann im Sinne einer komplexen Traumatisierungsfolgestörung verstanden werden, die einen beträchtlichen Überschneidungsbereich zum Spektrum der Borderline-Störungen aufweist (vgl. Freyberger und Kuwert, 2013). Tatsächlich finden wir bei dieser Patientin in erheblichem Umfang Hinweise für eine Störung der affektiven Regulation im Sinne einer affektiven Instabilität, ein durch Spannungen bestimmtes, ausgeprägt wechselhaftes Interaktionsverhalten, ein chronisches Gefühl der inneren Leere und verschiedene autoaggressive Symptomäquivalente mit chronischer Suizidalität und selbstverletztendem Verhalten, so dass zusammenfassend eine Borderline-Persönlichkeitsstörung zu diagnostizieren ist (ICD-10: F60.31). Schließlich liegt in der Krankheitsgeschichte ein offensichtlich schrittweise sich entwickelnder Alkoholmissbrauch vor, der über beschreibbare Kontrollverluste mit exzessivem Trinken und das beschriebene vegetative Entzugssyndrom die diagnostischen Kriterien einer Alkoholabhängigkeit (ICD-10: F10.2) erfüllt und der zeitweise für die Patientin die einzige Möglichkeit darstellt, ihre affektive Instabilität zu steuern und zu modulieren.

Interessant ist in diesem Fall auch eine Betrachtung der Strukturmerkmale des multiaxialen Systems der Operationalisierten Psychodynamischen Diagnostik (OPD; AK OPD, 2010; vgl. **Tab. 70**). Hier werden in acht Dimensionen zeitüberdauernde strukturelle Merkmale erfasst. Um Ausmaß und Qualität struktureller Störungen beschreiben zu können, wurden vier grundsätzliche Integrationsstufen der Struktur (von gut integriert bis desintegriert) definiert. Aus den Einzeleinschätzungen lässt sich ein strukturelles Profil ableiten. Wie die Beschreibungen der Patientin zeigen, erreicht sie in den krisenhaften Zuspitzungen ihrer Symptomatik, die sich durch ein psychosennahes Erleben und Verhalten auszeichnen, in allen OPD-Strukturkategorien ein desintegriertes Niveau, d. h. ihre Steuerungsfähigkeit und ihrer selbstreflexiven Funktionen

Tabelle 70: Dimensionen der Struktur in der Operationalisierten Psychodynamischen Diagnostik (AK OPD, 2010)

Beurteilen Sie die letzten zwölf Monate:
1. Kognitive Fähigkeit zur Selbstwahrnehmung
2. Kognitive Fähigkeit zur Objektwahrnehmung
3. Steuerungsfähigkeit – Selbstregulierung
4. Steuerungsfähigkeit – Regulierung des Objektbezuges
5. Emotionale Fähigkeit zur Kommunikation nach innen
6. Emotionale Fähigkeit zur Kommunikation nach außen
7. Fähigkeit zur Bindung – innere Objekte
8. Fähigkeit zur Bindung – äußere Objekte

gehen zumindest zeitweise verloren. Außerhalb dieser krisenhaften Zuspitzungen ist ihre initiale Symptomatik auch durch eine ausgeprochene Instabilität gekennzeichnet, so dass diese auf dem Niveau gering zu verankern ist.

ICD-10-Diagnosen

F43.1 posttraumatische Belastungsstörung

F44.6 dissoziative Störung, gemischt

F60.31 Borderline-Persönlichkeitsstörung

F10.2 Alkohol-Abhängigkeitssyndrom

55. Verschlungen und gebrochen

Katrin Imbierowicz und Reinhard Liedtke

Die 18-jährige Patientin nimmt Kontakt zur Ambulanz unserer Klinik wegen des Wunsches nach ambulanter Psychotherapie auf. Zum Vorgespräch erscheint eine schlanke, sehr attraktive junge Frau mit langen Haaren und einem dezenten Make-up. Sie wirkt unsicher, die Stimme ist oft leise, der Blick gesenkt, befragt zu den Essstörungssymptomen reagiert sie verschämt und eher ausweichend.

Symptomanamnese

Sie berichtet, seit dem 14. Lebensjahr an einer Essstörung zu leiden. Zu der Zeit habe sie bei einer Körpergröße von 175 cm 70 kg gewogen. Aufgrund stichelnder Bemerkungen der Mitschüler, aber auch der Eltern, habe sie in kürzester Zeit 12 kg abgenommen. Damals habe sie begonnen, ihr Gewicht durch Kalorienzählen und Vermeiden hochkalorischer Nahrungsmittel wie Nudeln, Käse, Brot, Sahnesoßen, Süßigkeiten zu kontrollieren. Nachdem sie vor 1,5 Jahren realisiert habe, dass sie mit Kalorienzählen und Diät nicht weiter abnehmen konnte, habe sie angefangen, nach den Mahlzeiten – zunächst sporadisch, dann regelmäßig – zu erbrechen.

Sie habe es genossen, durch das Erbrechen wieder größere Portionen «verbotener» Nahrungsmittel zu sich nehmen zu können, und so sei auch die aktuelle Symptomatik mit Ess-Brechanfällen entstanden. Bis zum Sommer letzten Jahres habe sie über ein Jahr lang Essanfälle und Erbrechen ganz unterdrücken können, da sie seit dieser Zeit die Anti-Baby-Pille nehme und wegen des möglichen Erbrechens des Verhütungsmittels «panische Angst» vor einer Schwangerschaft gehabt habe. Nach einem Paarkonflikt vor acht Monaten habe sie aber den inneren Druck nicht mehr ausgehalten und habe seitdem wieder vier bis sechs Ess-Brechanfälle pro Woche, vorzugsweise abends. Tagsüber esse sie überwiegend sehr kontrolliert. Maximal ein bis drei aufeinanderfolgende Tage komme sie ohne Ess-Brechanfälle aus. An den Tagen zwischen den Ess-Brechanfällen esse sie manchmal gar nichts, dann werde sie ganz zittrig und kribbelig, schließlich käme es zum Kontrollverlust, wobei sie enorme Mengen von Speisen wie Süßigkeiten und sehr Fettes bis zur «Unbeweglichkeit» in sich hineinschlinge und anschließend erbreche. Sie schlafe danach in der Regel sofort ein und dann wiederhole sich oft wieder alles von vorne. Mittlerweile sei sie bereits sieben Mal in der Schule aus Schwäche kollabiert. Das Hungern bereite ihr keinen Leidensdruck, im Gegenteil, sie sei stolz, wenn sie sich disziplinieren könne. Die Ess-Brechanfälle erlebe sie dagegen als Scheitern. Fast den ganzen Tag sei sie mit Gedanken über Essen, Figur und Gewicht beschäftigt. Es falle ihr immer schwerer, sich auf andere Dinge zu konzentrieren.

Weitere Methoden zur Gewichtsregulation wende sie zwar derzeit nicht an, vor einiger Zeit habe sie aber über einige Wochen regelmäßig Laxanzien eingenommen. An sportlichen Aktivitäten gibt sie den Reitsport an, den sie als Hobby betreibe. Sie verbringe viele Stunden in der Woche auf dem Reiterhof, weil sie dies beruhige. Dem Kalorienverbrauch würde dies nicht dienen.

Zum Zeitpunkt des Erstgesprächs wiegt die Patientin nach eigenen Angaben 60 kg, was bei der Größe von 175 cm einem BMI von 19,6 kg/m² entsprechen würde. Das bisher niedrigste Gewicht seien 55 kg gewesen, das Zielgewicht liege unter 50 kg. Ihr Gewicht schwanke innerhalb eines Jahres um 5 bis 6 kg. Ihre figürlichen Vorbilder seien bekannte Topmodells, auf jeden Fall müsse man unbedingt «die Knochen sehen können». Auf welche Weise starkes Untergewicht mit Attraktivität verknüpft sei, kann die Patientin nicht beantworten. Sie bemerkt aber dazu, dass sie es «ganz toll» fände, wenn sie mehrere Lagen dicker Klamotten übereinander anziehen könne und dabei immer noch sehr schlank aussehe. Ihr Selbstwertgefühl hänge stark von ihrem Aussehen ab. Sie könne sich nicht vorstellen, dass sich dies in ihrem Leben ändern werde.

Sozialbiografische Anamnese

Die Patientin besucht die 12. Klasse eines Mädchengymnasiums im Umkreis von Köln. Ihre bisherigen Schulleistungen seien sehr gut gewesen, jetzt sei sie infolge von Konzentrationsschwierigkeiten auf einen Notenschnitt von 2,4 abgefallen, weshalb sie die 12. Klasse wiederholen möchte, um den Numerus clausus für das Fach Psychologie zu erzielen.

Sie habe einen kleinen Freundeskreis, ihre beste Freundin sei ihre 18 Jahre ältere Reitlehrerin, die zugleich ihr Vorbild sei. Die Menarche erfolgte mit 14 Jahren. Mit 16 Jahren habe sie ihren ersten Freund gehabt, der aktuelle Freund sei der erste, mit dem sie Intimkontakte habe. Die Beziehung sei ihre bisher zweite und bestehe seit 1,5 Jahren. Körperliche Nähe könne sie in der Beziehung nur sehr schwer zulassen. Ihr Freund dürfe manche Körperregionen, z. B. ihren Bauch, nicht berühren, weil sie so unzufrieden mit ihrem Aussehen sei. Sexualität gebe es trotzdem, diese sei aber mit viel Anspannung und

Unsicherheit verbunden. Vor zwei Wochen habe ihr Freund gestanden, fremdgegangen zu sein. Sie wolle weiter zu dieser Beziehung stehen, spüre aber, dass sie ein Misstrauen ihm gegenüber nicht abschütteln könne.

Die Beziehung zu den Eltern (Vater 42 Jahre, Ingenieur, Mutter 41 Jahre, Einzelhandelskauffrau) sei sehr problematisch. Ihr Vater habe wenig Bedeutung in ihrem Leben, da er alles die Mutter habe entscheiden lassen. Die Einstellung zu ihm sei daher weder positiv noch negativ. Die Mutter dagegen erlebe sie als sehr ablehnend. Sie behaupte seit Jahren, sie – die Patientin – würde sie hassen. Die Patientin erinnert sich daran, dass die Mutter immer viel Wert auf Äußerlichkeiten gelegt und ihr vermittelt habe, sie sei ein «hässliches, dickes» Kind. Trotzdem habe sie sie im Grundschulalter an Kindermodeschauen teilnehmen lassen, bei denen sie – die Patientin – sich sehr unwohl gefühlt habe. Die Mutter habe einen «Diät-Tic», sie kaufe für sich nur «Light-Produkte» ein, für die Familie dagegen viele Süßigkeiten.

Sie habe noch einen 14 Jahre alten Bruder, der mit den Eltern bestens zurechtkäme und den sie früher deshalb sehr beneidet habe. Nach der Geburt des Bruders habe sie viel Zeit bei der Großmutter mütterlicherseits verbracht, da der Bruder zunächst kränklich gewesen sei und die ganze Aufmerksamkeit der Eltern gebraucht habe. Bei der Großmutter habe sie sich wohl gefühlt. Ohne Erklärung habe sie ab dem siebten Lebensjahr die Großmutter nicht mehr besuchen dürfen. Später habe sie erfahren, dass der Hintergrund ein finanzieller Streit zwischen Eltern und Großmutter gewesen sei.

Als Schulkind sei sie lebhaft und aufgeweckt gewesen, erst in der Pubertät habe sie sich mit zunehmender Unzufriedenheit über ihre körperlichen Veränderungen zurückgezogen. Sie sei früh in die Pubertät gekommen und sei deswegen von Mitschülern gehänselt worden. Auch beide Eltern hätten sich abwertend über ihr Aussehen geäußert. Auf die oben beschriebene Gewichtsabnahme mit 14 Jahren habe ihr Umfeld dagegen sehr positiv reagiert.

Psychischer Befund

Wache und bewusstseinsklare, allseits orientierte Patientin mit leichter Störung der Konzentrationsfähigkeit bei unauffälliger Auffassungs- und Aufmerksamkeitsfähigkeit. Im Kontakt zugewandt, um gute Kooperation bemüht. Die Schilderung der Essstörungssymptomatik wirkt bagatellisierend. Psychomotorisch leicht unruhig bei unauffälliger Antriebslage. Anhalte für Insuffizienzerleben, bei eingeschränkter emotionaler Schwingungsfähigkeit. Formales Denken jederzeit geordnet. Kein Anhalt für paranoides bzw. halluzinatorisches Erleben. Keine Anhalte für eigen- oder fremdgefährdendes Verhalten, die Patientin kann sich glaubhaft von akuten Suizidgedanken distanzieren und erscheint absprachefähig.

Somatische Anamnese und körperlicher Befund

Vorerkrankungen: Adenotomie und Tonsillektomie im Grundschulalter sowie Laparoskopie mit 17 Jahren zur Abklärung von starken Bauchschmerzen mit Fieber, die jedoch keinen pathologischen Befund erbrachte.

18-jährige Patientin in altersgemäßem und gutem Allgemeinzustand und schlankem Ernährungszustand.

Größe: 175 cm, Gewicht in Unterkleidung: 61,5 kg, BMI: 20,1 kg/m², Blutdruck: 100/80 mm/Hg. Bei der körperlichen Untersuchung fallen leicht geschwollene Parotiden sowie Submandibulardrüsen auf, epigastrische Pulsation, die Haut ist aufgrund regelmäßiger Solariumsbesuche deutlich gebräunt, ansonsten ist der orientierende internistische und neurologische Untersuchungsbefund unauffällig. Unter Antikonzeptivum regelmäßige Monatsblutung.

In der Laboruntersuchung fielen ein mit 63 mg/dl erniedrigter Nüchternblutzucker und eine Ketonurie auf. Die übrigen Laborbefunde lagen im Normbereich.

Das Ruhe-EKG zeigte einen Sinusrhythmus, eine Herzfrequenz von 62 Schlägen/Minute, einen Indifferenztyp sowie einen inkompletten Rechtsschenkelblock.

Psychodynamik

Die Entstehung der Essstörung weist deutliche biografische Einflüsse auf. Nach der Geburt des vier Jahre jüngeren Bruders wächst die Patientin zeitweise unter der Obhut der Großmutter auf. Obwohl sie sich bei dieser wohl fühlt, scheint sie die elterliche Fürsorge für den Bruder als Zurückweisung ihrer Person zu erleben. Sie beneidet den Bruder um seine gute Beziehung zu den Eltern. Ihre Beziehung zur Mutter ist auf Seiten beider durch ein Gefühl des Abgelehntwerdens gekennzeichnet, die Beziehung zum Vater durch Indifferenz auf ihrer Seite. Früh wird sie für ihr Aussehen und Gewicht von der figurbewussten Mutter kritisiert, die sie durch die veranlasste Teilnahme an Kindermodeschauen mit ihren Idealvorstellungen konfrontiert. Sie verinnerlicht Kritik und Ideal und reagiert mit Unzufriedenheit und Rückzug auf die körperlichen Veränderungen in der Pubertät. Abwertende Bemerkungen der Mitschüler und der Eltern über Figur und Gewicht lösen im 14. Lebensjahr die Symptomatik aus. Die Ambivalenz gegenüber der sexuellen Reifung sowie die mit 14 Jahren eintretende Menarche können als begünstigende Faktoren für die Entstehung der Essstörung gesehen werden. Durch das Erbrechen und das Hungern wird dem kindlich-schlanken Ideal entsprochen, Anerkennung gesucht und Kontrolle über regressive, vor allem orale Wünsche ausgeübt, wie sie sich im Essen und in den Essanfällen manifestieren. Zudem werden Ablehnung und Hass über die Essanfälle ausgelebt, ängstigende interpersonelle Auseinandersetzungen können auf diese Weise vermieden werden.

Diskussion der Diagnose und der Differenzialdiagnosen

Wie in dem vorliegenden Fall bereitet es bei ausgeprägter und länger bestehender Symptomatik in der Regel keine Schwierigkeiten, anhand der diagnostischen Leitlinien der ICD-10 die Diagnose einer Bulimia nervosa (F50.2) zu stellen und sie gegen die Anorexia nervosa (F50.0) abzugrenzen. Da die 175 cm große Patientin zu Behandlungsbeginn (in Unterbekleidung gewogen) 61,5 kg wog, was einem Body-Mass-Index (BMI) von 20,1 kg/m^2 entspricht (normale BMI-Spanne zwischen 18,5 und 24,9 kg/m^2), scheidet das Vorliegen einer Anorexia nervosa aus. Denn eine notwendige Voraussetzung für die Diagnosestellung einer Anorexia nervosa ist ein BMI £ 17,5 kg/m^2, was in dem dargestellten Fall der Patientin einem Gewicht von 53,5 kg oder weniger entsprechen würde. Auch in der Vorgeschichte der Essstörung wurde dieses Gewicht nicht erreicht, das bisher niedrigste Gewicht lag bei 55 kg (BMI 18,0 kg/m^2). Dies wurde ausschließlich durch Hungern erreicht, Essanfälle kamen zu diesem Zeitpunkt nicht vor, so dass vor dem aktuell vorliegenden Vollbild einer Bulimia nervosa eine atypische Anorexia nervosa (F50.1) zu diagnostizieren war. Dieser Krankheitsverlauf, d. h. der Übergang von einer Anorexia nervosa in eine Bulimia nervosa, findet sich häufig.

Der Fallgeschichte ist weiterhin zu entnehmen, dass die Patientin seit acht Monaten durchschnittlich vier bis sechs Essanfälle in der Woche hat, dabei in kürzerer Zeit große Mengen an hochkalorischen Nahrungsmitteln ohne Gefühl einer Kontrolle zu sich nimmt, bis sich ein sehr unangenehmes Völlegefühl einstellt, dem sie durch anschließendes Erbrechen entgegenzusteuern versucht. Sowohl in den Forschungskriterien der ICD-10 als auch im DSM-IV findet sich das Kriterium von mindestens zwei Essanfällen pro Woche über einen Zeitraum von mindestens drei Monaten als untere Grenze für die Diagnosenstellung einer Bulimia nervosa. Da diese untere Grenze deutlich überschritten ist, ist hier die Diagnosenstellung eindeutig. In der aktuellen Version DSM-5 ist die quantitative Grenze auf das Vorkommen von mindestens einem Essanfall pro Woche in einem Zeitraum von drei Monaten gesenkt worden.

Dies ist als Reaktion auf die bislang große Zahl als atypisch zu klassifizierender Bulimien zu sehen, die dann zu diagnostizieren sind, wenn bei ansonsten typischem klinischem Bild ein oder mehr Kennmerkmale der Bulimie nicht erfüllt sind.

Nach DSM-Kriterien finden sich hier ebenfalls regelmäßige Essanfälle (DSM-IV-TR: mindestens zwei Essanfälle pro Woche seit drei Monaten), allerdings ohne das regelmäßige Vorkommen gewichtsregulierender Maßnahmen, so dass die Betroffenen meist unter Übergewicht leiden.

Das der nahrungsbedingten Gewichtszunahme entgegensteuernde Verhalten ist bei der dargestellten Fallgeschichte in Form des Erbrechens und regelmäßiger Hungerphasen eindeutig erfüllt und erlaubt so die Abgrenzug zur Binge-Eating-Störung. Das gegenregulatorische Verhalten bei Bulimia nervosa kann vielfältig sein und sollte in der Anamnese sorgfältig und empathisch zugleich erhoben werden, da es aus einem Schamgefühl heraus von den Patienten nicht immer spontan berichtet wird. Das von der Patientin geschilderte Sportverhalten ist in diesem Fall u. E. nicht der Essstörung zuzuordnen, da es in ihrem Erleben nicht dem Kalorienabbau dient. Bei Patienten, die Sport als gegenregulatorisches Verhalten im Sinne der Bulimia nervosa einsetzen, wird der Drang zum Sport als suchtartig erlebt, der zeitliche Umfang und die Intensität wird dem körperbezogenen Leidensdruck und dem Vorkommen der Essanfälle angepasst und kann mehrere Stunden am Tag einnehmen. Die Einnahme von Laxanzien, Appetitzüglern oder anderen Substanzen zur Gewichtsregulation ist ebenfalls häufig. Die Zugangswege sind durch Online-Verkaufsangebote, bei denen Substanzen, deren pharmakologische Wirkstoffe z. T. nicht zugelassen sind und als «Nahrungsmittelergänzungen» vertrieben werden, unübersichtlicher geworden.

Patienten mit Bulimie erleben sich auch als schlanke Menschen als zu dick und leben in ständiger Furcht vor Gewichtszunahmen. Auch dieses Kriterium ist bei der beschriebenen Patientin erfüllt. Das Gefühl zu dick zu sein, lässt sich bei ihr bis in die Kindheit zurückverfolgen. Ihr Wunschgewicht von 50 kg, das sie nie erreicht hatte, liegt sogar im anorektischen Bereich. Körperbezogene Vorbilder sind extrem schlank, das Körper-Ideal ist fettarm und «knochig». Eine kritische Distanzierung oder ein Perspektivenwechsel in Bezug auf dieses Ideal erscheint nicht möglich. Das Körperbild bulimischer Patienten ist zumeist negativ, oft fokussiert sich die Unzufriedenheit wie bei anorektischen Patienten auf bestimmte Körperregionen wie den Bauch oder die Oberschenkel.

In der somatischen Untersuchung finden sich die geschwollenen Gesichtsspeicheldrüsen als Reaktion auf das regelmäßige Erbrechen. Der übrige körperliche Befund ist vergleichweise unauffällig trotz der – vermutlich kreislauf-

oder unterzuckerungsbedingten – Kollapsneigung der Patientin in der Vorgeschichte. Eine somatische, z. B. zu Erbrechen führende Erkrankung des Gastrointestinaltraktes (bei Z. n. Laparoskopie wegen unklarer Bauchschmerzen im 17. Lebensjahr), aber auch eine endokrine Störung und eine Störung des Wasserhaushaltes wurden in den internistischen, neurologischen und Laboruntersuchungen ausgeschlossen, waren aber aufgrund der typischen Befundkonstellation für eine Bulimie auch sehr unwahrscheinlich.

Bei der Anamnese und im Kontaktverhalten der Patientin finden sich weiterhin Hinweise auf eine ängstlich vermeidende bzw. selbstunsichere Persönlichkeitsstörung (F60.6) mit einem Gefühl von Anspannung und Besorgnis und der Überzeugung, sozial unbeholfen zu sein und deswegen abgelehnt zu werden. Das Vollbild der Persönlichkeitsstörung mit der Vermeidung sozialer Kontakte und Aktivitäten aus der Furcht vor Ablehnung war jedoch nicht erfüllt. Auch Kriterien für das Vorliegen anderer psychischer Erkrankungen waren nicht erfüllt. Bei der Bulimia nervosa ist wegen der häufigen Komorbidität besonders das Vorliegen einer depressiven Störung, aber auch anderer Störungen der Impulskontrolle einschließlich von Sucht- und Abhängigkeitserkrankungen zu überprüfen.

In der **Tabelle 71** sind abschließend die diagnostischen Leitlinien für eine Bulimia nervosa und die bei der Patientin vorliegenden Symptome dargestellt, und es ergibt sich zusammenfassend daraus, dass alle diagnostischen Kriterien erfüllt sind.

ICD-10-Diagnose

F50.2 Bulimia nervosa

Tabelle 71: Zusammenfassende Darstellung der diagnostischen Leitlinien der ICD-10 zur Bulimia nervosa (F50.2)

Kriterium	Symptome der Patientin
Häufige Episoden von Essattacken (in einem Zeitraum von drei Monaten mindestens zweimal pro Woche), bei denen große Mengen an Nahrung in sehr kurzer Zeit konsumiert werden.	vier bis sechs Essattacken pro Woche seit acht Monaten, unkontrollierbares Essen großer Mengen ansonsten «verbotener» Nahrungsmittel
Andauernde Beschäftigung mit dem Essen, eine unwiderstehliche Gier oder Zwang zu essen.	Fast den ganzen Tag mit Gedanken über Essen, Figur und Gewicht beschäftigt. Essanfälle werden als nicht beeinflussbar erlebt.
Die Patienten versuchen, der Gewichtszunahme durch die Nahrung mit einer oder mehreren der folgenden Verhaltensweisen entgegenzusteuern: • selbstinduziertes Erbrechen • Missbrauch von Abführmitteln • zeitweilige Hungerperioden • Gebrauch von Appetitzüglern, Schilddrüsenpräparaten oder Diuretika • Vernachlässigung der Insulinbehandlung bei Diabetikern.	regelmäßiges selbst induziertes Erbrechen sowie Hungerperioden
Selbstwahrnehmung als zu dick mit einer sich aufdrängenden Furcht, zu dick zu werden (was meist zu Untergewicht führt).	Immer zu dick gefühlt, Orientierung an einem sehr schlanken Schönheitsideal, strebt bei einer Größe von 1,75 ein Gewicht von 50 kg an.

Literatur

American Psychiatric Association (APA) (1980). Diagnostic, and Statistical Manual of Mental Disorders (3rd. rev.) DSM-III. Washington DC: APA. Deutsche Bearbeitung und Einführung von Koehler K, Saß H (1984). Beltz, Weinheim.

American Psychiatric Association (APA). (1987). Diagnostic and Statistical Manual of Mental Disorders (3rd. rev.) DSM-III-R. Washington DC: APA. Deutsche Bearbeitung und Einführung von Wittchen HU, Saß H, Zaudig M, Koehler K (1989). Beltz, Weinheim.

American Psychiatric Association (APA). (2000). Diagnostic and Statistical Manual of Mental Disorders, Fourth Edition, Text Revision (DSM-IV-TR). Washington DC: APA. Deutsche Bearbeitung Saß H, Wittchen HU, Zaudig M, Houben I (2003). Hogrefe, Göttingen.

American Psychiatric Association (APA). (2013). Diagnostic and Statistical Manual of Mental Disorders, Fifth Edition (DSM-5). Washington DC: APA. Deutsche Bearbeitung 2015, Hogrefe, Göttingen.

Angst J, Dobler-Mikola A (1986). The Zürich Study VI. A continuum from depression to anxiety disorders? Eur Arch Psychiatr Neur Sci. 205: 179–186.

Arbeitskreis OPD (2006). Operationalisierte Psychodynamische Diagnostik OPD-2. Das Manual für Diagnostik und Therapieplanung. Huber, Bern.

Arbeitskreis OPD (2014). Operationalisierte Psychodynamische Diagnostik OPD-2. Das Manual für Diagnostik und Therapieplanung. 3. Aufl., Huber, Bern.

Arentewicz G, Schmidt G (1986). Sexuell gestörte Beziehungen. Springer, Heidelberg.

Baelz E (1901). Über Emotionslähmung. Alle Z Psychiatr 58: 717–721.

Barenbaum J, Ruchkin V, Schwab-Stone M (2004). The psychosocial aspects of children exposed to war: practice and policy initiatives. J Child Psychol Psychiatry 45: 41–62.

Beck D (1977). Das Koryphäen-Killer-Syndrom. Zur Psychosomatik chronischer Schmerzzustände. Deutsche Med. Wochenschrift 9: 303.

Berman H (2001). Children and war: current understandings and future directions. Public Health Nurs 18: 243–252.

Blanck R, Blanck G (1978). Angewandte Ich-Psvchologie. Klett-Cotta, Stuttgart.

Bleuler E (1911). Dementia praecox oder die Gruppe der Schizophrenien. Ed.diskord, Tübingen 1988. Nachdr. d. Ausg.: Deuticke, Leibzig, Wien.

Bleuler M (1954). Endokrinologische Psychiatrie. Thieme, Stuttgart.

Bleuler M (1954). Endokrinologische Psychiatrie. Thieme, Stuttgart.

Bonhoeffer K (1907). Klinische Beiträge zur Lehre von den Degenerationspsychosen. Marhold, Halle.

Brandt J, Folstein SE, Folstein MF (1988). Differential cognitive impairment in Alzheimer's disease and Huntington's disease. Ann Neurol 23: 555–561.

Bräutigam W (1964). Typus, Psychodynamik und Psychotherapie herzphobischer Zustände. Z Psychosom Med 10: 276–285.

Brenman E (1990). Hysterie. Psyche 44 (12): 1063–1081 (Original: International Journal of Psychoanalysis 1985, 66: 423–432).

Bronisch T (1990). Überblick über neuere empirische Studien zur Klassifikation, Pathogenese und Therapie von Angststörungen. Fort, d. Neurol. u. Psychiatr. 58: 98–113.

Buddeberg C (1988). Sexualberatung. Enke, Stuttgart

Bumke O (1936). Lehrbuch der Geisteskrankheiten. Vierte Auflage. Verlag von JF Bergmann, München.

Chui HC, Teng EL, Henderson VW, Moy AC (1985). Clinical Subtypes of dementia of the Alzheimer type. Neurology 35: 1544–1550.

Coryell W, Endicott J, Winokur G (1992). Anxiety Syndromes as epiphenomena of primary major depression: Outcome and family psychopathology. Am J Psychiatry 149: 100–107.

Cummings JL (1985). Organic delusions. Brit J Psychiat 146, 184–197.

De Renzi N & Faglioni F(1975). Normative Data and Screening Power of a Shortend Version of the Token Test. Cortex 14: 41–49.

Degkwitz R, Helmchen H, Kokott G, Mombour W (Hrsg., 1979). Diagnosenschlüssel und Glossar psychiatrischer Krankheiten. Deutsche Ausgabe der internationalen Klassifikation der Krankheiten der WHO, 9. Revision, Kapitel V. Springer, Berlin – Heidelberg, 1980.

Derogatis LR, Lipman RS, Covi L (1973). SCL-90: an outpatient psychiatric rating scale--preliminary report. Psychopharmacol Bull 9: 13–28.

Deutsche Gesellschaft für Psychiatrie, Psychotherapie und Nervenheilkunde (DGPPN) und Deutsche Gesellschaft für Neurologie (DGN) (Hrsg.; 2010). S3 Leitlinien für Demenz. Springer, Berlin.

Dilling H (Hrsg.; 2009). Lexikon zur ICD-10-Klassifikation psychischer Störungen. 2. Auflage, Verlag Hans Huber, Bern.

Dilling H, Dittmann V, Freyberger HJ (Copy Eds., 1990). ICD-10 Field Trial in German-speaking Countries. Pharmacopsvchiatry 23: 135–216.

Dilling H, Dittmann V, Freyberger HJ (eds.; 1990). ICD-10 Field Trial in German-speaking countries. Pharmacopsychiatry 23: 135–216.

Dilling H, Freyberger HJ (Hrsg.; 2014). Taschenführer zur ICD-Klassifikation psychischer Störungen. 7. überarbeitete Auflage entsprechend ICD-10-GM. Verlag Hans Huber, Bern.

Dilling H, Freyberger, HJ, Malchow CP (1990). Design of the ICD-10 Field Trial in German-speaking Countries. Pharmacopsvchiatry 23: 142–145.

Dilling H, Mombour W & Schmidt MH (Hrsg., 1991). Internationale Klassifikation psychischer Störungen. IC.D-10 Kapitel V (F). Klinisch-diagnostische Leitlinien.

Dilling H, Mombour W, Schmidt MH (Hrsg.; 2014). ICD-10 Kapitel V (F). Klinisch diagnostische Leitlinien (9. Auflage). Huber, Bern.

Dittmann V, Dilling H, Freyberger HJ (Hrsg., 1992). Psychiatrische Diagnostik nach ICD-10. Klinische Erfahrungen bei der Anwendung. Ergebnisse der ICD-10-Merkmalslistenstudie. Verlag Hans Huber, Bern.

Drayer BP, Heyman A, Wilkenson W, Barrett L, Weinberg T (1985). Early-onset Alzheimer-disease: an analysis of CT-findings. Ann Neurol 17: 407–410.

Driessen M, Veltrup C (1992). Zur Bedeutung des Lebensalters bei Beginn des chronischen Alkoholismus. Unveröffentlichtes Manuskript, Klinik für Psychiatrie de Medizinischen Universität Lübeck.

Duffy FH, Albert MS, Mc Anulty G (1984). Brain electrical activity in patients with pre senile and senile dementia of the Alzheimer type. Ahn Neurol 16: 439–444.

Ebbinghaus R, Sack M (2013). Ehemalige Heimkinder der DDR. Was hilft bei der Bewältigung ihrer komplexen Traumatisierung? Trauma & Gewalt 7: 108–117.

Eckhardt A (1989). Das Münchhausen-Svndrom. Formen der selbstmanipulierten Krankheit. Urban & Schwarzenberg, München – Wien.

Eckhardt-Henn A, Heuft G, Hochapfel G, Hoffmann SO (2009). Neurotische Störungen und Psychosomatische Medizin. Schattauer, Stuttgart (8. Aufl.).

Eckhardt-Henn A, Hoffmann SO (2004). Dissoziative Bewusstseinsstörungen. Schattauer, Stuttgart.

Eckhardt-Henn A. (1999). Artifizielle Störungen und Münchhausen-Syndrom – gegenwärtiger Stand der Forschung. Psychotherapie, Psychosomatik, Medizinische Psychologie, 49: 75–89.

Edwards G, Gross MM (1976). Alcohol dependence: provisional description of a clinical Syndrome. British Medical Journal 1:1058–1061.

Ehlers ASR, Winter H et al. (1996). Deutschsprachige Übersetzung der Posttraumatic Scale von Foa. Unveröffentlichtes Manuskript. Department of Psychiatry, Warneford Hospital, Oxford.

Eicher W, Schmitt B, Bergner CM (1990). Transformationsoperation bei Mann-zu-Frau-Transsexuellen. Darstellung der Methode und Nachuntersuchung von 50 Operierten. Z. Sexualforsch. 4: 119–132.

Ekbom KA (1938). Der praesenile Dermatozoenwahn. Acta Psychiatr Neurol Scand 13: 227–259.

Erkinjuntti T (1987). Differential diagnosis between Alzheimer's disease and vascular dementia: evaluation of common clinical methods. Acta Neurol Scand 76: 433–442.

Ewing JA (1984). Detecting alcoholism. The CAGE questionnaire. Journal of the American Medical Association. 252. 1905–1907.

Faergeman P (1963). Psychoeenic psychoses. A description and follow-up of psychoses following psvchological stress. Butterworths, London.

Feiereis H (1989). Diagnostik und Therapie der Magersucht und Bulimie. Marseille, München.

Feiereis H (1990). Morbus Crohn. Colitis ulcerosa. In: Uexküll Th. von (Hrsg.): Psycho somatische Medizin: 4. Aufl. Urban und Schwarzenberg, München – Wien. 782–814.

Feuerlein W, Küfner H, Ringer Ch, Antons K (1979). Münchner Alkoholismustest. Manual. Beltz, Weinheim.

Fichter MM (1985). Magersucht und Bulimia. Springer, Berlin.

Filley CM, Kelly J, Heaton RK (1986). Neuropsychologic features of early- and late-onset Alzheimer's disease. Arch Neurol 43: 574–577

Finzi-Dottan R, Dekel R, Lavi T, Su'ali T (2006). Posttraumatic stress disorder reactions among children with learning disabilities exposed to terror attacks. Compr Psychiatry 47: 144–151.

Foa EB, Cashman L, Jaycox L, Perry K (1997). The validation of a self-report measure of posttraumatic stress disorder: The Posttraumatic Diagnostic Scale. Psychological Assessment 9: 445–451.

Folstein M, Folstein S, McHugh PR (1975). Mini-Mental State: A practical for grading the cognitive state of patients for the clinica. Journal of Psychiatric Research 12: 189–192.

Franke G (2002). Die Symptom-Checkliste von Derogatis. Beltz, Göttingen.

Freud S (1895a). Über die Berechtigung von der Neurasthenie einen bestimmten Symptom komplex als «Angstneurose» abzutrennen. GW Bd 1, 315–342.

Freud S (1895b). Studien über Hysterie. GW Bd 1, 75–312.

Freudenmann RW (2002). Der «Dermatozoenwahn». Eine aktuelle Übersicht. Fortschr Neurol Psychiat 70: 531–541.

Freyberger HJ, Dilling H, Stieglitz RD (1996). ICD-10 Field Trial of the Diagnostic Criteria for Research in German-speaking countries. Psychopathology 5: 258–314.

Freyberger HJ, Dittmann V, Stieglitz R-D, Dilling, H (1990b). ICD-10 in der Erprobung: Ergebnisse einer multizentrischen Feldstudie in den deutschsprachigen Ländern. Nervenarzt 61:271–275.

Freyberger HJ, Jantschek G, Schneider W (im Druck). Diagnostik und Klassifikation artifizieller Störungen mit der ICD-10. In: Schneider W, Freyberger HJ, Muhs A, Schüßler G, (Hrsg.): Diagnostik und Klassifikation psychoneurotischer und psychosomatischer Erkrankungen – eine kritische Auseinandersetzung mit dem Kapitel V der ICD-10. Beiheft der Zeitschrift für Psychosomatische Medizin und Psychoanalyse: Vandenhoeck & Ruprecht, Göttingen.

Freyberger HJ, Kuwert P (2013). Posttraumatische Belastungsstörungen (PTSD). In: Herpertz SC (Hrsg.), Schnell K (Hrsg.), Falkai P (Hrsg.). Psychotherapie in der Psychiatrie. Kohlhammer, Stuttgart: 202–226.

Freyberger HJ, Kuwert P (2013). Posttraumatische Belastungsstörung. Konzeptualisierung als Krankheit der (Post-)Moderne? Psychotherapeut 58: 269–275.

Freyberger HJ, Schneider W (im Druck). Diagnoses and Classification of Factitious Disor ders with Operational Diagnostic Systems. Psychotherapy and Psychosomatics

Freyberger HJ, Schröder G, Schneider W (1990a). Phänomenologie und Psychodynamik artifizieller Störungen. Psycho 16: 73–80.

Freyberger HJ, Schulte-Markwort E, Dilling H (im Druck) Referenztabellen zum Kapitel V (F) der 10. Revision der Internationalen Klassifikation der Krankheiten (ICD-10): ICD-9 vs. ICD-10. Fortschritte der Neurologie und Psychiatrie.

Freyberger HJ, Schulte-Markwort E, Dilling H (im Druck) Referenztabellen zum Kapitel V (F) der 10. Revision der Internationalen Klassifikation der Krankheiten (ICD-10): ICD-10 vs. ICD-9. Fortschritte der Neurologie und Psychiatrie.

Freyberger HJ, Stieglitz RD (2003). Artifizielle Störungen. In: Berger M (Hrsg.). Psychische Erkrankungen. Klinik und Therapie. München: Urban & Fischer (2. Aufl). 985–994.

Freyberger HJ, Stieglitz RD, Dilling H (1992). Ergebnisse multizentrischer Diagnosestudien zur Einführung des Kapitel V (F) der ICD-10. Fundamenta psychiatrica 6: 121–127.

Freyberger HJ, Stieglitz R-D, Dilling H. (1992). Neurotische und psychosomatische Störungen. In: Dittmann K, Dilling H, Freyberger HJ (Hrsg) Psychiatrische Diagnostik nach ICD 10 -klinische Erfahrungen bei der Anwendung. Ergebnisse der ICD-10-Merkmals-listenstudie. Verlag Hans Huber, Bern.

Goodman W, Hand I (Hrsg)(1992). Zwangsstörung – Neue Forschungsergebnisse. Springer, Berlin, Heidelberg.

Gorelick PB, Scuteri A, Black SE, Decarli C, Greenberg SM, Ladecola C, Launer LJ, Laurent S, Lopez OL, Nyenhuis D, Petersen RC, Schneider JA, Tzourio C, Arnett DK, Bennett DA, Chui HC, Higashida RT, Lindquist R, Nilsson PM, Roman GC, Sellke FW, Seshadri S et al. (2011). Vascular contributions to cognitive impairment and dementia: a statement for healthcare professionals from the American Heart Association/American Stoke Association. Stroke 42: 2672–2713.

Gutzmann H (1988). Senile Demenz vom Alzheimer Typ. Enke, Stuttgart.

Hahn P (1965). Zur Analyse der auslösenden Situation bei der sog. «Herzphobie». Z Psycho-som Med 11: 264–280.

Heising, G. (1980): Herzneurose und Herzinfarkt. Unveröff. Manuskript

Hoff P. (1985). Zum Krankheitsbegriff bei Emil Kraepelin. Nervenarzt 56: 510–513.

Hoff P. (1988). Nosologische Grundpostulate bei Kraepelin – Versuch einer kritischen Würdigung des Kraepelinschen Spätwerkes. Zeitschrift für Klinische Psychologie. Psychopathologie und Psychotherapie 36: 328–336.

Hoff P. (1993, in Vorbereitung) Emil Kraepelin und die Psychiatrie als klinische Wissenschaft – Ein Beitrag zum Selbstverständnis psychiatrischer Forschung.

Hoffmann SO (1979). Charakter und Neurose. Suhrkamp, Frankfurt am Main.

Hoffmann SO, Hochapfel G. (1991). Einführung in die Neurosenlehre und Psychosomatische Medizin. 4.Auflage, UTB Schattauer, Stuttgart.

Huff JF, Becker JT, Belle SH, Nebes RD, Holland AL, Boller F (1987). Cognitive deficits and clinical diagnosis of Alzheimer's disease. Neurology 37: 1119–1124.

Huff JF, Boller F, Lucchelli F, Querriera R, Beyer J, Belle S (1987). The Neurologie Examination in Patients with Probable Alzheimer's Disease. Arch Neurol 44: 929–932.

Jellinek EM (1960). The disease concept of alcoholism. A review. New Haven: College and Univer-sity Press.

Jenike MA, Baer L, Minichielle WE (1990). Obesessive-Compulsive Disorder – Theory and Management. Year Book Medical Publishers Inc., Chicago, London.

John U (1990). Psychische Abwehr Alkoholabhängiger: Erklärungsansätze, empirische Bestimmung und Behandlung. In Schwoon D, Krausz M (Hrsg.), Die ungeliebten Kinder der Psychiatrie. Enke, Stuttgart, 61–68.

John U (1991). Ansätze zur Diagnostik der Alkoholabhängigkeit. Unveröffentlichtes Manuskript, Klinik für Psychiatrie der Medizinischen Universität Lübeck.

Katzman R, Brown T, Thal LJ, Fuld PA, Aronson M, Butters N, Klauber MR, Wiederholt W, Pay M, Renbing X, Ooi WL, Hofstetter R, Terry RD (1988). Comparison of Rate of Annual Change of Mental Status Score in Four Independent Studies of Patients with Alzheimer's Disease. Ann Neurol 24: 384–389.

Kendler KS (1986). Kraepelin and the differential diagnosis of dementia praecox and manic depressive insanity. Comprehensive Psychiatry 27: 549–558.

Kernberg O (1971): Prognostic Considerations Concerning Borderline Personality Organization. J Am psvchoanal Assoc 19: 595.

Khachaturian ZS (1985). Diagnosis of Alzheimer's disease. Arch Neurol 42: 1097–1105.

Kleinstäuber M, Thomas P., Witthöft M, Hiller W (2012). Kognitive Verhaltenstherapie bei medizinisch unerklärten Körperbeschwerden und somatoformen Störungen. Springer, Berlin.

Klüwer R (2001). Szene, Handlungsdialog (Enactment) und Verstehen. In: Bohleber W, Drews S: Die Gegenwart der Psychoanalyse – die Psychoanalyse der Gegenwart. Klett-Cotta, Stuttgart.

Knölker U & Klose I (1987). Langzeitkatamnesen von Kindern und Jugendlichen mit Zwangssymptomen. In Nissen, G (Hrsg): Prognose psychischer Erkrankungen im Kindes- und Jugendalter. Verlag Hans Huber, Bern.

Knölker U (1987). Zwangssyndrome im Kindes- und Jugendalter. Verlag für Med. Psychol. Vandenhoeck & Ruprecht, Göttingen.

König K (1981). Angst und Persönlichkeit. Vandenhoek & Ruprecht, Göttingen.

Kraepelin E (1899). Psychiatrie. Ein Lehrbuch für Studirende und Aerzte. 6., vollständig umgearbeitete Auflage. 2 Bände. Barth, Leipzig.

Kraepelin E (1921). Einführung in die psychiatrische Klinik. Vierte, völlig umgearbeitete Auflage. Band III. Barth, Leipzig, S. 198 – 202.

Kurz A, Haupt M, Hofmeister E-M, Pollmann S, Romero B, Uhu K, Zimmer R (1991). Das Erscheinungsbild der Alzheimer-Krankheit im täglichen Leben. Nervenarzt 62: 277–282.

Legrain PM (1886). Du délire chez les dégénéres. Paris.

Leonhard K (1986). Aufteilung der endogenen Psychosen und ihre differenzierte Ätiologie. 6. Auflage. Akademie Verlag, Berlin.

Linden M, Baron S, Muschalla B (2009). Mini-ICF-Rating für Aktivitäts- und Partizipationsstörungen bei psychischen Erkrankungen. Huber, Bern.

Martin A, Härter M, Hennigsen P, Hiller W, Kröner Herwig B, Rief W (2013). Evidenzbasierte Leitlinie zur Psychotherapie somatoformer Störungen und assoziierter Syndrome. Hogrefe, Göttingen.

Maurer K, Gülick-Bailer M van (1992). Vorläufige deutsche Übersetzung der «Schedules for Clinical Assessments in Neuropsychiatry (SCAN)». Unveröffentlichtes Manuskript. ZI, Mannheim.

Maurer K, Hillig A, Freyberger HJ, Veithaus S (1991). Erfahrungen mit dem PSE-10 und den «Schedules for Clinical Assessment in Neuropsychiatry (SCAN)» im Rahmen einer multizentrischen Feldstudie. Schweiz Arch Neurol Psychiat 142:225–235.

Mayeux R, Stern Y, Spanton S (1985). Heterogeneity in dementia of the Alzheimer type. Evidence of subgroups. Neurology 35: 453–461.

Mc Geer PL (1986). Brain imaging in Alzheimer's disease. Brit Med Bull 42: 24–28.

Mentzos S (1984). Angstneurose. Fischer, Frankfurt am Main.

Merriam AE, Aronson MK, Gaston P, Wey S-U, Katz I (1988). The Psychiatric Symptoms of Alzheimer's Disease. J Am Geriatr Soc 36: 7–12.

Meyer JE (1979). Tod und Neurose. Vandenhoek & Ruprecht, Göttingen.

Mundt Ch (1986) Kleptomanie. In: Müller Ch (Hrsg.): Lexikon der Psychiatrie, 2. Aufl. Springer, Berlin.

Nicolson NA (2004). Childhood parental loss and cortisol levels in adult men. Psychoneuroendocrinology 29: 1012–1018.

Paar GH, Eckhardt A. (1987). Chronisch vorgetäuschte Störungen mit körperlichen Sympto men – eine Literaturübersicht. Psychother. med. Psychol. 37: 197–204.

Perry C, Frances A (1990). DSM-III-R casebook of treatment selection. American Psychiatric Press, Washington DC.

Pfäfflin F, Junge A (1990). Nachuntersuchung von 85 operierten Transsexuellen. Z. Sexual forsch. 3: 331–348.

Plassmann R (1986). Die heimliche Selbstmißhandlung. Z. f. Psychosom. Med. Psychoanal. 316–336.

Plassmann R (1987). Der Arzt, der Artefakt-Patient und der Körper. Eine psychoanalytische Untersuchung des Mimikry-Phänomens. Psyche 41: 883–899.

Rapoport JL (1989a). Obsessive-Compulsive Disorder in Children and Adolescents. American Psychiatric Press Inc.. Washington DC.

Rapoport JL (1989b). The Bov Who Couldn't Stop Washing. The Experience and Treatment of Obsessive-Compulsive Disorder. EP Dutton, New York.

Remschmidt H & Schmidt MH (Hrsg.) (2012). Multiaxiales Klassifikationsschema für psychiatrische- Erkrankungen im Kindes- und Jugendalter nach Rutter, Schaffer und Sturge. 6. Auflage. Verlag Hans Huber, Bern, Stuttgart.

Richter, H. E.; Beckmann, D. (1973): Herzneurose. 2. Aufl. Thieme, Stuttgart.

Rief W, Hiller W (1992). Somatoforme Störungen – Körperliche Symptome ohne organische Ursachen. Verlag Hans Huber, Bern.

Rudolf G (2013). Strukturbezogene Psychotherapie. Schattauer, Stuttgart (3. Aufl.).

Rüger U (Hrsg., 1984). Neurotische und reale Angst. Vandenhoek & Ruprecht, Göttingen.

Sachsse U (1987). Selbstbeschädigung als Selbstfürsorge. Forum Psychoanalyse 3: 51–70.

Schneider K. (1957). Primäre und sekundäre Symptome bei der Schizophrenie. Fortschr. Neurol. Psvchiat. 25, 487–490.

Schneider W, Freyberger H-J (1990). Diagnostik in der Psychotherapie unter besonderer Berücksichtigung deskriptiver Klassifikationssysteme. Forum der Psychoanalyse 6: 316–330.

Schonecke, OW, Herrmann JM (1990). Das funktionelle kardiovaskuläre Syndrom. In: Uexküll et al. (Hrsg.). Psychosomatische Medizin. 5. Aufl., Urban & Schwarzenberg, München, Wien, Baltimore 1990.

Schreiter U, Biedert S (1988). Die Alzheimer'sche Krankheit: Befunde und Hypothesen. Nervenarzt 59: 73–84.

Schüßler G, Leibig E, Rüger U (1990). Multiaxiale Diagnostik in der Psychosomatik und Psychotherapie – ein Erfahrungsbericht. Z Psvchosom Med 36: 343–354.

Sigusch V (1991). Die Transsexuellen und unser nosomorpher Blick. Z Sexualforsch 4: 225–256, 309–349.

Sigusch V, Meyenburg B, Reiche R (1978). Transsexualität. Sexualmed 7: 15–22, 107–116, 191–192, 244–246.

Sigusch V, Meyenburg B, Reiche R (1979). Transsexualität. In: V Sigusch (Hrsg.): Sexualität und Medizin. Kiepenheuer & Witsch, Köln.

Spitzer RL, Gibbon M, Skodol AE, Williams JBW, First MB (1989). DSM-III-R Falldarstellungen. Beltz-Verlag, Weinheim, Basel 1991. Originalausgabe: DSM-III-R Casebook. American Psychiatric Press, Washington DC.

Stieglitz RD, Freyberger HJ, Schneider W (2011). Klassifikation und diagnostischer Prozess. In: Freyberger HJ, Schneider W, Stieglitz RD (Hrsg.). Kompendium Psychiatrie-Psychotherapie- Psychosomatische Medizin. Verlag Hans Huber, Bern.

Storandt M, Hill RD (1989). Very mild senile dementia of the Alzheimer type. II. Psycho-metric test Performance. Arch Neurol 46: 383–386.

Strauß B (2011). Sexuelle Störungen. In: Freyberger HJ, Schneider W, Stieglitz RD. (Hrsg.). Kompendium Psychiatrie-Psychotherapie-Psychosomatische Medizin. Verlag Hans Huber, Bern: 311–320.

Süllwold L (1991). Manual zum Frankfurter Beschwerde-Fragebogen. Springer Verlag, Berlin – Heidelberg.

Trabert W (1999). Shared psychotic disorder in delusional parasitosis. Psychopathology 21: 30–34.

Trabert W (1991). Zur Epidemiologie des Dermatozoenwahns. Nervenarzt 62: 165–169.

Trabert W (1995). 100 years of delusional parasitosis. Psychopathology 28: 238–246.

Trabert W, Dittmann V, Mombour W (1992). Psychische und Verhaltensstörungen durch psychotrope Substanzen (Abschnitt F1). In: Dittmann V, Dilling H, Freyberger HJ (Hrsg.). Psychiatrische Diagnostik nach ICD-10. Klinische Erfahrungen bei der Anwendung. Ergebnisse der ICD-10-Merkmalslistenstudie. Verlag Hans Huber, Bern, 45–53.

Turner TH, Cookson JC, Wass JAH, Drury PL, Price PA, Besser GM (1984) Psychotic reactions during treatment of pituitary tumors with dopamine agonists. Br Med J 289, 1101–1103

Wagner O, Oesterreich K, Hoyer S (1987). Interdisziplinäre Forschungsstrategien in der Gerontopsychiatrie – Untersuchungen und Ergebnisse bei dementieilen und depressiven Patienten. Z Gerontol 20: 195–203.

Wetterling T (1989). Alzheimer'sche Erkrankung. Überblick über den aktuellen Stand der Forschung. Fortschr Neurol Psychiat 57: 1–13.

Wetterling T (2002). Organisch psychische Störungen – Hirnorganische Psychosyndrome. Steinkopff, Darmstadt.

Wetterling T (2002). Organische psychische Störungen. Steinkopff, Darmstadt.
Wetterling T (im Druck). Differentialdiagnose dementieller Abbauprozesse. Thieme, Stuttgart.
Wetterling T, Rumpf-Höling D, Vieregge P, Borgis K-J, Delius P, Reger K-H, Kanitz R-D, Freyberger HJ (1990). Sequential approach to differential diagnosis of dementia. In: Maurer K, Riederer P, Beckmann H (Hrsg). Alzheimer's disease. Epidemiology. Neuropathology. Neurochemistry. and Clinics: 415–419. Springer, Wien.
Willi J (1975). Die Zweierbeziehung. Rowohlt, Reinbek.
Wimmer A (1916). Psykogene Sindssygdomsformer. In: Wimmer A (ed). St. Hans Hospital 1816–1916. G. E. C. Gads Forlag, Kobenhagen, S. 85–216.
Wing JK, Cooper JE, Sartorius N (1978). Present State Examination. Standardisiertes Verfahren zur Erhebung des psychopathologischen Befundes. Beltz Test GmbH. Weinheim.
Wittchen H-U (1991). Der Langzeitverlauf unbehandelter Angststörungen: Wie häufig sind Spontanremissionen? Verhaltenstherapie i: 273–282.
Wittchen H-U, Hand I, Hecht H. (1989). Prävalenz, Komorbidität und Schweregrad von Angststörungen – Ergebnisse der Münchner Follow-up Studie (MFS) – . Z Klin Psychol 18: 117–133.
Wittchen HU, Semler G (1991). Composite International Diagnostik Interview (CIDI). Interview und Manua! Beltz Test GmbH, Weinheim.
World Health Organization (1990). Composite International Diagnostic Interview (CIPI). WHO, Geneva.
World Health Organization (1991).ICD-10, chapter V (F). Categories F00-F99. Mental and Behavioural Disorders (including disorders of psychological development). Clinical – diagnostical Guidelines. WHO, Geneva.
World Health Organization (1992a). The ICD-10 Classification of Mental and Behavioural Disorders. Clinical descriptions and diagnostic Guidelines. WHO, Geneva.
World Health Organization (1992b). The ICD-10 Classification of Mental and Behavioural Disorders. Short Glossarv. WHO, Geneva.
World Health Organization (1992c). The ICD-10 Classification of Mental and Behavioural Disorders. Diagnostic Criteria for Research (DCR). WHO, Geneva.
World Health Organization (1992d). The ICD-10 Classification of Mental and Behavioural Disorders. Primary Health Care Classification (PHC). WHO, Geneva.
World Health Organization (1992e). Schedules for Clinical Assessments in Neuropsychiatry (SCAN). WHO, Geneva.
World Health Organization (1992f). Lexicon of Mental Health Terms. WHO, Geneva.
World Health Organization (1992g). Psychiatric adaption of ICD-10. Chapter V Mental and Behavioural Disorders. WHO, Geneva.
World Health Organization (WHO, 2001). International Classification of Functioning, Disability and Health. ICF, Genf.
Zaudig M, Mittelhammer J, Hiller W (1989) (im Druck, Verlag Hans-Huber, Bern). SIDAM – Strukturiertes Interview für die Diagnose einer Demenz vom Alzheimer-Typ, Multiinfarktdemenz und Demenzen anderer Ätiologie nach DSM-III-R und ICD-10. Bisher Logomed Verlag, München.
Zerssen D von (1976). Paranoid-Depressivitäts-Skala. Depressivitäts-Skala. Manual. Beltz Test GmbH, Weinheim.

Register der ICD-10-Codes (Kap. V)

Code	Beschreibung	Kapitel
F13.2	Sedativa-Abhängigkeitssyndrom	8, 27
F13.40	Sedativa-Entzugssyndrom mit Delir, ohne Krampfanfälle	8
F19.2	Abhängigkeitssyndrom durch multiplen Substanzgebrauch	7
F20.0	paranoide Schizophrenie	29, 35
F20.3	undifferenzierte Schizophrenie	50
F20.6	Schizophrenia simplex	31
F22.0	wahnhafte Störung	21, 42
F23.0	akute polymorphe psychotische Störung ohne Symptome einer Schizophrenie	32
F25.0	schizoaffektive Störung, gegenwärtig manisch	15, 36
F31.4	bipolare affektive Störung, gegenwärtig schwere depressive Episode ohne psychotische Symptome	10, 19
F31.6	bipolare affektive Störung, gegenwärtig gemischte Episode	23, 49
F32.1	mittelgradige depressive Episode	11
F33.0	rezidivierende depressive Störung, gegenwärtig leichte Episode	14
F33.1	rezidivierende depressive Störung, gegenwärtig mittelgradige Episode	27
F33.3	rezidivierende depressive Störung, gegenwärtig schwere Episode mit psychotischen Symptomen	41
F33.8	sonstige rezidivierende depressive Störung	26
F40.01	Agoraphobie mit Panikstörung	27
F40.2	spezifische Phobie	1, 34
F41.1	generalisierte Angststörung	25
F42	Zwangsstörung	27

Code	Beschreibung	Kapitel
F42.1	Zwangsstörung, vorwiegend Zwangshandlungen	34
F42.2	Zwangsstörung, Zwangsgedanken und -handlungen, gemischt	4, 11
F43.0	akute Belastungsreaktion	30
F43.1	posttraumatische Belastungsstörung	54
F43.2	Anpassungsstörung	45
F44.4	dissoziative Bewegungsstörung	3, 16, 27, 40
F44.5	dissoziative Krampfanfälle	9, 53
F44.6	dissoziative Sensibilitäts- und Empfindungsstörung	27
F44.7	dissoziative Störung, gemischt	54
F45.0	Somatisierungsstörung	26
F45.30	somatoforme autonome Funktionsstörung des kardiovaskulären Systems	17
F45.40	anhaltende somatoforme Schmerzstörung	5
F50.0	Anorexia nervosa	20, 27
F50.2	Bulimia nervosa	14, 55
F52.0	Mangel oder Verlust von sexuellem Verlangen	6
F52.2	Versagen genitaler Reaktionen	6
F54	psychologische Faktoren oder Verhaltensfaktoren bei andernorts klassifizierten Erkrankungen	24, 26
F60.2	dissoziale Persönlichkeitsstörung	18, 22
F60.31	Borderline-Persönlichkeitsstörung	7, 54
F60.4	histrionische Persönlichkeitsstörung	11, 12, 16
F60.5	anankastische (zwanghafte) Persönlichkeitsstörung	4
F60.80	narzisstische Persönlichkeitsstörung	6

Code	Beschreibung	Kapitel
F63.2	pathologisches Stehlen (Kleptomanie)	12
F64.0	Transsexualismus	5
F66.2	sexuelle Beziehungsstörung	18
F66.8	sonstige psychische Störung in Verbindung mit der sexuellen Entwicklung und Orientierung	18
F68.1	artifizielle Störung	5, 13
F93.9	emotionale Störung des Kindesalters, nicht näher bezeichnet	38
F98.2	Fütterstörung im frühen Kindesalter	28

Alphabetisches Register der Diagnosen nach ICD-10, Kap. V

Beschreibung	Code	Kapitel
Abhängigkeitssyndrom durch multiplen Substanzgebrauch	F19.2	7
Agoraphobie	F40.01	27
Alkohol, schädlicher Gebrauch	F10.1	18, 47
Alkohol-Abhängigkeitssyndrom	F10.2	32, 33, 39, 54
Alzheimer-Krankheit	F00	2, 43, 44, 51
amnestisches Syndrom, organisches	F04	11
anankastische Persönlichkeitsstörung	F60.5	4
Angststörung, generalisierte	F41.1	25
Anorexia nervosa	F50.0	20, 27
Anpassungsstörung	F43.2	45
artifizielle Störung	F68.1	5, 13
Belastungsreaktion, akute	F43.0	30
Belastungsstörung, posttraumatische	F43.1	54
Bewegungsstörung, dissoziative	F44.4	3, 16, 27, 40
Beziehungsstörung, anankastische (zwanghafte)	F66.2	18
bipolare affektive Störung, gegenwärtig gemischte Episode	F31.6	23, 49
–, gegenwärtig schwere depressive Episode	F31.4	10, 19
Borderline-Persönlichkeitsstörung	F60.31	7, 54
Bulimia nervosa	F50.2	14, 55

Beschreibung	Code	Kapitel
zwanghafte Persönlichkeitsstörung	F60.5	4
Zwangsgedanken und -handlungen, gemischt	F42.2	4, 11
Zwangshandlungen	F42.1	34
Zwangsstörung	F42	4, 11, 27, 34

Anzeigen